齐心鲁力——山东战「疫」全景录

这就是山东

——山东战「疫」纪实

《齐心鲁力》编委会　编

山東文藝出版社

图书在版编目（CIP）数据

这就是山东：山东战“疫”纪实 /《齐心鲁力》编委会编 . -- 济南：山东文艺出版社，2020.9
ISBN 978-7-5329-6112-2

Ⅰ . ①这… Ⅱ . ①齐… Ⅲ . ①疫情管理—概况—山东—2020 Ⅳ . ① R181.8

中国版本图书馆 CIP 数据核字（2020）第 061255 号

这就是山东

——山东战“疫”纪实

《齐心鲁力》编委会　编

主管单位　山东出版传媒股份有限公司
出版发行　山东文艺出版社
社　　址　山东省济南市英雄山路 189 号
邮　　编　250002
网　　址　www.sdwypress.com

读者服务　0531-82098776（总编室）
　　　　　　0531-82098775（市场营销部）
电子邮箱　sdwy@sdpress.com.cn

印　　刷　山东临沂新华印刷物流集团有限责任公司
开　　本　787 毫米 ×1092 毫米 1/16
印　　张　19.5
字　　数　464 千
版　　次　2020 年 9 月第 1 版
印　　次　2020 年 9 月第 1 次印刷
书　　号　ISBN 978-7-5329-6112-2
定　　价　68.00 元

《齐心鲁力——山东战“疫”全景录》编委会

CONTENTS 目录

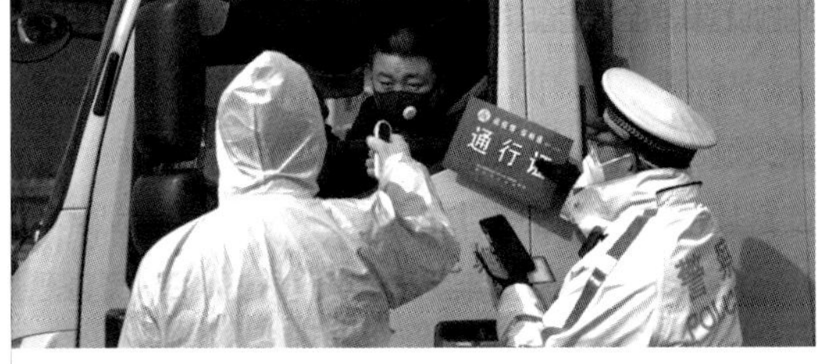

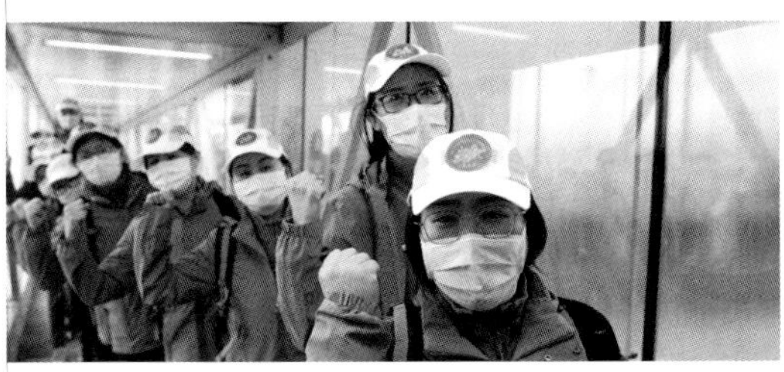

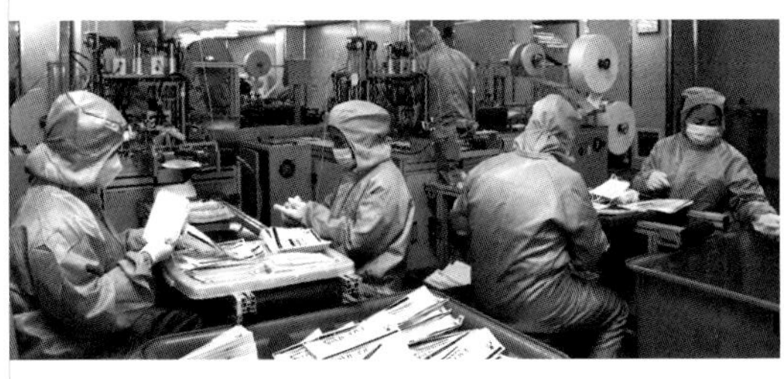

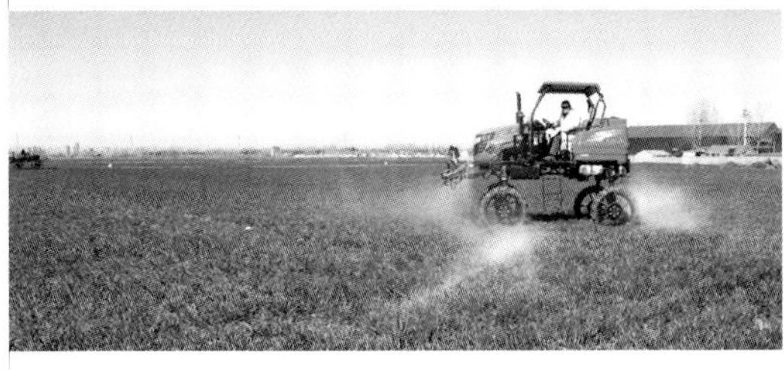

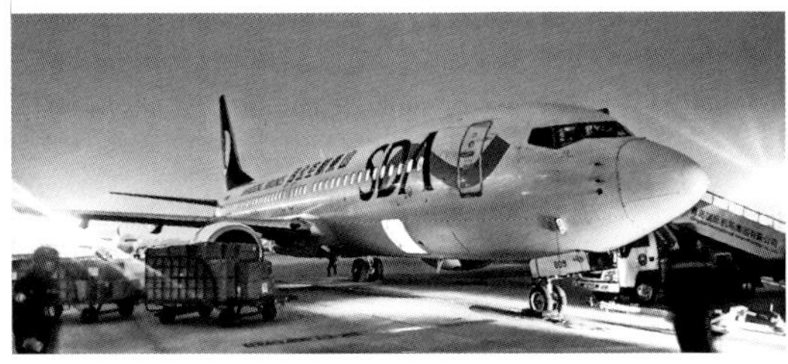

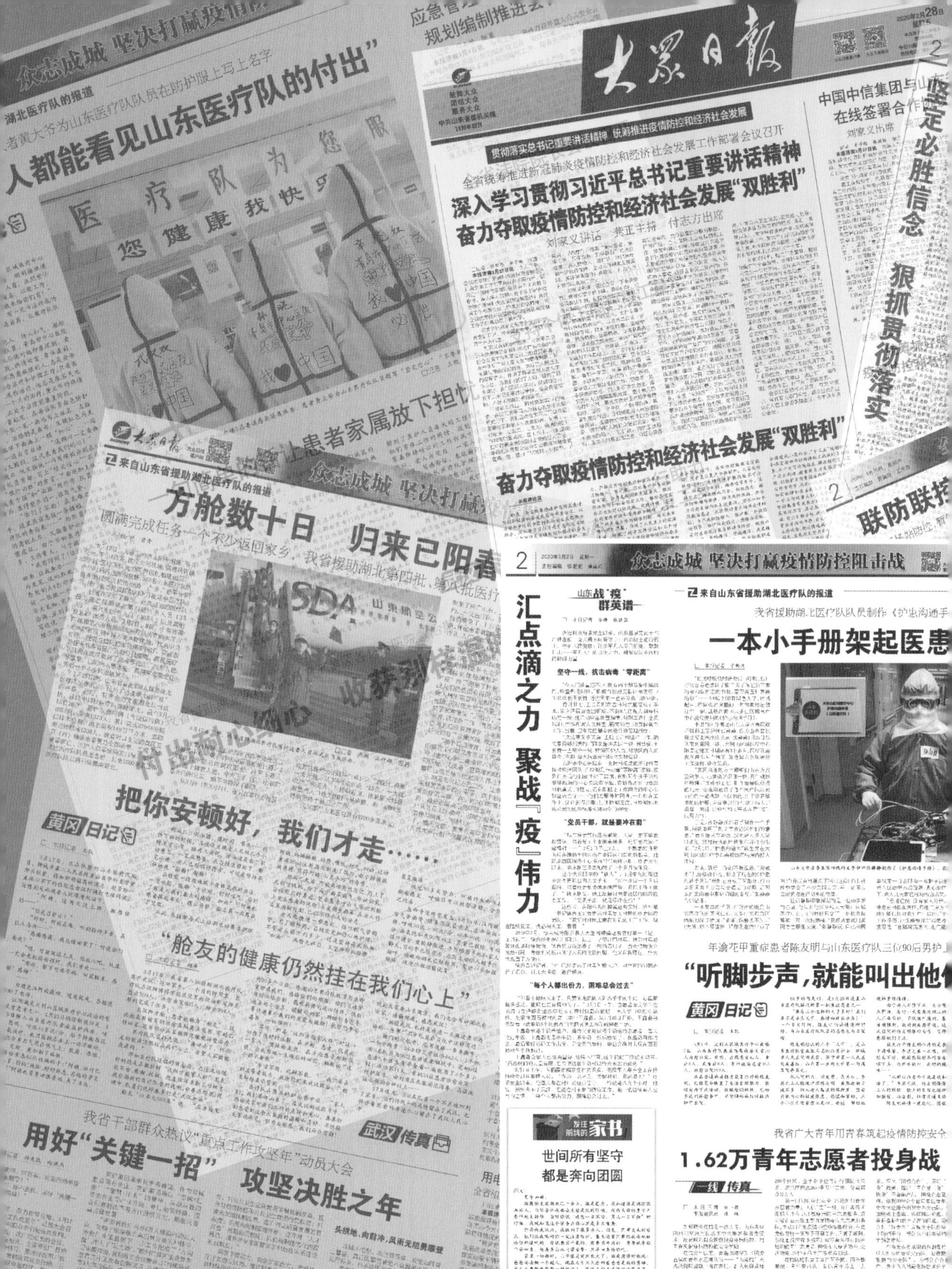

应急管理……规划编制推进会

众志成城 坚决打赢疫情防控阻击战

湖北医疗队的报道

“人都能看见山东医疗队的付出”

者黄大爷为山东医疗队队员在防护服上写上名字

大众日报 2020年2月28日 星期五

贯彻落实总书记重要讲话精神 统筹推进疫情防控和经济社会发展

全省统筹推进新冠肺炎疫情防控和经济社会发展工作部署会议召开

深入学习贯彻习近平总书记重要讲话精神 奋力夺取疫情防控和经济社会发展“双胜利”

刘家义讲话 龚正主持 付志方出席

中国中信集团与山东……在线签署合作……

刘家义出席

坚定必胜信念 狠抓贯彻落实

奋力夺取疫情防控和经济社会发展“双胜利”

联防联控

上患者家属放下担忧

来自山东省援助湖北医疗队的报道

方舱数十日 归来已阳春

圆满完成任务一个不少返回家乡 我省援助湖北第四批、第八批医疗……

把你安顿好，我们才走……

黄冈日记

“舱友的健康仍然挂在我们心上”

我省干部群众热议“重点工作攻坚年”动员大会

用好“关键一招” 攻坚决胜之年

武汉传真

头拱地，向前冲，风雨无阻勇攀登

2 2020年3月2日 星期一 众志成城 坚决打赢疫情防控阻击战

山东战“疫”群英谱

汇点滴之力 聚战『疫』伟力

坚守一线，抗击病毒“零距离”

“党员干部，就是要冲在前”

“每个人都出份力，困难总会过去”

来自山东省援助湖北医疗队的报道

我省援助湖北医疗队队员制作《护患沟通手……》

一本小手册架起医患……

年逾花甲重症患者陈友明与山东医疗队三位90后男护……

“听脚步声，就能叫出他……

黄冈日记

发往前线的家书

世间所有坚守 都是奔向团圆

我省广大青年用青春筑起疫情防控安全……

1.62万青年志愿者投身战……

一线传真

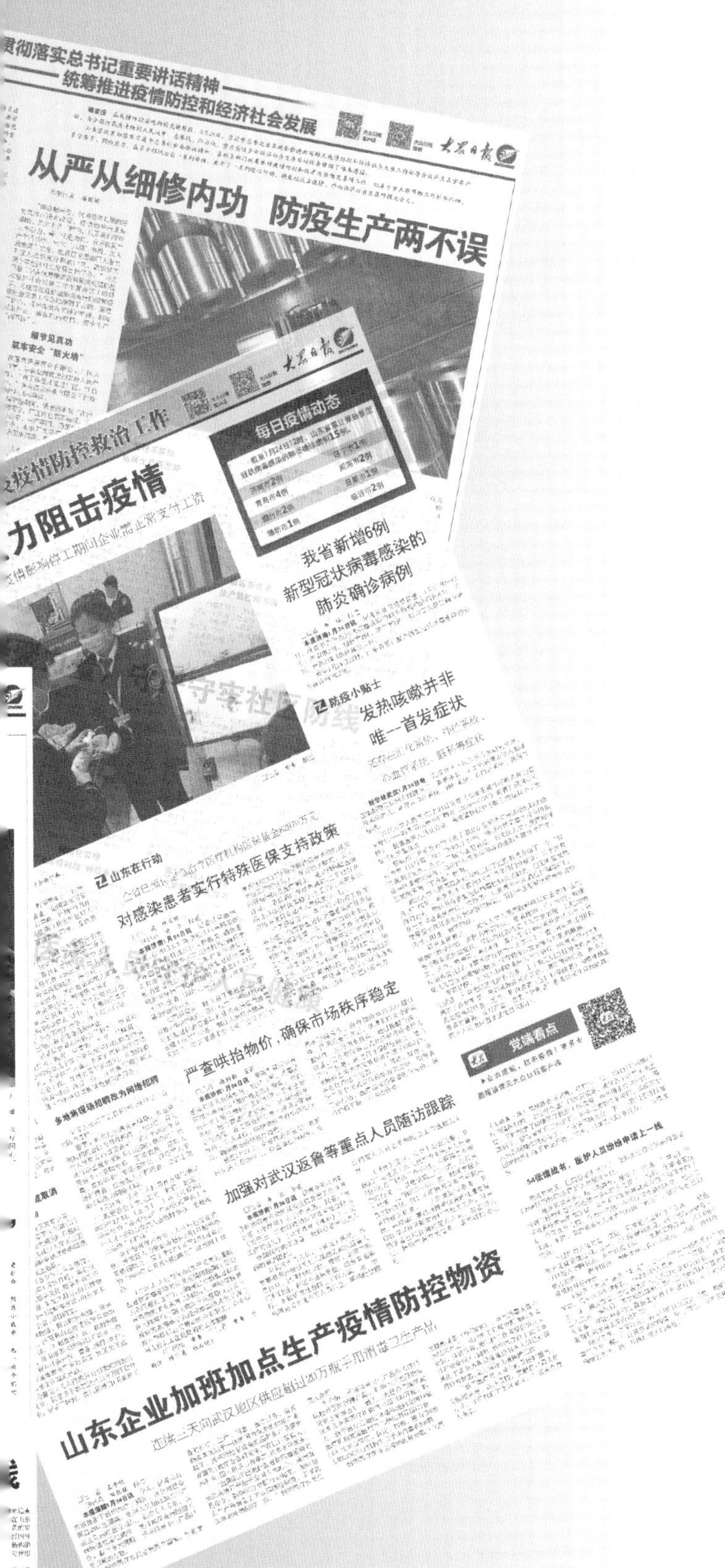
贯彻落实总书记重要讲话精神
统筹推进疫情防控和经济社会发展
大众日报
从严从细修内功 防疫生产两不误
细节见真功
筑牢安全"防火墙"
大众日报
疫情防控救治工作
力阻击疫情
每日疫情动态
我省新增6例
新型冠状病毒感染的
肺炎确诊病例
防疫小贴士
发热咳嗽并非
唯一首发症状
守牢社区防线
山东在行动
对感染患者实行特殊医保支持政策
严查哄抬物价，确保市场秩序稳定
党端看点
加强对武汉返鲁等重点人员随访跟踪
山东企业加班加点生产疫情防控物资

部署安排

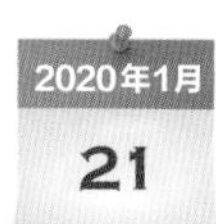

坚决贯彻落实习近平总书记重要指示精神 全力做好疫情防控救治工作

本报济南1月21日讯 习近平总书记对新型冠状病毒感染的肺炎疫情作出重要指示后，山东省委、省政府召开专题会议迅速学习贯彻，作出安排部署。省委书记刘家义多次作出批示，要求各级各有关部门加强领导、落实责任，全面做好我省预防、管控、治疗等工作，坚决把习近平总书记重要指示精神落到实处，全力保障人民群众健康安全。省委副书记、省长龚正就疫情防控工作提出明确要求，作出具体安排。

省委、省政府成立新型冠状病毒感染的肺炎疫情处置工作领导小组，统筹推进防控工作。省委办公厅、省政府办公厅发出关于进一步做好新型冠状病毒感染的肺炎疫情防控工作的通知。全省各级各有关部门把做好疫情防控工作作为当前重要政治任务，迅速组织力量，以“战备”状态全面落实各项防控措施。一是加强车站、机场、码头、商场、医院、学校等重点场所的防控，因地制宜落实重点场所和公共交通工具的通风、消毒、测体温等措施，确保疫情及时发现、有效处置。二是在全力做好病例检测、报告和医疗救治等工作的同时，加强对发热人员监测、筛查、诊断治疗和处置，组织流行病学调查以及密切接触者的宣教、防护和医学观察。三是扎实做好药品、设备等物资准备，建立专家指导组，组织各级医疗机构加强业务培训，开展病例识别、诊断、隔离、转运、救治等方面的应急实战演练，提高疫情科学防范、病例诊断救治能力。省级和各市确定定点医院39家，全面落实集中患者、集中专家、集中资源、集中救治措施和定点救治要求，强化医疗机构预检分诊，加强发热门诊管理，努力做到早诊早治。四是加强防疫知识宣传教育，提升公众认知水平，做好疾病自我防护。加强舆情监测研判，根据疫情变化和社会热点及时解释疑惑、回应关切。五是加强值班值守，建立疫情零报告和日报告工作机制，各级定点医疗机构、疾控中心配强专家力量，确保专业人员春节期间在班在岗。目前，我省除青岛1例确诊病例外，尚未发现疑似病例。

（《大众日报》2020年1月22日02版 / 记者：张国栋 李子路）

全力做好新型冠状病毒感染的肺炎疫情防控工作

本报济南1月21日讯 今天下午，省新型冠状病毒感染的肺炎疫情处置工作领导小组召开第一次会议，学习贯彻习近平总书记重要指示和李克强总理批示，传达省委书记刘家义、省长龚正要求，通报相关情况，安排部署我省新型冠状病毒感染的肺炎疫情防控工作。

会议指出，各成员单位要进一步提高政治站位，把思想和行动统一到习近平总书记重要指示、李克强总理批示和党中央、国务院决策部署上来，自觉践行以人民为中心的发展思想，做到思想认识、应急状态、工作措施、部门协同、工作指导、执行纪律“六个到位”。

会议强调，要建立健全防控工作组织领导体系，充实领导小组及办公室人员组成，进一步明确工作职责，制订周密的工作方案，规范处置流程，确保各项防控措施落地落实。要加强宣传引导，普及健康知识，积极回应社会关切，主动发布有关信息，及时澄清不实传言，防止负面炒作。要落实好各项保障措施，强化重点岗位值班值守，严格落实“日报告、零报告”制度，做好疫情防控防治所需资金、药品、物资、设备等储备配备工作，确保防控工作扎实有序推进。

（《大众日报》2020年1月22日07版 / 记者：李振）

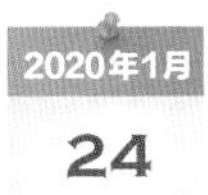

山东对感染患者实行特殊医保支持政策

本报济南1月24日讯 记者从省医保局获悉，我省明确对新型冠状病毒感染的肺炎患者实行特殊医保支持政策，确保患者不因费用问题得不到及时救治，确保定点救治医院不因医保总额控制管理规定影响对患者的救治，努力实现新型冠状病毒感染肺炎疫情在我省可防可控。截至1月24日14时30分，全省已预付定点治疗医疗机构医保基金82970万元。

省医保局第一时间召开专题会议，研究提出防控措施，及时成立了省医疗保障局新型冠状病毒感染的肺炎疫情应急处置管理工作领导小组，制订出台应急预案。1月22日，省医保局印发《关于全省医疗保障系统切实做好新型冠状病毒感染的肺炎防控工作的通知》，制定四项措施，全力做好疫情防控医疗保障：一是足额保障医保费用；二是畅通医保绿色通道；三是做好药品、医用耗材保供稳价；四是治疗用药和医疗服务项目全部纳入医保支付范围。

省医保局要求，各市成立防控工作领导小组，负责新型冠状病毒感染的肺炎应急医疗保障处置工作。要在当地党委、政府的领导下，制订应急防控工作方案和应急预案，加强与卫生健康等部门的沟通协调，畅通信息渠道，全力配合做好医疗保障工作，确保联动防治工作及时高效。加强信息报告和舆情防控，保持医疗保障系统信息畅通。严格落实领导带班值班制度，确保工作响应及时，处置迅速有力。

（《大众日报》2020年1月25日02版 / 记者：张春晓　通讯员：黄亮）

山东省加强对武汉返鲁等重点人员随访跟踪

本报济南1月24日讯 记者今天从省新型冠状病毒感染的肺炎疫情处置工作领导小组（指挥部）办公室获悉，我省出台《关于进一步做好疫情应对处置社会随访工作的通知》（以下简称《通知》），进一步加强对武汉返鲁、疑似患者等重点人群的随访跟踪。

对武汉返鲁人员，《通知》明确，各市要根据公安机关汇总推送的武汉返鲁人员信息，迅速组织卫健、疾控、公安等部门和街道、村居等基层单位，结合本地实际，细致研究社会随访工作方案，进一步梳理完善本地主要人员信息，明确随访跟踪的重点人员名单和随访工作流程及职责。

《通知》要求，成立由公安民警、卫健部门及社区工作人员和专业医护人员等组成的若干随访工作小组，在保障自身安全的前提下，以电话或上门形式，对相关人员逐一进行跟踪寻访。第一时间掌握人员实际情况，做好不明原因发热等疑似患者的就医提醒。一旦发现疑似患者，卫健、疾控部门要迅速按疑似病例处理流程做好接送诊及隔离治疗等相关工作。对与确诊者密切接触的重点人员，要密切关注，精确掌握有关信息，落实好防控措施。

（《大众日报》2020年1月25日02版 / 记者：李振）

山东省启动重大突发公共卫生事件Ⅰ级响应

本报济南1月24日讯 记者今天从省卫健委官网获悉，依据《山东省突发公共卫生事件应急预案》，报经山东省人民政府研究决定，启动重大突发公共卫生事件Ⅰ级响应。

山东省严格按照国家关于新型冠状病毒感染的肺炎“乙类传染病、采取甲类管理”的要求，进一步加强组织领导，落实防控责任，实行最严格的科学防控措施，第一时间摸排、发现、严控传染源，阻断潜在的传播途径，坚决遏制疫情传播扩散蔓延势头，全力保障人民群众生命安全和身体健康。

（《大众日报》2020年1月25日01版 / 记者：李振　通讯员：高晖）

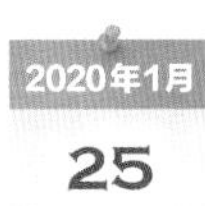

刘家义在全省新型冠状病毒感染肺炎疫情处置工作视频会议上强调

以“战备”状态全面落实各项防控措施 坚决打赢疫情防控这场硬仗

本报济南1月25日讯 今天上午，全省新型冠状病毒感染肺炎疫情处置工作视频会议在济南举行。省委书记、省新型冠状病毒感染肺炎疫情处置工作领导小组组长刘家义主持会议，听取全省疫情处置工作汇报，视频连线部分市检查具体处置情况，对当前和下一步防控工作提出明确要求。

刘家义指出，这次疫情发生后，党中央高度重视，习近平总书记作出重要指示，要求我们把人民群众生命安全和身体健康放在第一位，坚决遏制疫情蔓延势头。全省各级各部门、广大党员干部群众、医务工作者要坚决贯彻习近平总书记重要指示和党中央部署要求，坚持以人民为中心，一切为了群众生命健康安全，全面进入“战备”状态，万众一心、众志成城，坚决打赢疫情防控这场硬仗，让总书记和党中央放心，让全省人民放心。

刘家义强调，做好当前疫情防控工作，一是思想上要高度重视，充分认识当前疫情防控形势的严峻性、复杂性、艰巨性，做最坏的打算、最充分的准备，宁可十防九空、不能失防万一，坚决克服麻痹懈

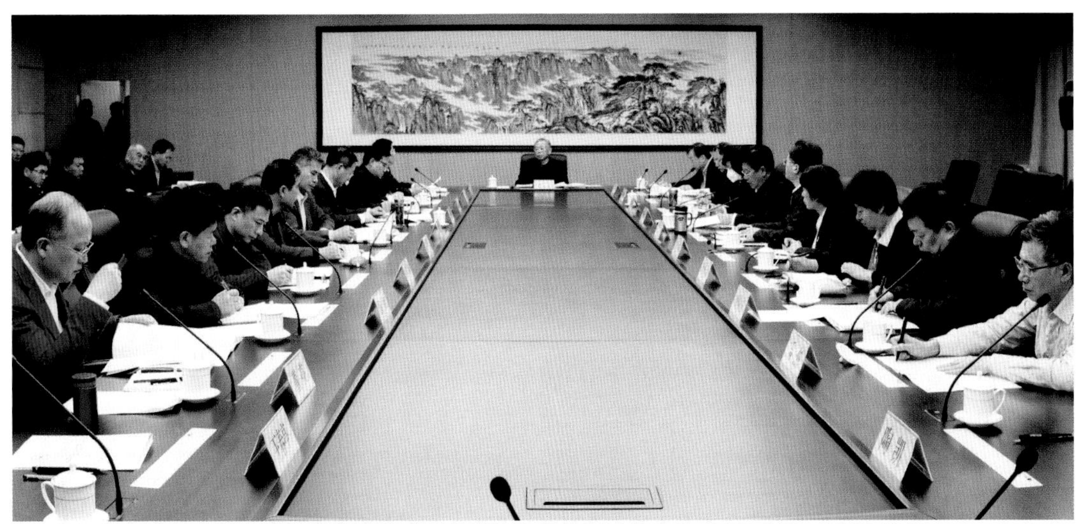

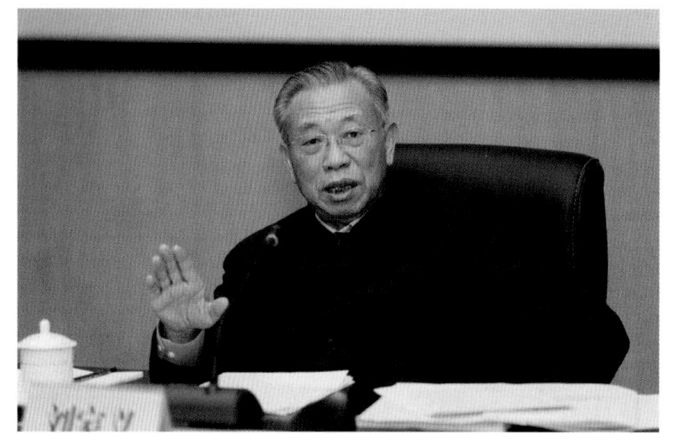

急思想。二是要全面摸排核查，盯紧车站、机场、码头、高速路口、服务区等重要关口，强化对入境我省的人员、物资以及交通工具等的查验和处理措施，持续开展对与人类接触密切的动物相关传染病的监测，适时扩大监测范围，决不漏掉任何人、任何地方、任何细节，真正控制住传染源，切断传播途径。三是隔离留观要及时到位，合理确定留观时间，立足“早发现、早报告、早隔离、早诊断、早治疗”，坚决阻断疫情扩散蔓延。要落实村和社区的管控措施，全面开展外来人员排查，做到县不漏乡、乡不漏村、村不漏户、户不漏人。“管”要明确，凡是回乡过年人员，要逐人如实向乡村、街道、社区进行申报登记；凡是有疫情较重地居住史或旅行史的人员，都要进行居家隔离、不得外出；凡是与疫情较重地外来人员有密切接触史的人员，都要逐一登记在册；凡是发现有不适症状的，都要及时进行医学观察；凡是与疑似、确诊病人有接触的，都要进行隔离医学观察。“控”要做到，对潜在的传染源要全面摸清底数，对有可疑症状的要全面建立台账，对有接触史的要全面进行隔离。四是要强化宣传引导，加大全媒体传播力度，讲清楚此次疫情可控可防可治，讲清楚如何防控、如何自我发现，切实增强公众科学防护意识和能力。要及时准确发布相关信息，公开透明回应社会关切，营造良好舆论氛围。五是各项准备要充分，调集更多医务人员、应急队伍投入战斗，充分保障药品、防护用品、医疗器械、救护车辆需要，强化各方面协调配合。六是专家指导要及时跟上，根据国家卫健委及其专家组意见，对我省疫情进行密切跟踪研判，加大疫情研究力度，加强对全省各级医院的指导。七是要强化集中收治，汇聚优质医疗资源，分类划分启用定点救治医院，充分发挥中西医各自优势，不断提高诊疗水平，确保达到最佳预防治疗效果。八是要强化医务人员保护，合理安排人员班次，不搞疲劳战术，备齐防护用品，有效避免交叉感染。九是要加强市场保供稳价，实时监测果蔬、肉类等日常消费品价格，确保商品质量。十是要做好各项预案，根据不同情况，拿出有针对性、可操作性强的方案，确保务实管用。十一是要加强组织领导，落实疫情防控责任制，市县委书记、市县长要切实负起第一责任人责任，有关方面要各负其责，凝聚形成疫情处置强大合力，依法、科学、规范、有序做好疫情防控工作。要坚决响应党中央号召，全力支持湖北疫情防控工作。

刘家义说，今天是大年初一（1月25日），广大医务工作者、党员干部群众依然坚守在工作岗位，尽忠职守，默默奉献，为抗击疫情付出了艰辛努力，在此，向大家表示崇高敬意和衷心感谢。相信只要我们大家群策群力、群防群治，坚定信心、共克时艰，就一定能取得疫情防控的最终胜利。

省领导孙立成、孙继业，省直有关部门负责人，疫情处置工作领导小组成员、有关专家参加会议。

（《大众日报》2020年1月26日01版 / 记者：李子路 张国栋）

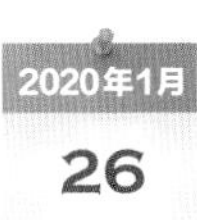

龚正在省指挥部调度落实疫情防控工作

本报济南1月26日讯 今天下午，省委副书记、省长、省新型冠状病毒感染肺炎疫情处置工作领导小组组长龚正到省指挥部看望慰问值班人员，并召开调度会，贯彻落实习近平总书记重要指示和中央政治局常委会会议精神，按照党中央、国务院要求，推动落实省委、省政府疫情防控工作各项部署，确保打赢疫情防控阻击战。

龚正首先来到省疫情处置工作领导小组下设的各工作组，看望慰问奋战在疫情防控工作一线的工作人员，代表省委、省政府对大家的艰辛付出表示感谢。在宣传舆情组，他说，当前正处在疫情防控的紧要时期，要加强宣传引导，抓好传染病防治知识普及，讲清楚疫情可控可防可治，增强广大群众的自我防病意识和社会信心，打一场疫情防控的人民战争。在专家组，龚正与疫情防控专家深入交谈，听取建议意见，勉励各位专家发挥好专业优势，科学研判疫情动态，及时提供信息咨询和技术指导。

龚正主持调度会，听取了疫情防控工作情况汇报，研究解决相关问题，对当前工作作出安排部署。他强调，全省各级要深刻认识疫情防控的重要性、紧迫性，把思想和行动统一到习近平总书记重要指示精神上来，增强“四个意识”、坚定“四个自信”、做到“两个维护”，坚定不移地把人民群众生命安全和身体健康放在第一位，把疫情防控工作作为当前最重要的工作来抓，以最万全的准备、最严密的措施、最强烈的担当、最有力的落实，齐心协力打赢疫情防控这场硬仗。各级党政领导干部特别是主要领导干部要坚守岗位、靠前指挥，深入防控疫情第一线，做到守土有责、守土尽责。要发挥好联防联控机制作用，强化对各地防控工作的具体指导，把防输入、防扩散、防蔓延作为重中之重，加强对重点场所的监管，精心做好人员随访工作，全力抓好源头防控。要千方百计救治感染患者，落实好集中病例、集中专家、集中资源、集中救治措施，关心保护好医疗卫生人员。要依法科学有序防控，做好疫情监测、排查、预警等工作，切实做到早发现、早报告、早隔离、早治疗。要密切关注疫情形势变化，持续抓好物资保障和储备，健全完善应急预案，最大限度减少人员聚集。要全力服务国家疫情防控大局，统筹调集资源力量，完成好各项支援任务。

龚正还与山东省援助湖北医疗队、定点医院工作人员进行了现场连线，视频调度了济南、青岛、烟台、临沂、威海、日照等地的疫情防控工作进展，一一做了具体指导。

省委常委、常务副省长王书坚，副省长孙继业出席。

（《大众日报》2020年1月27日01版 / 记者：袁涛）

省委办公厅省政府办公厅印发通知

进一步加强新型冠状病毒感染肺炎疫情防控工作

本报济南1月26日讯 为认真贯彻落实习近平总书记重要讲话重要指示精神和党中央、国务院部署要求，坚决打赢新型冠状病毒感染的肺炎疫情防控阻击战，按照《山东省突发公共卫生事件应急预案》关于I级响应期间疫情防控有关规定，省委办公厅、省政府办公厅印发通知，要求在原有工作布置和方案基础上，进一步加强新型冠状病毒感染的肺炎疫情防控工作。

一、加强组织领导。调整加强各级新型冠状病毒感染的肺炎疫情处置领导小组，党政主要负责同志担任组长。充分发挥基层党组织战斗堡垒作用和党员先锋模范作用。各级党委（党组）及组织部门要在防控疫情斗争一线跟踪考察干部表现。

二、健全防控工作体系。严格落实属地责任和部门责任，进一步健全社会共同防控体系。形成横到边、纵到底，覆盖省、市、县、乡、村五级和城市社区街道的疫情防控网络。特别加强乡镇（街道）、村（社区）两级工作网络，实行网格化防控。

三、严防疫情输入。全面启动环鲁防控圈；省内市际客运班车全部停运，11处环京公安检查站全部启动查控勤务。加强重点场所监控，重要关口一律设置监测点，逐一做好登记，该留观的留观。

四、严格落地排查。对前期从武汉来鲁人员，由各市组织逐一重新排查，确保隔离跟踪措施到位。要对辖区内外来人员情况进行“地毯式”摸排，做到县不漏乡、乡不漏村、村不漏户、户不漏人。可根据当地疫情防控需要，合理扩大排查范围。

五、严控疫情扩散。最大可能减少公共场所人员聚集和社会人员横向流动。暂停举办所有公众聚集性活动和双招双引活动，已审批的活动全部取消；景区、影院、博物馆、图书馆、美术馆、收费公园等各类公共场所全部停止开放，各类商业培训机构等停止营运。引导群众取消各类小规模活动。各地农村集贸市场暂时关闭，各类商场、超市、餐饮场所等要减少顾客聚集，不举办师生聚集性活动。各种会议尽可能采用视频方式进行。适当延长春节假期，调整学校开学时间。

六、做好集中收治。严格落实定点救治制度。严格按照诊疗方案实施规范治疗，组织最强有力的医疗力量进行救治。坚持中西医结合，提高救治效果。严格把握解除隔离和出院标准。强化医护人员保护。

七、加强消毒隔离。严格落实清洁消毒隔离制度，进一步加大清洁、消毒、通风力度。立足“早发现、早报告、早诊断、早治疗”，合理确定留观时间。各留验站要严格落实旅客体温筛检等防控措施。对确诊病例的密切接触者或可疑暴露者，严格按规定实施居家或集中隔离医学观察。对发生疫情的场所或者该场所内特定区域的人员，依法实施隔离措施。

八、加强野生动物交易管理。严厉打击野生动物非法交易，野生动物一律禁止交易。对涉嫌犯罪的，从严从速查处。及时开展野生动物园、人工繁育场所疾病监测，暂停野生动物出售、购买、展演等活动。

九、严格禁止市场活禽交易和宰杀行为。暂停在各类市场进行活禽交易和宰杀，确保我省不调入、不调出任何活禽。对未经检疫或检疫不合格的白条禽及禽肉产品，一律禁止转运贩卖，一律禁止进入市场。从事白条禽及禽肉产品经营的各类市场主体，必须依法持证经营。

十、做好市场供应保障管理。统筹做好社会面生活物资保障和市场供应。对防护物资及相关药品，协调生产经营企业提高产能、增加供给。根据疫情应急处理需要，各级领导小组依法有权紧急征用人员、储备物资、交通工具以及相关设施、设备。严厉打击借疫情哄抬物价、囤积居奇等违法行为。

十一、加强宣传引导。健全信息沟通渠道，建立信息共享机制。及时、科学、规范发布疫情信息。及时回应社会关切，增强公众科学防护意识和能力。深度挖掘宣传疫情防控战线上的感人事迹和善行义举。加强舆情监测、舆情分析和风险评估，对恶意造谣生事、传谣者，迅速依法严肃查处。

十二、全面强化健康宣教。广泛深入开展疫情防治知识宣教。大力提倡“口罩文明”。引导群众合理就医，最大限度减少交叉感染。引导群众提高健康素养，养成良好生活习惯。积极引导消费者健康饮食。大力开展爱国卫生运动，形成专业防控和群防群控结合的良好格局。

十三、强化社会动员。广泛发动群众积极参与疫情防控，协助党委政府落实各项防控措施。鼓励企事业单位、社团组织等优化社会服务。积极组建志愿者队伍。做好疫情防控有关岗位工作人员和后勤保障人员防护工作。

十四、落实经费保障。对开展疫情防控工作所需经费，各级财政要优先保障、从速拨付。加大定点医院的医保保障力度，确保不影响救治。对参加疫情防控的人员给予适当补助和保健津贴，做好应急物资生产及生产企业的资金保障；对因参与应急处理工作致病、致残、死亡的人员，按照有关规定给予相应的补助和抚恤。

十五、加强权益保障。将国家卫生健康委《新型冠状病毒感染的肺炎诊疗方案》覆盖的药品和医疗服务项目，全部临时纳入医保基金支付范围。发挥医疗救助资金的兜底保障作用。严格落实患者救治费用补助政策。对异地就医患者先救治后结算。着力保障患者和密切接触者等隔离人员相关待遇；因疫情不能返回者，享受正常工资待遇。

十六、夯实工作责任。进一步加强对下工作指导，建立健全督促指导机制。加强值班值守。严格执行疫情“零报告”“日报告”制度，坚决杜绝迟报、漏报、瞒报。依法规范疫情信息发布。严格请示报告制度。对学校延期开学、市际县际人员流动管控等措施，视情况经批准后启动。统筹安排好机关、企事业单位上班、开工等工作时间。强化战时管理，严格执行责任追究和倒查制度，对违法违规行为依法依规追究责任。

十七、服务国家疫情防控大局。全力防输出，对确诊病例、疑似病例防止流到外省。鼓励支持相关生产企业加班加点、开足马力，保障疫情防控所需物品生产。调集优质的资源力量，积极支援疫情重地。

通知要求，各级各部门要认真学习贯彻习近平总书记重要讲话重要指示精神，按照党中央、国务院部署要求和省委、省政府工作安排，深刻认识当前疫情防控形势的严峻性、复杂性和疫情防控工作的重要性、紧迫性，切实增强“四个意识”、坚定“四个自信”、做到“两个维护”，始终把人民群众生命安全和身体健康放在第一位，把疫情防控作为当前最重要的工作来抓，万众一心、众志成城，尽锐出战、一鼓作气，以最坚决的态度、最严格的措施、最果断的行动，坚决把党中央各项决策部署落到实处，坚决打赢疫情防控阻击战。

（《大众日报》2020年1月27日01版 / 记者：张国栋 李子路）

省委常委会召开扩大会议深入学习贯彻习近平总书记重要讲话精神

联防联控 群防群治 万众一心 众志成城 坚决打赢疫情防控阻击战

本报济南1月26日讯 今天上午，省委常委会召开扩大会议。认真学习贯彻习近平总书记在中共中央政治局常务委员会会议上的重要讲话精神，研究贯彻落实意见；听取全省疫情防控工作汇报，研究部署下一步工作。

省委书记、省新型冠状病毒感染肺炎疫情处置工作领导小组组长刘家义主持会议并讲话。

会议指出，农历正月初一（1月25日），习近平总书记主持召开中共中央政治局常务委员会会议，专门听取新型冠状病毒感染的肺炎疫情防控工作汇报，对疫情防控特别是患者治疗工作进行再研究、再部署、再动员，充分体现了以习近平同志为核心的党中央对疫情防控工作的高度重视，对人民群众生命安全和身体健康的高度负责，把人民利益摆在最高位置的深厚情怀。习近平总书记的重要讲话，为各级党委和政府加强疫情防控工作，指明了方向，提供了遵循。我们要认真学习领会，坚决抓好贯彻落实。

会议决定，由刘家义、龚正同志担任省新型冠状病毒感染肺炎疫情处置工作领导小组组长，有关省领导同志担任副组长，相关部门负责同志参加。各市县由市县委书记、市县长负总责，一律停止休假，通过科学方式指挥防控工作。

会议强调，疫情发生以来，我们深入贯彻落实习近平总书记重要指示要求和党中央决策部署，认真抓好各项防控工作，取得了一定成效，但疫情防控形势依然严峻。全省各级党委政府、各部门单位、全省人民、全体医务工作者，要深刻认识当前疫情防控形势的严峻性、复杂性和疫情防控工作的重要性、紧迫性，切实增强“四个意识”、坚定“四个自信”、坚决做到“两个维护”，把疫情防控工作作为当前最重要的工作来抓，决不可麻痹大意，更不能消极应付。要做最坏的打算、最充分的准备，宁可十防九空、不能失防万一，以最坚决的态度、最严格的举措、最果敢的行动，万众一心、众志成城，坚决打赢疫情防控阻击战。

会议指出，在这紧要时刻，全省各级党员领导干部要冲在前、做在先，在防控疫情斗争中经受考验和锤炼。党政主要负责同志要坚守岗位、靠前指挥。要进一步落实好属地责任和部门责任，强化单位责任，依法规范个人防控责任，建立全社会共同防控体系。

会议强调，要全面摸排核查，对春节期间从疫情严重地区来我省人员，逐一查找、密切跟踪。对新进入我省人员，在车站、机场、码头、高速公路口、服务区等重要关口，一律设置监测点，该留观的留观。凡进入我省的司乘人员及车辆、物资等，一律测量体温和采取必要的消毒措施，详细了解他们的旅行史、接触史，逐一做好登记。要继续开展对与人类接触密切的动物相关传染病的监测，一律关闭省内活禽交易市场，确保我省不调入、不调出任何活禽，阻断病毒的可能传播途径。

会议指出，要及时隔离留观，立足“早发现、早报告、早隔离、早诊断、早治疗”，合理确定留观时间，坚决阻断疫情扩散。要抓实乡镇、街道、村和社区的管控措施，落实网格化管理、“零报告”制度，做到县不漏乡、乡不漏村、村不漏户、户不漏人。要坚决做好回乡过年人员登记、疫情严重地区来鲁人员跟踪、密切接触者隔离观察，全面摸清潜在传染源底数，全面建立有可疑症状人员台账。

会议强调，要做好集中收治，按照“集中患者、集中专家、集中资源、集中救治”的原则，汇聚优质医疗资源，分类分批次启用定点救治医院，不断提高诊疗水平，确保治疗效果最佳。专家指导要跟上，及时听取国家卫健委及其专家组意见，跟踪研判我省疫情发展情况，加大疫情研究力度，加强对全省各级医院的指导。要强化医护人员保护，合理安排医护人员班次，征集部分医院周边宾馆，供医护人员休息，不搞疲劳战术，备齐防护用品，有效避免交叉感染。要充分保障我省援助湖北防控疫情医护人员的安全健康，配齐防护用品和医疗药品，确保他们安心工作。

会议指出，要充分做好各项准备，拿出有针对性、可操作性、刚性的方案预案。由省里统一采购大宗紧缺防控物资，充分保障药品、防护用品、医疗器械、救护车辆需要，调集更多医务人员、应急队伍投入战斗，保障口罩、消毒液等防护用品的市场供应，切实做好保供稳价工作。要坚持联防联控、群防群治，组织培训一批志愿者，搞好后勤服务保障，通过各种方式宣传引导群众做好防护措施。

会议强调，要强化宣传引导，及时准确发布疫情信息，通报防控工作进展，提振社会信心。要适时召开新闻发布会，宣传解读有关政策措施，公开透明回应社会关切，营造良好舆论氛围。要加大全媒体传播力度，讲清楚此次疫情可控可防可治，讲清楚为什么要隔离、如何做好防护、如何自我发现，切实增强公众科学防护意识和能力。

会议指出，要迅疾制定进一步加强防控的措施，统筹做好机关、企事业单位、学校、外来务工人员等的防疫工作，研究部署节后返岗、返校、开工等系列后续工作，减少和停止串门聚会、婚丧嫁娶等人员聚集性活动，对特定场所采取消毒消杀措施。对有关疫情防控的物资、器材、食品等一律“开绿灯”，及时运输保障到位。要严格纪律要求，对疫情隐瞒不报者、造谣生事者、不遵守防控要求者、哄抬物价者、借机谋取非法利益者、扰乱社会秩序者，坚决依法打击，绝不手软，确保社会大局稳定。

（《大众日报》2020年1月27日01版 / 记者：李子路 张国栋）

我省启动公安检查站高等级查控

本报济南1月26日讯 根据省防疫处置工作领导小组和区域警务合作指挥部通知要求，省公安厅决定，自1月27日0时起，启动全省环鲁、环京公安检查站高等级查控，配合卫健防疫等部门开展疫情重点地区入鲁进京车辆查控和人员测温工作，坚决防止疫情流入。

省公安厅要求，各地公安机关要在党委政府的统一领导下，立即部署启动全省环鲁、环京公安检查站高等级查控勤务，加大协调配合力度，形成工作合力，最大限度地防范疫情蔓延。各公安检查站要根据道路交通情况，在保安全、保畅通的前提下，全力开展查控勤务。

省公安厅强调，要按照全省重大突发公共卫生事件Ⅰ级响应要求，周密制定入鲁进京车辆、人员检查测温工作方案，启动应急响应机制。在当地政府组织下，各公安检查站设置留验站，配备必要的人员设备，制定留验工作流程。建立起公安机关引导分流、警戒控制、卫健防疫部门筛查测温等工作机制，确保有序高效运转。要加强执勤人员安全防护工作，每日组织对查控区、办公区、留验站等进行消毒，确保人员自身安全。

（《大众日报》2020年1月27日01版 / 记者：张依盟）

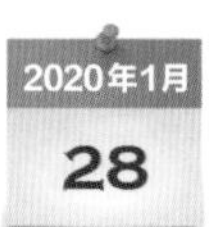

省政府办公厅发布通知
出台生活物资保供稳价17条举措

本报济南1月28日讯 省政府办公厅今天发布《关于在新型冠状病毒感染的肺炎疫情防控期间保障居民日常生活物资供应稳定市场价格的通知》，从保障源头供给、搞好商贸流通、畅通运输通道、加强价格监管、引导市场预期五个方面制定了17条举措，切实保障春节假期和疫情防控期间居民日常生活物资供应充足、价格稳定。

源头供给方面：着力保障蔬菜、猪肉及禽肉、水产品的生产供应，科学指导广大菜农加强蔬菜大棚、日光温室管理，搞好病虫害防控，增加新鲜蔬菜产出；协调屠宰加工企业按合理价格敞开收购，投放库存，稳定货源，加大家禽、牛羊等畜产品消费引导宣传，有效增加替代供给；督促工厂化水产养殖企业尽快恢复生产适养品种，协调推动水产加工企业尽快调集货源，复工生产各类优质优价加工产品，加强远洋捕捞产品回运。

商贸流通领域：在疫情防控期间，坚持每日开展城乡居民生活必需品市场监测，掌握重要商品供求重大变化，加强市场分析、信息共享和市场引导，确保不发生市场抢购、脱销断档等异常情况；推进产销衔接，组织指导大型商场、超市等商贸流通企业加强与生产企业和农产品生产基地的对接，加大对蔬菜等市场价格波动较大商品采购力度，加强货源组织，稳定市场供应。同时，将根据市场供求情况，适时组织投放储备肉及储备菜，保障城乡居民“菜篮子”稳定。

为提高查验效率，对装载鲜活农产品的运输车辆，将简化查验手续和程序。疫情防控期内放宽装载比例要求，ETC车辆实行网上或入口车道预约申报，现金支付车辆出口由收费站视情抽检，不再实行每车必检。同时，加强对装载鲜活农产品运输车辆的疏导，优先对驾驶员进行体温测量，优先保障绿色通道车辆快速通行。对大型商贸流通企业、连锁超市的配送车辆，将提供通行便利。

疫情防控期间，我省将加强日用品特别是禽、肉、蛋、奶、菜等生活必需品价格巡查力度，启动市场价格异常波动应对工作预案，授权有关市必要时启动临时价格干预措施，确保市场价格稳定。依法从严从重从快查处捏造散布涨价信息、囤积居奇、哄抬价格、价格欺诈、串通涨价等价格违法行为；严厉打击为牟取非法利益，非法控制、垄断相关物品的生产、运输、经营等涉黑涉恶违法犯罪活动。

疫情防控期间重要商品市场运行情况将每日按程序向省新型冠状病毒感染的肺炎疫情处置领导小组（指挥部）报告，并通过新闻媒体、手机短信、互联网平台等适时发布市场价格信息。同时，加强对网络舆情监测分析和风险评估，合理引导市场预期和居民均衡消费，避免引起市场恐慌和抢购现象。

（《大众日报》2020年1月29日01版／记者：赵小菊）

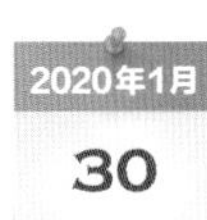

国务院应对新型冠状病毒感染的肺炎联防联控机制督导组来鲁督查

本报济南1月30日讯 1月29日至2月1日，国务院应对新型冠状病毒感染的肺炎联防联控机制督导组到我省督查疫情防控工作。1月30日上午，督导组在济南召开会议，听取我省疫情防控工作开展情况，副省长孙继业主持会议。

疫情发生以来，我省迅速行动，积极应对处置疫情。成立疫情防控处置工作领导小组，对全省疫情防控工作实行集中统一指挥。迅速启动重大突发公共卫生事件Ⅰ级响应，及时准确、公开透明发布疫情。各部门联防联控，对重点人群重点环节严防严守，落实防控措施，全力加强救治。加强物资配备，保障物资供应，稳定市场价格，实行各地市场供应和价格情况日报告。强化宣传引导，消除群众恐慌。全力做好支援湖北工作。

在山东期间，督导组将赴济南、德州进行实地督查。

（《大众日报》2020年1月31日02版／记者：于新悦）

刘家义在枣庄临沂指挥督导疫情防控工作时强调

充分保障医疗防控和生活物资供应 集中全力打赢疫情防控阻击战

本报临沂1月30日讯 在全省上下众志成城、全力以赴防控新型冠状病毒感染的肺炎疫情之际，省委书记、省疫情防控处置工作领导小组组长刘家义今天赶赴枣庄、临沂，深入企业、农村，实地察看医疗防控物资和生活物资保障情况，看望慰问奋战在疫情防控一线的工作人员，指挥督导疫情防控工作。

在枣庄、临沂高速公路出口，刘家义一行严格按照规定接受检测，并向工作人员表示问候。医疗防控物资保障是否充足，关系疫情防控工作大局，刘家义对此十分关心。他来到位于枣庄市的鲁华集团康力医疗公司，全面了解企业医用防护服、口罩、手套等的生产情况，仔细询问日产量多少、工人够不够用、原材料是否充足、还有什么困难。得知企业因设备问题制约扩大生产，刘家义现场安排，联系外省设备生产商，紧急购买设备，尽快扩大生产。他强调，要落实好工人安全防护措施，保证生产过程绝对安全，在确保原材料质量、产品质量前提下全力扩大生产。各级各有关部门要千方百计保障医疗防控物资供应，确保中央统一调运畅通，确保满足湖北等前线医务人员的需求，确保满足省内医务人员和特殊岗位人员的需求，确保市场供应充足。

临沂市兰陵县佰盟蔬菜种植专业合作社是上海市外延蔬菜生产基地，当前正全力保障疫情期间长三角特别是上海市蔬菜供应。刘家义深入蔬菜大棚察看蔬菜长势，了解蔬菜销售量、农残和质量检验情况，希望合作社尽全力保障蔬菜供应，保证质量安全。他强调，要采取切实有效措施，全力保障市场和生活

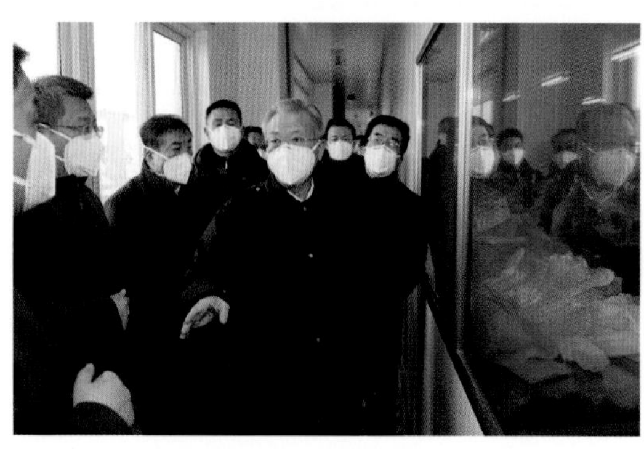

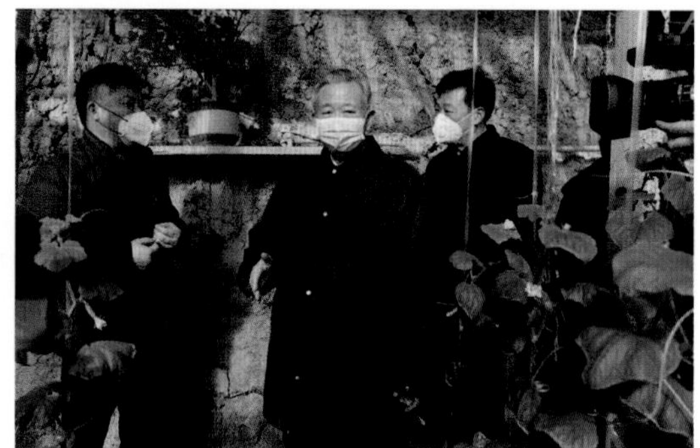

物资供应，确保北京、上海、湖北蔬菜供应，确保我省市场稳定，保障源头供给，畅通物流运输，加强价格和质量监管，依法严厉打击哄抬物价等行为，为打赢疫情防控阻击战做出应有贡献。

省委常委、秘书长孙立成参加督导。

（《大众日报》2020年1月31日01版 / 记者：李子路 张国栋）

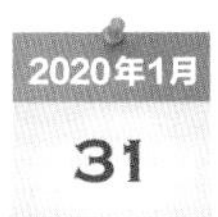

省领导督导新型冠状病毒感染的肺炎疫情防控工作

本报济南讯 我省统一部署省领导同志带队赴各市督导疫情防控工作。1月28日，省委办公厅以明电形式印发《省领导同志赴各市督导新型冠状病毒感染肺炎疫情防控工作方案》。《方案》要求，从1月28日至31日，省领导同志带队赴全省各市，采取听取汇报、实地查看、暗访抽查、反馈整改等灵活多样的形式，重点督导党中央、国务院和省委、省政府关于疫情防控工作部署安排的落实情况、采取的具体措施、取得的初步成效和存在的困难问题、下一步工作措施等。

1月30日，省委常委、组织部部长王可带队到淄博市，督导新型冠状病毒感染肺炎疫情防控工作。

督导组一行在听取全市疫情防控工作汇报后，先后到淄博市妇幼保健院新院区、淄博北站、桓台县兰香园社区、果里镇徐斜村等地进行了实地督导，采取“四不两直”、电话随机问询等方式做了调研检查，并向市委反馈督导情况、提出工作要求。王可指出，当前正处于疫情防控的关键时期，要深入学习贯彻习近平总书记重要指示精神和党中央决策部署，认真落实省委工作安排，牢牢扛起疫情防控政治责任，把各项工作做得更深入更扎实更细致。要筑牢织密防控体系，严防疫情输入扩散，全面提升救治能力，抓好物资供应和市场稳定，全力以赴保障人民群众生命安全和身体健康。要进一步压紧压实责任，加强检查督导和宣传引导，充分发挥领导干部表率作用、基层党组织战斗堡垒作用和党员先锋模范作用，把广大人民群众动员起来、组织起来、凝聚起来，形成强大工作合力，坚决打赢疫情防控阻击战。

连日来，省委常委、青岛市委书记王清宪深入青岛医院、社区、村庄、企业等，在新型冠状病毒感染肺炎疫情防控工作的最前线调研督导检查。

其间，王清宪分别来到市疾病预防控制中心、青岛大学附属医院新型冠状病毒感染肺炎专家远程会诊中心，慰问奋战在疫情防控一线的医护工作者和患者。在市南区、市北区、崂山区和平度市、莱西市，他深入社区、村庄、商场、企业和交通站所，了解防控形势，询问应对措施，现场作出部署。调研检查中，王清宪不设路线、不打招呼，随机选点，力求掌握真实情况。王清宪强调，各级各部门要坚决贯彻习近平总书记关于新型冠状病毒感染肺炎疫情防控重要指示精神，把疫情防控作为当前全市工作的重中之重，不折不扣落实好党中央国务院决策部署和省委省政府工作要求，做好周密的应急预案，把疫情防控工作做扎实做细致。各级领导干部要挺在前面、压实责任，坚决、及时、准确、有力地抓好防控工作落实，真正把以人民为中心的发展思想落实到实际行动上。

1月29日，省委常委、济南市委书记王忠林一行到济南高速公路出入口、农村、防护用品生产企业、药剂企业督导疫情防控工作，强调必须不折不扣落实四个“百分之百”。凡是武汉及重点地区来济人员百分之百进行检测，前期已由武汉及重点地区来济人员百分之百进行检测，已确诊病例的家属百分之百进行隔离医学观察，以村、居、小区为单位的防控隔离措施要百分之百落地。

在济广高速长清收费站出口，王忠林对执勤民警和检验人员的专业素养和严谨态度给予肯定，要求大家坚守岗位、严格查验，为群众守好城市出入口。在长清区后夏村，详细了解疫情防控情况，强调加强人员往来活动管控，做好沟通解释工作，注意自我安全防护。在济南顺意康医疗器械厂，察看防护用品生产、原材料供应、市场供应等情况，询问存在的困难，要求有关方面提供力所能及的扶持，帮助企业增加设备人员，提高防护用品产能。在山东艾克韦生物技术有限公司，详细了解科技研发情况，鼓励企业生产更多符合标准的检测试剂盒。

1月29日至30日，省人大常委会党组书记、副主任于晓明率督导组到威海市督导疫情防控工作。督导组听取了威海市疫情防控工作汇报，视频连线各区市、开发区调度具体防控工作情况，并到市疾控中心、市胸科医院、翠竹社区和城铁北站等地实地检查。

于晓明对威海市疫情防控工作给予充分肯定。他指出，要认真学习贯彻习近平总书记重要指示精神，按照中央部署、省委要求，强化属地管理，压实主体责任，坚决做到守土有责、守土担责、守土尽责。要保持清醒头脑，坚决克服松懈和麻痹心理，把各项措施和预案准备得更加具体、更加周到。要采取最严格的防护措施，把好进出威海的交通通道，加强密切接触者的排查追踪，做好患者的集中收治和隔离，堵住源头、切断渠道，不漏一人、不留死角，坚决防止疫情扩散，保障人民群众生命安全和身体健康。

1月29日至30日，省人大常委会副主任王随莲带领督导组深入烟台市，督导检查疫情防控工作。

王随莲以“四不两直”的方式，深入莱州市和招远市的部分医院、社区卫生服务中心、农贸市场、超市、村居、交通卡口等进行了现场抽查，并实地查看了奇山医院、烟台港客运站和市疾控中心的防控工作情况，听取了烟台市汇报。王随莲指出，烟台市态度坚决、行动迅速、措施得力，疫情防控有力有序有效。她强调，要清醒认识当前严峻形势，时刻绷紧疫情防控这根弦，采取有效举措，坚决遏制疫情蔓延势头。要全力做好确诊病例集中救治，加强重点人群排查和密切接触者追踪管理，强化基层防护队伍教育培训和梯次配备，开展好农贸市场等重点区域环境卫生整治。要做好节后复工复产复课等应对准备，科学制定预案，有序恢复生产。

1月29日至30日，省人大常委会副主任王华率队督导济宁市疫情防控工作。督导组先后到医院、疾控中心、药店、社区、高铁站、高速路口、超市、农贸市场等重点区域，实地查看医疗救治、联防联控、物资储备、市场供应等疫情防控措施落实情况，并召开座谈会听取相关情况汇报。

王华指出，济宁市行动早、措施硬、工作实，构建起“联防联控、群防群控”大格局。要再接再厉，坚决贯彻落实好习近平总书记重要指示、党中央国务院决策部署和省委省政府工作安排，坚定信心、同舟共济、科学防治、精准施策。要进一步加大检查排查和联防联控工作力度，外防输入、内防扩散，紧紧依靠人民群众打赢疫情防控阻击战。要采取有力措施，加强对确诊病人救治，做好一线工作人员的防护保障。要做好市场供应，确保群众生活有序正常。

1月29日至30日，省政协副主席郭爱玲带队赴临沂，督导新型冠状病毒感染肺炎疫情防控工作。督导组听取了全市面上工作情况汇报，实地查看了京沪高速临沂出口、柳青苑社区及社区卫生服务站、忻城嘉园、九州超市齐鲁园店、兰山区人民医院、临沂高铁站、临沂市人民医院东医疗区和市疾控中心的疫情防控情况，全面了解工作现状和成绩，梳理反馈问题和不足。

郭爱玲指出，临沂市党委政府对疫情防控高度重视，领导班子政治站位高、担当意识强，排查防控工作中做到精准施策、措施有力，医疗救治工作中注重集中优势资源、提升救治能力，舆情监测工作中措施全面，有力维护了社会稳定。她强调，要继续坚持前期好的经验做法，确保做好假期结束后的防控工作；同时，还要做好市场物资供应，保障一线医护人员和广大市民生活实际需求。

（《大众日报》2020年1月31日02版 / 统稿：赵君　采写：宋弢 申红 魏然 张春晓 赵君）

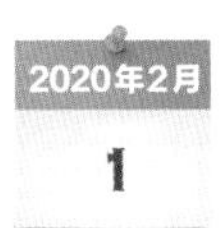

战“疫”冲锋 大省担当

——山东贯彻落实习近平总书记重要指示精神坚决打赢疫情防控阻击战

一场突如其来的疫情，让2020年的这个春节变得如此不同。

面对疫情的蔓延，习近平总书记和党中央高度重视。习近平总书记亲自指挥、亲自部署，强调把人民群众生命安全和身体健康放在第一位，把疫情防控工作作为当前最重要的工作来抓；全面贯彻坚定信心、同舟共济、科学防治、精准施策的要求，让党旗在防控疫情斗争第一线高高飘扬。

疫情就是命令，防控就是责任。省委、省政府认真贯彻落实习近平总书记重要指示精神，快速反应、周密部署，全省各级党组织和广大党员干部、各地各部门，团结带领人民群众，万众一心、众志成城，在这场疫情防控“攻坚”中，坚定扛起大省责任担当，坚决打赢疫情防控阻击战。

担当作为、守土尽责
坚决扛牢政治责任

战“疫”就是打仗，必须一切行动听指挥。疫情发生后，习近平总书记亲自指挥、亲自部署，严明号

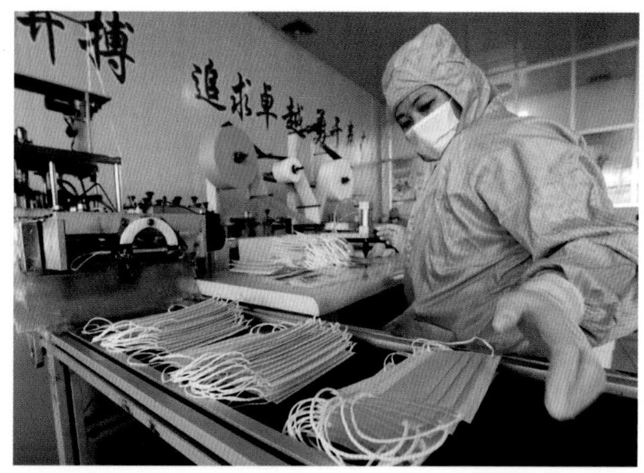

◆1月31日，临沂康利医疗器械有限公司生产车间，工人正紧张有序生产医用口罩。连日来，山东疫情防控应急保障物资生产企业开足马力扩大生产，为全国疫情防控贡献山东力量。（*记者卢鹏、通讯员杜昱葆报道*）

令、有力动员，为各级坚决打赢疫情防控阻击战指明努力方向，注入强大动力。省委切实加强组织领导，健全防控工作机制，推动各项防控工作环环相扣、压茬推进。

防控疾如风火，部署紧锣密鼓。习近平总书记作出重要指示后，省委、省政府迅速召开专题会议进行学习贯彻。1月25日，全省疫情处置工作视频会议召开，提出11项具体防控措施，要求全省各级各部门全面进入“战备”状态，坚决防止疫情蔓延。1月26日，省委常委会召开扩大会议，对疫情防控工作进一步进行部署，强调宁可十防九空、不能失防万一，坚决打赢疫情防控阻击战。

根据疫情防控需要，山东省成立新型冠状病毒感染肺炎疫情处置工作领导小组（指挥部），省委书记刘家义、省长龚正亲自担任领导小组组长。在疫情防控进入最关键时刻，领导小组坚持每天召开会议，指挥调度全省防控工作，强调必须时刻绷紧疫情防控这根弦，树立打“攻坚战”与“持久战”的思想，切实扛牢扛实政治责任，努力把各项工作做实做细做到位。领导小组细化实化组织架构，设立8个工作组，统筹协调处理全省疫情防控工作，各市参照省里模式建立相应指挥体系。

其间，省委办公厅、省政府办公厅印发通知，提出加强组织领导、健全防控工作体系、严防疫情输入等十七个方面具体举措，要求在原有工作布置和方案基础上，进一步加强新型冠状病毒感染的肺炎疫情防控工作。

根据统一部署，省领导同志带队分赴全省各市，采取听取汇报、实地查看、暗访抽查、反馈整改等灵活多样的形式，重点督导党中央、国务院和省委、省政府关于疫情防控工作部署安排的落实情况、采取的具体措施、取得的初步成效和存在的困难问题、下一步工作措施等。

一个党员就是一面旗帜，一个支部就是一座堡垒。全省各级党政班子负责同志一律停止休假，全部到岗到位、靠前指挥。各地各级党组织领导班子和领导干部坚守岗位、指挥调度。在定点医院、在村庄社区、在车站路口……广大党员干部争在前、当先锋，把做好防控工作作为践行初心使命、体现责任担当的试金石和磨刀石，鲜红的党旗在防控第一线高高飘扬。

科学防控、科学救治
疫情防控有力有序有效展开

严格实施卫生检疫、停止大型群众性活动、暂时关闭景区场馆、延长春节假期、启动“疫情应急技

术攻关及集成应用”重大科技创新工程、省级财政筹集下达6.2亿元专项资金用于疫情防控……山东省出台一系列科学、精准措施，以“非常之举”，应对“非常之疫”。

防输入、防扩散是整个疫情防控工作的重中之重。山东省通过采取车站、机场等实行测温，隔离发热旅客，暂停省际班车客运、省际包车客运等措施加大外部防控，构筑起一道严密的“环鲁防控圈”。同时，通过对比摸排，查实经武汉来鲁人员，落实隔离留观等措施，控制疫情在省内扩散。

在济南，所有村居全部建立网格化管理机制，从党组织书记到两委成员，从全体党员到村民代表、村民小组长，逐一明确责任，每人包街联户，形成严密的疫情防控网络。

在青岛，各区市以社区、楼座、单位为单位，实施最大限度的隔离、达到最小限度的人员接触。对进出小区人员进行体温测量、登记居民信息、为楼道喷洒消毒剂，成为各个小区应急状况下的普遍做法。

在济宁市微山县，党员干部迎着暮色深入湖区，对疫情密切接触者核查笔录建档，并进行起居环境消杀，宣传防控知识；在潍坊青州市邵庄镇，各村依靠“街坊议事”制度充分发动群众，让防控战场深入每一条街巷；在滨州邹平市，第一时间启动应急广播，用老百姓喜闻乐见的顺口溜、快板等形式宣传疫情防控知识，让科学防疫的声音传到千家万户……

请战！请战！面对疫情，山东省广大医务工作者抱着必胜信心“逆向而行”，彰显大爱无疆。他们是父母，也是子女。在疫情面前，他们舍小家为大家，递交了一张张按着手印的请战书，度过了一个个紧张的不眠夜晚。在这场没有硝烟的战争中，正是这些慨然逆行的身影，给这个冬天渲染了一层温暖的底色。

1月29日中午，山东疫情防控第一线传来捷报！全省首例确诊患者解除医学隔离，正式出院。自1月17日住院治疗，经多次专家会诊指导和17人治疗团队昼夜不断地治疗护理，患者病情逐步得到控制、好转，在2次新型冠状病毒核酸检测均为阴性后，被予以解除隔离。首个病例被成功救治，这既为山东省医护人员提供了经验参考，也给山东省患者和人民群众树立了必胜的信心。

一方有难，八方支援。武汉等地疫情严重，这始终牵动着齐鲁儿女的心。山东响应中央号召，先后派出两批援助医疗队赴鄂参与疫情防控救治工作。

1月27日，山东省第一批援助湖北应对新型冠状病毒感染的肺炎医疗队临时党支部成立，54名党员面向党旗重温入党誓词。山东医疗队普通救护组组长、山东中医药大学附属医院副院长贾新华说：“在疫情防控救治一线，共产党员就是要发挥先锋模范作用，始终做到冲锋在前！”

齐鲁制药临时决定将一批排风机组共12台设备用于驰援医院建设，山航集团紧急调配飞机、调派机组运输物资驰援武汉，浪潮集团紧急筹集10万件医疗物资发往湖北，2万副“青岛造”医用护目镜仅用8.5小时就到达武汉，寿光调运大量质优价廉的新鲜蔬菜供应武汉，兰陵向武汉捐赠200吨优质大蒜……越来越多山东企业加入战斗中，全力保障湖北前线物资供应。

为了群众、依靠群众
构筑起群防群治的严密防线

面对疫情，关键时刻的重要部署，是责任担当，是力量彰显，吹响了战斗的号角。为了群众，依靠

群众，山东构筑起联防联控、群防群治的严密防线。

生活必需品的供应和价格是人民群众近期关注的焦点。维尔康集团储备肉类10万吨，各种水产、速冻食品等17万吨；匡山蔬菜批发市场日均向市场投放各类蔬菜2500余吨；青岛市预计自2019年12月25日至2020年3月10日将投放1.25万吨政府“菜篮子”储备商品……

山东省强化市场分析和价格监测，加强物资调配和市场供应，积极组织农业生产，建立防疫和生活物资运输绿色通道，严厉打击囤积居奇、哄抬物价等行为，全力保障群众生产生活需要。

“这些人家靠近入村道路，要加大宣传力度，村内广播要响起来，宣传单逐户分发下去。”在胶州市南官庄村，村党支部书记相仕清正与联村干部、群众志愿者讨论疫情防控工作。地图上，每户、每人信息都很明确，小到一个入村关口，大到整个小区布局，在地图上一览无余。目前，胶州全市所有村庄已经完成“一图四表”任务，织密防护网，确保村不漏户、户不漏人。

依靠群众，才能构筑起群防群治的严密防线。党员干部、普通群众齐上阵检查，大喇叭喊话、取消登门拜年、拉警示横幅等展现群众智慧、发动群众参与的“土办法”，在山东省广大乡村筑起一道道防控疫情的“铜墙铁壁”。

在基层，党组织和广大党员干部广泛动员群众、组织群众、凝聚群众，全面落实联防联控措施。下一步，山东省将完善优化各级疫情防控架构，充实加强防控力量，形成横到边、纵到底，覆盖省、市、县、乡、村五级的疫情防控网络，特别是加强乡镇（街道）、村居（社区）两级工作网络，实行网格化防控，确保不留死角。

今年是“重点工作攻坚年”。攻坚，从疫情防控“大考”开始。当前正是山东省疫情防控最关键、最紧要的时期，在党中央坚强领导下，全省广大党员干部群众扛实责任、合力担当，就一定能在这场疫情防控阻击战中交出一份优秀答卷。

（《大众日报》2020年2月1日01版 / 记者：孙先凯 李子路 李振）

省新型冠状病毒感染肺炎疫情处置工作领导小组召开会议

方案再细化 措施再精准 力度再加大 确保各项疫情防控措施落地见效

本报济南2月1日讯 今天下午，省新型冠状病毒感染肺炎疫情处置工作领导小组召开会议，深入贯彻落实习近平总书记关于疫情防控工作的重要指示精神，听取疫情防控督导工作情况汇报和专家意见，分析研判我省疫情形势，深入查找存在的问题，研究制定做好下一步工作的具体措施。

省委书记、省新型冠状病毒感染肺炎疫情处置工作领导小组组长刘家义主持会议并讲话。

会议指出，在以习近平同志为核心的党中央坚强领导下，通过各级各部门同舟共济、通力合作、艰

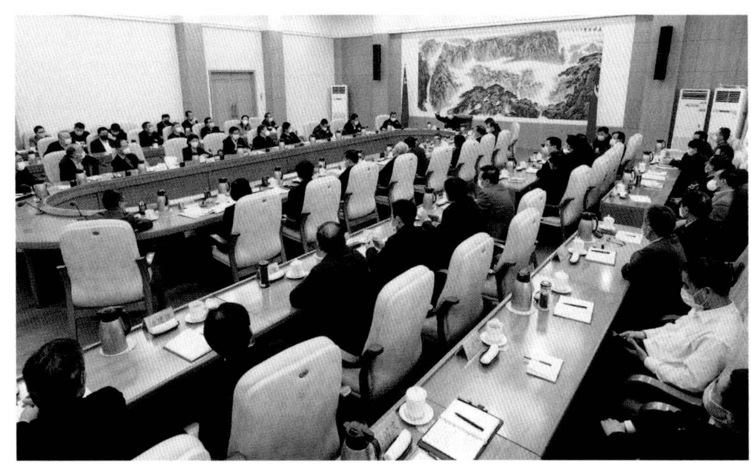

苦努力，我省疫情防控工作有力有序有效，疫情防控形势总体平稳，正处在一个十分复杂严峻的关键节点，防控工作仍然是重中之重。各级各部门要打起百倍精神，鼓足百倍干劲，联防联控，严防死守，坚决落实好习近平总书记重要指示精神和党中央决策部署，坚决打赢疫情防控阻击战。

会议强调，要切实防止松懈麻痹思想，充分认识疫情防控工作的艰巨性、复杂性、严峻性和不确定性，做好打攻坚战、持久战的思想准备，宁可严一点、不可松一毫。要切实把患者救治放在首位，加大对重症病例、危重症病例的救治力度，合理调配医护人员，及时科学救治；加强医学科学攻关，做好后备定点医院临战准备，加强对条件相对落后地区现场指导。要切实把重点人群管起来管到位，严格排查密切接触者，集中进行医学隔离观察，做好密切接触者思想工作，满腔热情做好湖北来鲁人员服务。要切实加强重点医疗卫生机构管理，特别要强化感染性疾病科和发热门诊、乡镇卫生院和社区卫生服务中心管理，提高医务人员疫情处置能力，用好互联网医院等信息化平台，阻断交叉感染渠道。要切实做好城市社区和农村防控工作，重点监控返乡外来人员，配强城市老旧小区和开放式小区防控力量，加强一线防控人员培训，科学安全开展工作。要确保交通运输安全畅通，进一步加大外省市进入我省车辆管控力度，全力做好春节假期返程高峰防疫工作，畅通应急物资运输“绿色通道”，提高通行效率，坚决杜绝违法挖路、断路行为。要统筹做好机关事业单位人员防控工作，提前制定防控预案，落实必要防护措施，加强公共区域消杀防疫，支持网上办公。要切实加大医疗物资供给力度，积极帮助企业扩大生产，确保中央统一调运畅通，确保满足湖北前线的需求，确保满足省内医务人员的需求，确保满足一线职工和相关管理者安全防护的需求，满足群众对口罩、消毒液等防护用品的需求。要切实抓好生活物资保供稳价，加强监测，畅通物流，稳定预期，坚决遏制生活日用品、农产品价格异常波动苗头，对捏造散布涨价信息、哄抬物价等行为毫不手软、坚决果断打击。要积极支持湖北疫情防控，继续做好医疗物资支援工作，加大蔬菜、粮油、肉类等对外供应，随时做好派出医疗队的准备。要切实关心关爱广大医务人员，落实好轮休制，做好心理疏导，加强后勤保障，确保医务人员健康安全，解除他们的后顾之忧。要切实做好舆论引导工作，多宣传省委、省政府贯彻落实习近平总书记重要指示精神和党中央部署的情况，多宣传我省采取的一系列措施，多宣传先进典型和善行义举，多宣传基层单位好做法，多宣传医务工作者先进事迹，创新宣传方式，坚决打击恶意造谣传谣行为。要切实加强组织领导，坚决扛牢政治责任，党委（党组）书记要带头冲在一线，广大党员要发挥先锋模范作用，让党旗在防控疫情斗争第一线高高飘扬。

会议还听取了关于褒扬奖励疫情防控中因公殉职人员的汇报。

（《大众日报》2020年2月2日01版 / 记者：张国栋 李子路）

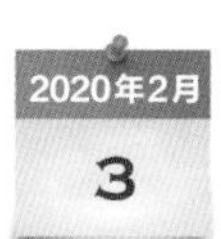

坚决遏制疫情蔓延势头打赢疫情防控阻击战
我省发布春节上班后疫情防控工作细则

本报济南2月3日讯 省新型冠状病毒感染肺炎疫情处置工作领导小组今天印发《山东省春节上班后新型冠状病毒感染肺炎疫情防控工作细则》（以下简称《细则》）并发出通知，要求各地各部门认真抓好贯彻执行。

《细则》全文如下：

为认真贯彻落实习近平总书记重要指示精神和党中央国务院部署要求，坚决遏制疫情蔓延势头，坚决打赢疫情防控阻击战，按照《山东省突发公共卫生事件应急预案》关于I级响应期间疫情防控有关规定，现就春节上班后全省新型冠状病毒感染肺炎疫情防控工作制定如下细则。

1.压实防控责任。各级各部门各单位党委（党组）和领导干部要把打赢疫情防控阻击战作为当前最重要的工作来抓，切实扛起疫情防控的政治责任和领导责任，进一步加强组织领导和具体指导。各级党委和政府严格落实属地责任，主要负责同志要亲自靠前指挥，党政班子成员到岗到位、分工负责，充分调动一切必要的力量和资源，坚决堵住疫情输入输出，坚决防止疫情在本地区扩散蔓延。各部门各单位严格落实部门单位责任，在做好疫情内部防控的同时，各司其职、通力协作，在党委和政府统一领导下有序开展工作，各项工作都要为打赢疫情防控阻击战提供支持。各级领导干部要坚守岗位、扎实履职，基层党组织要在疫情防控中充分发挥战斗堡垒作用，广大党员主动发挥先锋模范作用，广泛引导群众、动员群众、组织群众、凝聚群众。任何组织和个人必须严格遵守疫情防控各项要求，严格落实疫情报告制度，不得缓报、瞒报、漏报，不得干扰破坏疫情防控大局。

2.健全防控体系。疫情防控要坚持党的集中统一领导，坚持全国一盘棋，坚决服从党中央统一指挥、统一协调、统一调度，坚决服从中央应对疫情工作领导小组及国务院联防联控机制的指挥，做到令行禁止。各级疫情处置工作领导小组要根据情况及时调整充实力量，健全完善方案预案和制度机制，切实加强对疫情防控工作的统筹协调和分类指导，全面贯彻“坚定信心、同舟共济、科学防治、精准施策”的要求。要逐级完善疫情防控架构，形成横到边、纵到底，覆盖省、市、县、乡、村五级和城市社区街道的疫情防控网络，把摸排核查、隔离留观、集中收治等各项防控措施落细落小落到位。

3.做好集中收治。把患者救治放在首位，落实集中患者、集中专家、集中资源、集中救治“四集中”要求，所有确诊病例及疑似病例一律在定点医院集中隔离治疗，应收尽收、应治尽治。对我省169家定点医院和20家后备医院，调配精干医护人员，备齐备全救治药品、医疗器械、防护用品等相关物资。充分发挥中西医特色优势，建立中西医会诊制度，科学制定诊疗方案，将重型、危重型病例集中到综合能力强的定点医疗机构进行救治，及时推广救治重症病人的有效做法，尽最大努力提高治愈率、避免死亡病例发生。高度重视儿童疑似和确诊病例的医疗救治工作，各市要在现有市级定点医院中指定1所儿童定点医院，设置儿童救治病区，集中收治辖区内患儿。严格把握解除隔离和出院标准，对不符合条件的病例严禁提前解除隔离出院或转至其他科室治疗。严格落实防护措施，强化医护人员保护，确保医务人员健康安全。

4.严防疫情输入。加强重点场所监控，各市要在车站、机场、码头、高速公路口、服务区等重要关口一律设置监测点和临时留观点，详细了解来鲁人员的旅行史、接触史以及后续行程，逐一做好登记，并将拟由山东口岸出境人员信息和具体行程安排通报济南海关、青岛海关；对体温异常者，及时采取相应措施，该留观的留观。加大环鲁防控圈查验力度，对外地来鲁车辆及司乘人员积极劝返，对不听劝返的严格落实隔离观察措施。如存在承担紧急任务、运输物资以及其他确需入鲁情况，对进入车辆及物资一律进行严格杀菌消毒，对司乘人员一律进行严格体温测量并视情况做相应处理，确保不漏一车、不漏一人。省际市际客运班车全部停运，11处环京公安检查站全部启动查控勤务。

5.全面摸排核查。立足“早发现、早报告、早隔离、早诊断、早治疗”，由各市组织对辖区内外来人员情况进行“地毯式”摸排，落实网格化管理、“零报告”制度，做到县不漏乡、乡不漏村、村不漏户、户不漏人，全面摸清潜在传染源底数，全面建立可疑症状人员台账，并逐级汇总上报。凡回乡人员，要逐人如实向乡镇（街道）、村（社区）进行申报登记；凡有疫情较重地居住史或旅行史的人员，都要进行居家隔离，原则上不得外出；凡与疫情较重地外来人员有密切接触史的，都要逐一进行登记；凡发现有不适症状的，都要及时进行医学观察；凡与疑似或确诊病人有密切接触的，都要进行集中隔离医学观察。各地根据当地疫情防控需要，进行科学分析，合理扩大排查范围。对涉及个人的有关资料信息严格控制使用范围，切实保护个人隐私。

6.加强重点群体管控。对前期从疫情较重地区来鲁人员、本籍出省返回人员以及密切接触者，由各市组织逐一排查，严格落实“一人一档”“一人一表”要求，动态更新人员状态信息，一律按社区防控要求落实居家隔离、集中隔离措施。隔离期间要进行每日随访，严格健康管理，隔离满14天且体温测量正常、无其他可疑症状的，由村（社区）防控小组确定解除隔离。积极帮助协调解决湖北来鲁人员遇到的困难，热心服务、体现友好、杜绝歧视。对全省所有密切接触者、无症状感染者，由市、县（市、区）科学设定若干隔离点，按照“定点集中、单间隔离”原则进行医学观察，并做好安全防护、生活保障、家属安抚以及守卫看护等工作；密切接触者应追踪至与病例发病前3天或无症状感染者检测阳性前3天内有密切接触的所有人员。密切接触者及无症状感染者进驻集中医学观察场所时，要实行一人一车转运，并按要求做好人员防护、车辆消毒等工作。严格执行医学观察措施，对发现的有发热等症状者、检测阳性者应及时转送定点医院隔离治疗，医学检测阴性者与病例或感染者末次接触后满14天方可解除隔离。

7.强化疫情监测。充分发挥专家指导组作用，密切跟踪研判疫情发展趋势、流行趋势和毒株变异情况，定期开展疫情动态分析和风险评估，超前研究制定针对性防控措施。密切与国家卫生健康委及其专家指导组的沟通联系，积极寻求技术支持，强化对全省疫情防控的科学指导。认真落实传染病报告制度，准确把握病例诊断标准和重症病例筛查标准，增强对不明原因肺炎的预警意识。加强各级疾病预防控制中心和定点医院生物安全实验室建设，提升病例诊断和高危人群筛查“一锤定音”的能力。统筹人口、通信、交通等信息，运用大数据技术进行综合统计，科学判断疾病传播轨迹，为精准防控提供技术支撑。

8.加强科研攻关。集中力量和资金，组织医疗卫生机构、科研机构、有关高等院校、企业等，共同开展病因学、流行病学、发病机制、临床医疗救治、防控措施及其评价等方面的研究。推动相关数据和病例资料的开放共享，着重在疫苗研发、快速诊断试剂、药物筛选、中西医治疗技术、防护产品及装备等方面开展科研攻关，解决疫情防控工作中的关键性技术难题。注重科研攻关与临床、防控实践相结合，积极开展新型冠状病毒感染肺炎疫情防控新技术、新方法的推广，发挥传统医学优势，强化利用中医药进行新型冠状病毒感染肺炎预防、控制和救治方面的研究，不断提高防治工作水平和能力。

9.规范疫点处置。对发生病例的地区，按照流行病学调查结果将病例可能污染的范围划定为疫点，按要求迅速开展流行病学调查、隔离观察、标本采集、疫点消毒等处置工作。如果出现社区传播疫情，按照《中华人民共和国传染病防治法》相关规定确定疫区。对划定为疫点或疫区的社区，严格落实消毒隔离、封锁、限制人员进出和人员聚集等措施，不得关闭消防、逃生通道。加强聚集性疫情调查与处置，病例发病前居住地、发病后活动地点、就诊医疗机构所在地，都要迅速开展疫情可能波及场所的卫生学处理，立即组织疾病预防控制机构开展流行病学调查，第一时间锁定并隔离密切接触者。

10.规范医疗机构管理。二级以上医疗机构要在独立区域设置有明显标识的发热门诊和观察室，建立针对新型冠状病毒感染肺炎患者的快速诊疗通道。发热门诊要采取严格的消毒隔离措施，分设患者专用出入口和工作人员通道，分设清洁物品与污染物品出入口，规范医疗废弃物收集贮存处理，保持场所良好通风。规范传染病预检分诊管理，执行好发热患者接诊、筛查流程，落实发热患者登记报告制度，做好流行病学史记录。严格落实院内感染防控措施，规范消毒、隔离和防护工作，严防医源性传播。用好互联网医院等信息化平台，引导群众通过网上咨询完成初筛，减轻门诊压力、降低交叉感染风险。严格落实分散接诊、集中收治，各类医疗机构决不能拒收发热患者。

11.防止人群聚集。疫情防控期间暂停举办所有公众聚集性活动，已审批的活动全部取消，疫情解除前一律不再审批。景区、影院、博物馆、图书馆、美术馆、收费公园等各类公共场所全部停止开放，各类商业培训机构等停止营运。引导群众取消各类饭店聚会、家庭聚会及其他小规模聚集性活动，对婚丧嫁娶活动进行延期、简化或以其他方式妥善处理。暂时关闭各地农村集贸市场，各类商场、超市、餐饮场所等要采取有效措施减少顾客聚集，各类学校不得举办师生聚集性活动。各地可根据需要依法暂停旅行组团。各单位暂停聚集性活动，必须召开的会议优先采取视频方式，现场会议要减少参会人数、缩短会议时间、加大座位间隔、保持会场通风。倡导电话办公、网络办公等灵活办公方式，实行错峰上下班等弹性工作制。各类行政服务要大力推行“网上办”“掌上办”，采取多种方式做到“不见面”审批、提供经办服务。

12.强化基层防控。加强对基层防控工作的组织领导，建立专、兼职结合的工作队伍，实施防控网格化管理，坚决守住农村和城市社区第一道防线。注重发挥党员干部、社区民警、网格员、小组长、楼栋长的作用，确保各项防控措施覆盖到户、落实到人。加强老旧开放小区、沿国道省道农村的流动人口管理，建立健全外来人员和外出人员登记报告和追踪管理制度，设置检查点和监测哨，落实体温测量等措施，坚决堵住疫病向社区、农村输入的渠道。各机关企事业单位要严格门禁管理，对所有进入人员进行信息登记、体温测量、逐一排查，对有相关症状人员视情劝返或隔离留观。加强对一线防控人员的培训，增强和提高防护意识和能力，科学安全开展工作。

13.加强消杀防疫。严格落实清洁消毒制度，加强对汽车、火车、飞机、轮船、地铁、公交、城际轨道等交通工具，以及医疗卫生机构、学校、体育场馆、农贸市场、商场超市、车站、机场、港口客运站等重点场所的卫生防疫工作，持续强化清洁、消毒、通风等防控措施。各机关企事业单位、各村（社区）要对辖区办公场所、公共场所进行全面消毒处理，对电梯、走廊、卫生间、门把手等重点区域、重点部位，随时进行消杀，做到无死角、全覆盖。加强乡村人居环境整治和公共卫生服务，采取综合措施，强化垃圾、粪便、污物的无害化处理，做好垃圾分类管理和及时清运，设置专门口罩回收桶，防止二次污染。

14.严禁野生动物交易。加强野生动物交易管理，在全国疫情解除前，对各饲养繁殖野生动物场所一律实施封控隔离，严禁野生动物对外扩散和转运贩卖。农（集）贸市场、超市、餐饮单位、电商平台等经营场所，严禁任何形式的野生动物交易活动，相关交易市场一律暂时关闭。严厉打击野生动物非法交易，对涉嫌犯罪的，及时移送司法机关，从严从重从快查处。及时开展野生动物园、人工繁育场所疾病监测，规范处理病死动物，暂停野生动物展演活动。

15.暂停活禽交易和宰杀。在疫情应急防控期间，暂时停止在各类市场进行活禽交易和宰杀，严格活禽调入调出的检疫、监控、监测。严禁销售和使用来源不明、无检疫合格证明或检疫不合格畜禽的产品。对未经检疫或检疫不合格的白条禽及禽肉产品，一律禁止转运贩卖，一律禁止进入市场。从事白条禽及禽肉产品经营的各类市场主体，必须依法持证经营，严格落实索证索票、购销台账制度，所购畜禽产品必须有检疫合格证，并能溯源。

16.保障医疗物资供应。疫情防控期间，对医用防护服、医用护理口罩（医用N95口罩）、医用防护面罩、医用护目镜等防护物资以及药品供应，实行国家调度体系下的省级统一管理，做到统一资源、统一力量、统一生产、统一调配、统一供应，确保中央统一调配畅通，确保满足前线医务人员的需求，确保满足省内医务工作者和特殊岗位人员的需求，确保市场供应充足，坚决把救治资源集中到抗击疫情第一线。根据疫情应急处理需要，各级领导小组在服从上级领导小组组织调度基础上，依法有权紧急征用人员、储备物资、交通工具以及相关设施、设备。采取定期投放、限量购买等措施，保障普通群众口罩、消毒液等防护用品需求。积极帮助重点生产企业解决用工、资金、原材料供应、物资调运、电力保障等方面的实际困难，引导企业开足马力提高产能、增加供给。任何地区、企业、个人不得哄抢、截留、囤积重要疫情防控物资，一经发现，坚决依法依规依纪严肃查处。

17.规范捐赠物资使用。对国际国内组织或个人捐助的物资，除捐赠者明确指明用途以外，应全部用于疫情防控重点地区、重点部门，主要用于疫情防控定点医疗机构、疾控机构、基层医疗卫生机构以及其他与疫情防控工作密切相关的一线单位。强化捐赠物资的统筹接收、调配和运输，省级募集的由省卫生健康委提出分配方案，省疫情处置领导小组统一调拨使用；各市募集的，由各市疫情处置领导小组提出分配方案，报省疫情处置领导小组审核批准后，各市统一调拨使用。分配方案每3天制定一次，做到快结快清。对于疫情捐赠款物，各级慈善组织、红十字会一律不得收取手续费、管理费，把每一分钱都用到最需要的地方。各级监察、审计等部门要做好检查工作，严肃查处骗取、挪用、非法侵占等行为，确保接收、支出和使用全过程透明、公开、有序。

18.做好市场保供稳价。落实粮食安全省长责任制和“菜篮子”市长负责制，切实保障蔬菜、肉蛋奶、粮食等居民生活必需品供应。强化源头供给，组织好农业生产特别是蔬菜生产，加强猪肉生产供应，加大家禽、牛羊等畜产品消费引导宣传，有效增加替代供给。根据市场供求情况，适时组织投放储备肉及储备菜。抓好商贸流通，及时掌握重要商品供求重大变化，积极协调商贸流通企业，加强与生产企业对接，加强货源组织，确保商场、超市、便利店补货及时。加强市场监管监测，加大对医疗防护产品及居民日用品的价格巡查力度，高度重视并快速处理价格投诉举报，对哄抬物价、囤积居奇、趁火打劫、制假售假等违法行为，依法从严从重从快查处，并向社会曝光。

19.有序组织返岗返校。全力做好春节后返程疫情防控工作，严格落实人员流入地和流出地的防控责任。针对农民工、学生等规模较大的返程群体，交通运输部门要与人力资源和社会保障、教育、工业和信息化等部门对接信息，统筹加大运力投入。积极提倡自驾、拼车、包车出行、企业组织车辆到目的地接回等返程方式，对具有一定数量规模的，统一制定运送方案，确保直达目的地，降低疫情传播风险。对目前人在湖北、工作或求学地为山东的人员，要根据规定延长假期、暂不返回山东，已返回的要严格隔离观察14天。企业开工时间由企业结合有关规定自主决定。党政机关和事业单位要加强对假期外出人员统计梳理，及时汇总干部职工身体健康状况，凡去过疫情较重地区的须在家进行自我隔离观察。严格执行学校延迟开学规定，错峰安排返校时间，适时分学校、分地区、分批次向离校学生发布返校通知。对集中返校的学生，学校可安排车辆统一接站。

20.确保交通安全畅通。全力保障疫情防控急需物资及重点生产生活物资、医护及防控人员运输，确保公路交通不中断、应急运输绿色通道不中断、群众生产生活物资不中断。密切监测客流变化情况并做好预案，协调有关部门科学安排民航班次、铁路车次，避免旅客滞留。优化完善查控流程，采取提前分流、源头检测、信息化查控等方法，减少重复检测，提高通行效率。严禁封闭高速公路主线和进入市县城区车流量较大的高速公路收费站，严禁擅自堵路断路、设置硬性隔离等行为，除正常防疫测温等必要的查验外，严禁在省内各地间设置人员、车辆流动限制，对执意不听劝阻的坚决依法处理。因疫情防控工作需要交通管制的，须经市级政府批准，报省疫情处置领导小组备案，经审核同意后方可实施，并及时向社会公布。加大路面巡逻力度，对非法阻滞运输车辆行为及时发现，及时疏导交通，保障道路畅通。全面落实通行证管理制度，高速出口设立应急运输专用通道，对持证车辆一律免检放行。做好应急处置，建立省际交通指挥协调机制，落实恶劣天气、交通拥堵、临时交通管制等应急联动措施，确保安全顺畅通行。

21.强化一线人员关心关爱。加大对医务工作者、人民警察、基层干部等疫情防控一线工作人员的关心关爱力度，做好心理疏导，有针对性做好人文关怀。落实医护人员相应待遇，合理安排轮班值守，通过征集周边符合条件的宾馆等措施落实休息场所，保障饮水、就餐等日常生活需要，不搞疲劳战术。依据有关法律法规，对参加疫情防控的人员给予适当补助和保健津贴；对因参与应急处理工作致病、致残、死亡的人员，给予相应的补助和抚恤；对坚守岗位未能休假人员，应及时调休或适当补偿。对一线疫情防控人员家庭给予更多关心，及时帮助解决实际困难，解除其后顾之忧。

22.严格信息发布。严格规范信息报送和发布程序，统一信息报送途径和口径，及时、科学、规范、准确发布疫情信息，通报疫情防控工作举措、最新进展及成效，解读有关政策措施，发出各类倡议号召。对社会普遍关注的热点问题，主动、及时、准确释疑解惑，公开、透明回应社会关切，避免引起社会恐慌。健全信息沟通渠道，建立信息共享机制，加强各市、各县（市、区）之间信息沟通。对涉及疫情防范应对的重大决策、重大变化、敏感信息等，既坚持实事求是、公开透明，又坚持一个声音、一个口径，杜绝擅自发声、胡乱发声，坚决防止确诊病例、疑似病例和返乡人员基本信息等个人资料泄露。

23.加强宣传引导。研究完善宣传引导方案，突出宣传习近平总书记重要指示精神，宣传党中央国务院作出的决策部署，宣传省委省政府落实中央要求采取的系列措施，宣传各级各部门的有效做法，宣传疫情防控工作中涌现的感人事迹、正面典型，坚定全社会决心和信心。深入开展传染病防治法宣传教育，引导全社会依法行动、依法行事。深入开展健康理念和传染病防控知识宣传教育，不断提高人民群众文明素质和自我保护能力。引导群众合理就医，避免不必要的医院活动，尽量选择互联网医院就医，最大限度减少交叉感染。加大全媒体传播力度，加强传统媒体、新兴媒体协同发声，尤其发挥移动端传播优势，积极运用短视频、直播、H5、图表、海报等形式，利用各类平台扩大影响。加大正面宣传力度，根据疫情发展和防控工作的不同阶段，科学设置宣传议题，及时通过新闻发布会、专家访谈等方式，不断增强正面舆论的针对性、有效性和引导力、公信力。继续做好多语种疫情防控宣传，用好在鲁外国人疫情防控咨询热线，及时回应在鲁外国友人关切。加强舆情监测、舆情分析和风险评估，对恶意造谣传谣和发布不实信息的、对恶意造谣传谣特别是借机攻击我国政治制度的，迅速依法严肃查处，及时公布处理结果，为打赢疫情防控阻击战营造良好舆论氛围。

24.强化社会动员。动员各级各方面强化自我防护，充分依靠群众力量，实行联防联控、群防群治，打一场疫情防控“人民战争”。充分利用手机短信、户外大屏、公共交通工具、移动电视、村村响农村广播站等各种形式，广泛动员人民群众协助党委政府做好疫情防控，落实各项防控措施。积极动员社会力量，鼓励企事业单位、社团组织等优化社会服务，强化职工管理，积极参与疫情防控，鼓励有条件的企业向疫情较重地区提供援助支持。根据防控工作需要组建志愿者队伍，加强防护技能、服务技能培训，配备必要防护设备、提供必要保障，确保志愿者健康安全。

25.落实经费保障。严格落实中央出台的疫情防控财税金融措施，合理调度资金，全力做好疫情防控经费保障工作。各级财政要优先保障、从速拨付开展疫情防控工作所需经费。大宗紧缺防控物资由省里统一采购，简化程序，必要时可后补手续。加大定点医院的医保保障力度，及时预付资金，减轻医院垫付压力，患者医疗费用不再纳入医院总额预算控制指标，确保定点医疗机构不因医保总额预算管理规定影响救治。做好应急物资生产及生产企业的资金保障，对国家统一调出的医疗防护用品，由省财政直接同生产企业及时结算。

26.加强权益保障。将国家卫生健康委《新型冠状病毒感染的肺炎诊疗方案》覆盖及临床必需的药品和医疗服务项目，全部临时纳入医保基金支付范围，对确诊和疑似患者实施同等医保政策。发挥医疗救助资金的兜底保障作用，严格落实患者救治费用补助政策，对于患者发生的医疗费用，在按基本医保、大病保险、医疗救助等规定支付后，个人负担部分由地方财政给予补助。对异地就医患者先救治后结算，报销不再执行异地转外就医支付比例调减规定。依法完善政策措施，着力保障患者和密切接触者等隔离人员相关待遇，隔离、医学观察期间要保持劳资关系稳定，因隔离、留观或政府采取紧急措施不能提供正常劳动的，企业不得随意解除、终止劳动合同，也不得退回劳务派遣用工，工资按正常工作期间工资支付。

27.完善奖惩措施。各级党委和政府要加大督查力度，严格执行责任追究和倒查制度，对党中央决策部署贯彻落实不力的，对不服从统一指挥和调度、本位主义严重的，对不敢担当、作风漂浮、推诿扯皮的，对漏报瞒报、失职渎职等违法违规行为，依纪依法严格追责、严肃查处。坚决反对形式主义、官僚主义，让基层干部把更多精力投入到疫情防控第一线。各级党委及其组织部门要采取有效措施，在这场严峻斗争的实践中考察识别干部，把干部表现作为选拔使用的重要参考，注意发现重用关键时刻冲得上、顶得住、敢担当、勇作为的干部，对工作不实、落实不力的严肃批评或者予以调整。对疫情防控中涌现出的先进典型、先进事迹，及时总结表彰，凝聚强大正能量，营造众志成城抗击疫情的浓厚氛围。

28.稳控经济运行。在做好防控工作的同时统筹抓好改革发展稳定各项工作，特别是抓好涉及决胜全面建成小康社会、决战脱贫攻坚的重点任务。加强对经济运行状况的监测分析，聚焦疫情对经济运行带来的冲击和影响，围绕做好“六稳”工作，及时发现倾向性、苗头性问题，研究制定有效措施，做好应对各种复杂困难局面的准备。强化对企业生产经营情况的调度，在做好防控工作前提下，全力支持和组织推动各类企业复工复产。加大产销对接力度，努力实现市场供应不断档、生产企业不滞销。大力推进重点项目、重点工程建设，对已开工的，能复工的要尽快复工；对具备开工条件的，要抓紧组织开工；对暂时不具备开工条件的，积极做好前期工作，确保项目有序推进。重点做好煤电油气运保障，对经济运行和企业生产经营中遇到的困难和问题，采取切实措施，及时予以解决，确保经济持续平稳健康发展。

29.维护社会稳定。加强社会面管控，特别是公安等政法机关要靠上工作，对重点地区提升勤务等级，加强定点医疗机构、隔离场所等重点部位安保工作，指导相关单位强化治安管控和内部安全防范措施，全力维护医疗、隔离秩序和医护人员合法权益。对涉疫情违法犯罪案件，要组织精兵强将快侦快破，凡是对疫情隐瞒不报者、造谣生事者、不遵守防控要求者、制售假劣医药产品者、借机牟取非法利益者、扰乱社会秩序者，一律严查严处、决不姑息，并及时予以曝光，形成强大震慑，确保社会大局稳定。

30.服务防控大局。发挥好首都“南大门”防护作用，对确诊病例、疑似病例，严格隔离、管控到位，严防外流。发挥制造业大省优势，鼓励支持相关生产企业加大生产力度，服务保障全国疫情防控大局所需。发挥农业大省优势，继续加大蔬菜、粮油、肉类等对外供应，保障北京、湖北等重点地区吃上新鲜蔬菜等食物。调集优质资源力量，抽调政治过硬、技术优良的医护人员，积极支援疫情重地。根据统一安排，随时做好派出医疗队的准备，确保关键时刻拉得出、打得胜。

（《大众日报》2020年2月4日01版 / 记者：张国栋 李子路）

省疫情处置工作领导小组召开会议
狠抓防控措施落实提高疫情防控实效

本报济南2月3日讯 今天上午，省新型冠状病毒感染肺炎疫情处置工作领导小组召开会议，深入贯彻习近平总书记关于疫情防控工作重要指示精神，传达学习中央应对疫情工作领导小组会议精神，审议通过《山东省新型冠状病毒感染肺炎疫情防控工作细则》，研究部署下一步防控工作。

省委书记、省新型冠状病毒感染肺炎疫情处置工作领导小组组长刘家义主持会议并讲话，王书坚、孙立成、孙继业、刘强和领导小组成员参加会议。

会议指出，疫情发生以来，全省各级各部门尽心尽力、尽职尽责，广大党员干部冲在一线、艰苦斗争，各项疫情防控工作有力有序、卓有成效。当前，疫情防控工作到了最关键时期。我们要深入贯彻落实习近平总书记重要指示要求和党中央决策部署，坚持把人民群众生命安全和身体健康放在第一位，在疫情防控斗争中树牢“四个意识”、坚定“四个自信”、坚决做到“两个维护”。

会议强调，要切实把各项防控措施落小落细落到位。在强救治上狠抓落实，尽最大努力避免死亡病例发生，落实好一线医务人员各项保障措施。在防输入上狠抓落实，织牢扎紧环鲁防控圈，确保返程期间零输入。在防扩散上狠抓落实，开展精准化管控，确保覆盖到户、落实到人。在保供应上狠抓

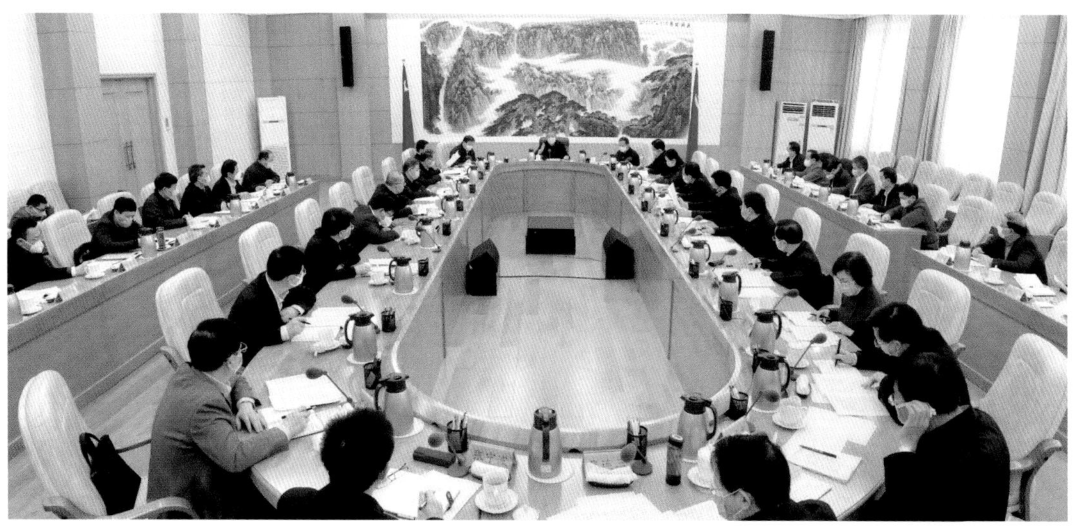

落实，实行重点医疗物资集中管理制度，严厉打击制假售假、哄抬物价等行为。在保畅通上狠抓落实，确保急需物资运输安全高效顺畅，实施错峰返程。在保稳定上狠抓落实，高度重视舆论引导工作，多宣传习近平总书记和党中央对疫情防控的重要指示精神和重大决策部署，多宣传省委、省政府贯彻落实总书记重要指示要求和党中央决策部署采取的有力措施，多宣传全省各级各部门、广大党员干部和人民群众防输入、防扩散的积极进展，多宣传疫情防控一线、生产一线的先进典型和做法，多宣传山东坚决落实中央安排部署积极支持湖北疫情防控及北京、上海的具体措施，多宣传山东在急难险重、共克时艰中忠诚干净担当、讲政治顾大局做贡献的实际行动，多宣传各地保供稳价的做法成效，多宣传各地医务人员敬业奉献、奋战在疫情防控一线的感人事迹，多宣传我省严格执法、打击违法的措施成效，多宣传我省良好社会秩序、人民群众幸福生活，创新宣传方式，营造良好氛围。要及时总结疫情防控的好经验好做法，深入检视工作中的短板和不足，健全完善应急管理制度，提高处理急难险重任务能力。

会议指出，要统筹抓好经济社会发展各项工作。疫情防控是政治任务，是当前头等大事。抓疫情防控就要抓企业复工生产，抓企业复工生产就是促疫情防控，要把疫情防控和企业复工生产统一起来，以复工生产保防控、保市场、保供给，以疫情防控促生产、促市场、促供应。要加强对企业生产经营情况的调度，引导企业在确保防控安全的情况下，组织好生产经营；与疫情防控、国计民生密切相关的生产企业，要开足马力扩大生产；要及时了解一些企业特别是中小企业生产经营中可能面临的招工、资金、审批等方面困难，一项一项加以解决，帮助企业渡过难关。要狠抓项目建设，对省里已经确定的重大项目、重大工程，要紧紧盯住，靠上服务，全力加快进度；对已开工能复工的尽快落实复工，具备开工条件的抓紧组织开工，暂时还不具备开工条件的积极做好前期工作，确保项目有序推进。要狠抓经济运行，切实加强调度分析，及时发现倾向性、苗头性问题，研究制定有效措施，确保经济持续平稳健康发展。要狠抓保供稳价，对口罩、防护服、护目镜、消毒液等防护用品及蔬菜等生活必需品，要加大生产供给；确保中央统一调配畅通，确保对湖北和北京、上海的供应充足，确保满足前线医务人员的需求，确保满足省内医疗机构、省内医务工作者和特殊岗位人员的需求，在此基础上确保市场供应充足。

会议强调，疫情防控是一项涉及方方面面的系统工程，必须统筹配合、协调一致、同向发力。要压实责任，各级党委（党组）要加强领导，落实属地责任，党委（党组）书记要落实第一责任人责任，各级疫情处置领导小组和有关部门要发挥职能作用，坚决将各项制度举措抓到实处。要规范督导，做到科学有序，不能层层设立督导组、多头督导、重复督导，坚决杜绝形式主义、官僚主义，保障基层工作人员有更大精力狠抓落实。要发动群众，加大疫情防控宣传教育，让人民群众更多更深入地了解疫情防控知识，增强防范意识，严格按疫情防控各项制度措施办事，紧紧依靠人民群众坚决打赢疫情防控阻击战。

（《大众日报》2020年2月4日01版 / 记者：李子路 张国栋）

省疫情处置工作领导小组办公室印发意见
全力做好复工复产企业疫情防控工作

本报济南2月3日讯 根据国务院疫情联防联控工作机制要求，为确保疫情防控期间重要生产生活物资供应，经省委、省政府同意，省疫情处置工作领导小组（指挥部）办公室今天印发《关于做好复工复产企业疫情防控工作的意见》。意见全文如下：

一、充分认识复工复产企业疫情防控工作的重要性

1.准确把握形势。当前，新型冠状病毒感染肺炎疫情防控工作已进入关键阶段。随着职工陆续返岗，企业陆续开工，生产经营和物流运输活动增多，人员流动增加，疫情防控工作面临一些新形势、新情况和严峻考验。各级各部门一定要坚决贯彻落实习近平总书记关于疫情防控工作的一系列指示精神，牢固树立“生命重于泰山、疫情就是命令、防控就是责任”的思想，务必高度重视复工复产企业疫情防控工作，科学判断形势，准确把握规律，采取更加有力的措施、更加有效的手段，齐心协力、联防联控，全力以赴抓好疫情防控各项措施落实，遏制疫情扩散和蔓延，坚决打赢疫情防控阻击战。

2.抓好工作统筹。坚持以疫情防控稳定企业生产、以企业生产保障疫情防控，统筹抓好疫情防控和经济社会各项工作。狠抓保障城乡运行、疫情防控、能源供应、交通物流、医用物资、生活必需品生产等涉及重要国计民生的企业复工，开足马力、扩大生产。狠抓项目建设，紧紧盯住重大项目、重大工程，能复工的尽快复工，具备开工条件的抓紧组织开工。狠抓经济运行，加强调度分析，确保经济保持平稳健康发展，确保疫情防控与经济发展两不误。

二、严格落实复工复产防疫准备措施

3.建立复工复产备案制度。疫情防控期间，企业要制定复工复产工作方案，主要包括复工复产时间、返岗人员数量和来源、生产计划、原料采购和产品销售地、物流运输，以及疫情防控措施等内容，报当地县级疫情处置指挥部办公室备案。

4.健全企业疫情防控工作体系。复工复产企业要建立主要负责人负总责的疫情防控工作机制，明确目标任务，细化具体措施，落实人员责任，建立全环节、全流程疫情防控台账，形成从企业管理层到车间班组、一线职工“横到边、纵到底”的疫情防控全员责任体系。

5.严格返岗人员疫情核查。企业要建立返岗职工“花名册”，实行健康状况“一人一档”管理，详细掌握每名职工及家庭成员健康状况和春节假期出行信息，全面排查是否接触外省及重点疫区来鲁人员等情况，对于从外省返鲁及与确诊和疑似感染者有接触的职工，严格执行隔离观察措施，待确认健康后方可返岗。要采取错峰返岗措施，非关键岗位人员可延后返岗，在湖北的职工暂缓返岗。

6.做好防护物资和人员配备。企业要根据防疫需要，为职工配备口罩、手套、测温仪等防护物品和洗手液、消毒水、酒精等消杀用品。要设置隔离室，购置防护服、护目镜、医疗器械等应急装备，有条件的企业可配备必要的医护人员，做好突发情况应对准备。

7.全面开展厂区消毒。企业复工复产前，要对厂区内生产、生活、办公区域进行全面环境卫生清理，特别是人员密集场所、重点设施设备等要进行彻底消杀，保持良好通风，防止病毒传播蔓延，确保不留死角、不漏盲区。

8.合理安排生产计划。企业要根据市场需求和生产条件，在有订单、有市场、有原料保障的基础上，科学安排疫情期间的生产计划，按需组织生产和物料采购，减少人员大范围流动，降低疫情输入风险。

三、全面加强生产期间疫情防控工作

9.实行厂区封闭管理。企业要减少厂区进出通道，在每个出入口设置检测卡口，配备门禁设施和检测仪器，落实24小时人员值守，对进出人员、车辆严格检查检测，做好信息登记，严禁无关人员进入厂区。要减少一般商务洽谈、人员来访等活动，积极利用现代信息手段开展商务交流。

10.严密职工健康监测。建立职工体温日测量制度，在生产区、办公区、宿舍区等点位设置检测点，严格监测职工体温，对体温异常的及时采取处置措施。职工上下班尽量不乘坐公共交通工具。企业通勤车辆要提前做好防疫消毒，乘坐人员须佩戴口罩并测量体温。赴外省出差职工返回后，要严格落实隔离措施。

11.加强环境卫生和就餐管理。企业要对所有场所每天至少消毒一次，重点区域增加消毒频次。加强公共区域通风换气，严格空调使用管理，保持空气流通。加强就餐卫生管理，保证食材安全、餐具卫生，采取分时段供餐、分散就餐的方式，减少人员聚集。

12.落实岗位防疫措施。严格落实个人防护措施，工作期间全程佩戴口罩，做到勤洗手、不随地吐痰、不乱扔垃圾，废弃口罩等防疫物品统一回收、集中处理。规范岗位工作秩序，合理安排轮岗排班，采取“小班制”模式，减少单班在岗人数，暂停不必要的会议、所有聚会等活动，做到人员少流动、不聚集、不串岗。

13.强化物流车辆管理。外来货运车辆进入厂区前，要进行消毒处理，驾乘人员须佩戴口罩并接受体温测量，减少与厂区人员的直接接触，货物送达后尽快驶离厂区。对运输物资视情进行消毒处理。加强驾乘人员管理，保持车辆内外清洁，及时对驾驶室、门把手等接触部位进行消杀。

14.妥善做好突发疫情应急处置。企业要制定应急处置预案，建立统一指挥、快速响应机制，落实应急值守、情况报告、物资调配、力量调动等措施。对出现发热、干咳等症状的职工，立即送医疗机构就诊治疗。排查结果为新型冠状病毒感染肺炎疑似病例、确诊病例的，及时联系当地疾控部门对相关人员和场所处理进行指导，并协助开展相关调查处置工作。

四、压紧压实疫情防控工作责任

15.强化企业主体责任。企业要严格落实疫情防控主体责任和主要负责人的“第一责任”，坚持守土有责、守土担责、守土尽责，抓好企业内部疫情防控工作的组织实施和督促落实，实行24小时值班和领导带班制度，加强疫情防控措施落实情况的巡查检查，确保信息畅通，重要情况妥善处置并及时报告。

16.落实职工个人防护责任。企业要与职工逐一签订岗位防疫承诺书，遵守相关防疫规定，如实报告个人情况，主动接受健康检测，自觉配合做好消毒、治疗、调查和隔离等应急处置措施。要通过宣传条幅、张贴通告、印发明白纸以及各类网络平台，加强疫情防控知识宣传教育，增强和提高职工自我防护意识和能力。

17.压实属地工作责任。各地党委、政府要加强对复工复产企业疫情防控工作的组织领导和统筹协调，将企业防疫与地区防疫工作同部署、同推进、同落实。各级疫情处置指挥部要加强情况调度和工作指导，推动工作有序开展。有关部门要及时掌握企业复工复产、疫情防控、应急处置等情况，强化责任，规范督导，密切协调配合，形成工作合力。要建立企业与乡镇（街道）、村（居）联动机制，做好职工工作时间和工余时间的接续管理服务。

18.加强情况信息报送。疫情防控期间，实行复工复产企业情况日报告制度，各市要将复工复产企业数量、返岗人员数量、确诊和疑似病例等情况，于每日17时前报省委领导小组（指挥部）办公室，重大情况及时上报。

（《大众日报》2020年2月4日03版 / 记者：李子路 张国栋）

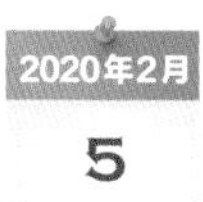

我省20条措施力挺中小企业渡难关

突如其来的疫情给我省企业带来不同程度的影响，特别是抵御风险能力较弱的中小企业，受影响尤为明显。“除了工人的工资，还要维持企业正常运作，最要害的是几乎没有销售收入，资金链相当吃紧。”近日，多家民营企业负责人向记者反映。

2月4日，省政府办公厅印发实施《关于应对新型冠状病毒感染肺炎疫情支持中小企业平稳健康发展的若干意见》（下称《意见》），从强化金融支持、减轻税费负担、降低运营成本、加大稳岗力度等四个方面，提出20条马上能落地、能见效的应急政策举措。《意见》适用于工业和信息化部等四部门印发的《中小企业划型标准规定》中确定的中小企业，有效期暂定3个月。

“疫情导致中小企业周转速度放慢，固定成本照付、工资照付必然带来资金链条紧张，成本费用激增。”省宏观经济研究院投融资研究所所长迟泓认为，20条政策的出台体现了省委、省政府对中小企业健康发展的关注与关怀，是及时雨，更是精准施策，“政策涉及资金、费用、成本、用工，是在疫情防控中做出贡献的中小企业最关注的生存问题。每项政策都能够具体落地，有措施、有要求、有时间、有牵头部门，对于企业来讲，能够更容易地找依据、对标准，是实实在在的扶持优惠。”

发展资金是中小企业的“命门”所在。金融支持方面，《意见》要求，今年省内各银行机构对小微企业贷款余额和新增贷款规模不得低于去年同期水平。对受疫情影响较大的行业企业，银行机构对到期贷款予以展期或续贷；降低信贷融资成本，普惠型小微企业贷款综合融资成本低于去年同期0.5个百分点；降低对疫情防控相关小微企业的融资担保费率，省投融资担保集团对合作担保机构在疫情期间办理符合备案条件的小微企业担保项目，减按50%收取再担保费；中小企业应急转贷基金使用期限可延长至15天，应急转贷费率由每日0.1%降低至0.08%以下。

同时，为中小企业减轻税费负担，降低运营成本。因疫情影响遭受重大损失，纳税人缴纳城镇土地使用税、房产税确有困难的，经税务机关核准，减征或者免征城镇土地使用税、房产税。不能按期缴纳税款的，可延期缴纳税款，最长不超过3个月。可缓缴养老保险、失业保险和工伤保险费，缓缴期最长6个月。缓缴期间，免收滞纳金；对承租国有企业经营性房产的中小企业，可以减免或减半征收1—3个月的房租。对在疫情期间为承租的中小企业减免租金的省级创业孵化示范基地、示范园区，给予最长3个月的运营补贴，补贴标准为减免租金总额的30%，最高50万元。小微企业可申请最高不超过300万元的创业担保贷款。对中小企业生产经营所需的用电、用气、用水等，实行“欠费不停供”措施。港口在原有免费堆存期基础上，再延长30天。

稳岗政策方面，《意见》提出，对不裁员或少裁员的参保企业，可返还其上年度实际缴纳失业保险费的50%。对面临暂时性生产经营困难且恢复有望、坚持不裁员或少裁员的参保企业，返还标准可按6个月的当地月人均失业保险金和参保职工人数确定。将失业保险金标准上调至当地最低工资标准的90%。阶段性延长社会保险补贴和岗位补贴期限。

（《大众日报》2020年2月5日01版 / 记者：杜文景）

刘家义会见国务院应对疫情联防联控工作机制指导组一行

本报济南2月5日讯 国务院应对新型冠状病毒感染的肺炎疫情联防联控工作机制指导组来鲁调研指导。今天上午，省委书记、省新型冠状病毒感染肺炎疫情处置工作领导小组组长刘家义在济南会见指导组一行。

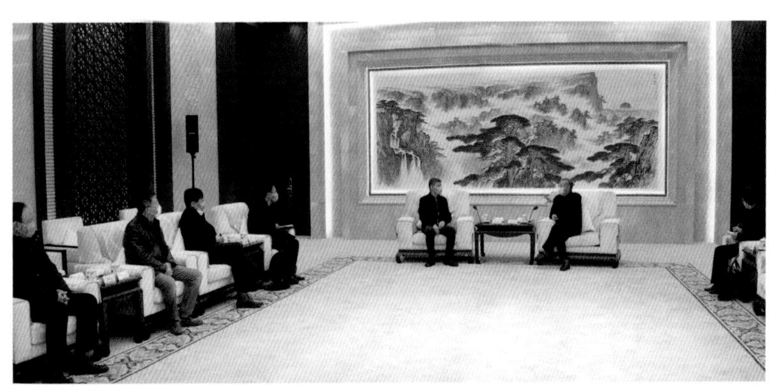

刘家义说，疫情发生以来，我们坚决贯彻落实习近平总书记重要指示精神，贯彻落实党中央和国务院决策部署，始终把人民群众生命安全和身体健康放在第一位，果断采取一系列政策措施，坚决打赢这场疫情防控阻击战，

各项防控工作有力有序有效推进。下一步，我们将推动各项防控措施落细落小落到位，狠抓保供稳价，狠抓企业复工，强化严格执法，全力支援湖北，在做好防控工作的同时统筹抓好改革发展稳定各项工作。希望国务院指导组加强对山东工作的指导帮助，我们将根据指导组意见着力补齐短板，不断改进完善各项工作。

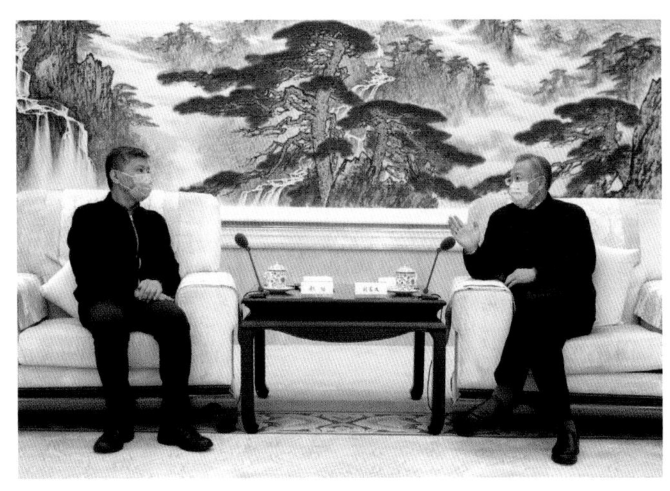

国务院指导组对我省疫情防控工作给予充分肯定，并对做好下一阶段精准防控工作提出建议。

（《大众日报》2020年2月6日01版 / 记者：李子路 张国栋）

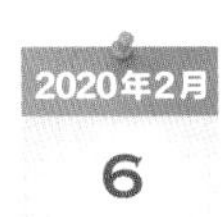

省疫情处置工作领导小组办公室下发通知

打通畜牧业全产业链生产流通秩序

本报济南讯 为打通畜牧业全产业链生产流通秩序，尽快恢复生产，保障市场供应，省疫情处置工作领导小组办公室下发通知，要求打通畜牧业全产业链生产流通秩序，尽快恢复生产，保障市场供应。

通知要求，将肉、蛋、奶等畜禽产品，种畜禽、商品畜禽、仔畜、雏禽等活畜禽，饲料兽药及其原料、病死畜禽等畜牧业生产资料运输纳入全省应急运输绿色通道，按要求及时发放运输车辆通行证。打通生产、运输、屠宰、销售等各环节流通渠道，确保畜产品产得出、运得走、供得上。严格落实生活生产物资应急运输绿色通道有关规定，不得擅自设卡拦截、无理由劝返。

通知要求，饲料、兽药、屠宰、冷藏等企业尽快复工复产。各地要积极帮助饲料、兽药、屠宰、冷藏等企业解决复工复产过程中遇到的问题和困难。协调屠宰企业按合理价格敞开收购，及时投放库存。不得以疫情防控名义要求饲料、兽药、屠宰、冷藏等企业延迟复工。

通知要求，疫情应急防控期间，一律不得从湖北调入活畜禽；确因急需从其他省份调入的活畜禽，要每批次进行严格查验、严密监测，证物相符、手续齐全的方可进入。严禁各地层层加码或擅自停止检疫妨碍畜禽及其产品正常调入调出。暂时停止在各类市场进行活禽交易和宰杀，实行活禽集中屠宰、冷链运输、冰鲜上市。严格白条禽及禽肉产品监管，对未经检验检疫或检疫不合格的，一律禁止转运贩卖，一律禁止进入市场。

又讯 为防范疫情在医疗卫生机构输入和扩散，省疫情处置工作领导小组办公室下发通知，要求加强医疗卫生机构疫情防控。

通知要求，各级各类医疗卫生机构要对本单位内全部工作人员（含医务人员、行政管理人员及保洁、保安、餐饮等后勤服务人员）和所有病房住院患者及陪护人员参照密切接触者判定标准进行旅行史、接触史和健康状况全面排查，并认真做好登记记录。实行住院患者书面告知制度，对于有外出旅行、出现过发热或呼吸道症状、家人等密切接触者有湖北旅行史等情况的住院患者及陪护人员，要进行深入、重点排查。

通知要求，各级各类医疗机构要严格病人陪护和探视管控，实行病房24小时门禁管理，患者住院期间原则上不得离开病房。尽最大可能减少陪护人员，陪护人员要做到一人一卡（证），无卡（证）禁入。原则上患者出院前不更换陪护者。疫情防控期间住院患者和陪护人员不安排探视、探望。对陪护人员要进行防控知识宣传和相关法律责任告知，每天进行体温测量、登记记录，一旦出现发热情况，要立即引导至发热门诊就诊。

又讯 省疫情处置工作领导小组办公室下发通知，做好贫困人口和特殊困难群体新型冠状病毒感染肺炎疫情防控。

通知要求，及时掌握贫困人口和特殊困难群体的个人防护用品需求情况，村“两委”要为贫困人口和特殊困难群体提供必要的个人防护用品。对重度残疾人、严重精神障碍患者、高龄老年人等自身防控能力弱的，要安排专人对其家庭进行消毒清洁，帮助做好个人防护工作。

通知要求，做好贫困人口和特殊困难群体生活状况监测预警，及时掌握贫困人口和特殊困难群体生活状况和生活物资储备情况，对生活必需品不足的，要采取适当方式予以帮助和补充；对因疫情导致基本生活出现困难的，要综合采取临时救助、即时帮扶、农村低保等措施，切实保障其基本生活。

通知要求，贫困人口和特殊困难群体家庭成员中出现疑似病例或确诊病例后，要按有关规定和程序，及时做好集中收治。在集中收治期间，要对其家庭成员给予重点关注，特别是对一些生活不能自理、患严重疾病的，要开展有针对性的帮扶。

（《大众日报》2020年2月6日02版 / 记者：李振）

刘家义在全省疫情防控工作调度视频会议上强调
全力抓好疫情防控和改革发展稳定各项工作

本报济南2月6日讯 今天上午，全省疫情防控工作调度视频会议在济南召开，深入学习贯彻习近平总书记关于疫情防控等工作的重要指示精神，调度分析和研究部署我省疫情防控和改革发展稳定各项

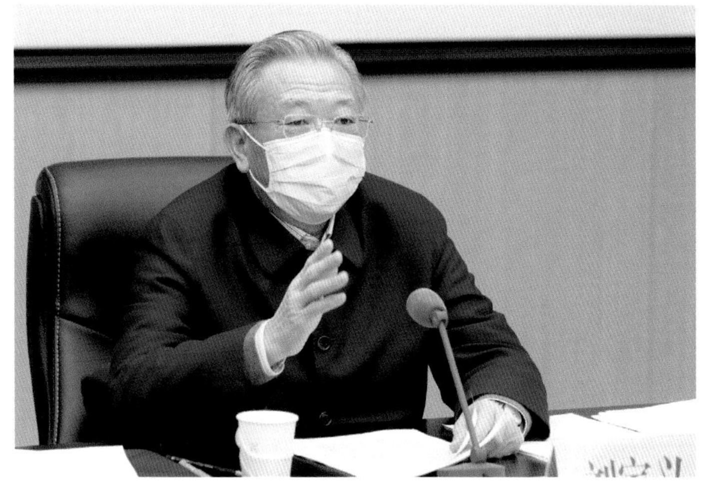

工作，为打赢疫情防控阻击战、实现今年经济社会发展目标任务打牢坚实基础。

省委书记、省新型冠状病毒感染肺炎疫情处置工作领导小组组长刘家义主持会议并讲话。

刘家义在讲话中指出，疫情发生以来，习近平总书记亲自指挥、亲自部署，多次发表重要讲话、作出重要指示，为我们做好工作提供了根本遵循。中央各方面、国务院指导组给予大力指导帮助。全省各级各部门、广大党员干部群众和全体医务工作者，认真贯彻习近平总书记重要指示精神和党中央决策部署，按照省委省政府统一安排，全面投入疫情防控这场人民战争，各项工作有力有序有效开展。工作中，我们始终坚决贯彻总书记重要指示要求，始终把人民群众生命安全和身体健康放在第一位，始终坚持全国一盘棋，始终保持经济平稳运行，始终维护社会大局稳定，始终注重保障和改善民生，始终坚持发挥基层党组织战斗堡垒和党员先锋模范作用，积极行动、狠抓落实，取得了比较好的效果。广大基层干部职工、医疗卫生工作者、公安干警等一直奋战在疫情防控工作一线，有的同志倒在了工作岗位上，有的同志献出了宝贵生命。刘家义代表省委、省政府，向为疫情防控付出艰辛努力的各行各业各界，表示衷心感谢和崇高敬意。

刘家义强调，要全力以赴保湖北保重点，为全国大局做出山东贡献。把支援保障湖北作为义不容辞的政治责任，坚决落实国家调配任务，确保各类医疗防护用品第一时间支援湖北。充分发挥农业大省优势，加大蔬菜、粮油、肉类等对外供应，保障北京、上海、湖北等重点地区群众日常生活所需。根据国家统一安排，切实做好医疗队派出准备。对湖北来鲁经鲁人员，用心用情做好疫情防控和服务保障工作。

刘家义指出，当前，我省疫情防控到了关键时期，措施严一点就可能早日“见顶”、松一毫就可能前功尽弃，要切实把防控措施落细落小落到位，坚决打赢疫情防控阻击战。要强化统一领导，按照省委部署要求，在本地领导小组组织协调下做好各项工作；突出防控重点，紧盯外地回乡人员、休假返岗人员等重点人群，加强网格化管理，加强患者救治和医护人员安全防护，加强趋势分析和个例分析；完善制度机制，制定公共场所防控细则、学生防护手册，补齐公共卫生短板，加强应急物资储备；严格依法防控，增强群众法治意识，对扰乱社会治安、隐瞒病情不报的坚决依法查处。

刘家义强调，要统筹抓好经济社会发展各项工作，确保今年高质量发展实现良好开局，确保实现今年经济社会发展目标任务。着力加强经济运行分析，拿出务实管用举措，最大限度降低疫情导致的不利影响。在做好疫情防控的同时推动各类企业迅速复工复产，开足马力扩大生产，畅通产业生产链条，帮

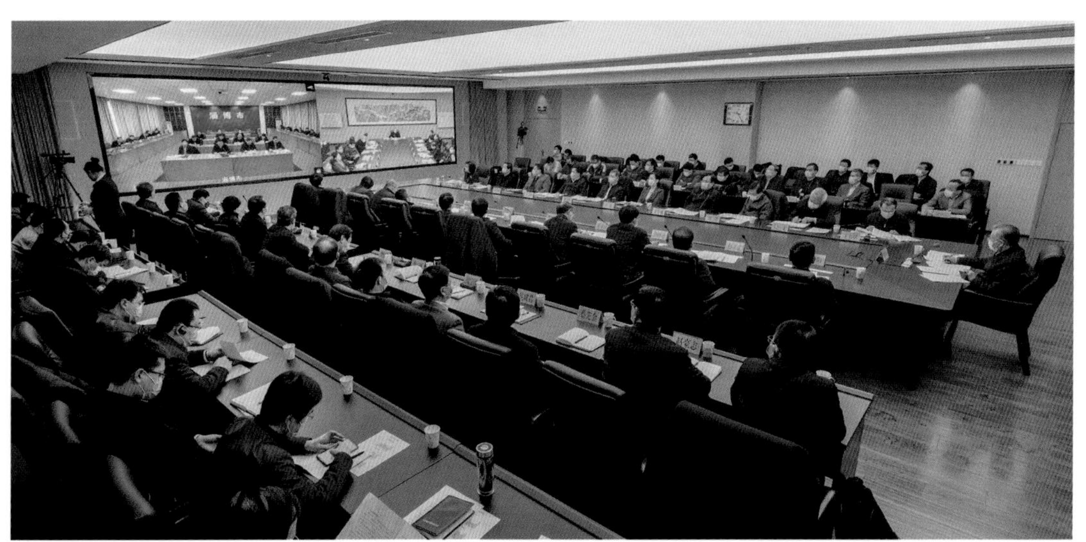

助各类企业解决困难。着力抓好项目建设，一季度集中落地一批重大项目、新旧动能转换优选项目、专项债券支持项目、化工水利能源等重大工程项目，同时做好项目谋划和储备，确保投资精准有效。着力拓宽消费渠道，加大产品和服务供给，培育线上线下互动消费。着力深化改革开放，推动开发区体制机制等重点领域改革取得实质性进展，为经济社会发展注入动力活力。

刘家义指出，要持续加大民生保障力度，切实保障民生支出，切实抓好就业工作，切实解决好群众实际困难，持续巩固提升脱贫成果，保障好生活物资和煤电油气供应，确保交通安全顺畅，确保畜牧禽类生产运输健康运行，让人民群众生活得更舒心更安心。要主动化解处置各类矛盾问题，坚决维护政治安全，坚决维护医疗救治和社会治安秩序，严厉打击各类违法犯罪行为，防止各类矛盾交织叠加，全力维护社会大局和谐稳定。要持续加大宣传教育和舆论引导力度，做好正面宣传，创新宣传方式，提高传播效能，加强舆情管控，强化教育引导，更好地强信心、暖人心、聚民心。

刘家义要求，各级党委（党组）和领导干部要切实扛起政治责任和领导责任，主要负责同志要带头深入一线、靠前指挥，层层压实责任，做到守土有责、守土担责、守土尽责。要加强工作督导，重点督导疫情防控救治、生产恢复和老百姓生活情况，杜绝层层督导、多头督导。要切实转变作风，坚决反对形式主义、官僚主义，严格执行责任追究和倒查制度，确保各项工作落到实处、取得实效。

会上，16市的市委书记汇报了本市疫情防控、经济运行、民生保障等工作情况。

国务院应对疫情联防联控工作机制指导组组长郝阳，省领导王书坚、孙立成、凌文、孙继业、刘强，省疫情处置工作领导小组成员，省直有关部门负责同志等参加会议。

（《大众日报》2020年2月7日01版 / 记者：李子路 孙先凯）

2020年2月
7

刘家义在济南调研疫情防控和企业复工复产情况

统筹抓好疫情防控和企业复工复产 推动经济社会平稳健康发展

本报济南2月7日讯 今天上午，省委书记、省委新型冠状病毒感染肺炎疫情处置工作领导小组组长刘家义在济南深入企业、超市、畜禽养殖基地，实地调研疫情防控和企业复工复产情况，强调要全力以赴做好疫情防控各项工作，督促企业迅速复工复产，保障人民群众生命安全、身体健康和日常生活需要，推动经济社会平稳健康发展。

刘家义来到大润发超市文化西路店，在入口处严格接受体温测量，检查消毒消杀情况，察看蔬菜、水果和肉类保供稳价情况，详细询问销售量怎么样、货源能否保证、群众满意度如何。他指出，超市是市民生活物资主要供应场所，节后人流量增多，一定要做好消毒消杀工作，提高测温、称重、结账效率，减少消费者扎堆排队现象。要确保货源供应充足，确保老百姓日常生活必需品质量安全、价格稳定。

刘家义来到浪潮集团，听取企业疫情防控情况介绍，看望慰问坚守工作岗位的研发人员，了解员工吃饭怎么解决、口罩是否充足，叮嘱大家做好防护、保重身体，全身心投入工作。希望浪潮集团采取最严格防护措施，做好疫情防控各项工作。希望企业抢抓新一代信息技术产业发展机遇，拓展服务器市场，大力发展云服务，助推山东数字经济发展。

在齐鲁制药生物医药产业园，刘家义详细了解企业生产经营、疫情防控药物储备等情况，询问企业生产经营还有哪些困难。刘家义说，疫情防控宁可十防九空、不可失防万一，宁可严十分、不可松一毫，

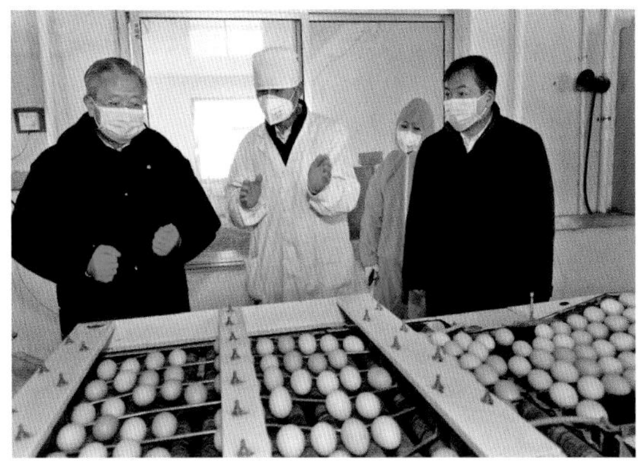

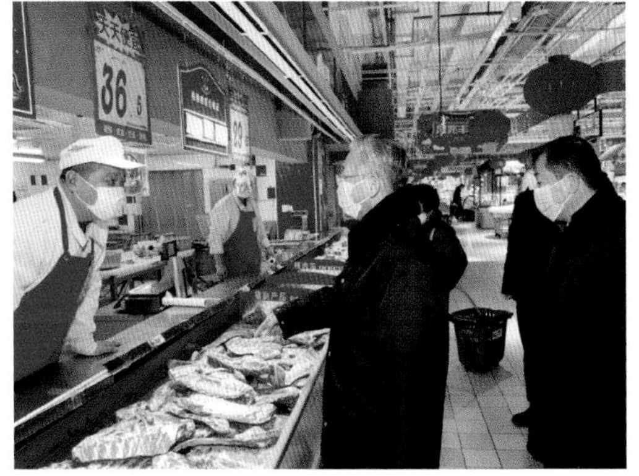

必须把各项防控措施落细落小落到位。同时，抓疫情防控就是要抓企业复工复产，抓企业复工复产就是促疫情防控。希望企业开足马力全面恢复生产，保障经济社会发展需要。有关部门要及时研究解决企业遇到的困难，与企业携手共渡难关。

来到济南利民种禽有限公司，刘家义察看养鸡舍和鸡蛋包装生产线，详细询问蛋鸡生产、鸡蛋销售、饲料保障等情况，与街道办负责人和企业联系员深入交流，了解辖区防控措施和成效、人员隔离留观情况，叮嘱地方负责人要严防严控疫情蔓延，帮助企业扎实做好防疫和复工复产各项工作，切实维护社会大局稳定。

省委常委、秘书长孙立成参加活动。

（《大众日报》2020年2月8日01版 / 记者：李子路 张国栋）

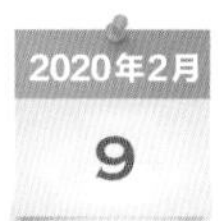

省委新型冠状病毒肺炎疫情处置工作领导小组召开专题会议

加强集中救治保障物资供应
时刻做好对口支援湖北重点疫区准备

本报济南2月9日讯 今天上午，省委书记、省委新型冠状病毒肺炎疫情处置工作领导小组组长刘家义主持召开疫情防控专题会议，就加强集中救治、保障医疗物资供应和对口支援湖北重点疫区等工作进行研究部署。

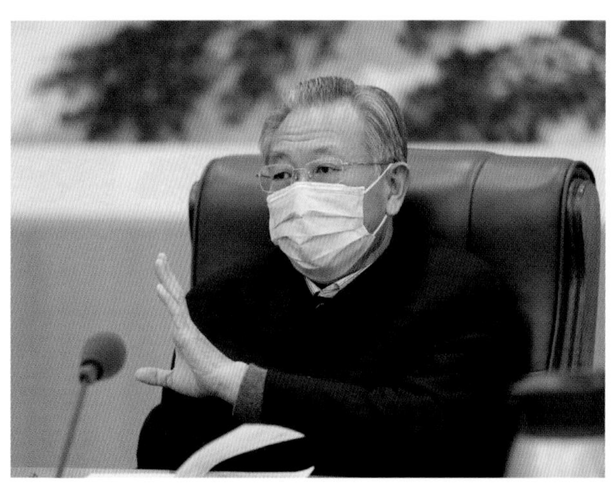

刘家义在讲话中说，要集中医疗资源，加强患者救治。充分考虑我省持续抽调医护人员支援湖北实际，进一步加强全省医护力量统筹调配。全力救治重症、危重症患者和可能发展为重症的轻症患者，提高治愈率、降低死亡率。集中优势医疗资源，集中收治、集中治疗，进一步优化细化集中收治方案，明确集中的医院、医护人员和患者范围，列出详细清单，确保负压救护车时刻待命，抓紧组织实施。

刘家义强调，要加强医疗物资供应保

障。组织省内相关企业想方设法扩大生产，全力增加医疗物资特别是医用防护服、N95口罩、普通医用口罩供应，确保中央统一调运畅通，确保满足湖北前线的需求，确保满足省内医务人员的需求，确保满足一线职工和相关管理者安全防护的需求。强化战时管理和调度机制，综合采取征用无菌厂房和解析车间、企业转产、组装增上压条机、加快资质许可、共享质控体系等系列措施，最大限度增加产能、扩大产量。对其他标准医用防护服，要应收尽收、应调尽调，着力抓好医用防护物资进口，节约使用各类防护物资。要组织省内畜禽养殖、屠宰、加工、运输等企业加快复工复产，尽快研究制定支持发展规模化畜禽养殖和生产经营的意见。进一步保障蔬菜、畜禽产品等生活物资供应，加大市场监测和调运储备力度，确保湖北、北京、上海和省内市场物资供应充足、价格稳定。

刘家义指出，要做好对口支援湖北重点疫区准备。进一步强化底线思维，抓紧拿出对口支援工作预案，提早做好以一省包一市“全包”方式支援湖北的各项准备，确保闻令迅速行动。要建立前方指挥部，加强与当地党委、政府的沟通协调，统一指挥前方疫情防控工作。统筹整合当地医疗资源与我省援助力量，将相关力量、物资、资源集中到重点医疗机构，全力做好重症患者救治工作。充分利用大型场所，加快改造建设方舱医院，配备医护人员和医疗设备，集中收治轻症患者。

省领导王书坚、孙立成、凌文、孙继业，省直有关部门负责同志参加。

（《大众日报》2020年2月10日01版 / 记者：张国栋 李子路）

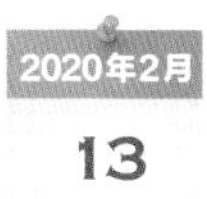

山东20条措施加快恢复农业生产

本报济南2月13日讯 日前，省政府办公厅印发《关于积极应对新冠肺炎疫情加快恢复农业生产确保重要农产品稳产保供的若干措施》，从加快农业企业开工建设、加强产销有效对接、有序破解交通梗阻、加大财税支持力度等六个方面提出20条措施，有效应对新冠肺炎疫情带来的不利影响，尽快恢复全省农业生产，确保重要农产品市场供应。

受疫情影响，农业企业面临着原料运输、职工返程、疫情防控物资供应等方面的实际困难。为帮助其协调解决问题、尽快复工复产，《若干措施》明确，要组织各级农业农村等主管部门和乡村干部，下沉到民生保供农业企业，建立“一对一”定点包保服务制度，并确立重点农业企业扶持名单，对种子、饲料、屠宰、加工、畜产养殖等行业企业，实行差异化扶持。

农时不可误。当前，正值全省小麦陆续返青和早春蔬菜种植的关键时期，我省要发动农民群众及早开展春季麦田管理。推动科技下乡，加强技术指导服务，做好种子、化肥、农药等各项物资准备，搞好农机具检修和农机手培训，引导农民群众做好春种茬口调整，适当增加露天蔬菜种植。

在农产品产销对接方面，鼓励通过农产品电商平台开展“新零售”，推动“不见面”消费。搭建产销对接平台，解决生产企业产品无销路、加工企业开工无原料的难题。另外，加强冷链物流设施建设，对家庭农场、农民合作社、供销合作社等在农村建设的保鲜仓储设施用电，实行农业生产用电价格。

保障特殊时期农产品供应，要确保能够运得出。对装载鲜活农产品的运输车辆，要简化查验手续和程序；疫情防控期内放宽装载比例要求，ETC车辆实行网上或入口车道预约申报，现金支付车辆出口由收费站视情抽检，不再实行每车必检；优先对驾驶员进行体温测量，保障绿色通道车辆快速免费通行。另外，对运输农资的车辆，不得违反规定设置障碍。

在受疫情影响较重的“菜篮子”产品主产区，各级切块分配下达的乡村振兴重大专项资金，优先用于扶持新型农业经营主体恢复生产。因疫情影响遭受重大损失的农业企业，缴纳城镇土地使用税、房产税确有困难的，经税务机关核准，减征或者免征城镇土地使用税、房产税；农业企业因疫情影响不能按期缴纳税款的，经有权税务机关批准，可以延期缴纳税款，最长不超过3个月。

另外，银行机构要加大对农业企业、农民合作社、家庭农场、养殖业户的优惠信贷支持；保险机构要对疫情防控期间出险的已投保农业经营主体开通绿色通道，简化审批环节和要件，按照保险合同及时开展查勘、定损和理赔工作，做到应赔尽赔。省农业发展信贷担保公司启用客户信用承诺、银担线上尽调审查、容缺高效办理程序，对疫情期间新增担保业务，减半收取担保费，财政贴息率提高1个百分点。

压实“菜篮子”市长负责制，各市要建立“菜篮子”产品直通车制度，统一协调生产企业和流通企业对接，包村庄、包社区，定点销售供应蔬菜、肉蛋奶、水产品及生活必需品，不断满足居民生活需求。同时要积极组织协调当地“菜篮子”产品生产加工流通企业，主动与北京、上海等城市和疫情防控重点地区对接，全力以赴对口支援湖北，做好蔬菜、肉蛋奶、粮食等重要农产品供应，为全国疫情防控贡献山东力量。

（《大众日报》2020年2月14日04版 / 记者：毛鑫鑫）

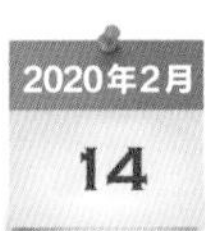

龚正到齐河县督导检查疫情防控和企业复工复产等工作
看望慰问防控一线工作人员和赴武汉医护人员家属

本报齐河2月14日讯 今天下午，省委副书记、省长、省委新冠肺炎疫情处置工作领导小组组长龚正到齐河县检查疫情防控和企业复工复产等工作，看望慰问防控一线工作人员和赴武汉医护人员家属，强调要深入学习贯彻习近平总书记在中央政治局常委会会议上的重要讲话精神，统筹抓好省内疫情防控、经济社会发展、服务国家防控大局“三条战线”，齐心协力打赢疫情防控的人民战争、总体战、阻击战。

龚正来到京台高速齐河收费站出入口疫情防控点，现场督导检查出入口疫情检测检验流程、车辆查验和车辆通行情况，代表省委、省政府对值班值守的工作人员表示慰问和感谢。他说，当前疫情防控工作到了最吃劲的关键阶段，希望大家发扬连续作战的良好作风，科学防治、精准施策，不搞简单化“一刀切”，把各项工作抓实、抓细，提高疫情防控工作实效。

随后，龚正到莱钢永锋集团、百多安生物医学科技园、晏城街道大杨村，调研察看疫情防控措施落实、企业复工复产等工作，鼓励大家坚定必胜的信心，拿出越是艰难越向前的勇气，不断巩固成果、扩大战果。龚正强调，要坚持分区分级精准防控，在全力以赴抓好疫情防控工作的同时，统筹做好“六稳”工作，突出抓好医疗物资、居民生活必需品的稳产保供，妥善解决物流运输、原材料供应、用工等方面存在的问题，严格落实安全生产各项措施，保持经济社会持续健康发展的良好态势。

龚正十分挂念奋战在一线的广大医务工作人员家属情况。他来到晏城街道永盛社区、永兴社区，看望慰问赴武汉医护人员王婷、安伟的家属，详细询问家庭情况、生活有什么困难，他要求各级各部门要尽心竭力关心爱护一线医务人员及其家属，畅通24小时服务保障渠道，帮助解决好老人照护、孩子上学、家庭生活等方面的实际困难，让广大医务人员无后顾之忧、心无旁骛地开展工作。

（《大众日报》2020年2月15日01版 / 记者：袁涛 孙源泽）

省人大常委会关于依法加强新型冠状病毒肺炎疫情防控工作的决定通过

坚持运用法治思维和法治方式开展疫情防控工作

正当新冠肺炎疫情防控工作到了最吃劲的关键阶段时，2月13日召开的省十三届人大常委会第十七次会议，表决通过《山东省人民代表大会常务委员会关于依法加强新型冠状病毒肺炎疫情防控工作的决定》(以下简称《决定》)。

“当前企业集中复工复产，人员流动加剧，疫情防控面临重大挑战。因此，依据国家有关法律、行政法规，结合我省实际，对政府依法履行疫情防控职责予以进一步明确和细化，明确单位和个人的权利、义务以及应当承担的法律责任，完全必要且迫切。”省人大常委会秘书长孙建功在13日召开的新闻发布会上说。

《决定》把坚持党中央集中统一领导作为疫情防控的根本政治原则，强调疫情防控工作应当坚持党的领导，按照坚定信心、同舟共济、科学防治、精准施策的要求，实现区域治理、部门治理、行业治理、基层治理、单位治理有机结合；强调树立大局意识和全局观念，坚持全国一盘棋思想，坚决服从党中央统一指挥、统一协调、统一调度，统筹兼顾、协调联动、相互支援，凝聚各方力量，充分调动各方面的积极性，形成全社会防控疫情的强大合力。

疫情防控越是到最吃劲的时候，越要坚持依法防控，在法治轨道上统筹推进各项防控工作。孙建功介绍，《决定》要求政府和有关部门应当全面依法履行职责，坚持运用法治思维和法治方式开展疫情防控工作，对政府和有关部门的职责进行了分项列举，对乡镇人民政府、街道办事处、居民委员会、村民委员会以及业主委员会和物业服务企业的疫情防控任务分工进行了细化明确。强调政府要依照相关法律法规，发布疫情防控的决定、命令，采取相关应急处置措施，对因疫情防控而调集的人员、调用的物资、征用的房屋、交通工具以及相关设施、设备，明确给予合理报酬、补偿、返还等措施。

《决定》坚持以人民为中心，始终把人民群众生命安全和身体健康放在第一位。一是要求政府按照“早发现、早报告、早隔离、早治疗”和“集中患者、集中专家、集中资源、集中救治”的原则，将确诊患者集中到综合力量强的定点医疗机构进行救治，加强医护力量统筹调配，集中优势医疗资源，确保确诊患者和疑似患者得到及时救治。二是要求医疗机构应当完善诊疗方案，明确诊疗程序，对确诊患者予以隔离治疗，对疑似患者在指定场所单独隔离治疗。三是强调加强个人信息保护，疾病预防控制机构、医疗机构不得泄露涉及个人隐私的有关信息、资料。四是明确患者发生的费用，在按照基本医疗保险、大病保险、医疗救助等规定支付后，个人负担部分由地方财政给予补助。

《决定》坚持严格防控与保障经济社会发展并重。一是明确政府应当统筹疫情防控与经济社会秩序恢复，采取相关政策措施，支持、推动各类生产企业复工复产；对企业按照政府指令性计划生产而造成过剩的重点医疗防护物资，明确予以兜底采购收储。二是加大稳岗力度，稳定劳动关系，强调劳动者在延迟复工以及因政府采取紧急措施导致不能按期返岗提供正常劳动期间的工资支付，按照国家和省相关规定执行。三是鼓励各级机关推行政务网上办公，鼓励企业事业单位、社会组织和个人在线办理税务、社保、医保、公积金、出入境证件等相关业务。

“这次疫情防控中，包括医务人员在内，很多一线工作人员舍小家顾大家，奋不顾身，连续奋战，为疫情防控工作做出了重大贡献。”省人大常委会法工委主任姚潜迅介绍，为保障他们的安全健康和合法权益，《决定》规定：县级以上人民政府依据有关法律、法规和省的规定，对相关人员给予适当补助和保健津贴，对做出突出贡献的人员给予表彰和奖励；对因参与疫情防控工作致病、致残、死亡的人员给予相应的补助和抚恤；对坚守岗位未能休假人员，应当及时调休或者适当补偿。县级以上人民政府应当加强物资储备和防疫设施建设，确保中央和省统一调运畅通，重点保障疫情前线救治病人和其他一线医务人员对疫情防控物资的需要。

根据传染病防治法、突发事件应对法和突发公共卫生事件应急条例等法律、行政法规，《决定》对不服从政府及其有关部门发布的相关决定、命令，不配合依法采取的调查、检验、隔离等措施，以暴力、威胁等手段非法限制医务人员的人身自由或者殴打、故意伤害医务人员，故意隐瞒病情，拒绝接受检疫、强制隔离或者治疗等违反疫情防控相关规定的行为，依法应当承担的行政责任、刑事责任、民事责任等作出了明确规定。

（《大众日报》2020年2月14日02版 / 记者：赵君）

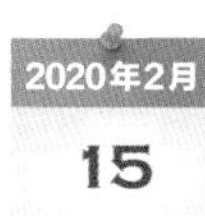

12件实事！山东为一线医务人员托底打气

本报济南2月15日讯 为进一步激励关爱疫情防控一线医务人员，确保打赢疫情防控阻击战，近日，省委办公厅、省政府办公厅发出关于为新冠肺炎疫情防控一线医务人员办好12件实事的通知。

通知主要内容如下：

一、建立关心关爱小组。各级卫生健康部门和有关单位要建立对一线人员的关心关爱小组，安排专门人员开展“多帮一”服务，详细了解一线人员及家庭需求和困难，为每户家庭提供口罩、消毒液等防护用品，积极协调解决问题。所在单位要为一线人员建立档案，详细记录人员派出、工作表现等情况。

二、开展职工关爱行动。工会组织定期为一线人员家庭发放蔬菜等生活必需品，直至疫情防控任务结束。对一线人员配偶，所在单位可采取实行远程办公、弹性工作制、合理安排调休等方式予以适当关心支持，满足其照顾老人、孩子等需要。通过工会12351职工热线、微信公众号、“齐鲁工惠”APP（应用程序）、上门服务、志愿帮扶等方式，依托专业力量对有需要的一线人员及其家属提供心理健康服务。

三、建立家属就医绿色通道。对一线人员直系亲属看病就医，各医疗机构开通绿色通道，实行优先就医，安排专人予以协助。对需要住院照护的，其所在单位采取志愿服务、爱心帮扶等方式予以照顾。

四、加强家庭成员爱心照顾。对一线人员无人照看的高龄老人、未成年子女，根据需要由所在乡镇（街道）负责，由老人所在社区等协助安排托管照顾，由子女所在学校安排送教服务。

五、落实休息休假休养待遇。所在单位要统筹保障一线人员必要休息，合理安排轮休、调休、补休，对长时间超负荷工作的人员安排强制休息。疫情结束后及时组织一次免费健康体检和疗养休养，赴湖北人员所需经费由省级财政承担，其他一线人员由同级财政承担。

六、优先纳入人才工程和科技项目支持。申报泰山系列、齐鲁系列等省级人才工程计划的，不受申报名额限制；表现突出、申报单位重点推荐的，优先给予支持。申报参评省有突出贡献的中青年专家、享受国务院颁发政府特殊津贴人员的，名额单列。申报省自然科学基金项目的，同等条件下优先立项支持。

七、给予职务晋升政策倾斜。申报相应职称时，可放宽继续教育、基层服务经历等条件，对继续教育学分不做要求。对赴湖北参加疫情防控一线工作1个月及以上的，可视同完成农村医疗卫生机构服务时间，高级职称竞聘推荐时，用人单位同等条件下优先考虑，其中获得表彰奖励的，首次申报高级职称可不受单位岗位数量限制；取得相应职称的，用人单位按规定直接聘用到相应专业技术岗位。对一线护理人员，用人单位增加1年护龄。卫生职称“双自主”改革试点单位，在岗位聘用时予以倾斜，符合相应岗位任职条件的可按规定聘用，相应岗位没有空缺的，可设置特设岗位予以聘用。

八、落实福利保障政策待遇规定。落实疫情防治一线人员临时性工作补助，对于直接接触待排查病例或确诊病例，诊断、治疗、护理、医院感染控制、病例标本采集和病原检测等工作相关人员，按照每人每天300元予以补助；对于参加疫情防治的其他医务人员和防疫工作者，按照每人每天200元予以补助。对赴湖北参加疫情防治的人员，按照每人每天200元的标准发放伙食补助费，对省内参加疫情防治一线人员，按照每人每天100元的标准发放伙食补助费，所需费用由财政保障。省总工会对赴湖北参加疫情防控人员发放慰问金。向防控任务重、风险程度高的医疗卫生机构核增一次性绩效工资总量，不作为绩效工资调控基数。

九、落实工伤保险待遇。对防控期间因履行工作职责而感染新冠肺炎的一线人员开辟绿色通道、简化程序，快速办理工伤认定手续和待遇支付，保障医务人员及时享受有关工伤保险待遇。对因参与应急处理工作致病、致残、死亡的人员，给予相应的补助和抚恤。

十、提供商业保险保障。鼓励有关保险公司为所有一线人员赠送商业保险（涵盖感染新冠肺炎导致的保险责任）。

十一、加大表彰奖励激励力度。对一线人员单列核定年度考核优秀等次指标；对于表现优异的，根据有关规定及时开展奖励，比例（名额）由奖励决定单位依据奖励程序和权限结合实际确定；对在疫情防控一线表现突出、堪当重任的优秀干部，大胆破格提拔使用；注重在疫情防控一线发现、考验入党积极分子，对符合条件的及时发展入党。

十二、给予子女教育政策照顾。一线人员子女居家学习的，由学校（幼儿园）安排专人进行学习生活指导；需就读幼儿园的，由当地教育部门就近安排到公办幼儿园或优质普惠性民办幼儿园就读；需升入义务教育阶段学校的，结合学生和家长意愿，就近就便安排就读；参加中考的，参照军人子女优待办法给予加分照顾。参加中考，报考初中后五年制高等职业教育并达到当地最低录取控制线的，按所报志愿直接录取；接受高等教育的，享受国家规定的优惠政策。（该政策有效期至2020年年底，立功受奖人员可延长至2021年年底。）

以上政策为一次性政策，一线人员条件、范围及人员名单由省卫生健康委负责确定。各市党委和政府按照本通知要求抓好贯彻落实。

（《大众日报》2020年2月16日01版 / 记者：李振）

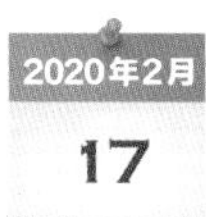

龚正主持召开省政府常务会议

研究疫情防控形势下稳就业、服务业健康发展等工作

本报济南2月17日讯 今天上午，省委副书记、省长龚正主持召开省政府常务会议，贯彻落实习近平总书记关于疫情防控工作重要讲话、重要指示批示精神，统筹推进疫情防控和经济社会发展，研究稳就业、支持服务业健康发展等工作。

会议审议了积极应对新冠肺炎疫情做好稳就业工作的若干措施。会议强调，要以更大力度实施就业优先政策，全力保障企业用工需求，建立重点企业、重点项目用工保障制度，扩大线上招聘服务，组织劳动者安全有序返岗。要抓好援企稳岗政策落实，降低社保成本，加大稳岗返还力度，减轻残保金、住房公积金负担，强化金融支持，帮助企业渡难关、稳岗位。要做好高校毕业生、农民工、退役军人等重点群体就业工作，加强职业教育和培训，促进创业带动就业，防范规模性失业风险，全力完成就业工作目标任务。

会议原则通过《应对新冠肺炎疫情支持生活服务业批发零售业展览业及电影放映业健康发展的若干意见》，从加大减税降费力度、强化援企稳岗政策、缓解企业成本压力、加大金融支持力度等四个方面确定了具体政策措施。会议要求，根据疫情对不同行业的影响，“一业一策、一企一策”，有序推进企业复工达产。要鼓励引导企业敢于创新、大胆突破，寻找新的商机，培育更多新业态、新模式，在主动应对疫情冲击中，加快实现转型发展。

会议听取了关于补短板、强弱项，培育新的经济增长点和重点项目谋划情况的汇报。会议指出，要针对疫情暴露出的短板和不足，聚焦补短板、堵漏洞、强弱项，谋划实施一批重点项目，提高应急保障能力，保护好人民群众生命安全和身体健康。要强化资源要素保障，落实“要素跟着项目走”机制，建立项目审批绿色通道，推动项目早见成果、多见成效。

会议研究了建立以国家公园为主体的自然保护地体系有关工作，要求坚定践行习近平生态文明思想，扎实做好本底调查、自然保护区问题整改等工作，加强资源分析评估，抓好整合优化，加快建成分类科学、布局合理、保护有力、管理有效、功能完备的自然保护地体系。

会议还研究了其他事项。

（《大众日报》2020年2月18日01版 / 记者：袁涛 孙源泽）

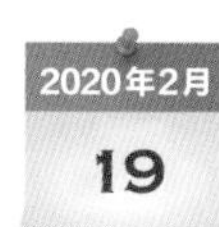

心手相连 共克时艰
全力以赴支援黄冈打赢疫情防控阻击战
杨东奇率前方指挥部驻黄冈开展对口支援工作

本报黄冈2月19日电 为深入贯彻习近平总书记关于疫情防控工作的重要指示精神和中央决策部署，按照省委常委会关于做好对口支援黄冈疫情防控工作的要求，2月13日晚，省委副书记、省对口支援黄冈市疫情防控前方指挥部指挥长杨东奇率队赶赴黄冈，统筹开展对口支援工作。此前，副省长、前方指挥部副指挥长孙继业已带先遣队抵达。

连日来，杨东奇、孙继业深入我省对口支援的团风县、浠水县、蕲春县、黄梅县、武穴市和黄冈市大别山区域医疗中心、市妇幼保健院新院等地调研，了解当地疫情防控和我省医疗队工作情况，转达省委书记刘家义和省委副书记、省长龚正对医护人员和黄冈人民的问候。每到一地，杨东奇都详细了解集中收治、重症救治、排查隔离、物资供应等情况，反复叮嘱医疗队队员要全力以赴投身于对患者的救治工作，并做好自身防护，确保健康安全。

为了抢抓疫情防控窗口期，更好地与时间赛跑，前方指挥部白天调研对接、协调落实援助事项，晚上召开会议，传达学习习近平总书记最新重要指示精神和中央决策部署，传达刘家义、龚正对前方工作的批示要求，研究贯彻措施。聚焦落实“四早”“四集中”原则要求，积极与黄冈市对接，组织专家深入研究，形成了支持定点医院建设等一揽子措施，并向黄冈市提出了5条具体防控建议。目前，我省共派出援助黄冈市一线医疗队队员574人，累计向黄冈市援助资金1.32亿元，还向其捐赠了大批医疗物资、生活物资，这些都有力支援了当地疫情防控工作。

2月17日，湖北省委书记应勇会见了杨东奇、孙继业等前方指挥部同志和部分医护人员，他说，有你们在这里，湖北不孤，战“疫”必胜，请你们向刘家义书记、龚正省长和山东广大干部群众转达我们的真诚谢意。

自2月15日起，黄冈市每天新增治愈病例连续大于100例，治愈率持续上升。目前，黄冈市收治率100%，疫情呈现平稳向好趋势。

（《大众日报》2020年2月20日01版 / 记者：王凯）

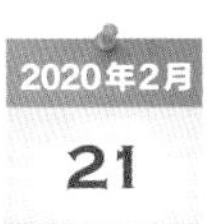

七方面措施全力应对新冠肺炎疫情对就业形势的影响

给补贴降负担，山东稳就业真的“拼”

2月19日，经省委、省政府同意，省政府印发《关于积极应对新冠肺炎疫情做好稳就业工作的若干措施》(以下简称《若干措施》)。2月20日，省政府新闻办召开发布会，对《若干措施》进行解读。

“今年我省需在城镇就业的新成长劳动力约105万人，去年结转的城镇登记失业人员约45万人，新增失业人员约50万人，预计全年将有200万人以上的就业需求。”省委组织部副部长、省人力资源和社会保障厅厅长梅建华介绍，受新冠肺炎疫情影响，今年就业形势将更为严峻复杂。为确保就业局势稳定，《若干措施》围绕复工达产、援企纾困等七个方面，进行了政策支持和创新。

重点物资企业春节期间复产
最高补贴50万元

当前，企业复工复产对用工保障有迫切需求。从春节后到2月18日，山东人社部门共帮助274家重点企业解决新用工23669人，开通定制化包车客运238辆次，接送返程务工人员6185人次。《若干措施》提出，建立重点企业、重大项目用工保障制度，设立用工服务人社专员，一对一提供用工服务。设立用工补贴，对疫情防控重点物资生产企业春节期间复工复产的，每个企业给予最高50万元一次性用工补贴；对2月10日后1个月内复工复产新吸纳就业的，每新吸纳1人按每人1000元标准给予一次性吸纳就业补贴。

着力帮助企业渡难关稳岗位，我省进一步降低社保成本：允许受疫情影响中小企业缓缴社保费，延长失业保险、工伤保险降费率政策，降低职工医保费率。降低失业保险稳岗返还门槛，将申领稳岗返还裁员率标准，由不高于城镇登记失业率，放宽至5.5%(城镇调查失业率控制目标)，30人以下的企业放宽至20%。降低残保金负担。对残保金实行分档减缴，暂免征收30人(含)以下企业残保金。降低住房公积金负担。对受疫情影响，生产经营出现困难的中小微企业，允许申请按最低标准缴存住房公积金，或者缓缴住房公积金。降低小微企业创业担保贷款申请门槛，当年新招用符合条件人员占现有职工比例由25%下调为20%，职工超过100人的比例由15%下调为10%。

将困难企业失业保险
稳岗返还政策延长1年

我省提出，加大对企业和重点群体稳就业支持。补企业，将困难企业失业保险稳岗返还政策延长1

年；小微企业吸纳离校2年内未就业高校毕业生就业的，给予社会保险补贴（原规定是离校1年内）。

补个人。社会保险补贴方面：对离校2年内未就业高校毕业生灵活就业的，给予社会保险补贴（原规定是离校1年内）；就业困难人员享受灵活就业社会保险补贴政策期满仍未实现稳定就业的，政策享受期延长1年。公益性岗位补贴方面：从事公益性岗位政策期满仍未实现稳定就业的，政策享受期限延长1年。培训补贴方面：将20岁以下有就业意愿的登记失业人员纳入劳动预备制培训补贴范围；对参加线上培训并考核合格的农民工等重点群体，按照5元/学时标准，阶段性给予生活费补贴。失业保险金方面：对领取失业保险金期满仍未就业且距法定退休年龄不足1年的人员，可继续发放失业保险金至法定退休年龄；下岗失业人员一次性临时生活补助政策再延长1年。

补机构。对各市在省外和省内重点市设立的返乡创业服务站，根据服务成果给予奖补。对在疫情期间为承租的中小企业减免租金的省级创业孵化示范基地（园区）、省级人力资源服务产业园区，给予最长3个月、最高50万元的运营补贴。补活动，对列入省级重点职业技能竞赛活动的，给予赛事补贴。

省级财政下达资金
支持各地稳就业政策

根据《若干措施》，我省继续提高促进就业创业补贴标准。提高个人创业担保贷款额度，符合条件的个人借款人合伙创业或组织起来共同创业的，可申请最高45万元创业担保贷款。提高就业见习补贴标准，由当地最低工资标准的50%提高至60%。

聚力防范化解规模性失业风险，我省将完善就业形势监测预警制度，加强规上企业、重大项目和中美经贸摩擦、去产能、环保治理涉及企业用工监测，提高失业风险监测预警能力。同时，建立健全就业岗位信息归集发布制度，强化就业岗位储备，增强应急保障能力。设立就业风险储备金，用于应对突发性、规模性失业风险。

政策贵在落实。省财政厅二级巡视员陈东辉表示，近期，省级财政在已下达促进就业创业资金7.9亿元的基础上，还将陆续下达资金1.8亿元，支持各地尽快落实最近集中出台的各项稳就业政策。

（《大众日报》2020年2月21日03版 / 记者：张春晓）

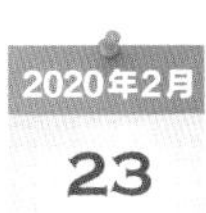

省委省政府召开视频会议

深入学习贯彻习近平总书记重要讲话精神 统筹推进疫情防控和经济社会发展

刘家义讲话 龚正付志方出席

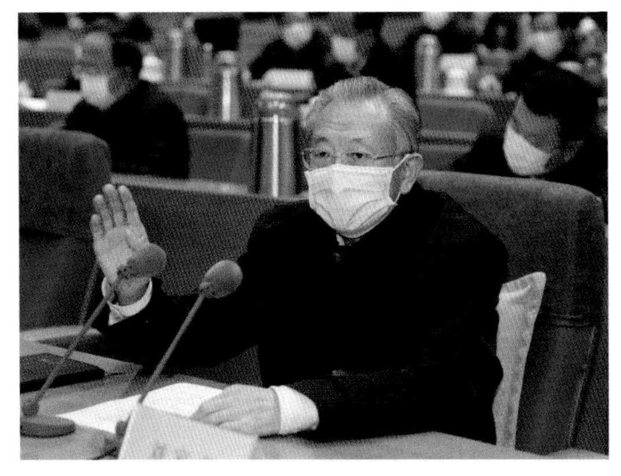

本报济南2月23日讯 今天下午，习近平总书记出席统筹推进新冠肺炎疫情防控和经济社会发展工作部署会议并发表重要讲话。会后，省委、省政府召开视频会议，就深入学习贯彻习近平总书记重要讲话精神提出要求。

省委书记刘家义出席会议并讲话，省委副书记、省长龚正，省政协主席付志方出席。

会议指出，疫情发生以来，习近平总书记多次作出重要指示，带领全党全军全国各族人民坚定打响疫情防控的人民战争、总体战、阻击战，统筹推进疫情防控和经济社会发展。各级各部门要把深入学习贯彻习近平总书记重要讲话精神作为当前的政治任务，切实把思想和行动统一到总书记重要讲话精神和党中央决策部署上来，深刻领会精神实质，增强责任感、使命感，坚定信心、细化分工、扛牢责任，把树牢“四个意识”、坚定“四个自信”、坚决做到

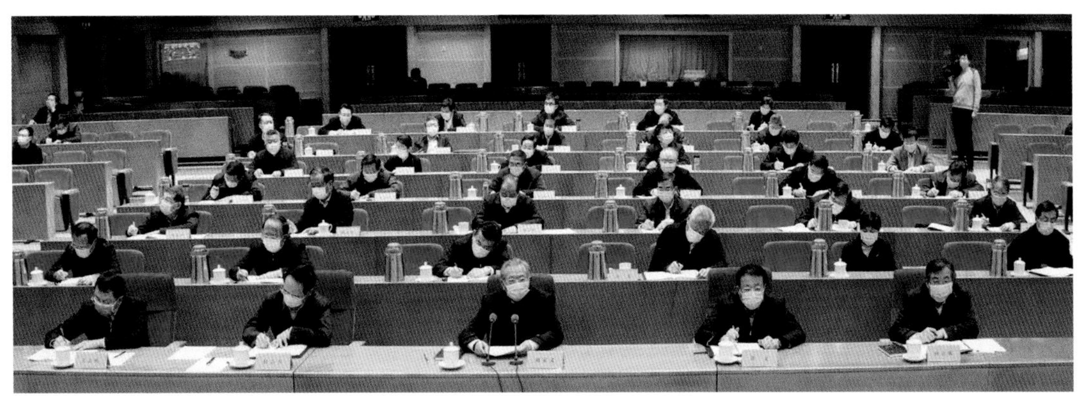

“两个维护”体现到抓好疫情防控和经济社会发展的实际行动上。

会议强调，近期要召开省委常委会和全省动员部署会，对学习贯彻落实总书记重要讲话精神做出具体安排。各级各部门要按照习近平总书记重要讲话要求，深入研判本地区本部门本单位疫情防控形势，完善贯彻落实疫情防控和推动经济社会发展的具体举措，谋划好下步重点工作。

会议指出，当前，各项工作目标任务、具体要求都十分明确，关键要狠抓落实，一件一件、一项一项推动落地见效。要在毫不动摇抓好疫情防控的同时，对照省委经济工作会议、省两会确定的目标任务，倒排工期，抢抓进度，抓好复工复产、项目建设、扩大消费、三大攻坚战、保障民生、社会稳定等各项工作。各级领导干部要担起责任、做出表率，时刻保持“战时”状态、“冲锋”姿态，确保作风在状态、工作在状态、精神在状态、责任在状态，推动各项工作措施落实。

有关省领导、省直有关部门负责同志等参加会议。

（《大众日报》2020年2月24日01版 / 记者：李子路 张国栋）

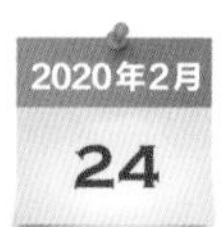

省委疫情处置工作领导小组办公室下发通知

启用复工复学人员电子健康通行卡

本报济南讯 为做好新冠肺炎疫情防控工作，有序推动复工复学，日前，省委疫情处置工作领导小组办公室下发通知，决定依托电子健康卡开通线上办理复工复学人员电子健康通行卡业务。

通知明确，在山东省境内连续居住14天及以上，因复工复学需要出行至异地的人员（以下简称出行人），可申请办理电子健康通行卡。电子健康通行卡办理实行出行人自行填报承诺、大数据平台核验、管理人员核验签发三重管理。出行人线上提出出行申请、填写相关基本信息并做出真实性承诺。省全民健康信息平台根据后台疫情相关大数据记录进行核验。出行人所在社区（村）疫情防控小组授权管理人员（以下简称签发人）据实进行核签。经授权的企事业单位也可为本单位人员核签电子健康通行卡。

通知明确，出行人连续14天以上没有发热（37.3℃以上）、持续干咳、乏力等症状，且排除以下情形的，可申请办理电子健康通行卡：1.被诊断为新冠肺炎确诊病例出院后观察未满14天的；2.疑似病例、阳性感染者，未治愈或隔离观察未满14天的；3.被确定为新冠肺炎确诊病例、疑似病例和阳性感染者的密切接触者，未解除隔离医学观察的；4.离开本省行政区返回后居家观察未满14天的；5.与疫情高发省区人员有接触史，隔离观察未满14天的。

电子健康卡可在“健康山东服务号”微信公众号和“爱山东”APP（应用程序）申请办理。签发后电子健康通行卡将根据核签情况呈现为红色、黄色或绿色。其中红色代表不满足出行条件，应向所在社区（村）或单位报告，必要时通报当地疫情防控部门；黄色代表需要信息进一步完善核实后通行（如测量体温等），或者健康通行卡已过期、需重新申报；绿色代表可以直接通行。

电子健康通行卡自办理之日起5天内有效，并在5天内通过省全民健康信息平台进行疫情大数据动态比对管理。有效期内出行人需每日打开“健康上报”模块，点击“每日健康上报”，填写个人体温及健康状况后提交，以确保电子健康通行卡为绿色。

（《大众日报》2020年2月24日03版 / 记者：李振）

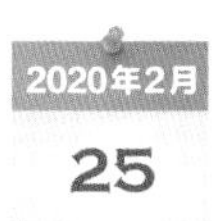

山东贯彻落实习近平总书记重要指示
坚决打好打赢疫情防控人民战争总体战阻击战
直与天地争春回

新冠肺炎疫情防控，是一场保卫人民群众生命安全和身体健康的严峻斗争。

在疫情防控最吃劲的关键阶段，2月23日，习近平总书记出席统筹推进新冠肺炎疫情防控和经济社会发展工作部署会议并发表重要讲话，强调毫不放松抓紧抓实抓细防控工作，统筹做好经济社会发展各项工作。习近平总书记的重要讲话，极大鼓舞着山东广大干部群众。大家表示，一定把思想和行动统一到习近平总书记重要讲话精神和党中央决策部署上来，坚定必胜信念，咬紧牙关，全力做好疫情防控和经济社会发展各项工作，坚决打好、打赢疫情防控的人民战争、总体战、阻击战，为如期全面建成小康社会贡献力量。

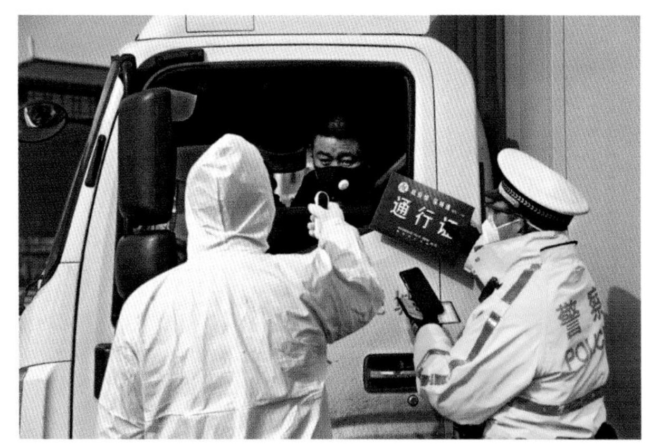
◆近日，在山东高速京台高速国际医学中心收费站，济南市公安民警和疫情防控人员联合对返程司机进行快速检查。（新华社发）

最是斗争见风骨。疫情发生以来，山东省委、省政府坚决贯彻落实习近平总书记重要指示精神，始终把人民群众生命安全和身体健康放在第一位，始终坚持全国一盘棋，始终保持经济平稳运行，始终维护社会大局稳定，始终注重保障和改善民生，始终坚持发挥基层党组织战斗堡垒和党员先锋模范作用，全力以赴做好疫情防控和改革发展稳定各项工作。

摧伤虽多意愈厉，直与天地争春回。1亿齐鲁儿女正万众一心、众志成城，英勇斗争、共克时艰，向夺取疫情防控斗争的最终胜利进发！

环环相扣、压茬推进
——扛牢政治责任，防控举措坚决果断有力

一切行动听指挥。疫情发生以来，习近平总书记多次作出重要指示，带领全党全军全国各族人民坚定打响疫情防控的人民战争、总体战、阻击战，统筹推进疫情防控和经济社会发展，为做好疫情防控工作提供了根本遵循、注入了强大动力。

2月23日，习近平总书记出席统筹推进新冠肺炎疫情防控和经济社会发展工作部署会议并发表重要讲话。会后，山东省委、省政府第一时间召开视频会议，就深入学习贯彻习近平总书记重要讲话精神提出要求。

疫情如火，兵贵神速。与疫情斗争的1个多月来，山东省委、省政府坚决扛起政治责任，省委书记刘家义多次主持召开省委常委会会议和疫情处置工作领导小组会议，学习总书记重要讲话和重要指示精神，结合山东实际研究贯彻落实举措。

1月25日，大年初一，全省疫情处置工作视频会议召开，提出11项具体防控措施，要求全省各级各部门全面进入“战备”状态。1月26日，山东省委常委会召开扩大会议，对疫情防控工作进行再部署，强调宁可十防九空、不能失防万一，坚决打赢疫情防控阻击战……

大战当前，必须有清醒的头脑、冷静的指挥、高效的调度、科学的研判、全域的统筹。根据疫情防控需要，全省及时启动重大突发公共卫生事件Ⅰ级响应，成立新型冠状病毒肺炎疫情处置工作领导小组（指挥部），省委书记刘家义、省长龚正担任领导小组组长。领导小组细化实化组织架构，设立8个工作组，统筹协调处理全省疫情防控工作，各市参照省里模式建立相应指挥体系。

一条条信息迅速向指挥部汇集，一条条指令从指挥部迅速向全省各地下达。

其间，山东省委办公厅、省政府办公厅印发通知，防控措施进一步细化，力度再次升级，提出了加强组织领导、健全防控工作体系、严防疫情输入等十七个方面具体举措，形成覆盖省、市、县、乡、村五级和城市社区街道的疫情防控网络，以“非常之举”应对“非常之疫”。

以上率下，冲锋在前。刘家义、龚正多次深入企业、农村、社区，指挥督导疫情防控和复工复产等工作。根据统一部署，省领导同志先后两次带队分赴全省各市，采取听取汇报、实地查看、暗访抽查等形式，督导疫情防控部署安排落实情况。

疫情越是突如其来，越要科学防治、精准施策。针对春节上班后疫情防控工作，领导小组及时印发工作细则，制定了压实防控责任、健全防控体系、做好集中收治、严防疫情输入、全面摸排核查等30条措施。

各地结合自身实际，围绕强救治、防输入、防扩散以及加快企业复工复产等重点工作，谋措施、找路子，将党中央部署和省委要求落细落小落实。

2月17日深夜，胶州市阜安街道孙家岭村党支部书记刘金山巡逻结束，拿着“村庄布局图”和四本台账，仔细核对外来人员的居住位置和详细情况。“每天小区人员出入时间、体温情况，卡口负责人、值班人员等等，都一一记录在册，遇到突发情况，就能根据台账及时核实应对，提高防控效率。”他说。

胶州市市长毕维准介绍，按照“外防输入、内防扩散”原则，胶州859个村庄（社区）都制作了“一图四台账”——村庄（小区）平面布局图和村庄（小区）人员构成台账、卡口人员值班台账、重要卡口登记台账和外来人员登记台账，精准精细抓防控，确保全覆盖、无死角。截至目前，胶州唯一确诊的1例病例已治愈出院，没有新增确诊病例，疑似病例全部清零。

根据疫情形势的变化，因地制宜制定防控措施，2月18日，山东省委新冠肺炎疫情处置工作领导小组（指挥部）印发《关于进一步强化疫情防控工作的若干措施》，提出实行差异化分区分级精准防控，疫情防控划分低、中、高地区。聊城、日照、泰安等多市下发通知，为切实保障返程复工和生产生活等重点物资运输，因疫情防控临时关闭的高速收费站陆续恢复正常通行。

沧海横流显本色，战“疫”一线党旗红。疫情发生后，全省广大党员干部舍小家顾大家，放弃休假、坚守岗位，在防控一线冲锋陷阵、攻坚克难。齐鲁交通淄博分公司收费管理部部长于正洲主动请缨，担任起多个与疫情防控相关的职责。1月30日，正在与同事讨论疫情防控工作的他，突发心源性猝死，不幸殉职。

应尽之责、分内之事
——火线驰援湖北，为全国大局做出山东贡献

“武汉胜则湖北胜，湖北胜则全国胜。”习近平总书记强调，疫情防控要坚持全国一盘棋，各级党委和政府必须坚决服从党中央统一指挥、统一协调、统一调度。

山东坚定扛起大省责任担当，把援助湖北作为应尽之责、分内之事，不讲条件、不计代价，全力支援湖北疫情防控，充分展现出了“全国一盘棋”的大局意识和浓厚的家国情怀。

2月7日，一则山东大学齐鲁医院援助湖北医疗队与四川大学华西医院援助湖北医疗队在武汉机场偶遇相互致意的视频火爆网络，感动了无数人。疫情面前，全省医务工作者义无反顾，争当“最美逆行者”。

驰援，再驰援！1月25日，大年初一，山东省首批援助湖北医疗队队员和家人告别，紧急收拾行囊飞赴武汉。截至目前，山东省先后派出十二批医疗队支援湖北前线。每批医疗队出征，省领导必亲临机场送行，给队员加油打气，祝愿大家平安凯旋。

随着捐赠的15套远程医疗会诊系统安装到位，山东还将成立专家组对支援黄冈5县（市）进行“一对一”技术指导，对所有重症和危重病例落实“一例一方案”要求，全力帮助当地提高治愈率、降低病死率。

岂曰无衣，与子同袍。在山东医疗队进驻的医院，一幕幕暖心画面不断上演。

首批山东援鄂医疗队队员、山东第一医科大学第二附属医院重症医学科护士李成龙，2月5日通过手机视频，见到了自己呱呱坠地的儿子。身在黄冈，李成龙用一种特别的方式见证了孩子的到来。

在黄冈市大别山区域医疗中心，即将痊愈出院的患者李先生，手持感谢信，向山东医疗队队员敬礼。他说：“在我人生最困难的时刻，山东医疗队为我提供了心灵的温暖和生活的支持。”

“感谢山东人民的深情厚谊，医疗队技术精湛、作风扎实，为黄冈抗击疫情提供了有力支持。”湖北省人大常委会副主任、黄冈市委书记刘雪荣说。

根据疫情防控需要，国家卫健委统筹安排山东省对口支援湖北省黄冈市。接到命令后，省委果断作出决定，第一时间成立由省委副书记杨东奇任指挥长的对口支援黄冈疫情防控前方指挥部，并确定指挥部工作纳入省委疫情处置工作领导小组统一指挥，在省委常委会领导下工作。

2月13日，前方指挥部一抵达黄冈，便马不停蹄开展工作，积极与受援地对接，加强前后方联动。到达后第二天，前方指挥部需紧急调拨一批防疫物资。当晚，从山东多地调拨的物资全部运达集结点。15日凌晨3时许，包括10万只医用外科口罩、1万只N95口罩在内的防疫物资从济南发出。

要人出人，要钱出钱，要物资出物资。在疫情防控物资相对紧张的情况下，山东没有丝毫犹豫。刘家义带头倡议组织为湖北疫情防控捐款活动，全省各级各部门各单位积极响应，踊跃捐款。山东省从社会募捐款物中，拿出2.32亿元捐赠武汉市、黄冈市，用于购置防疫物资和设备。

作为工业大省、农业大省，山东全力保障医疗防护物资生产供应，源源不断输送“弹药”；狠抓保供稳价，保障人民群众日常生活需要，确保湖北、北京、上海人民吃上新鲜蔬菜。

日照三奇是山东省医疗物资生产重点企业。1月23日提前复工复产后，在当地党委、政府帮助下，为开足马力生产，企业集聚了史上最“复杂”也最团结的队伍：除原有300多名员工，还有务工返乡的村民和放假大学生、机关干部等200人的“志愿军”。复工24天内，三奇已累计向抗“疫”最前线支援了超过2000万只口罩。

近日，在先期投入3200万元资金支援黄冈市最大的定点医院——大别山区域医疗中心建设20张ICU（重症监护病房）床位的基础上，山东再追加近1亿元，用于支持对口支援的团风、浠水、蕲春、武穴、黄梅5县（市）定点医院和黄冈市妇幼保健院增设80张ICU（重症监护病房）床位。山东援助的5台负压救护车也于日前运抵黄冈，并第一时间分配至5县（市）定点医院。

对山东的火线驰援、雪中送炭，近日湖北省委省政府、黄冈市委市政府专门来信，向山东省委省政府和全省人民致以崇高敬意和衷心感谢；国务院应对新型冠状病毒肺炎疫情联防联控机制医疗物资保障组也向省政府发来感谢信，对山东发挥的作用予以充分肯定和衷心感谢。

从严防控、科学救治
——疫情防控有硬度有精度有温度

“请您出示一下身份证、车票，同时配合一下体温测量，谢谢！”

自2月12日17时起，济南市对所有经铁路到达的旅客，采取由各区县政府统一接站的办法，进而展开为期14天的居家隔离观察。

随着返城人流大幅增加，针对防控工作的新变化、新任务，济南进一步织细织密防控网，这也是当前山东省防控工作不断压实压细的缩影。

斗争是一门艺术。在这场疫情斗争中，山东以科学的精神和有效的方法，采取严之又严、实之又实、细之又细的举措，打好这场战斗。这些“非常之举”有硬度有精度，亦有温度。

抓实防控工作，体现防控硬度。自1月27日起，山东环鲁防控圈全面启动；省内市际客运班车全部停运；通过对比摸排，查实经武汉来鲁人员，落实隔离留观等措施；落实网格化管理、“零报告”制度；暂停举办大型公众聚集性活动，暂时关闭景区场馆、延长春节假期……

抓细防控工作，体现防控精度。为进一步加强疫情溯源和监测，自2月14日起，泰安在全市实行“泰安通”扫码通行制度。市民扫描二维码后，只需输入自己的手机号，便可在全市各大商超、药店、企事业单位等人员密集场所内通用，以实现对人员出入场所的精准定位。小小二维码，科技大支撑，不仅实现联防联控、群防群控，又能最大限度方便百姓生活。

科学救治，全力提升治愈率、减低死亡率，是信心所在、民心所在。

2月20日上午，山东省胸科医院有6名患者治愈出院，其中一位是怀孕三个半月的孕妇。山东省全力做好集中收治工作，挑选精干、集中力量、集中资源对病患进行科学救治，确定山东省胸科医院等10家医院作为全省新冠肺炎确诊患者集中收治定点医院。各定点医院统筹所辖市、县级医疗机构的呼吸内科、感染性疾病科、重症医学、院感管理等专业医护力量，用于集中收治服务区域内确诊患者。

截至2月24日12时，山东省累计确诊病例755例，已治愈出院341例，治愈率不断提高。

“非常时期，我们必须要给‘硬’防控加点儿温度。”疫情发生后，寿光市稻田镇实行了部分村庄的封闭管理，减少了人员流动，但这也给村民带来不便。稻田镇党委书记李树俊说，考虑到村民的实际困难，村干部们当起“代购员”“快递员”，统计好群众所需物资，由超市集中配送，然后由村干部、党员志愿者发放到村民手中。

济南所有零售药店暂停销售发热、咳嗽药品，但为方便市民就医，急调170名中级以上职称的医务人员下沉社区；“青岛政务通”APP（应用程序）上线“疫情防控专题”，开发出“口罩预约领用”“来青人员登记”防控接口；东营在全市范围内开设485个群众生活保障点，“菜篮子”品种多样……这些在防控工作中的“暖心”举措，既解决了群众的实际问题，也助推了防控工作的顺利开展。

统筹兼顾、综合施策
——战疫情稳经济，两手抓两手硬

2月24日，滨州87个总投资739.2亿元的重点项目集中开工，涵盖产业转型、城市建设、基础设施、科教民生等领域。“让我们以‘抢’的意识、‘拼’的精神、‘战’的姿态，持续有效防控疫情，坚定不移推动经济社会发展。”滨州市委书记佘春明在开工仪式上说。

抓疫情防控就要抓企业复工复产，抓企业复工复产就是促疫情防控。

2月3日，山东省委疫情处置工作领导小组（指挥部）办公室印发关于做好复工复产企业疫情防控工作的意见。一天后，省政府办公厅印发支持中小企业平稳健康发展的20条政策举措。随后，省政府成立省工业经济运行指挥部应急保障工作专班，作为疫情特殊时期统筹协调解决企业复工复产突出问题的战时指挥机构，全力解决企业复工复产遇到的难题。自2月8日运转以来，专班不断加大复工复产政策推广力度，全力协调各部门集中破解突出难题。

就业是最大的民生，也是统筹推进疫情防控和经济社会发展的保障。疫情发生后，省委、省政府高度重视稳就业工作。2月17日，山东印发《关于积极应对新冠肺炎疫情做好稳就业工作的若干措施》，出台24条惠及企业、个人、创业者的稳就业措施。中国劳动和社会保障科学研究院原院长、研究员刘燕斌说，山东稳就业“24条”政策实、目标准、出手快，暖人心、强信心、聚民心。“‘24条’条条都是解决企业、社会关注关心的问题，切中企业现实困难，确实是雪中送炭。”青岛东洋热交换器公司综合部部长赵永俊说。

这些举措给企业复工复产注入“强心剂”，吃下“定心丸”，各地吹响企业复工复产的“集结号”。

1月27日，大年初三，潍柴集团就开始陆续恢复生产。2月5日，在潍柴集团召开的全面恢复满产秩序动员会议上，董事长谭旭光发出在全省率先打响满负荷生产第一枪的动员令。

复工复产首先要确保疫情防控到位。在山东省港口集团青岛港，所有异地返青职工必须先隔离观察，无恙后再复工；原先二三十人一组的当面派工，全部改为微信群操作……山东省港口集团多次召开专题会，出台了疫情防控3项要求、生产经营7项措施、重点场所和敏感人员35项措施等一揽子举措，全力做到“宁可十防九空，不可失防万一”。

疫情面前，山东省各地还创造性抓复工复产、抓招商引资。2月17日，威海以视频连线的方式，集中签约43个重点项目，其中外资项目18个，43个项目总投资约852亿元……“云招商”“不见面”，压力激发潜能，办法总比困难多。

马上能落地、能见效的应急性举措一个接一个：2月18日晚，省委疫情处置工作领导小组（指挥部）连夜发布《关于加快全省企业和项目建设复工复产的若干措施》；在此之前，省国资委、省医保局、省财政厅、省商务厅等均发布帮助企业复工复产的有关通知；济南出台“17条”，青岛出台“18条”，东营出台“15条”，潍坊出台“19条”……

位于莒县的绮丽·创谷服装文化创意产业园，由方圣时尚科技集团旗下北京东方绮丽服装服饰有限责任公司投资兴建，原本只生产加工高档服装。疫情发生后，公司火速投资600万元改造生产线，“跨界”生产医用防护服。他们提交一类医疗器械生产许可证申请后，莒县行政审批服务局立即开启“绿色通道”。

2月19日，山东省举行重点外商投资项目推进会，济南、青岛、淄博等7市总投资达28.6亿美元的16个重点外资项目，一道敲响“开工锣”。

山东正以最快的推进速度、最优的防控保障，加快企业复工复产。截至2月23日，全省规模以上工业企业累计开工25445家，占规模以上工业企业的89.7%；复工人数345.2万人，占职工总数的64.8%。山东推出的19条加快外资企业复工复产推进外商投资的政策措施，还被商务部印送全国各省

（区、市）参照借鉴。

没有一个冬天不可逾越，没有一个春天不会来临。万众一心就没有翻不过的山，众志成城就没有迈不过的坎。在以习近平同志为核心的党中央坚强领导下，坚决落实坚定信心、同舟共济、科学防治、精准施策的总要求，毫不放松抓紧抓实抓细各项防控工作，统筹做好疫情防控和经济社会发展工作，我们就一定能够打好、打赢疫情防控的人民战争、总体战、阻击战，迎来更加充满希望的美丽春天。

（《大众日报》2020年2月25日01版／记者：赵洪杰 孙先凯 李子路）

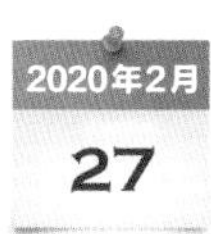

省委疫情处置工作领导小组出台意见

统筹抓好服务业疫情防控和有序开业复工

本报济南2月27日讯 省委疫情处置工作领导小组近日出台《关于统筹抓好服务业疫情防控和有序开业复工的指导意见》。

《意见》提出，分类有序组织服务业行业开业复工。支持疫情防控和生产生活必需的行业尽快全面复工。对于医疗防护、科研检测等疫情防控和批发零售、交通物流、通信金融等生产生活必需行业，组织经营单位在严格抓好疫情防控的同时，迅速全面开业复工，确保应开尽开，能开尽开，做到保疫情防治、保市场运转、保生活必需。严格控制经营场所密闭、服务对象聚集类行业复工。各地应根据区域风险等级，建立控制类行业复工“清单”，对于影剧院、棋牌室、游艺厅、网吧、KTV、健身房、旅行社、培训机构、公共文化场馆等经营场所密闭、服务对象聚集的行业纳入清单管理，县级以上行业主管部门根据职能分工，有序做好“清单”内企业开业复工工作。指导其他服务行业自主开业复工。对支持类和控制类之外的各类商场、专业市场、酒店餐饮、开放式景点等人员相对聚集的行业，实行开业复工承诺制，经营单位向所在地疫情处置工作指挥部报备后，即可开业复工；对中介服务、理发店、洗衣店、汽修店、家电维修等经营规模较小、与群众生活密切相关的生活服务行业，由经营者在严格落实当地防控措施基础上，自主决定开业复工。

《意见》要求，严格抓好疫情防控措施落细落实，分行业和企业制定防控方案、加强从业人员和消费者管理、强化工作场所疫情防控、做好异常情况处置。全力做好经营单位开业复工保障，强化经营单位用工保障、运输服务保障、防护物资保障。加大政策支持落实力度，狠抓已出台政策的集成落实、优化提升政务服务水平、畅通诉求解决渠道。

（《大众日报》2020年2月28日01版／记者：李振）

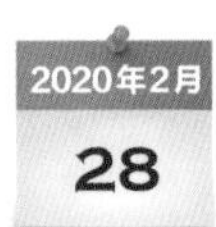

两副担子一肩挑，不获全胜誓不休

——山东深入贯彻习近平总书记重要讲话精神，坚定信心扛牢责任狠抓落实

习近平总书记在统筹推进新冠肺炎疫情防控和经济社会发展工作部署会议上的重要讲话，充分体现了对大局大势的精准判断、对发展规律的深刻洞察，体现了人民至上的深厚情怀，体现了科学思想方法和工作方法，为下一步工作指明了方向，提供了根本遵循。2月27日，全省统筹推进新冠肺炎疫情防控和经济社会发展工作部署会议召开，对贯彻落实习近平总书记重要讲话精神进行再动员、再部署。

山东省广大党员干部纷纷表示，要坚决贯彻落实总书记重要讲话精神和省委、省政府的工作安排，统筹推进疫情防控和经济社会发展，两副担子一肩挑，两手抓、两手硬，不获全胜决不轻言成功，奋力夺取疫情防控和经济社会发展“双胜利”。

毫不放松，坚决扛牢打赢疫情防控阻击战的重大责任

疫情发生后，习近平总书记发表系列重要讲话，作出系列重要指示。省委、省政府迅速落实总书记重要指示和党中央决策部署，见事早、行动快、措施实、力度大，各项工作取得明显成效。

作为京津冀协同发展城市，东营在京津冀协同战“疫”中承担着重要责任。疫情发生后，6100多名网格员用了一天一夜的时间，对来自重点省份的2400多人进行拉网式排查。截至27日，东营保持零确诊、零疑似。“我们将深入学习贯彻总书记重要讲话精神，落实省委、省政府部署要求，进一步完善‘两手抓、两手硬’的工作机制，为全省工作大局以及京津冀协作防控做出应有贡献。”东营市委书记李宽端说。

在这场没有硝烟的战斗中，青州市组织2800多名机关干部、3万多名基层党员，对全市村庄、小区实施精准排查、严格管控。“总书记提出的分区分级差异化防控策略，为我们指明了方向、坚定了必胜信心。”青州市委书记韩幸福说，将继续发扬连续作战的优良作风，以严、精、实的措施抓精准防控。

“中外历史上，大疫大灾往往导致社会失序，社会失序又使抗‘疫’抗灾雪上加霜。”习近平总书记要求切实维护社会稳定。山东省检察机关闻令而动，坚持疫情防控和其他各项检察工作“两不误”“两促进”。省检察院副检察长张振忠表示，全省检察机关将强化城市公共环境治理、市场监管、卫生防疫物资储备、野生动物保护等领域的法律监督，督促堵塞治理漏洞和强化薄弱环节。

“我们要坚决扛牢政治责任、属地责任。”莱西市水集街道党工委书记李春雷表示，要发挥好900多个基础网格作用，筑牢“防疫墙”，同时集中精力抓好经济社会发展各项工作，加快重点项目建设。

宜将剩勇追穷寇，坚决彻底驱毒魔

习近平总书记指出，当前疫情形势依然严峻复杂，防控正处在最吃劲的关键阶段。山东省经过艰苦努力，疫情平稳下降、趋势向好，

但要清醒认识到，疫情尚未结束，警报并没有解除，必须毫不放松抓防控，坚决夺取疫情防控阻击战的彻底胜利。

济南市莱芜区明利合作社种植了200亩设施蔬菜，疫情期间没有一个大棚闲置，全力保障蔬菜的供应。合作社总经理张振明说，目前每天都有80多人在蔬菜种植基地里忙活。“虽然农业生产很忙，但我们一点儿都没放松疫情防控，所有人必须佩戴口罩务工，每天必须两次测量体温，外出送货车辆全部定期消毒。”

习近平总书记要求，基层党组织和基层干部要广泛动员群众、组织群众、凝聚群众，全面落实联防联控措施，构筑群防群治的严密防线。从大年三十（1月24日）到现在，临沂市河东区芝麻墩街道党工委书记张世英就一直在连轴转，组织机关人员、村居党员干部坚守岗位。“我们将进一步总结经验，找出不足，争取最后的彻底胜利。”张世英信心满满地说。

2月26日，省教育厅发出“继续开展线上教育，学生不返校”的通知。省教育厅厅长邓云锋介绍，全省教育系统在开学之前要全面做好“八个到位”等开学准备工作，重点做好制度预案修订完善、防控物资储备充足、聚集性场所人员分流、工作人员培训演练、课程安排衔接、重点人群关心关爱等工作，为全省学校错时开学、学生错峰返校安全有序进行奠定坚实基础。

武汉胜则湖北胜，湖北胜则全国胜。山东省全力以赴支持湖北、支援黄冈，坚持全国一盘棋、鲁鄂一家亲，统筹调配力量和资源，不讲条件、不计代价、不打折扣，举全省之力做好支援工作。

自2月11日抵达黄冈后，省对口支援黄冈市疾控工作队副队长吴光健和团队成员一直奋战在现场流调、实验室检测和疫区消杀的一线。他说：“不获全胜决不轻言成功，我们必须再加把劲儿把工作做得更细、更扎实，从根本上控制病例的增量。”

把损失夺回来，奋力实现全年经济社会发展目标任务

习近平总书记在讲话中强调，要有序恢复生产生活秩序，强化“六稳”举措，加大政策调节力度，把我国发展的巨大潜力和强大动能充分释放出来。

统筹推进疫情防控和经济社会发展，只有两手抓、两手硬，才能把疫情造成的时间损失、工作损失、发展损失努力夺回来。

疫情期间，省发改委成立8个协调服务组，赴16市下沉一线，直接进工地、到现场，促防控，送政策，面对面听取意见，帮助基层企业破解矛盾难题。省发改委主任周连华表示，将加大力度抓好274个

补短板强弱项、培育经济新增长点的项目的推进实施，实行容缺受理、容缺办理和“不见面”在线审批，落实开复工困难问题征询直通车制度。

烟台市人社局局长姚秀霞说，下一步将按照“政策要跑在受困企业前面”的要求，优化就业创业扶持政策办理流程，抢抓援企稳岗政策实施进度。

疫情的发生对产业发展既带来挑战也带来机遇。面对疫情，智能制造、无人配送、在线消费、医疗健康等新兴产业展现出强大成长潜力。京东物流山东分公司总经理朱成成表示，疫情发生以来，京东快递通过提供自提柜、无人车配送、物业代收等多元无接触快递服务，创造出新的增长空间。

习近平总书记的重要讲话让寿光市营里镇党委书记张其振备受鼓舞。他说，营里镇作为农业大镇，将发挥好党支部领办合作社的组织优势，稳妥推进10万亩粮田和万亩现代农业产业园蔬菜栽植的春播工作。

（《大众日报》2020年2月28日01版 / 记者：孙先凯 赵洪杰 李子路　参与采写：贾瑞君 杨国胜 郗镇强 张依盟 张春晓 王新蕾 杜辉升 王凯 张晓帆）

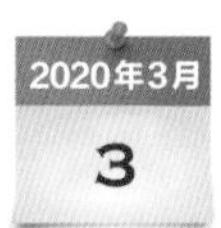

省委新型冠状病毒肺炎疫情处置工作领导小组（指挥部）转发中央通知

统筹抓好疫情防控和春季农业生产

本报济南3月3日讯　近日，中央应对新型冠状病毒感染肺炎疫情工作领导小组印发当前春耕生产工作指南的通知，就做好春耕生产提出明确要求。为贯彻落实中央通知精神，省委新型冠状病毒肺炎疫情处置工作领导小组（指挥部）3月3日下发通知，就落实当前春耕生产工作指南，统筹抓好疫情防控和春耕生产工作作出部署。

通知要求，各级、各有关部门要认真贯彻落实习近平总书记关于统筹做好疫情防控和经济社会发展各项工作的重要指示要求，坚决落实党中央决策部署，切实扛牢农业大省的责任，强化疫情防控各项措施，着力解决好影响春耕生产的突出问题，统筹抓好疫情防控和春季农业生产，确保全年“三农”工作开好头、起好步。要压实粮食安全责任，强化粮食生产稳定度考核，调整增加粮食面积考核。抓住春播有利时机，引导生产经营主体和广大农民群众调整种植结构，扩大春播粮食作物面积。认真落实支持粮食生产的各项政策措施，加快高标准农田建设进度，稳定粮食产能。抓好早春蔬菜播种定植，持续保障蔬菜供应。

通知强调，要抓好春管春耕，引导农业经营主体和农民群众有序复工，强化技术指导服务，促进小麦苗情转化升级。科学制订防灾减灾预案，防范春季干旱、“倒春寒”等自然灾害。加强预测预报、联防联控，坚决杜绝重大病虫害大面积发生。加强农资和春灌用水调度，抓好农机具维修和农机手培训，保证春季农业生产需要得到满足，力保夏粮丰收。要认真落实中央关于复工复产的各项政策措施，落实省委、省政府关于农业稳产保供的各项要求，全力保障农业企业复工复产，扩大农民工就业，增加农民收入。加大财政金融支持力度，金融机构再贷款、再贴现资金要重点支持脱贫攻坚、春耕备耕、畜禽养殖等领域企业复工复产。强化农业企业包保制度，组织动员干部职工下沉一线，切实解决企业生产经营中的困难和问题，帮助企业尽快全面复工复产。

（《大众日报》2020年3月4日03版 / 记者：毛鑫鑫）

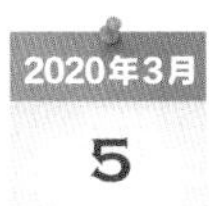

省委疫情处置工作领导小组出台意见
支持个体工商户复工复产

本报济南讯 省委疫情处置工作领导小组近日出台《关于积极应对新冠肺炎疫情影响支持个体工商户复工复产的意见》。

《意见》提出，按照分区分级分类原则，完善疫情防控措施，全面推动个体工商户复工复产。对劳动密集、场所相对封闭的个体工商户复工复产实行“一户一策”，向当地街办（乡镇）疫情处置工作指挥部报备后即可复工复产；其他个体工商户自主决定开业复工。当地疫情处置工作指挥部要组织相关人员实施上门对接服务。

《意见》要求，积极保障个体工商户用工。组织企业、中介机构等采取包车、包船等方式，“点对点”接回健康状况良好的员工返岗复工，各地可给予一定补贴。实行复工人员健康通行证明省内外互认，符合县（市、区）复工复产防疫规定的人员不再实施隔离，社区（村居）不得禁止外地返工人员租住。

《意见》同时还就加强疫情防控用品保障、物资运输保障、加大信贷纾困支持力度、强化创业资金扶持、落实减税降费政策、减免个体工商户社保费用、保障个体工商户电气供应、强化登记许可支持、畅通诉求意见受理渠道等方面出台了系列措施。

（《大众日报》2020年3月5日02版 / 记者：李振）

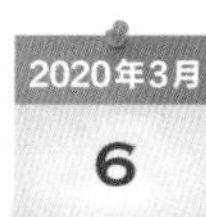

省委常委会召开会议

巩固拓展疫情防控良好势头
全力做好统筹推进疫情防控和经济社会发展各项工作

本报济南3月6日讯 今天上午，省委常委会召开会议，认真学习习近平总书记在2月26日、3月4日中共中央政治局常务委员会会议和在北京考察新冠肺炎防控科研攻关工作时的重要讲话精神，研究贯彻落实意见；听取我省统筹推进疫情防控和经济社会发展有关情况，关于贯彻落实习近平总书记重要指示精神、打造乡村振兴齐鲁样板有关情况的汇报，研究部署下一步工作。

省委书记刘家义主持会议并讲话。

会议指出，经过全省上下艰苦努力，我省已初步呈现疫情防控形势持续向好、生产生活秩序加快恢复的良好态势。当前，疫情防控到了最紧要、最关键的阶段，越是这个时候越要咬紧牙关，对疫情的警惕性和防控要求决不能降低。必须深入贯彻落实习近平总书记重要指示和党中央决策部署，清醒认识当前疫情防控和经济社会发展形势的复杂性，增强责任感和紧迫感，巩固拓展疫情防控良好势头，努力夺取疫情防控阻击战的全面胜利，实现全年经济社会发展目标任务。

会议强调：要全力抓好患者救治和科研攻关，坚持中西医结合、中西药并用，着力提高治愈率、降低病亡率；加快疫苗、药物等的研发，尽快推出一批有影响力的科研成果；关心关爱医护人员和基层工

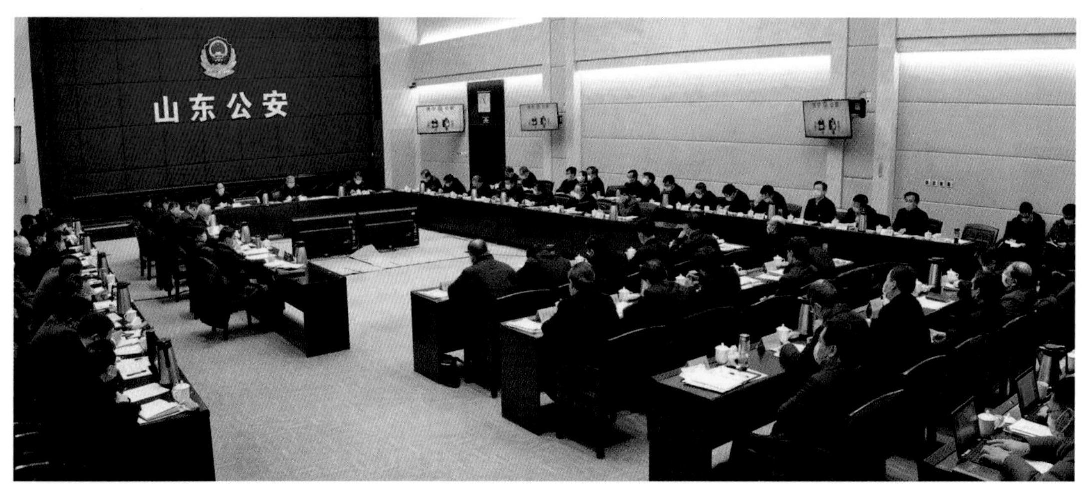

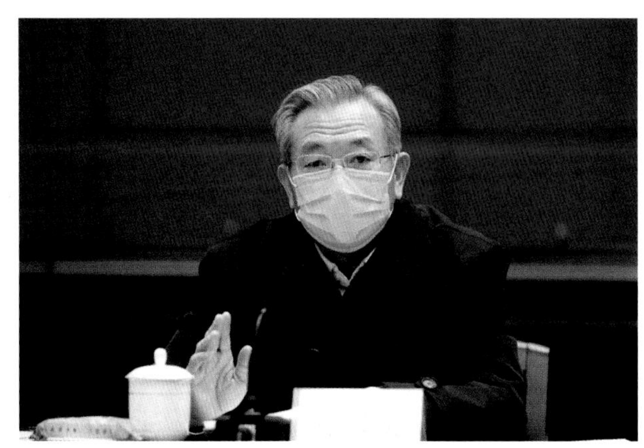

作人员，全面落实有关激励保障政策。要周密做好入鲁人员疫情防控工作，严格依法防控，搞好服务保障。要毫不放松抓好重点场所疫情防控，严格管理全省监所和养老、救助、儿童福利、精神卫生医疗等机构，切实抓好社区、农村防控，细化完善车站、机场、码头、企业、工地、商场、宾馆、景区等重点场所的防控措施，确保校园绝对安全。要继续做好支持湖北支援黄冈工作，大力支持北京疫情防控。

会议指出，要积极有序推进企业特别是中小微企业复工复产，着力解决上下游产业链不衔接、企业招工用工难、资金缺乏等问题，创新方式方法，优化金融支持，让企业真正感受到政策红利。要以更大力度抓好项目建设，超常规推进重大项目，加大市县两级项目推进力度，着力抓好交通等基础设施建设和针对这次疫情补短板强弱项的重点项目推进工作。要多措并举稳外资稳外贸，巩固好传统市场，多元化开拓新兴市场，做好外资企业复工复产保障工作。要切实抓好农业生产和脱贫攻坚，毫不放松抓好粮食生产，持续巩固提升脱贫成果，确保完成决战脱贫攻坚任务。要做好新闻宣传和舆论引导工作，加大正面宣传力度，汇聚众志成城、同心抗“疫”的强大正能量。省委疫情处置工作领导小组（指挥部）、省委经济运行应急保障指挥部要发挥好统筹协调作用，各级要守土有责、守土担责、守土负责，领导干部要靠前指挥、带头实干。要发挥好万名干部下基层作用，推动党中央决策部署和省委省政府具体要求落地见效。

会议强调，打造乡村振兴齐鲁样板是习近平总书记、党中央交给山东的重大政治任务，也是我们义不容辞的政治责任。两年来，我们牢记总书记嘱托，统筹谋划、全力推进，进行了积极有益的探索，取得了阶段性成效，但工作中还面临不少困难和问题。我们要切实扛牢责任，落实省负总责、市抓推进、县乡抓落实的要求，加快补短板堵漏洞强弱项，以组织振兴为引领、推进乡村五大振兴。当前，要着力在统筹上下功夫，统筹推进疫情防控和春耕生产，统筹抓好乡村振兴与脱贫攻坚、美丽乡村建设、农村人居环境整治，统筹抓好乡村振兴与稳定粮食生产、农业供给侧结构性改革，统筹抓好乡村振兴与深化改革创新、培育产业生态、稳外资稳外贸、基层社会治理，扎实推进重点工作任务落实，推动打造乡村振兴齐鲁样板取得新突破。

会议还研究了其他事项。

（《大众日报》2020年3月7日01版 / 记者：孙先凯 李子路）

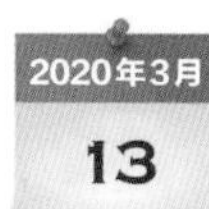

山东省应急管理厅十项措施支持企业安全复工复产

支持帮助企业安全复工复产，坚决防范化解疫情防控期间各类安全风险，山东省应急厅3月13日发布了《支持企业安全复工复产十项措施》，为统筹推进疫情防控和经济社会发展提供安全稳定的环境。

一、顺延到期证件证书。企业安全生产许可证、安全评价检测检验机构资质证书、安全生产标准化证书复审和企业主要负责人、安全管理人员、特种作业人员安全证书到期的，有效期自动顺延至疫情防控结束，企业应自疫情防控结束后2个月内办结证件证书延期手续。

二、全程网办行政审批。对新建、改扩建、转产项目需要办理安全生产"三同时"手续的，按照"政务服务一网通办"要求，优化报批审批流程，实行网上申报、在线审查、邮寄送达，零跑腿、不见面、一次办好。对需要组织会议审查的事项，一律函审或远程网络视频会审；确需现场核查的，由企业做出符合性承诺，疫情防控结束后进行现场核验。重点建设项目，开辟绿色通道，快速办理。

三、简化复工复产程序。对安全管理较好、2019年以来没有发生生产安全事故的企业，在落实安全防范措施的前提下自行复工复产，企业主要负责人做出安全承诺，不再层层报备、现场验收盖章。

四、推行安全生产承诺制。坚持分区分类指导，对安全基础较好、安全风险较小的企业推行承诺制，疫情防控期间不再进行现场检查；对安全基础薄弱、安全风险较大，特别是存在重大事故隐患、一年内发生过生产安全事故的企业，加强上下级之间统筹安排，突出重点、精准检查，减少层层检查、重复检查。

五、创新安全监管方式。通过微信联系、远程视频指导、远程视频监控等方式实施安全监管、指导帮扶，尽可能减少现场监管。建立诉求响应机制，依托微信、值班电话等渠道，及时掌握和解决企业复工复产中存在的困难。

六、实行远程企业事故隐患精准整改督查。充分依托危险化学品安全生产风险监测预警系统、安全生产双重预防体系信息系统等在用信息化平台，监督企业自查自纠。

七、实行包容审慎执法处罚。对发现一般事故隐患的企业，能够立即整改排除的，进行批评教育。对存在轻微违法行为、未造成危害后果且企业积极整改的，可不予处罚。

八、加强专家安全指导服务。依托各级应急管理专家库，分级成立专家安全指导组，实时为企业提供技术服务，对重点难点问题、重大风险隐患开展点对点网上会诊、上门服务，帮助企业有效防范化解安全风险。结合省委"四进"攻坚行动，工作组深入企业和基层，主动上门服务，必要情况下，积极为企业协调联系安全专家，提供专业指导。

九、强化线上安全教育培训。充分利用山东省安全生产智慧培训平台等线上培训系统，结合高危行业安全技能提升行动计划，通过网络课程、在线直播、线上答题等方式，为复工复产企业提供岗位风险管控、安全操作规程等实操性安全培训服务。

十、落实安责险惠企措施。扩展安责险疫情救助保险责任，延长1个月保险期限，为相关企业提供费率优惠。开通安责险理赔绿色通道，简化理赔手续和流程。积极推进“安责险+双重预防体系建设”，督促保险机构聘请第三方，主动为企业提供双重预防体系技术服务，帮助企业安全复工复产。

（大众日报客户端2020年3月13日 / 记者：付玉婷）

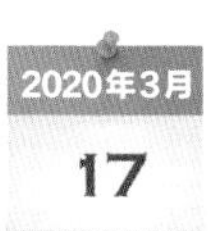

刘家义视频连线省对口支援黄冈市疫情防控前方指挥部和援助武汉医疗队

全力做好支援湖北支援黄冈工作 不获全胜决不轻言成功

本报济南3月17日讯 今天下午，省委书记刘家义在济南与省对口支援黄冈市疫情防控前方指挥部和援助武汉医疗队进行视频连线，亲切慰问援助医务人员和工作人员，代表省委、省政府和全省人民，对同志们的辛勤付出表示衷心感谢，致以崇高敬意。

省委副书记、省对口支援黄冈市疫情防控前方指挥部指挥长杨东奇汇报了对口支援总体情况，山东省援助湖北医疗队总领队左毅汇报了医疗队工作情况。

刘家义说，一个多月来，前方指挥部和援助武汉医疗队深入学习贯彻习近平总书记重要指示和党中央决策部署，按照省委具体安排，把做好对口支援工作作为义不容辞的政治责任，与武汉人民、黄冈人民心连心、手拉手，并肩战斗，取得了明显成效。这段时间，前方指挥部的同志们在疫情防控最前线经受考验、接受历练，展现了山东党员干部的过硬作风，体现了共产党人的时代担当。省医疗队医务人员和疾控、保障、宣传等战线的工作人员，不惧艰险，冲锋在前，为疫情防控付出了巨大心血，做出了突出贡献。各市积极服务大局，彰显了山东人民倾囊相助的人间大爱。经过各方面共同努力，我省同全国一样，疫情防控形势持续向好，生产生活秩序加快恢复。

刘家义说，当前，打赢疫情防控的人民战争、总体战、阻击战，我们依然重任在肩。要坚决贯彻落实总书记重要指示要求，不折不扣落实好党中央决策部署。

全力做好支援湖北支援黄冈工作，不获全胜决不收兵。要全力抓好医疗救治，集中优势兵力，优化作战方案，坚决打好医疗救治这场硬仗。要加大社区排查流调力度，坚持不懈做好社区疫情防控工作，使社区成为疫情防控的坚强堡垒。要加快推进医疗设施援建工作，加强我省医疗机构与黄冈市医疗机构的交流合作，补齐疾病防控和公共卫生短板，为黄冈人民留下带不走的医疗财富。要全面做好经验总结，及时总结提炼疫情防控救治中形成的好经验、好做法，大力宣传表彰奖励先进，在全社会凝聚形成众志成城、勇于攻坚、甘于奉献的强大正能量。

省领导王可、孙立成、孙继业参加视频连线。

（《大众日报》2020年3月18日01版 / 记者：孙先凯 李子路）

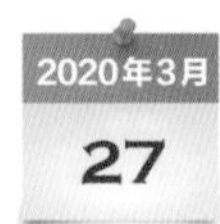

省委疫情处置工作领导小组办公室印发入境来鲁人员须知

所有入境来鲁人员一律“点对点”接送至隔离点

本报济南讯 为有效应对入境来鲁人员涉疫情传播风险，切实做好入境来鲁人员服务管理工作，日前，省委新冠肺炎疫情处置工作领导小组办公室印发《新冠肺炎疫情期间入境来鲁人员须知》（以下简称《须知》）。《须知》全文如下：

一、加强途中个人防护。入境返回人员登机前进行体温测量并全程佩戴口罩，做好自身防护，途中异常健康情况须及时向乘务人员报告。

二、省内提前进行报备。入鲁人员省内亲属或工作单位须提前72小时向所在社区（村居）或公安机关报告拟入境人员抵达航班、时间、口岸等相关信息。

三、如实申报入境信息。入境人员须按要求如实填写《外国人入境卡》《出入境健康申明卡》，申报身份信息、省内住址、联系电话及个人健康状况、过去14天旅居史、密切接触史等信息，并遵守疫情防控有关规定，配合做好诊疗、医学观察、人员转运等工作。

四、一律转乘飞机入鲁。外省口岸入境人员除确认病例、核酸检测为阳性、疑似病例和有发热等症状患者就地隔离治疗外，其他人员一律转乘飞机抵鲁，不得擅自乘坐其他交通工具。北京口岸和山东省内口岸入境人员按照原有规定执行。

五、全部进行集中隔离。除入院治疗者、接受医学观察者及经批准不适宜集中观察的，所有入境来鲁人员一律“点对点”接送至隔离点，进行14天集中隔离，并按要求进行核酸检测。

六、自行承担相关费用。境外入鲁人员在医疗机构留观期间发生的费用，原则上由个人承担，符合基本医保规定的，按照规定予以支付。来自其他国家和地区的入境来鲁人员，实施集中隔离或居家隔离措施产生的相关费用由个人支付。

七、履行临时住宿报告义务。入境人员来鲁后住宿宾馆、酒店、出租房屋时，须主动向经营单位、接待单位进行申报登记，配合落实隔离观察等疫情防控措施。

八、从严追究违法责任。对谎报、漏报、瞒报、迟报入境人员旅行史、居住史、健康状况等信息，拒不配合诊疗、医学观察和集中隔离，以及在隔离场所逃脱等涉嫌危害公共安全，给疫情防控带来严重危害等情形的，将依法严肃追究相关人员责任，并予以公开曝光。

九、携手共同防疫抗“疫”。我们坚持无差别对待，请中外入境人员予以理解、配合和支持，共同严防严控，确保每个人的生命安全和身体健康。

（《大众日报》2020年3月27日03版 / 记者：李振）

山东实行入境人员就地集中隔离14天政策

本报济南3月27日讯 为进一步严格防控境外疫情输入，山东省委新冠肺炎疫情处置工作领导小组（指挥部）办公室决定，自即日起，凡从山东口岸入境的人员，均须就地集中隔离14天，在抵达集中隔离点当天和第13天各进行一次核酸检测。从省外口岸入境来山东的人员，在第一入境点集中隔离不满14天的，来山东后须继续集中隔离至14天。

（《大众日报》2020年3月28日02版）

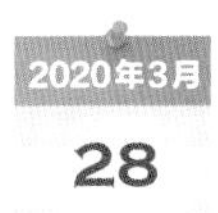

中共山东省委政法委员会 山东省高级人民法院 山东省人民检察院 山东省公安厅 山东省司法厅 山东省卫生健康委员会 山东省人民政府外事办公室 关于进一步依法处置妨害疫情防控秩序行为的通告

当前，新冠肺炎疫情防控处于“外防输入、内防反弹”的关键时期，但仍有少数人员拒不遵守疫情防控规定，妨害疫情防控秩序，侵害人民群众生命安全和身体健康，危害公共安全。为进一步依法处置妨害疫情防控秩序行为，维护来之不易的疫情防控成果，保障统筹推进全省疫情防控和经济社会发展工作大局，根据相关法律规定，现通告如下：

一、境外入鲁人员、省外来鲁人员及其他相关单位和个人，应当服从各级人民政府或部门依法发布的疫情防控相关规定要求，自觉申报登记健康状况、旅居史、密切接触人员等相关情况，主动接受有关部门进行的登记调查、体温监测、采集样本、隔离观察、隔离治疗等防控措施。

二、拒绝执行卫生防疫机构依照传染病防治法提出的防控措施，引起新冠肺炎传播或者有传播严重危险的，依照刑法第三百三十条的规定，以妨害传染病防治罪定罪处罚。故意传播新冠肺炎，危害公共安全的，依照刑法第一百一十四条、第一百一十五条第一款的规定，以以危险方法危害公共安全罪定罪处罚。

三、拒绝执行海关依法提出的健康申报、体温监测、医学巡查、流行病学调查、医学排查、采样等卫生检疫措施，或者隔离、留验、就地诊验、转诊等卫生处理措施，或不如实填报健康申明卡、刻意隐瞒本人或近亲属信息，以及拒绝执行海关依法提出的其他检疫措施的，依照国境卫生检疫法第二十条的规定，根据情节轻重给予警告或者罚款；引起新冠肺炎传播或有传播严重危险的，依照刑法第三百三十二条的规定，以妨害国境卫生检疫罪定罪处罚。

四、拒绝或阻碍国家机关工作人员及其他有关人员依法履行疫情防控职责的，依照治安管理处罚法第五十条第一款第（二）项的规定，以阻碍执行职务给予治安管理处罚；以暴力、威胁方法实施上述行为的，依照刑法第二百七十七条第一款、第三款的规定，以妨害公务罪定罪处罚。

五、故意伤害、公然侮辱、恐吓医务人员或其他人员，非法限制医务人员或其他人员人身自由的，依照治安管理处罚法第四十三条、第四十二条第（一）项和第（二）项、第四十条第（三）项的规定，分别以故意伤害、殴打他人、威胁人身安全、侮辱、非法限制人身自由给予治安管理处罚；情节严重或造成严重后果的，依照刑法第二百三十四条、第二百四十六条、第二百三十八条的规定，分别以故意伤害罪、侮辱罪或者非法拘禁罪定罪处罚。

六、对疫情防控相关规定不满，借机寻求刺激、发泄情绪、逞强耍横、随意殴打他人、任意损毁公私财物等的，依照治安管理处罚法第二十六条的规定，以寻衅滋事给予治安管理处罚；情节严重或者造成严重后果的，依照刑法第二百九十三条的规定，以寻衅滋事罪定罪处罚。

七、扰乱机场、车站、医院、火车、飞机等公共场所、交通工具或单位秩序的，依照治安管理处罚法第二十三条第一款第（一）项、第（二）项、第（三）项和第二款的规定，分别以（聚众）扰乱单位秩序、公共场所秩序、公共交通工具上的秩序给予治安管理处罚；情节严重、造成严重后果或者在公共场所起哄闹事造成公共场所秩序严重混乱的，依照刑法第二百九十条、第二百九十一条、第二百九十三条的规定，分别以聚众扰乱社会秩序罪、聚众扰乱公共场所秩序罪、寻衅滋事罪定罪处罚。

八、其他妨害疫情防控秩序的行为，依照治安管理处罚法、刑法或其他法律规定，根据情节轻重给予行政处罚或追究刑事责任。

九、外国人违法犯罪的，可以依法附加或直接适用限期出境或者驱逐出境。

特此通告。

中共山东省委政法委员会 山东省高级人民法院

山东省人民检察院 山东省公安厅 山东省司法厅

山东省卫生健康委员会 山东省人民政府外事办公室

2020年3月26日

（《大众日报》2020年3月28日02版）

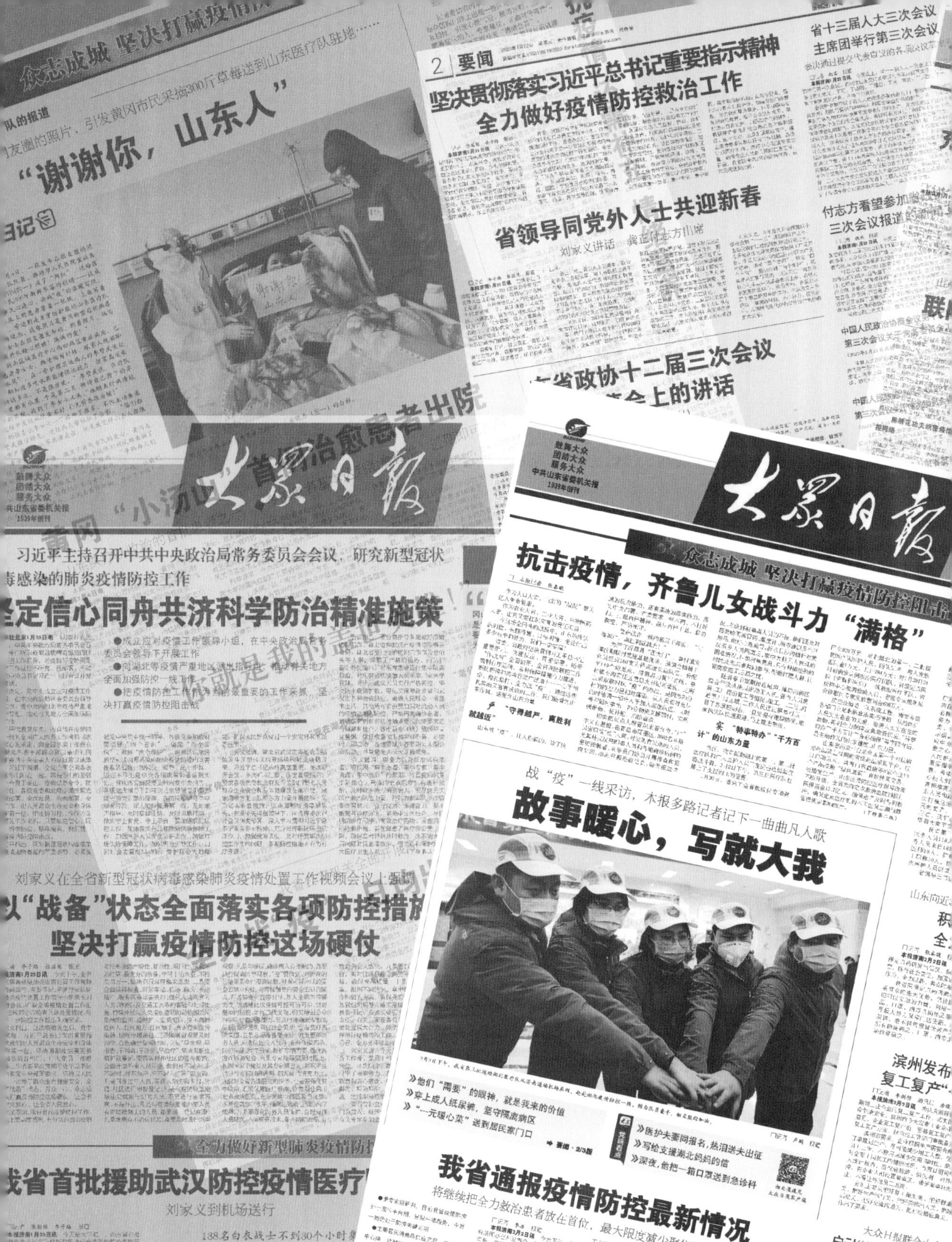

众志成城 坚决打赢疫情防控阻击战

队的报道

友圈的照片，引发黄冈市民采摘300斤草莓送到山东医疗队驻地……

“谢谢你，山东人”

日记

首批治愈患者出院

鼓舞大众
团结大众
服务大众
中共山东省委机关报
1939年创刊

大众日报

黄冈“小汤山”

你就是我的盖世英雄

习近平主持召开中共中央政治局常务委员会会议，研究新型冠状病毒感染的肺炎疫情防控工作

坚定信心同舟共济科学防治精准施策

●成立应对疫情工作领导小组，在中央政治局常务委员会领导下开展工作

●向湖北等疫情严重地区派出指导组，推动有关地方全面加强防控一线工作

●把疫情防控工作作为当前最重要的工作来抓，坚决打赢疫情防控阻击战

刘家义在全省新型冠状病毒感染肺炎疫情处置工作视频会议上强调

以“战备”状态全面落实各项防控措施 坚决打赢疫情防控这场硬仗

全力做好新型肺炎疫情防控

我省首批援助武汉防控疫情医疗队

刘家义到机场送行

138名白衣战士不到30个小时集结

向着武汉，出发

“我报名”

2 要闻

坚决贯彻落实习近平总书记重要指示精神 全力做好疫情防控救治工作

省领导同党外人士共迎新春

刘家义讲话 龚正付志方出席

省政协十二届三次会议

闭幕会上的讲话

省十三届人大三次会议主席团举行第三次会议

付志方看望参加省政协十二届三次会议报道的新闻工作者

联

中国人民政治协商会议山东省第十二届委员会第三次会议关于……

鼓舞大众
团结大众
服务大众
中共山东省委机关报
1939年创刊

大众日报

众志成城 坚决打赢疫情防控阻击战

抗击疫情，齐鲁儿女战斗力“满格”

“守得越严，离胜利就越近”

实“特事特办”“干方百计”的山东力量

战“疫”一线采访，本报多路记者记下一曲曲凡人歌

故事暖心，写就大我

》他们“需要”的眼神，就是我来的价值

》穿上成人纸尿裤，坚守隔离病区

》“一元暖心菜”送到居民家门口

➡要闻·2/3版

》医护夫妻同报名，热泪送夫出征

》写给支援湖北妈妈的信

》深夜，他把一箱口罩送到急诊科

我省通报疫情防控最新情况

将继续把全力救治患者放在首位，最大限度减少聚集性病例发生

山东向近

滨州发布

复工复产

大众日报联合山东省

启动“战疫·曲艺情”

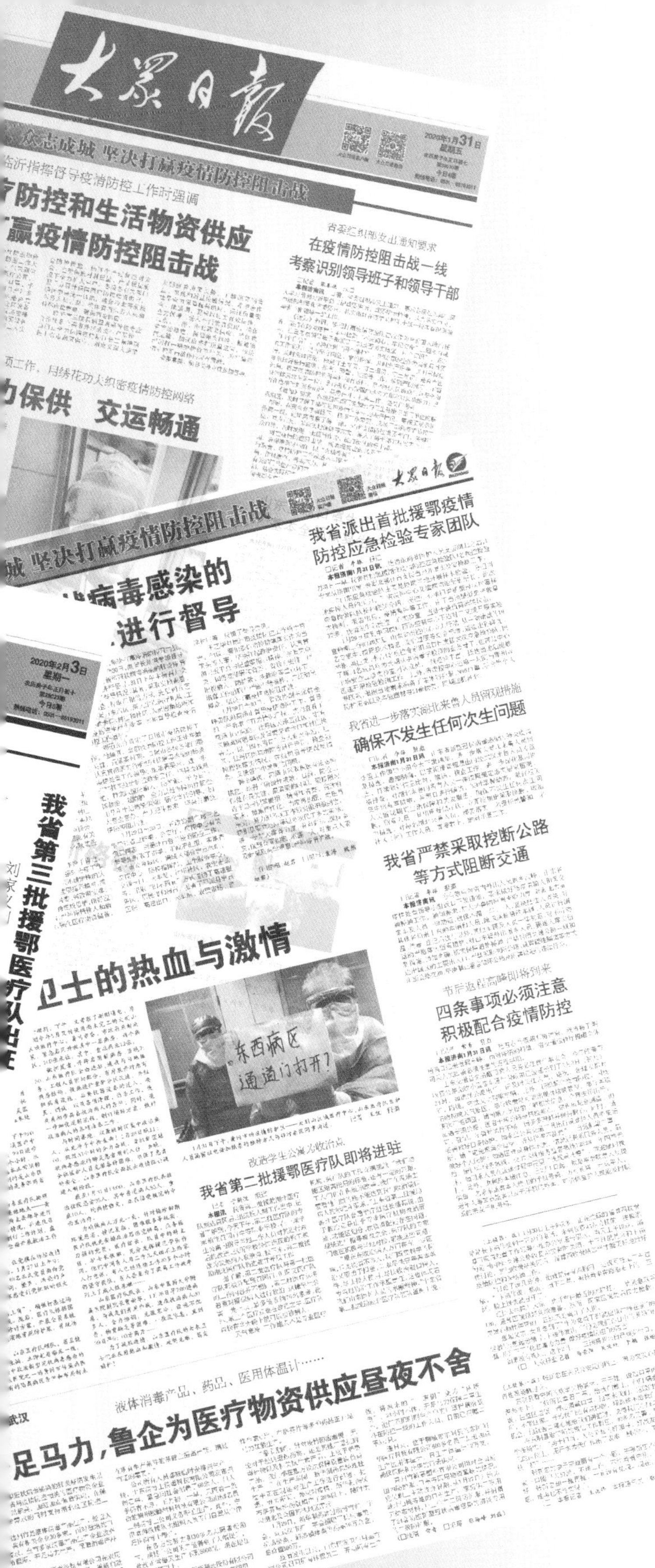

大众日报

众志成城 坚决打赢疫情防控阻击战

临沂指挥督导疫情防控工作时强调

疗防控和生活物资供应

赢疫情防控阻击战

省委组织部发出通知要求

在疫情防控阻击战一线考察识别领导班子和领导干部

力保供 交运畅通

我省派出首批援鄂疫情防控应急检验专家团队

病毒感染的

进行督导

我省进一步落实湖北来鲁人员防控措施

确保不发生任何次生问题

我省严禁采取挖断公路等方式阻断交通

节后返程高峰即将到来

四条事项必须注意 积极配合疫情防控

我省第三批援鄂医疗队出征

卫士的热血与激情

改造学生公寓为收治点

我省第二批援鄂医疗队即将进驻

液体消毒产品、药品、医用体温计……

足马力，鲁企为医疗物资供应昼夜不舍

援鄂前线

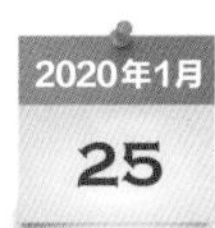

我省首批援助武汉防控疫情医疗队出发

刘家义到机场送行

本报济南1月25日讯 今天是大年初一（1月25日），山东省首批援助湖北省武汉市防控新型冠状病毒感染的肺炎疫情医疗队，今天晚上从济南遥墙机场飞赴武汉，参与疫情防控工作。省委书记、省新型冠状病毒感染肺炎疫情处置工作领导小组组长刘家义到机场送行，代表省委、省政府和全省人民向大家表示崇高敬意和衷心感谢，祝福大家一切顺利、一路平安。

晚8时许，遥墙机场候机大厅内，首批138名医疗队队员带着使命，带着责任，带着全省人民的重托，列队集结，整装待发。刘家义来到医疗队中间，向医疗队总队长授旗。他深情地说，今天是大年初一（1月25日），本应是阖家团圆的日子，但是面临这场突如其来的疫情，广大医务工作者怀着一颗大爱之心，积极响应号召，主动踊跃报名，奋勇奔赴一线，不愧为白衣天使，不愧为我们学习的榜样。生命重于泰山，疫情就是命令。希望大家始终牢记习近平总书记的嘱托，尽自己最大的努力，科学防控、科学救治，同时保重身体，完成好各项救援任务。1亿家乡人民始终是大家的坚强后盾，相信大家同家乡人民一道，万众一心、众志成城，就一定能够打赢疫情防控这场硬仗，家乡人民盼望着大家平安凯旋。

医疗队队员们表示，一定竭尽全力、竭尽所能，坚决完成各项救援任务，决不辜负习近平总书记和党中央的重托，决不辜负家乡人民的期待。

省领导孙立成、孙继业参加活动。

（《大众日报》2020年1月26日01版 / 记者：张国栋 李子路）

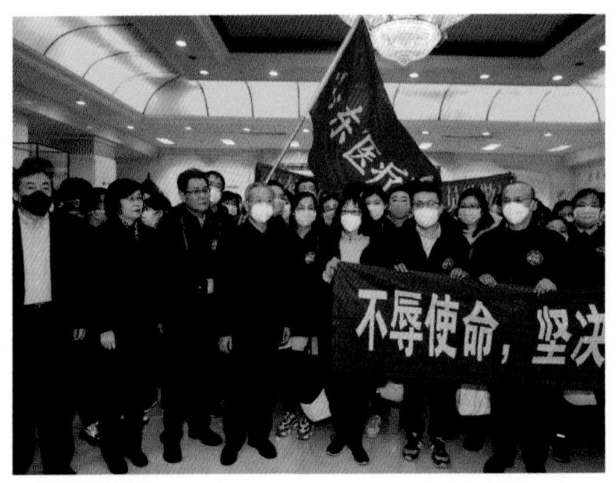

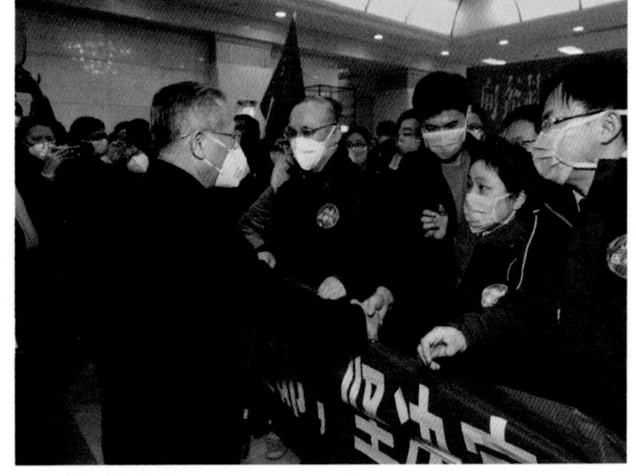

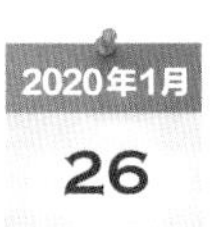

138名白衣战士不到30个小时集结完毕

向着武汉，出发！

“若有召，召必回，战必胜！”

大年初一（1月25日），喜庆的拜年声、祝福声犹在耳畔，齐鲁大地138名白衣战士已集结完毕、踏上征程。

1月25日21点30分，我省组织的首批医疗队登上飞机奔赴湖北，星夜抵达武汉，援助开展新型冠状病毒感染的肺炎疫情防控工作。快速集结的背后，是中国医护人员“敬佑生命、救死扶伤、甘于奉献、大爱无疆”的职业精神的真实写照，是齐鲁儿女勇挑重担、担当作为的生动体现。

“我报名”
——49家三级医院尽遣精英

1月24日，山东大学齐鲁医院呼吸科病房，一直忙碌的护士张静静终于抽出时间看了一眼手机，工作微信群里跳出省卫健委组派医疗队援助湖北应对新型冠状病毒感染的肺炎疫情的通知。

1月24日16时，省卫健委下发医疗队组派通知后，全省49家三级医院立即组织人员遴选。“我亲历禽流感、甲流疫情，有救治经验，又是主管护师，应该首批去。”张静静思索片刻后，发送出“我报名”三个字。

从下发通知到确定首批医疗队成员名单，不到4小时！

包括张静静在内，全省138名医务人员的电话陆续响起：“您入选山东援助湖北应对新型冠状病毒感染的肺炎疫情医疗组第一梯队，请随时做好出发准备。”

驰援湖北，山东尽遣精英。此次，我省援助湖北医疗队队员均是从山东大学齐鲁医院、山东省立医院、山东第一医科大学第一附属医院等省内知名三级医院和承担传染病救治任务的传染病专科医院抽调。医疗队队员中，中高级职称人员占比近70%。

选派人员所属科室均是目前湖北省疫情防控最急需的专业。医疗队共分三个梯队，此次出征的第一梯队中医护人员135人，分普通患者救治医疗队和危重症患者救治医疗队两个分队。其中，普通患者救治医疗队配备呼吸科、感染性疾病科、医院感染管理科等专业的75名医护人员，包括医师30人、护理人员45人；危重症患者救治医疗队配备重症医学科、呼吸与危重症医学科等专业的60名医护人员，包括医师12人、护理人员48人。

“不意外”
——超快速集结背后的医者仁心

1月25日19点，第一梯队138名队员陆续从全省各地抵达济南遥墙国际机场。21点30分，登上直飞武汉的包机。此刻，距离他们收到选派通知、提出申请，还不到30个小时。

这是一次自上而下、快速高效的组织动员。山东省立医院不到半小时就收到近百名医护人员报名，仅用1小时左右就组建起由1名医师、1名技师和4名护士组成的山东省立医院医疗队。省立第三医院呼吸科医师孙金林1月25日上午还在值班，下午便赶回家中收拾行李，傍晚就奔赴机场。

1月25日下午，位于省卫健委的我省新型冠状病毒感染肺炎疫情处置工作指挥部里，电话铃声此起彼伏，几乎所有小组都调动了起来，采取各种措施，扫清医疗队快速出征的一切阻碍：没有现成的防护用品，多方调集筹备；进入武汉交通不便，联系包机直飞……大家心中抱定一个信念——用最短时间把医疗队送抵武汉。

“不意外。”面对这次不到30个小时的超快速集结，孙金林说，在提交申请的那一刻就做好了即刻启程的准备。疫情当前，医疗支援力量早一刻抵达，就可能多救治一位患者。

“去吧，孩子！”
——每位队员背后都有一群人的牵挂和嘱托

“我有近10年菌阳病房工作经验，(参与)肺炎疫情防控，我责无旁贷！”“作为共产党员，面对疫情必须冲锋在前，请求加入医疗队！”“请领导答应我的请求，把首批前往武汉这一任务分配给我，保证完成任务”……接到组派通知后，我省医护人员纷纷请缨出战，各医院、科室的微信群中，这样的报名留言“接龙”不胜枚举，让人泪目。

得知即将启程，最近一直连续加班的张静静抓紧时间回家探望，这时她才把去武汉的消息告诉亲人。父亲以为她是去旅行，连连摆手：“武汉疫情严重，你不能去！”张静静解释后，父亲沉默片刻：“去吧，孩子！这是你的职责。”

每一位医疗队队员的背后，都有一群人的牵挂和嘱托。收到张静静即将出征的消息，同事发信息要她照顾好自己，并格外叮嘱：当地可能药品短缺，尽可能多给病人带去些药物。

他们是父亲，是儿子，是丈夫；她们是妈妈，是女儿，是妻子。但在抗击疫情这个没有硝烟的战场上，他们都是披荆斩棘的勇士。齐鲁医者驰援湖北，将携手筑起疫情防控更强防线！

（《大众日报》2020年1月26日01版 / 记者：李振）

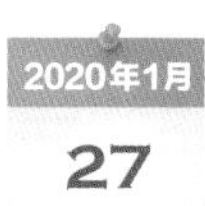

2万副“青岛造”护目镜飞抵武汉

医用口罩、消毒器、无公害蔬菜……“山东情”源源不断送往湖北

本报青岛1月27日讯 分秒必争！2万副青岛造医用护目镜今天20时06分空运至武汉。从接到命令到完成任务，仅用8.5小时。

今天上午，中共中央政治局常委、国务院总理、中央应对新型冠状病毒感染肺炎疫情工作领导小组组长李克强在武汉考察指导疫情防控时，针对武汉医用护目镜短缺问题，提出2万副医用护目镜当天运到。

随后，工业和信息化部安排全国应对新型冠状病毒感染的肺炎疫情联防联控工作机制物资保障组向青岛市政府下达调拨单。

11时40分左右，青岛市政府收到调拨单，旋即部署市工业和信息化局新型冠状病毒感染肺炎疫情防控应急物资生产调度工作专班落实，位于平度开发区的青岛百胜医疗卫生用品有限公司将正在休假的员工召回，迅速查清库存，组织装箱。

15时50分，74箱防疫物资进行装车。青岛市及平度市工信局、公安局、交通运输局通力合作，保证运输物资车辆一路畅通，从组织防疫物资包装到运至机场仅用时2.5小时。

17时10分，物资抵达青岛流亭机场。17时30分，交接给山航专机接货人员。

为将这批护目镜第一时间送达疫区，山航在接到民航局重大办指令后制订了一整套应急支援方案，选派精干力量，运控、青岛分公司、营销委、飞行、货运等各部门通力合作，为医疗物资紧急运输工作做好充分准备。

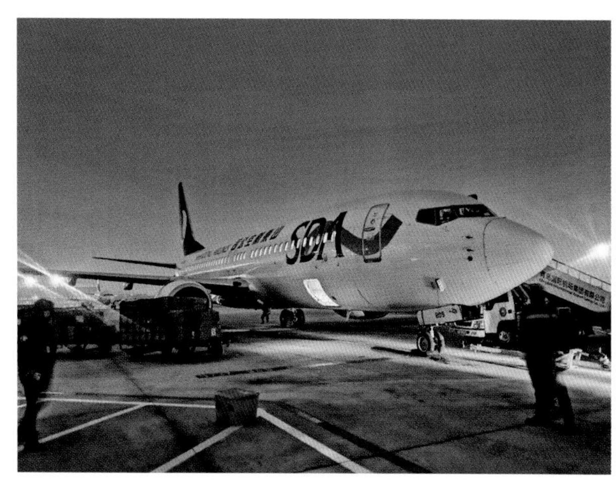

◆山航载送2万副护目镜驰援武汉。

18时17分，满载党中央、国务院关怀和青岛人民深情厚谊的山航SC9001航班从流亭机场启航飞往武汉，并于20时06分抵达。

据悉，与护目镜一同送达的还有5300个医用隔离面罩。所运物资将由地方有关部门尽快发放到医护人员手中。

据了解，青岛百胜医疗用品有限公司主要生产医用防护面罩、医用隔离眼罩，年产2000万个，其中90%以上产品出口欧美、东南亚等地。公司总经理邵泽川表示，能够为全国特别是武汉疫情防控贡献力量，是企业最大的光荣，（企业）将响应政府号召，尽一切力量，为疫情防控做出应有贡献。

（《大众日报》2020年1月28日01版 / 记者：白晓 李媛 常青）

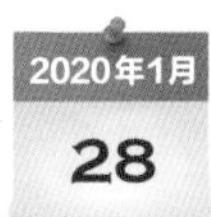

勇担当，“山东情”源源不断送武汉

一方有难，八方支援。

为打赢新型冠状病毒感染的肺炎疫情防控阻击战，在这场没有硝烟的战争中，山东各界积极响应，迅速行动，全力支援武汉等地区。

有机无公害蔬菜驰援

1月26日晚，位于上合示范区青岛多式联运中心的中铁联集青岛中心站发出两车40英尺集装箱支援武汉的有机无公害蔬菜。

为打赢新型冠状病毒感染的肺炎疫情防控阻击战，中铁联集青岛中心站积极响应，第一时间联系青岛冠宇农产品有限公司，购置价值10万元的无公害蔬菜。其中白菜20吨，另一车土豆15吨，萝卜9吨，芹菜1吨。

青岛冠宇农业50多名员工放弃春节休假，大年初一（1月25日）返回公司快速包装加工装车。据中铁联集青岛中心站常务副总经理魏学伦介绍，铁路运输目前是相对安全快捷的一种交通方式，铁路部门启动绿色通道，快速制票装车，协调胶州火车站配合发运，使用单独机车，于26日晚挂运24005车次，20时04分开出，胶新线运行，直达武汉吴家山站。

1月27日，博兴县陈户镇一张手绘交通路线图在微信群流传出来，很快广大村民纷纷自发加入本村交通路线图的绘制队伍中。手绘本村交通路线图的目的是为方便应急车队和必备物资在村内通行。

疫情牵动着亿万人民的心，爱心捐款捐物纷纷涌向慈善机构。

1月27日，山东锣响汽车制造有限公司向湖北省慈善总会捐赠100万元，用于抗击新型冠状病毒感染的肺炎疫情。锣响公司董事长罗公祥一直密切关注疫情发展，遂在得知疫情蔓延后，做出捐款决定，同时还将公司仓库中的口罩免费发放给员工。

国资国企迅速行动全力支援

1月23日、1月26日，省国资委先后两次下发紧急通知，对做好新型冠状病毒感染的肺炎疫情防控工作做出安排，省属各企业充分发挥自身优势，在打赢防控阻击战中履行国企担当、做出国企贡献。

鲁华集团旗下康力医疗是我省医护产品重点生产企业。疫情发生以来，该企业日均产量达日常产量的2倍，已累计向武汉及其他发生疫情的城市提供各类医用口罩和防护服140万余件。

山东能源旗下新华医疗全面启动应急预案，组织人员加班加点生产疫区急需的医疗用品，安排专人专车，以最快速度运往武汉。该企业最近三天已经连续向武汉地区多家医疗机构供应超过20万瓶手卫生产品。此外，还通过快递物流向全国14家医疗机构发运医用空气净化消毒器151台，向河北省石家庄市、保定市、邯郸市、唐山市等6地市的14家医疗机构发送手用消毒液550箱。

山航集团制订《新型冠状病毒感染的肺炎可疑暴露者和密切接触者管理方案》。1月25日，接到运输医疗队前往武汉的航班任务后，山航紧急调配飞机、调派机组，于当晚执行SC9001航班搭载山东首批医疗队驰援武汉。本次医疗支援包机航班共运送143人前往武汉，其中医护人员138名，以及防护用品、药品、急救品等物资3590公斤。

浪潮集团了解到湖北省黄冈等地出现防疫物资告急的情况，立即搜集寻找紧缺医疗物资发往疫区。首批包括医用手术防护服9000件、防护口罩18000个、医用帽子16000个、医用手套35000双、紫外线消毒车30辆以及医用冰箱、生物安全柜等医用实验物资在内的共计近10万件物资已从各地启运，近日陆续抵达黄冈疫区最前线。同时，浪潮还组织成立了IT通信运维应急团队，全力为疫区提供通信保障，确保在黄冈、孝感、利川三地的云数据中心业务系统平稳运行。

同时，山东省属企业还重点对驻湖北分支机构开展疫情应对处置。疫情发生后，山东高速立即要求湖北公司按照最高级别启动应急响应，其下属各个高速公路运营单位均成立了应急工作专班。为保障汉南区抗击疫情期间的供水安全，水发集团所属武汉鲁控水务有限公司全体员工坚守岗位，春节期间配备供水抢修专车6台，每日保持14名抢修人员待命。

泰山保险为我省首批援助湖北省武汉市防控新型冠状病毒感染的肺炎疫情医护人员、省卫健委一线带队人员、随队媒体记者，共计143人，每人提供意外伤害身故、残疾100万元，意外伤害医疗10万元，疾病住院医疗30万元，疾病门诊医疗3万元，疾病住院津贴每人保额3.6万元。以上为每位队员共提供146.6万元的风险保障，全体保障金额共计2.09亿元。1月27日上午，泰山保险方面已将143份保单送到省卫健委，为援助人员提供了强有力的风险保障。

民企展现“山东担当”

除了国资国企，山东的民营企业也各尽所能，加入驰援武汉的队伍中。

魏桥创业集团捐款3000万元，其中向武汉慈善总会捐款1000万元、向山东慈善总会捐款1000万元、向滨州慈善总会捐款1000万元，用于新型冠状病毒感染的肺炎疫情防控和对参与治疗的医护人员的补助奖励。

连日来，武汉火神山医院正在加紧建设，用于定点救治新型冠状病毒感染的肺炎患者，急需大型专业空调机组用于排风系统建设。恰好此时齐鲁制药一批排风机组12台设备，正准备从制造厂家博纳环境（太仓）有限公司发运济南，而这批设备也正好符合火神山医院的建设需求。得知这一消息后，齐鲁制药当即决定，把机组调转方向发往武汉，驰援医院建设。据了解，这批机组将用于武汉火神山医院隔离负压病房的排风系统使用，确保新型冠状病毒在排风系统中被有效杀灭，避免二次污染。

1月25日19时许，一辆大货车从临邑县天鼎丰非织造布有限公司出发，向目的地武汉驶去。大货车里装着16万平方米武汉火神山医院急需的土工布等材料，用于医院防水防渗工程建设。

火神山医院项目确定后，医院防渗工程、污水处理工程等施工项目所需要的物料采购工作交由东方雨虹集团和高能环境共同完成，其中，“火神山”医院的防渗工程所需要的土工布订单一大部分交到了东方雨虹集团的全资子公司天鼎丰公司手中。接到“火神山”医院的材料订单后，天鼎丰公司第一时间成立紧急工作小组，协调库存，本该休假的数十名本地工人，放弃休假返回岗位，将在仓库中存放的土工布整理、装车，仅用半天时间，就将16万平方米土工布装车发往武汉。

（《大众日报》2020年1月28日02版 / 记者：王爽 杜辉升 李剑桥 赵国陆）

山东350吨免费爱心菜捐送武汉

本报寿光1月28日讯 28日中午12点，14辆满载山东援助武汉免费爱心菜的货车从寿光出发，开往武汉。这批蔬菜重达350吨，价值200多万元，有黄瓜、西红柿、茄子等。

1月27日傍晚，国家发改委协调从山东每天紧急调运蔬菜供应武汉市，山东省委、省政府对此高度重视，立即安排潍坊寿光紧急调配优质蔬菜驰援武汉。

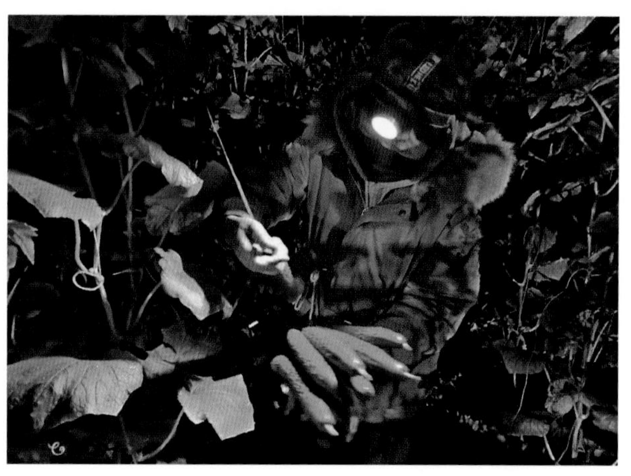

◆ 1月28日凌晨1时许，寿光市的蔬菜种植户在大棚里采摘蔬菜。

从接到国家发改委紧急通知，到组织蔬菜发车，寿光市委、市政府仅用18个小时。27日晚上6点半，寿光市立即召开会议安排部署，连夜成立工作组。

4小时后，寿光市孙家集街道范于村黄瓜种植户陈强、朱幸红夫妇收到村委转发的孙家集街道党委摘黄瓜的通知。睡了不到3个小时，28日凌晨1时，陈强、朱幸红就起床了，骑着电动车来到温室大棚摘黄瓜。

“一方有难八方支援，想到武汉人民现在日子有难，我们睡不着觉，就早早起来摘黄瓜，摘了400多斤。”朱幸红说。往常，他们凌晨3时许才起来采摘。

据介绍，此次提供蔬菜的有孙家集街道、洛城街道、古城街道、稻田镇、纪台镇和寿光蔬菜物流园。

像陈强夫妇一样，涉及供应蔬菜的镇街干部、种植户几乎都是一夜无眠。“我们给全街道78个村、200多家蔬菜收购点都下发了通知，联系广大种植户，准备约3200箱黄瓜，早上6时送到指定地点。”孙家集街道办事处主任李晓东说。

在菜农们忙碌时，位于寿光蔬菜物流园的寿光检测集团快检室灯火通明，工作人员正在检测蔬菜样品。“必须确保武汉市民吃上优质放心的蔬菜。”寿光检测集团董事长王德亭说，28日早上7时，所有批次的蔬菜检测完毕，结果均为合格。

“武汉加油，中国加油”“山东人民与武汉人民心连心”，工作人员在每辆车上贴上鲜艳的标语。为确保蔬菜及时抵达武汉，每辆车上配了2名司机。29日，这批寿光菜就能端上武汉市民的餐桌。

据介绍，首批350吨新鲜蔬菜将无偿捐送给武汉市。28日之后，寿光将根据武汉市对蔬菜的需求情况，继续每天组织约600吨质优价廉的新鲜蔬菜，按照市场价格供应武汉。

“寿光连续2年遭遇灾情，得到全国四面八方的援助。如今武汉遭到疫情，我们也尽绵薄之力。”寿光市委常委、副市长乔日升说。

（《大众日报》2020年1月29日01版 / 记者：杨国胜 石如宽）

山东医疗队收治首批患者

开辟黄冈“小汤山”，疫情防控阻击战进入新阶段

本报黄冈1月28日电 今晚11时，经过山东省第一批援助湖北应对新型冠状病毒感染的肺炎疫情医疗队全体人员与黄冈市医务工作者的共同努力，有黄冈“小汤山”之称的大别山区域医疗中心紧急启用，迎来首批新型冠状病毒感染的肺炎患者，这标志着山东医疗队全面抗击疫情的疫情防控阻击战进入一个新的阶段。

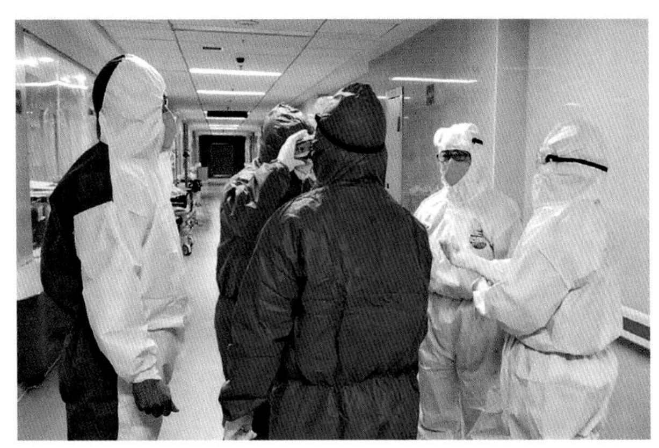

◆1月28日23：00，黄冈“小汤山”——大别山区域医疗中心，山东医疗队医护人员着防护服上岗，开始接收首批病人。图为医护人员正在做最后准备。（丁敏、王凯报道）

“我们是在跟时间赛跑，是从死神手中夺生命！”山东第一批医疗队总领队张韬说，重症患者在生死的边缘，我们早一点儿介入，一方面能缓解当地已经疲惫的医

护人员的压力，争取时间；更重要的是让患者得到更及时有效的救治，为更好控制疫情争取时间。

大别山区域医疗中心是一项原计划今年5月交付使用的未完成工程。疫情当前，按照黄冈市政府的决策，山东医疗队与当地医务人员、工程人员密切配合，统筹协调、严格标准，克服各种困难，创造条件，经过30个小时的奋战，完成了建立三区二通道等基础设施改造，以及各项清洗消毒工作，开辟了2个隔离病区，共100张床位，其中12张用于重症监护，基本具备收治病人的条件。同时，通过不断完善优化运转流程，评估每位患者的病情，指导制订转运方案，做好了收治病人的各项准备工作。

全力以赴，攻坚克难，救治患者。黄冈是目前湖北省除武汉之外病例数最多的城市，山东省第一批援助湖北应对新型冠状病毒感染的肺炎疫情医疗队，面临诸多困难和挑战，将周密组织、统筹调配、科学安排人力、技术、物资资源，稳步推进病人的救治工作。目前，山东第一批援助湖北医疗队普通救治组75人，其中30名医生、45名护士；重症救治组60人，其中12名医生、48名护士，已全面投入战斗，为坚决打赢这场疫情防控阻击战贡献自己的力量。

（《大众日报》2020年1月29日02版 / 特派记者：王凯）

我省第二批援鄂医疗队抵达黄冈

刘家义到机场送行

本报济南1月28日讯 今天下午，我省第二批援助湖北省防控新型冠状病毒感染的肺炎疫情医疗队，从济南遥墙机场飞赴湖北，参与疫情防控工作。省委书记、省新型冠状病毒感染肺炎疫情处置工作领导小组组长刘家义到机场送行。

在机场候机大厅，即将出发的医疗队队员整齐列队，士气昂扬，充满必胜信心。刘家义代表省委、省政府和全省人民向医疗队全体队员表示崇高敬意和衷心感谢。他说，支援湖北是山东义不容辞的政治责任。大家是全省广大医务工作者的优秀代表，一定要牢记习近平总书记嘱托，用无私大爱和精湛医术，用心用情救治病人，全力投入疫情防控工作，同时要做好防护、保重身体，圆满完成各项任务。1亿家乡人民始终是大家的坚强后盾，我们坚信，在以习近平同志为核心的党中央坚强领导下，在广大干部群众共同努力下，一定能打赢这场疫情防控阻击战。祝福大家一切顺利，期待你们平安凯旋。

山东第二批赴湖北医疗队共138人，其中省卫生健康委机关3人、医护人员135人。医护人员分别来自11家省属医疗机构和16市的53家三级医疗机构，涉及呼吸、感染性疾病、医院感染管理、急诊、重症医学、护理等6个专业。

省领导孙立成、孙继业参加活动。

（《大众日报》2020年1月29日01版 / 记者：李子路 张国栋）

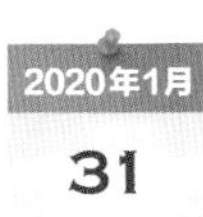

我省派出首批援鄂疫情防控应急检验专家团队

本报济南1月31日讯 继选派两批医护人员支援湖北之后，1月31日一早，我省首批驰援湖北疫情防控应急检验队4名疾控检验专家从济南出发，赴湖北鄂州市支援当地开展实验室检测工作。

“山东应急检验队主要是协助当地开展样本检验，分担当地疾控人员的压力。”省疾控中心艾滋病防治所副所长、此次应急检验队队长孙晓光介绍，疾控中心承担着新型冠状病毒样本检测、报告出具、疫情监控等工作，由于当地疑似患者数量较多，疫情发生后疾控中心实验室一直处于满负荷运转状态。

1月29日接到中国疾病预防控制中心下达对口支援开展实验室检测工作的通知后，山东省疾控中心立即行动，从主动请战的18名专家中，按照技术精湛、政治过硬等综合标准，遴选出孙晓光、林彬、吴巨龙、李岩4名疾控专家组成首批支援武汉应急检验队。据了解，4名成员均为长期从事病毒学检测的业务骨干，也都是中心生物安全三级实验室团队成员，一线经验丰富，抵达当地后能够迅速开展检验检测工作。此外，省疾控中心还第一时间与鄂州取得联系，根据当地需求准备了连体防护服、N95口罩、手套等个人防护用品以及实验器材等14箱物资，同期送抵湖北。

（《大众日报》2020年2月1日02版 / 记者：李振）

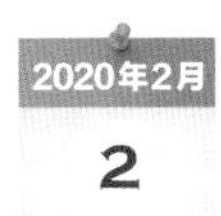

我省第三批援鄂医疗队出征

刘家义到机场送行

本报济南2月2日讯 今天下午，我省第三批援助湖北医疗队从济南遥墙机场启程，赶赴湖北疫情防控一线。省委书记、省新型冠状病毒感染肺炎疫情处置工作领导小组组长刘家义到机场送行。

下午5时许，医疗队队员在机场候机大厅列队集结，整装待发。大家满怀信心、斗志昂扬，表示要坚定信心、不辱使命、敢打必胜，誓为保护人民群众生命健康付出最大努力。刘家义为医疗队总领队授旗，代表省委、省政府和全省人民向医疗队全体队员表示崇高敬意和衷心感谢。他说，大家积极响应中央号召，毅然奔赴疫情防控一线，用大爱之心和精湛医术践行习近平总书记关于把人民群众生命安全和身体健康放在第一位的重要指示，不愧为全省医务工作者的优秀代表。希望大家牢记习近平总书记嘱托，全身心投入到患者救治中，同时做好自我防护，高标准高质量完成各项任务。面对疫情，山东人民和湖北人民心手相连、共克时艰，坚决打赢这场疫情防控阻击战。大家是山东人民的使者，1亿家乡人民始终是大家的坚强后盾，我们会尽全力做好后勤保障工作，盼望着大家平安凯旋。

我省第三批援鄂医疗队共121人，其中医务人员118人、省卫生健康委机关3人。医务人员分别来自18家省属及大学附属医院，共有医师18人、护理人员100人，其中副高级以上职称10人。按照国家卫生健康委要求，此次医护人员以重症医学专业为主。

省领导王书坚、孙立成参加活动。

（《大众日报》2020年2月3日01版 / 记者：李子路 张国栋）

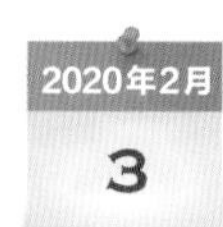

我省第三批援鄂医疗队启程奔赴湖北

千里驰援，山川相隔心脉相连

2月2日下午，济南遥墙机场人头攒动，我省第三批支援湖北抗击疫情的医疗队队员在此集结，告别亲人同事，踏上不知归期的征途。

整理行装、搬运物资、相拥送别……忙忙碌碌中，有不舍，有牵挂，更有“若有召，召必回，战必胜”的信心和决心。18时55分，包机抵达武汉天河机场，一场形势严峻的战斗正等待着他们。

就在几个小时前，一名三年级小学生的作文在朋友圈走红：“现在疾病又来了，它威胁大家的生命和健康。妈妈要尽医生的责任，去保护大家。这是妈妈当医生的初心。我想了想，最终同意妈妈去武汉支援，但我要妈妈保证一定会安全回来，妈妈答应了我。”

方格纸上的字迹歪歪扭扭，这篇题目叫作《妈妈的初心》的作文的作者，正是许霞8岁的儿子。许霞是山东大学齐鲁医院呼吸与危重症医学科主治医师，2003年非典期间，她恰好在医院实习，目睹了前辈们日夜奋战的身影。受此影响，考研时，她报考了呼吸专业。

“17年过去了，现在轮到我上战场了，最放心不下的就是儿子，但临走前得到了他的理解，我很欣慰。”许霞说。

此次我省派遣的118位医务人员，来自18家省属及大学附属医院。翻开名册不难发现，此次出征队员中男护士占比过半。

“我们派出的10名队员全部由男医生和男护士组成，其中包括2名医生和8名护士。”青岛大学附属医院副院长李环廷向记者介绍，队员们都经过了严格的培训，无论在思想上还是生理上，都做好了充足的准备，多选派男性，主要是考虑到他们生理结构更方便、体力更好。

林辉就是其中一员，36岁的他经验丰富。他告诉记者，出发在即，自己还没有告诉在泰安老家的父母。“主要还是怕他们担心，”他笑了笑，“戴着口罩的话，即使有媒体报道，应该也认不出来。希望他们不要认出我。”

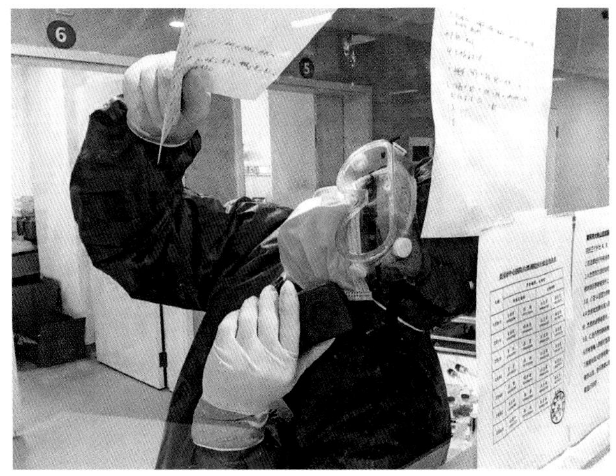

◆2月2日，在黄冈市的疫情防护区——大别山区域医疗中心感染病房，山东医疗队队员、临沂市中医医院感染管理科主任庄步辉隔窗与非污染区队友沟通、仔细核对医嘱。（记者王凯报道）

来自滨州医学院附属医院的“90后”护士常文胜的孩子刚刚出生27天。“第一批选派的时候我就跟妻子商量，我说我要去，想让她有个心理准备。昨天下午接到通知时，妻子还是哭了。”常文胜说，只有全身心投入到救治病人的工作中，才能不留遗憾。

铮铮誓言，殷殷重托。这是生命的托付，也是英雄的赞歌。

山东与湖北，虽山川相隔但心脉相连。齐鲁医者千里驰援，不计报酬、不计得失，将与当地通力合作，共同打赢疫情防控阻击战。“请家乡人民放心。”“相信我们。”“一定能成功。”飞机已经起飞，医疗队队员的声声承诺，犹在耳畔。

（《大众日报》2020年2月3日02版 / 记者：于新悦）

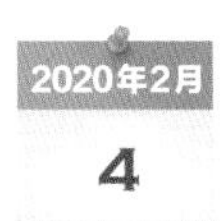

黄冈“小汤山”首例治愈患者出院

本报黄冈2月4日电 今天下午3时15分，黄冈“小汤山”——大别山区域医疗中心首例新型冠状病毒感染的肺炎治愈患者出院，这标志着山东援助湖北应对新型冠状病毒感染的肺炎疫情医疗队在疫情防控阻击战中取得阶段性成果。

患者为年轻女性，是山东援助湖北医疗队收治的首批患者之一。患者1月24日确诊新型冠状病毒感染的肺炎入院，1月28日晚转到大别山区域医疗中心东四病区，经过医护人员7天的科学救治、精心护理，病情持续改善，连续几天无发烧、咳嗽、咳痰及憋喘等症状，自身没有任何不适，行肺CT检查提示有明显改善，连续2次核酸检测为阴性，各项生理、生化指标均正常，经医疗专家组综合评估，达到国家卫健委有关治愈患者的标准，正式出院。

“这个病可防、可治，并不可怕，相信在山东医疗队专家的帮助下，其他患者也一定能够早日康复出院！”患者王某对山东医疗队医护人员的有效治疗、用心呵护和心灵关怀表示衷心的感谢。

科学施策，全力救治。据山东医疗队队长、山东中医药大学附属医院副院长贾新华介绍，针对患者的年龄和病情特点，山东医疗队不断完善诊疗方案，逐步建立科学规范的诊疗程序、有效治疗药物和救治措施，实施个性化治疗，患者树立了战胜疾病的信心。坚持中西医并重，专门成立中西医结合治疗专家组，辨证论治，在严格遵循国家卫健委诊疗方案给予支持治疗、抗病毒治疗的基础上，根据患者的舌苔脉象给予中药汤药治疗，使患者的临床症状迅速缓解，治疗取得了显著效果。截至出院时，患者已经没有任何不适。

目前，大别山区域医疗中心共有来自山东、湖南的4支医疗队进驻，共收治确诊患者440多例。山东医疗队（第一批）是第一支开辟进驻的医疗队，经过与黄冈市中心医院的广大医护人员并肩拼搏奋战、科学治疗、精心照顾，取得阶段性成果，已有多例患者病情明显好转，症状基本消失，部分一次核酸检测为阴性，基本达到治愈标准，近期即可痊愈出院，与家人团聚。

截至2月3日24时，黄冈市累计报告新型冠状病毒感染的肺炎病例1422例。

（《大众日报》2020年2月5日02版 / 记者：王凯）

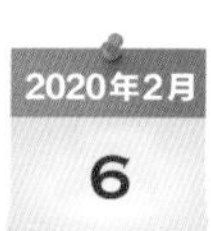

山东医疗队医护人员用自己的专业和爱心

抗击病毒，为患者撑起一片天

新型冠状病毒感染的肺炎疫情突如其来。支援，到最危险的地方去，到最艰苦的地方去。

“我报名！”“我可以！”“让我去！”舍弃休假、放弃团聚，省卫健委下发医疗队组派通知，我省医护人员一呼百应，为抗击疫情挺身而出。

进驻黄冈，挺进大别山！连日来，来自全省不同医院的数百位医护人员拧成一股绳，奋战在抗击疫情的最前线。在这里，一幕幕暖心画面不断上演，这些“逆行者”用行动汇聚成温暖洪流，凝聚起抗击疫情的强大力量。

用视频见证儿子到来

2月5日11时24分，黄冈抗“疫”一线，首批山东医疗队队员、山东第一医科大学第二附属医院重症医学科护士李成龙，通过手机视频，“见”到了自己呱呱坠地的儿子。

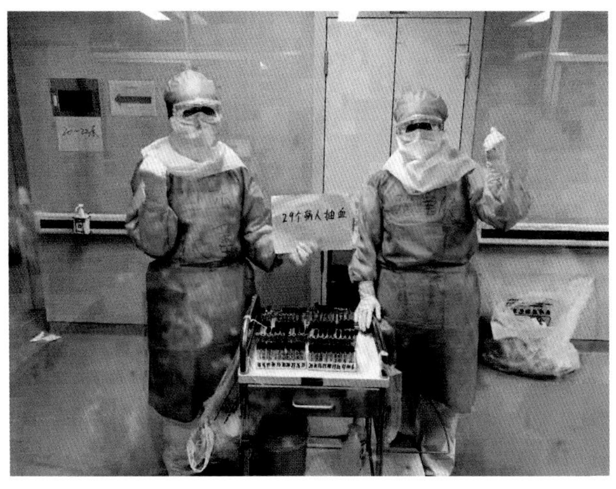

◆黄冈市大别山区域医疗中心，山东医疗队医护人员通过纸条与非污染区同事沟通，并相互鼓劲加油。（记者王凯报道）

“预产期原本是正月十五（2月8日）。”李成龙在电话中告诉记者，这是他与妻子的第二个孩子，原本想着能够陪她一起见证新生命的到来，没想到一场突如其来的疫情改变了所有的计划。大年三十（1月24日）下班前，李成龙没有和妻子商量，便“自作主张”申请参加援鄂医疗队。“她当时挺着个肚子，眼睛通红，坐在那儿一声不吭。”虽然满是恐惧和担心，但同为医务工作者的妻子仍旧全力支持丈夫的选择和决定。

5日上午9时30分，下了夜班还没休息多久的李成龙，看到同事的信息才知道妻子已经到了医院，准备进行剖宫产手术。为了让李成龙安心，他的科室主任和同事们轮流给他开视频、发图片、发语音。身在黄冈，李成龙用一种特别的方式见证了孩子的到来。

“放心吧，嫂子有我们照顾。”微信群里，同事的安慰与祝福让李成龙感到格外温暖。

在大后方不断支援山东医疗队以便其可以安心工作的同时，队员们也在用自己的专业和爱温暖着湖北人民。

在大别山区域医疗中心，不仅要对病人进行身体上的护理，抚慰他们敏感的心灵更为重要。李成龙清晰地记得他护理的第一个意识清晰的病人。那是一位62岁的大爷，刚入院时，十分紧张害怕，由于憋闷严重，连翻身都需要他人帮助。李成龙耐心安慰老人，告诉他不管吃饭喝水还是大小便，都可以随时叫他，不用觉得不好意思，他都会在身边。

“我一说完，他就哭了，像个孩子一样，我心里很不是滋味。”大爷告诉他，生病后需要隔离，没有家人陪伴，感到很孤独。如今得到山东医疗队的关怀，又有了战胜疾病的信心和力量。

儿子出生后，李成龙在朋友圈里发了这样一段话：“我只是一名普通的医务工作者，来这里是义务、是使命；但不是只有前线才伟大，身后的人们一样伟大。我们必定胜利、平安回归！”

让这里的人们尽快回归安宁

山东援鄂医疗队的工作条件，具体而现实：怕病毒通过空气循环所以关闭了空调，没有取暖系统的病房阴冷潮湿；防护服不多且穿脱不便，那就少喝水甚至不喝水……

“纵使风险和挑战无数，但是我的心愿依然简单——让这里的人们尽快回归安宁。”威海市立医院呼吸与重症科主治医师曲涛在日记本上这样写道。

手术衣、N95口罩、眼罩、鞋套、防护服，再加一层反渗透手术服……这些天，穿脱防护服越来越熟练。所有衣物均为一次性，医疗资源也很紧张，只要穿上就要持续一个班次转运的时间，不可中途脱下。

“里三层外三层的防护服，穿着本来就很热，只要穿一会儿就满脸是汗。”滨州市人民医院急诊科主管护师徐文鹃说，每天从下午3时穿上防护服，到晚上11时脱下，整整8个小时，没有一点儿想上厕所的感觉。因为本身就不吃不喝，再加上衣服不透气，脱下护目镜和防护服的时候，里面全是水珠。

“隔着面罩、眼罩，实在透不过气，我们说话主要靠‘喘’和‘喊’，一圈下来，里面一层衣服已经湿了。但看到患者的回应和笑容，别说衣服湿了，嗓子哑了也开心。”曲涛说，穿上防护服，他们仿佛有了“超能力”，把病毒挡在身后，为患者撑起一片天。

疫情严峻，确诊人数仍在攀升，高强度、超负荷成为这些医护人员的工作常态。

“我所在的病区，患者没有家人陪护。协助将近40名患者大小便、吸氧、翻身、吸痰，以及倒水、打水、修理床头灯、拿被子递衣服，这是我和战友两个人的任务。”下班时，脸颊被防护面具压出了深深的印子，鼻梁上直接被压出了一个小水泡，当卸下那套防护面具时，山东中医药大学第二附属医院呼吸内科主管护师孙宪洁落泪了。

但劳累并没有使她丧失信心。“几天来，我经历了自己人生中很多个第一次，我愿意像前辈们一样不怕牺牲，在危险困难面前挺身而出，用一腔赤诚和热血为祖国和人民做出应有的贡献。”孙宪洁说。

没有一个冬天不可逾越，没有一个春天不会来临。青岛市中心医院呼吸与危重症医学科主管护师邢乃娇在日记中写下这样一段话：“加药、清洁消毒、擦拭仪器、补充无菌物品、传送药物、患者早餐、送化验标本，兼顾保洁……6小时的工作时间，转瞬即逝。春天来了，愿山河无恙，人间皆安。我们的疫情防控阻击战，必胜！”

（《大众日报》2020年2月6日02版 / 记者：常青 于新悦）

2020年2月
7

我省派出援助湖北护理队

2月6日，山东援助湖北护理队从济南站出发，35名护理队队员由来自济南、泰安、淄博等地基层医疗单位的专业护理人员组成。在济南站候车室举行的简短欢送仪式上，护理队队员手捧鲜花、集体宣誓，相互鼓劲加油。

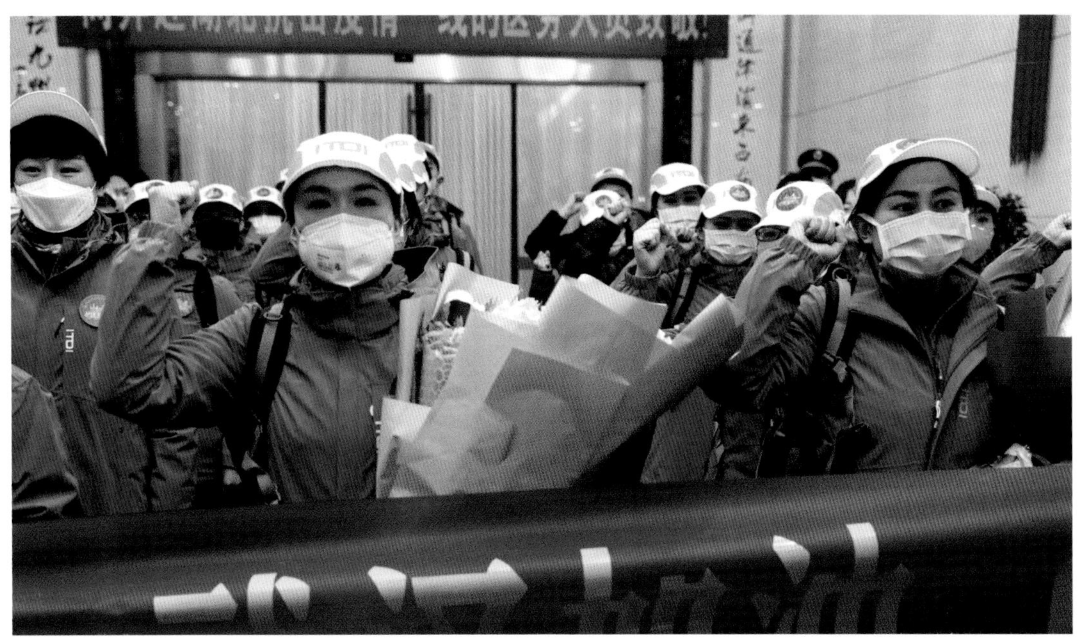

（《大众日报》2020年2月7日01版 / 记者：卢鹏 王世翔）

山东全力支援湖北应急物资及蔬菜供应

确定30家企业为应急保供基地，加大北京上海蔬菜供应

在疫情防控这场没有硝烟的战争中，湖北是最前线。全国一盘棋，鲁鄂一条心。山东认真贯彻习近平总书记重要指示精神和党中央决策部署，全力以赴保湖北保重点，为全国大局做出山东贡献。

自1月23日开始，日照三奇医疗卫生用品有限公司便进入了人停机不停、24小时作业的“战斗”状态。整个春节假期，不仅员工不休，工厂驻地周围的一些群众、学生、以前离开的老员工也在这个特殊时期前来支援。开足马力、全员冲锋，在董事长王常申看来，这是一个企业的责任和担当。

东营市神州非织造材料有限公司纺粘无纺布生产车间里，机器轰鸣声也未断过，总经理助理田维强介绍，春节期间，公司陆续接到500多吨口罩布及其他医疗防护用品的订单，这些医疗物资将主要发往湖北等地。

数据显示，截至2月3日，我省已发往湖北各类口罩721.98万只、防护服14.12万套、防护面罩12.5万个、隔离眼罩（护目镜）6万个，为抗“疫”一线提供坚实的支持和保障。

不仅医疗物资，“前线”方方面面的需求都牵动着山东企业的心。

12个车间彻夜轰鸣，24小时完成生产，60小时投入使用，争分夺秒只为武汉！2月3日，一辆载着“青岛城阳制造”的货车经过长途奔袭驶达武汉，车上载着的是一所新建医院急需的供水设备。

此前两天，位于青岛市城阳区的三利集团下达生产命令，要为武汉在2月5日交付的一所新建医院提供支援，50多名工人火速集结，到2月2日晚设备就调试完成。而在正常情况下，同样的设备要半个月才能交付。

冠县冠州集团用3天时间生产了镀锌钢板1500吨，助力武汉火神山医院、雷神山医院等建设。潍坊中鼎集成房屋有限公司大年初一（1月25日）起召集100名工人复工生产，已向雷神山医院运送活动板房800多套，折合1.6万平方米。

同时，我省充分发挥农业大省优势，加大蔬菜、粮油、肉类等对外供应，保障北京、上海、湖北等重点地区群众日常生活所需。

2月6日一早，经过800公里的长途跋涉，由邹城市友硕生物、恒信生物、利马菌业捐赠的100吨“邹城蘑菇”到达武汉。“为武汉抗击疫情尽些绵薄之力”，这是捐赠企业负责人的朴素心声。

据省商务厅统计，截至2月5日，山东已累计向湖北捐赠蔬菜、水果2311吨。这其中，有寿光连夜调配无偿驰援武汉的寿光蔬菜350吨，有兰陵、金乡、滕州向武汉无偿捐助的新鲜蔬菜160吨、优质大蒜500吨、土豆66吨，有平邑县农民自发捐赠黄冈的蒜黄100吨，有阳信仙女湖农业开发公司、东营三义富硒农业开发公司联合捐赠黄冈的梨25吨……

据介绍，我省已建立湖北省应急和生活物资联保联供机制。省商务厅主动与湖北省商务厅联系了解蔬菜需求，建立了湖北重点蔬菜流通企业名录库。寿光市与武汉三大商超集团签订供货协议，每天向武汉提供质优价廉的蔬菜600吨，确保武汉蔬菜市场保供稳价。

作为蔬菜生产供应大省，在保障省内蔬菜供应充足，全力满足湖北蔬菜需求的同时，我省还加大了对北京、上海的供应。我省确定潍坊、临沂等10市的30家企业为京沪蔬菜应急保供基地。目前，30家企业日供京沪蔬菜能力2156吨、品种28个。2月3日，供应北京1050吨、上海1130吨；2月4日，供应北京980吨、上海770吨。

（《大众日报》2020年2月7日01版 / 记者：赵小菊 付玉婷 代玲玲）

山东省第五批援助湖北医疗队奔赴前线

刘家义到机场送行

本报济南2月7日讯 今天下午，山东省第五批援助湖北医疗队暨山东大学齐鲁医院第四批援助湖北医疗队从济南遥墙机场启程，奔赴湖北疫情防控一线。省委书记、省委新型冠状病毒感染肺炎疫情处置工作领导小组组长刘家义到机场送行。

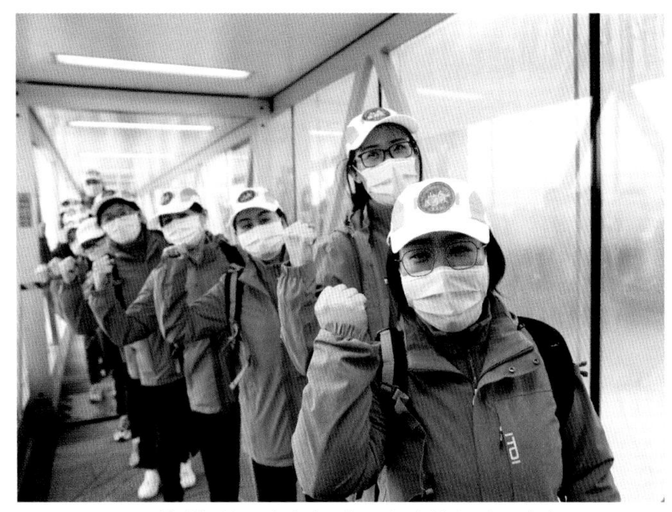

◆2月7日，即将登机的医疗队队员相互加油鼓劲。（记者卢鹏、王世翔报道）

机场候机大厅内，医疗队队员带着使命、带着责任，列队集结、整装待发。刘家义代表省委、省政府和全省人民向医疗队全体队员表示崇高敬意和衷心感谢。他说，大家积极响应中央号召，带着滚烫之心、大爱之情，奔赴疫情防控一线，用生命护佑生命，以实际行动践行习近平总书记关于把人民群众生命安全和身体健康放在第一位的重要指示精神。希望大家始终牢记总书记嘱托，发挥专业优势，用精湛医术全力以赴救治患者，努力提高治愈率。希望大家始终保持昂扬斗志和乐观心态，勇担使命，履职尽责，做好自我防护，圆满完成各项任务。1亿家乡人民始终是大家的坚强后盾，我们会尽全力做好后勤保障工作，期盼大家平平安安去、健健康康回。

山东大学齐鲁医院第四批援助湖北医疗队共有131人，包括31名医师和100名护理人员，其中副高级以上专家17人，科室主任、副主任5名。医疗队将被派往武汉大学人民医院东院区工作。

省领导王书坚、孙立成，山东大学党委书记郭新立参加活动。

（《大众日报》2020年2月8日01版 / 记者：张国栋 李子路）

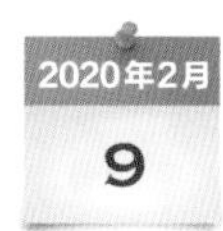

千里之外的黄冈“小汤山”，山东医疗队队员在隔离病房度过了一个特殊节日

奔忙中，她忘了这个元宵节

2月8日，正月十五，注定是个不一样的元宵节。新冠肺炎疫情仍没有丝毫减弱的迹象，对远离家乡与亲人、坚守在抗击疫情前线的山东医疗队队员们而言，这个元宵节有着特殊的意义和味道。

来到黄冈10余天，日复一日在千头万绪中奔忙的山东第一医科大学第一附属医院重症医学科护士长查子慧，只记得每天上什么班次、应该从几时上到几时，根本没有了日期的概念。若不是经人提醒，她也想不起来今天本是万家团圆的元宵节。

查子慧在湖北度过了4年的大学生活，这里也是她心中的第二故乡。1月24日，得知在召集山东援助湖北医疗队，她立马报了名，并于25日夜间随队来到黄冈，全身心投入到抗击疫情的战斗中。

临行前，5岁多的儿子感冒尚未痊愈，查子慧告诉他："妈妈要去'杀病毒'，要离开家很长一段时间……"儿子立马冲她伸出大拇指："妈妈你太棒啦！你把病毒'杀'完就可以回来啦！"也许在小朋友的想象中，妈妈的工作就像动画片里消灭怪兽一样简单，妈妈也像超人一样强大。

"工作的时候不会去想孩子，下了班也尽量不看他的照片，更不敢跟他视频……"查子慧说着，泪水已情不自禁地流了下来。

在黄冈的这些日子里，查子慧兼管院感防控，配制高浓度消毒剂时挥发出的化学气体，常常呛得她剧烈咳嗽，喘不过气来，连续多日的干咳，让她晚上都很难睡个安稳觉。

其实，参加工作17年来，查子慧早已习惯了在岗位上度过大大小小的节日，然而今年这个元宵节却完全不同于往年。

2月8日，查子慧排的是总值班，负责处理医嘱及病房里的各种事务，早上7时从驻地乘班车出门，处理了两个复杂重症病例，一直忙到18时下班，连中午饭也没顾上吃。回到驻地，20时30分才跟家里视频报平安，没想到儿子拿过手机不说话，也不让挂断，只让妈妈陪着"看电视"，母子二人通过晃动的手机屏"观看"了40多分钟的元宵节晚会。

"我们就是来救治病人的！虽然不知疫情什么时候结束，也不管未来病房会由谁接管，现在都要细致地做好每项工作，建立治疗标准、流程和规范，保证让每一位患者来了，都能接受安全规范的治疗，早日回家团聚……"查子慧在日记里写道。

几天来，随着一批批治愈患者出院，隔离病房里好消息频传：又有几位患者核酸检测已经是阴性了，并且CT结果显示病灶在逐渐变小，病情将进一步好转，如无意外，很快就可以痊愈出院。

对于查子慧和队友们来说，今年的这个元宵节，更加忙碌、充实、难忘。

（《大众日报》2020年2月9日02版 / 记者：王凯）

我省增派三批医疗队驰援湖北，援助湖北医护人员总数达1266人

牢记嘱托不辱使命敢打必胜

刘家义到机场送行

本报济南2月9日讯 今天下午，我省第六批援助湖北医疗队暨山东大学第二医院援助湖北抗“疫”国家医疗队从济南遥墙机场启程，奔赴湖北疫情防控一线。省委书记、省委新型冠状病毒肺炎疫情处置工作领导小组组长刘家义到机场送行。

下午2时30分许，医疗队队员在机场候机大厅列队集结、整装待发。大家满怀信心、斗志昂扬，宣誓同舟共济、众志成城、不辱使命，坚决打赢疫情防控阻击战。刘家义代表省委、省政府和全省人民向医疗队全体队员表示崇高敬意和衷心感谢。他说，大家带着责任、带着使命，带着对武汉人民的大爱和全省人民的重托毅然奔赴前线，用实际行动坚决落实习近平总书记关于把人民群众生命安全和身体健康放在第一位的重要指示要求。希望大家牢记总书记嘱托，同时间赛跑、与病魔斗争，科学防控、精准施治，不断提高诊治水平，严格做好自我防护，展现白衣天使的风采，展现山东人民对湖北人民的深情厚谊。我们正想尽一切办法扩大生产，全力做好前线医护人员物资保障，1亿家乡人民始终是大家的坚强后盾，期待大家平安凯旋。

山大二院援助湖北抗“疫”国家医疗队由131名医护人员组成，包括31名临床医生、100名护理人员。医疗队将与其他省市17支医疗队一起，整建制接管华中科技大学同济医学院附属同济医院光谷院区16个重症病区和1个重症监护室。

省领导孙立成、孙继业，山东大学党委书记郭新立参加活动。

本报济南2月9日讯 今天下午，我省第八批援助湖北医疗队从济南遥墙机场飞赴湖北疫情防控一线。省委书记、省委新型冠状病毒肺炎疫情处置工作领导小组组长刘家义到机场送行。

下午5时30分许，医疗队队员来到机场候机大厅，列队集结、整装待发。大家斗志昂扬，表示要坚定信心、不辱使命、敢打必胜。刘家义代表省委、省政府和全省人民向医疗队全体队员表示崇高敬意和衷心感谢。他说，大家积极响应中央号召，坚决落实习近平总书记关于把人民群众生命安全和身体健康放在第一位的重要指示，毅然奔赴疫情防控一线，用生命护佑生命，与病魔斗争、与时间赛跑。希望大家始终牢记总书记嘱托，奉献爱心、奉献热情，织密防护网，用精湛医术努力提高患者治愈率，为湖北人民带去信心和力量，不负1亿家乡人民的重托。希望大家做好防护、保重身体，我们会尽全力做好后

勤保障工作，期盼大家平安凯旋。

我省第八批援助湖北医疗队由来自省内153家医院的303名医护人员组成，包括103名医师、200名护理人员，其中副高级以上职称25人。

今天上午，我省第七批援助湖北医疗队已从青岛飞赴武汉。医疗队共有264名医护人员，分属青岛市和青岛大学附属医院。省委常委、青岛市委书记王清宪，市长孟凡利到机场送行。截至目前，山东援助湖北医护人员总数已经达到1266人。

省领导孙立成、孙继业参加在济南的活动。

（《大众日报》2020年2月10日01版 / 记者：李子路 张国栋）

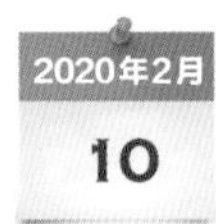

挺进“大别山” 利剑斩疫魔

——山东第一批援助湖北医疗队黄冈抗击疫情纪实

武汉疫情如火，湖北告急!

疫情就是命令，时间就是生命。

1月25日，大年初一，武汉市新型冠状病毒肺炎疫情肆虐，山东省第一批援助湖北抗击新型冠状病毒肺炎医疗队143名勇士，千里急驰，英勇逆行，飞赴武汉；1月26日凌晨2时30分，按照国家卫健委要求到达指定集结地点——湖北省黄冈市；

1月26日，清点统筹自备物资，全员集中学习，接受防控培训；

1月27日当晚7时30分，挺进尚未完工的大别山区域医疗中心；

1月28日晚11时，首批新冠肺炎患者顺利转入大别山区域医疗中心；

在短短30小时之内，将一幢尚未完工的大楼改造成了一个能够基本正常运转、唯一拥有重症监护室的呼吸道传染病隔离病房，这里迅速成为黄冈市抗击疫情、救治患者的重要阵地和骨干力量……

科学决策，挺进“大别山”

疫情如火，湖北告急!

1月26日凌晨2时30分，抵达黄冈市的第一时间，医疗队立即与黄冈市主要领导一起分析和研判黄冈市疫情和救治情况，并连夜召开各专业组长会议，分析医疗队所面临的形势和困难，明确各项工作任务和努力方向。

病房在哪里？！病床在哪里？！没有足够的病床及时收治病人，是当时的主要矛盾。

1月27日，领队张韬率领各专业组组长赶赴临床一线，在黄冈市集中收治新冠肺炎患者定点医院之一的黄冈市传染病医院，对隔离病房的布局、条件、院感防控等方面按照有关要求进行了流程优化、设施改造，并与当地医护人员一起对重症患者进行了集体会诊，细化了诊疗方案。

在红色革命老区，开辟一家符合条件的传染病医院、设立感染隔离病房迫在眉睫。山东医疗队向黄冈市新型冠状病毒肺炎指挥部主动请缨，迅速挺进刚刚实现通电尚未完工的大别山区域医疗中心。

大别山区域医疗中心是黄冈市中心医院新院区，设计1000张床位，主体工程、室内外装饰装修已基本完成，原计划2020年5月整体搬迁。疫情暴发后，黄冈市果断决策启用，连夜抽调大批施工人员和志愿者及10余台工程机械车进驻施工改造，力争在最短时间内将其改造成黄冈版“小汤山医院”，集中收治确诊病人。

细致准备，规范流程上战场

坚决落实党中央决策部署，对疫情防控特别是患者治疗工作进行再研究、再部署、再动员。山东医疗队把人民群众生命安全和身体健康放在第一位，把疫情防控工作作为当前最重要的工作来抓。

先培训，后上岗，尽可能保护医护人员，避免交叉感染，减少非战斗性减员，根据最新版治疗方案，全员强化业务培训和实战演练。

医疗队迅速制订工作计划，严肃安全纪律和工作纪律，制定严格的防护用品使用、穿戴规范，绘制的“12步流程图”在队员中传阅：洗手、更换洗手衣、戴帽子口罩、穿防护服、戴第一层手套、戴大鞋套、戴护目镜、戴第二层帽子口罩、穿一次性隔离衣、戴第二层手套、戴短鞋套、对镜检查或双人互查。

既不便于消杀，又有碍防护服穿脱，长发成了女性医务工作者个人防护的一大安全隐患。2月28日，大别山区域医疗中心收治病人前，40多位队员主动剪去心爱的长发，为正式上战场做好最后的准备。

山东医疗队队员、菏泽市传染病医院护士孟贞，对年前刚刚花“大价钱”又修、又染还不到1个月的秀发恋恋不舍，但最终仍下狠心剪了个“学生头”。“只要有利于疫情防控，怎么剪都值！”对孟贞来说，已有10多年没有剪过这么短的短发了。

盘点自带物资，为全面开展救治工作做好充分准备。478件医用防护服、296件防渗透隔离衣以及397个1621AF防冲击性防护眼罩、医用防护面屏、2985个N95防护口罩、15689副一次性乳胶手套等医用物资，以及部分自备药品，进行逐一登记造册，统筹调配，责任使用。

攻坚克难，开辟黄冈“小汤山”

这是一场与疫魔的极限竞速，与时间赛跑，与死神抗争，起跑即冲刺，开战即决战。

以最短时间集中收治病人，从死神手中抢生命！1月27日晚7时30分，山东医疗队全面进驻大别山区域医疗中心，连夜与当地医务、工程人员密切配合，有序对原有病房结构、设施进行重新分区改造，并组织病房设施、必要仪器设备的迁入、安置、调试。

做拓荒者，启用新病房，开辟主战场。医疗队进驻大别山区域医疗中心后，迅速投入改造基础设施、开辟隔离病区的战斗，将南楼四层改造为感染隔离病房，设2个病区，开放床位100张，其中，设重症病床12张。

攻坚克难，奋力拼搏，构筑阻击疫情桥头堡。白衣战士冲进了仍处于工地状态的“阵地”，当起了工程师、搬运工、保洁员，全面开展病房布局、物资归整、三区两通道的设置和优化，以及场地清理、消杀工作，使病房初步具备收治病人的硬件条件；建立各项病房工作流程、诊疗规范，以及病人出入院、医生护士交接班、院感防护、医嘱处理等制度，摸索出了在“战时”应急救援状态下创建工作秩序的经验。同时，进一步细化运转流程，指导制订转运方案，做好收治病人的各项准备工作。

“最后的半天，医疗队的时间全是掐着秒表，以半小时为单位计时！”张韬介绍，“几时几分进物资、几时几分装设备、几时几分清场、几时几分消杀、几时几分穿防护服、几时几分接病人……都卡着点推进。”

经过30个小时的全力奋战，1月28日晚11时，首批新冠肺炎患者顺利转入大别山区域医疗中心。接下来的日子里，这里成为黄冈市抗击疫情、救治患者的重要阵地。

（《大众日报》2020年2月10日02版 / 特派记者：王凯）

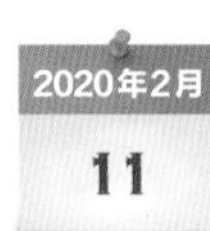

山东蓝天救援队赴武汉协助管理受捐物资

随着大批量捐赠物资逐步运抵武汉，当地仓库中转调运与分发运输压力增加。为确保捐赠快速分发，我省第一时间调集29名蓝天救援队队员组成山东蓝天救援队援助湖北第一梯队赴武汉开展受捐物资管理工作。

“目前，队员们在当地主要开展物资的接收、登记、运输和发放工作，确保高效准确地将物资配送到一线。”山东蓝天救援队队长王骁宙告诉记者。第一梯队队员们的作业地点是位于武汉市黄陂区的中华慈善总会、湖北省慈善总会疫情防控捐赠物资联合应急仓库。仓库临近武汉天河机场，总面积7300平方米，是湖北省指定的3家海外物资捐赠接收仓库之一，目前已有来自土耳其、印度、英国、美国、泰国等国家的捐赠物资存储在此。接收到的捐赠物资原则上要求在24小时内发放完毕，因此需要大量的仓库管理相关人员进行支持。

“2月7日下午从山东出发，驾车连夜于8日一早8时许抵达武汉。”山东蓝天救援队援助湖北第一梯队领队王之文介绍。按照惯例，救援队除了携带防护服、口罩、手套等医用物资，随队出征的还有一辆移动餐饮车，车上自热食品、饮用水、蔬菜、米面等一应配齐，目的就是保证救援队自给自足，不给当地增添额外负担。

据悉，第一梯队计划在武汉服务10天左右，搭建物资库餐饮保障平台，熟悉物资库库管运行模式，为后续抵达的第二、三、四梯队打好前站。

王之文介绍，因为仓库物资实在是太多，抵达当日顾不上搭建自己的餐饮保障平台，就开始着手整理物资，第一天队员们一宿没睡。直到9日晚，救援队自己的餐饮保障平台才搭建完成，等队员们吃上第一口热乎饭时已经到了10日凌晨0点40分。任务繁重，环境艰苦，队员们依旧斗志昂扬，互相调侃：“千里迢迢来武汉，就是为了辛苦。”

据介绍，目前山东蓝天救援队第二梯队队员已完成集结，其中绝大多数为针对物资管理工作配备的专业人员，如叉车工、库房管理人员等。救援队也已做好协助当地开展消杀的准备。王骁宙介绍，第二梯队将随队携带一辆适应山地及小街巷环境的全地形消杀车，此外还订购了500台弥雾机，计划收货后马上送抵武汉。

（《大众日报》2020年2月11日03版 / 记者：李振）

山东省第九批援助湖北医疗队奔赴前线

龚正到机场送行

本报济南2月11日讯 今天下午，山东省第九批援助湖北医疗队从济南遥墙机场启程，奔赴湖北疫情防控一线。省委副书记、省长、省委新型冠状病毒肺炎疫情处置工作领导小组组长龚正到机场送行。

下午4时许，医疗队队员来到机场候机大厅，列队集结、整装待发。队员们斗志昂扬，表示要坚定信心、众志成城、不辱使命、敢打必胜。龚正为医疗队授旗，代表省委、省政府和全省人民向医疗队全体队员表示崇高敬意和衷心感谢。他说，在疫情防控的紧要关头，大家积极响应习近平总书记和党中央的号召，按照省委、省政府部署，踊跃报名、挺身而出，奔赴疫情防控一线，驰援湖北、驰援武汉、驰援黄冈，体现了白衣天使大爱无疆的崇高品德，体现了深厚的家国情怀和强烈的责任担当。支援湖北、支援武汉、支援黄冈，使命光荣、责任重大、任务艰巨。希望同志们拿出过硬的担当，把思想和行动统一到习近平总书记关于疫情防控工作重要讲话、重要指示精神上来，把人民群众生命安全和身体健康摆在第一位，越是艰险越向前，发挥好自身专业优势，科学有序开展疫情防控各项工作，全力以赴完成好支援保障任务。希望大家严格按照操作规程，加强自我保护，保持健康的心态，带着责任去、平平安安回。全省人民是大家的坚强后盾，期盼着同志们平安凯旋。

山东省第九批援助湖北医疗队共119名医务人员，其中12名医生援助武汉方舱医院，107名医护人员援助黄冈。对口支援黄冈市疫情防控前方指挥部先遣队同时启程奔赴黄冈一线。

副省长孙继业参加活动。

（《大众日报》2020年2月12日01版 / 记者：袁涛 孙源泽）

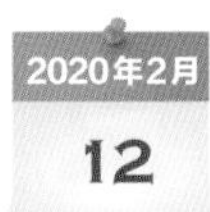

山东医疗队在黄冈治愈32人

累计救治病人311例，下一步提高重症、危重症抢救成功率

本报讯 2月11日21时，湖北省人民政府新闻办公室召开新闻发布会，湖北省人大常委会副主任、黄冈市委书记刘雪荣，山东、湖南医疗队负责人出席，发布疫情相关情况并回答记者提问。

发布会上，山东医疗队（第一批）领队、山东省卫健委二级巡视员张韬介绍了山东医疗队在黄冈开展救治工作的情况。据他介绍，1月26日凌晨，按照国家卫健委统一部署，山东医疗队到达黄冈，主要开展了开病区、救病人、防感染三方面的工作。

一是疾速挺进，开辟病区。1月27日晚7时30分，山东医疗队第一个进驻尚未完工的大别山区域医疗中心，立刻与当地有关人员密切配合，克服重重困难，开展病区改造、创建工作。开辟出南楼四层2个病区共100张床位，其中12张用于重症监护，建立起基本具备收治呼吸道传染病患者条件的隔离病房。同时，评估每位待转入患者的病情，细化运转流程，制订完善方案，努力做好收治病人的各项准备工作。经过近30个小时的奋战，1月28日晚11时，第一批新冠肺炎确诊病例成功转入大别山区域医疗中心。

二是科学施策，全力救治。为确保病人万无一失，山东医疗队专门成立由重症、呼吸、护理、院感等专业专家组成的专家组，因人施策，制订个性化中西医诊疗方案，统筹调配、科学安排，集中人力、技术、物资等优势资源，全力做好救治工作。并在集中收治病人的前3天，优先安排政治思想觉悟、业务水平高的党员、医疗组长值班，以应对各种情况，确保患者安全。尤其是在重症患者救治方面，制定ICU（重症监护病房）收治标准与流程，统一药物方案和非药物措施，实现救治的规范化与同质化，做到医疗救治工作开展平稳有序。截至2月11日18时，山东医疗队在黄冈共开辟220张床位，累计救治病人311例，其中重症患者20例，治愈32人。

三是规范流程，严防院感。为避免交叉感染，杜绝非战斗减员，一方面山东医疗队按照国家卫健委“先培训，后上岗”的要求，全面强化防护业务培训和实战演练，严格考核，达标上岗；另一方面强化消杀措施落实，制定科学的隔离病房防护用品使用、穿戴规范，绘制“12步流程图”并严格执行，针对关键环节实行“人盯人战术”，严格规范管理所有人员，构建起新冠肺炎防控“防火墙”。

对于山东医疗队医疗物资和后勤保障是否跟得上的问题，张韬表示，目前在国家、地市、前方、后方共同努力下，山东医疗队物资紧缺状况得到有效缓解。通过建立计划性供给、责任性使用的工作机制，精确测算、科学调配每天的基本用量，大大提高了物资使用效率和保障供应能力。目前，医疗队生活物资充足，医疗物资供应基本可以保障医疗工作正常有序运转。张韬表示，下一步山东医疗队将按照国家统一要求，重点做好以下几个方面工作：一是提高重症、危重症的抢救成功率，降低死亡率。二是将前期形成的工作手册在所有的医疗队中，尤其是县市级医院、援助队伍中进行推广，发挥更大作用。

（《大众日报》2020年2月12日02版 / 记者：常青 王凯）

我省援助湖北第九批医疗队出征，心理辅助类专业医师与疾控人员随行

“胜利终将属于我们”

“团结就是力量，这力量是铁，这力量是钢，比铁还硬，比钢还强！”2月11日15时30分，济南遥墙机场安检口，山东援助湖北第九批医疗队队员高唱《团结就是力量》，个个满怀信心、斗志昂扬。再过30分钟，他们便将从济南出征湖北，为抗击疫情再添山东力量。

记者在出征仪式现场了解到，此次出征湖北的第九批医疗队共有119名医务人员，其中12名医生援助武汉，107名医务人员援助黄冈。医疗队成员来自全省46家医疗卫生机构，共有医师45人、护理人员67人、疾控中心7人。其中，副高级以上职称23人、中级职称66人。

山东省耳鼻喉医院副院长韩其政是第九批援助湖北医疗队的队长，这位省内一流的呼吸科专家直到接到出征指令的前一刻，还坚守在门诊岗位上。“我是呼吸科的，专业最对口最合适，去黄冈是责任，早就做好了拎起行李就走的准备。”作为此次的领队，韩其政表示将充分发挥自己在团队中的管理统筹和协调职能，把队员平安带回家乡。

谈起此批医疗队的独有特点，韩其政提到，此次心理辅助类专业的医师也在其中。他表示，随着疫情的持续发展，不管是患者还是医务工作者，都会不同程度地出现心理上的畏惧和恐慌，良好的心理状态是最强的免疫力，心理干预也将成为此次援助的重要部分。

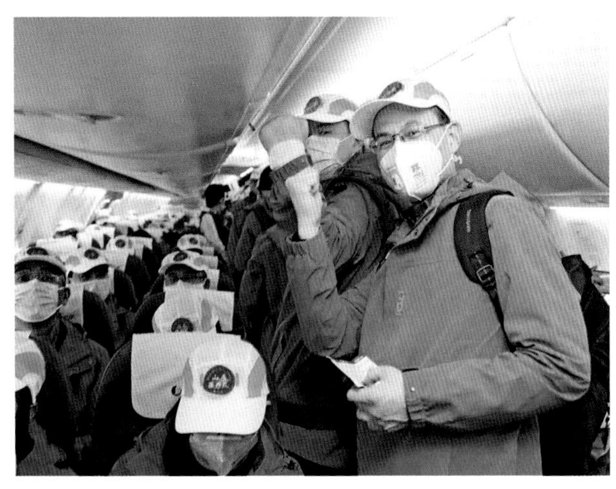

◆2月11日下午，济南遥墙机场，山东省第九批援助湖北医疗队出征，队员们在起飞前相互鼓劲加油。（记者卢鹏、王世翔报道）

没有紧张和畏难的情绪，记者在省中医内分泌科护士长高瞻身上感受到的是激动。“大年三十（1月24日）我就报名了，前几批都没有我还很失落，现在终于梦想成真了。”当记者问起有没有在临行前和家人好好告个别的时候，高瞻摇了摇头，她

说即便孩子就在离自己不远的父母家中寄住，即便她有时间，也没有回去看一眼。“我不想去面对那种分离的时刻，也不想让自己在关键时刻分心，我想积攒起力量，将其全部投入到救治工作中去！”

在此批医疗队中，还有7名来自山东省疾控中心的疾控人员，他们将代表我省疾控的精英力量奔赴黄冈，进行确诊病例监测、流行病学调查和疫源地消毒等防疫工作。山东省疾控中心环境卫生监测评价所副所长刘雷也是其中一员，他表示将把山东疾控一流的工作水平和扎实的工作作风带去湖北。

谈起家人，刘雷突然变得柔软了很多。他的妻子在济南市传染病医院工作，作为临床医生，因为害怕传染给家人，妻子只能在外租房子单住，夫妻二人难得见上一面，还要隔着一扇门。如今刘雷即将奔赴一线，家中两个孩子只能交给父母看管。谈起这一时的难关，刘雷的语气轻柔、眼神坚定：“胜利终将属于我们！”

（《大众日报》2020年2月12日02版 / 记者：常青）

从口罩、防护服、消毒液等防护物资生产，到火神山、雷神山医院建设——
与疫情赛跑，山东民企冲锋在前

这是一场没有硝烟的战争。新冠肺炎疫情暴发以来，山东民营企业反应迅速，闻风而动，主动放弃春节休假，组织工人返岗返工，昼夜奋战，加紧生产急需物资，火速驰援防疫前线。

除夕前后，抗击疫情最基本的“防火墙”——口罩和防护服出现了短缺。工信部应急物资重点储备生产企业——日照三奇医疗卫生用品有限公司（简称“三奇医疗”）立即采取行动，积极克服时间紧、任务重、春节假期在岗职工数量不稳定等困难，安排500多名工人分两班轮流上岗，采取“人停机不停”模式，保持24小时生产不停。

“我们是从腊月二十八（1月22日）开始加班生产，公司的正式员工不到300人，其他200多名工人是从工厂驻地周围村庄召集的，也有以前离开的老员工。”三奇医疗副总经理车进军说，截至大年初一（1月25日），三奇医疗发往武汉240万只口罩、7万余套防护服、2.8万个防护面罩。到2月10日，三奇医疗每天向湖北提供100万只医用外科防护口罩、5万只防护口罩、0.5万套医用一次性防护服。

不仅三奇医疗刷新着自己的生产纪录，位于淄博市的蓝帆医疗股份有限公司同样在和时间赛跑。1月25日，这家生产一次性PVC手套的民营企业，在董事长刘文静的带领下，成立了重大疫情应急响应指挥工作小组。“大年初一（1月25日），工人开始陆续返岗，我们实行三班倒、24小时连轴转，确保满负荷开起生产线。”刘文静说。从1月27日起，蓝帆医疗调整开设了5条疫情专用手套生产线，确保每天医用手套供应量达到400万副以上。

在潍坊昌邑市，山东昌邑乾浩无纺布制品有限公司于1月26日开始复工。“我们是外贸企业，产品全部供出口，不在国内销售。疫情发生后，我们说服海外客户，决定把年前赶工的口罩优先供给国内使用。”公司负责人姜孟辉说，自开工至今，企业放弃了所有国外订单，开足马力保障国内口罩供给，“每天坚持生产12小时，日产口罩10万只以上”。

1月27日，位于滨州市阳信县克达康消毒制品公司召回放假工人，日产84消毒液15吨、罐装酒精1.3吨、抗菌洗手液2.5吨。同一天，作为口罩专用熔喷料供应商，山东道恩集团接到总需求超1000吨的订单，公司排除困难，开足马力加班加点生产……与病毒抗争、与疫情赛跑，山东民营企业冲锋在前，勇于担当。

在武汉防疫工作中，火神山、雷神山两所医院承担着重大救治任务。两所应急医院分别在8天、15天内拔地而起，而这其中有山东民营企业的奉献与担当。

1月27日，山东冠县冠洲集团接到火神山医院建设方委托函，急需1500吨镀锌钢板。“接到委托函后，集团立即召集员工提前返岗，当天出货达到300吨。”冠洲集团副总经理周立府说，公司用了3天时间，将1500吨镀锌钢板准时交付火神山医院建设方。

“第一个订单是在大年三十（1月24日）晚上接到的，雷神山医院订购集装箱房800套，大年初一（1月25日）就要开始发货。”潍坊中鼎集成房屋有限公司总经理曹永刚说，为了尽快召集工人返工，自己开车到各个村接人。短短14天，中鼎集成生产出1200多套集装箱房，加上之前库存的500多套，共计1700多套集装箱房火速驰援包括雷神山医院在内的湖北多个地市医院的建设。

28个小时，这是青岛特锐德旗下川开电气完成雷神山医院配电工作的时间。1月31日中午12时，川开电气接到武汉雷神山医院建设增援求助，要求2月2日配电设备到现场。接到通知后，企业按工序将人员分成7个战斗小组昼夜奋战，设备在2月1日中午12时正式启运。

（《大众日报》2020年2月12日02版 / 记者：齐静　通讯员：厉桦楠）

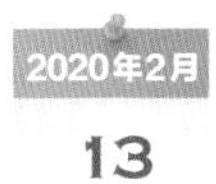

山东省对口支援黄冈前方指挥部暨第十批援助湖北医疗队出征

刘家义龚正到机场送行杨东奇同机前往

本报济南2月13日讯　今天下午，山东省对口支援湖北省黄冈市疫情防控前方指挥部暨第十批援助湖北医疗队，从济南遥墙机场启程，飞赴湖北黄冈疫情防控一线。省委书记、省委新冠肺炎疫情处置工作领导小组组长刘家义，省委副书记、省长、省委新冠肺炎疫情处置工作领导小组组长龚正到机场送行。

省委副书记、山东省对口支援黄冈疫情防控前方指挥部指挥长杨东奇同机前往。

下午3时30分许，前方指挥部成员和医疗队队员来到停机坪，列队集结、整装待发。大家怀着坚定信念、充满必胜信心，宣誓不忘初心、不畏艰险、不辱使命，坚决奋战到底，不获胜利决不收兵。医疗队总领队带领全体队员大声高呼：黄冈加油！湖北加油！中国加油！

刘家义代表省委、省政府和全省人民向前方指挥部成员和医疗队队员表示衷心感谢和崇高敬意。他说，我们坚决贯彻习近平总书记重要指示精神，第一时间成立对口支援黄冈前方指挥部，先后派出十批医疗队奔赴前线，带着山东人民对湖北人民的大爱，支援湖北疫情防控工作。今天，大家带着责任、带着使命，带着全省人民的重托出征黄冈，我们为你们送行。希望大家始终牢记习近平总书记关于把人民群众生命安全和身体健康放在第一位的重要指示，按照党中央决策部署，发挥共产党员先锋模范作用，用精湛医术科学防控、精准施治，彰显医者仁心的奉献精神。山东湖北心手相连，一家人众志成城、共克时艰。希望大家不辱使命、不负重托，以实际行动展示山东风采，表达山东人民对湖北人民的深情厚谊。希望大家严格做好自我防护，1亿家乡人民始终是大家的坚强后盾，期待大家平安凯旋。

杨东奇在发言时说，我们一定牢记使命，坚定信心，扛牢责任，埋头苦干，树立形象，坚决完成任务。

出征仪式结束后，刘家义、龚正等省领导向前方指挥部成员和医疗队队员挥手告别，目送大家登上舷梯。

我省第十批援助湖北医疗队由来自省内35家医院的123名医务工作者组成，包括40名医生、83名护士，其中副高以上职称12人。目前，山东省援助湖北医务人员已达1499人。

省领导王书坚、孙立成参加活动。

（《大众日报》2020年2月14日01版 / 记者：李子路 张国栋）

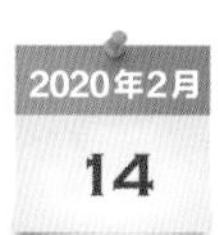

山东第十批援助湖北医疗队奔赴黄冈疫情防控一线

“父亲为我理了发，送我上战场”

2月13日，济南阳光明媚，天空湛蓝，迎来了温暖的早春天气。下午3时，济南遥墙机场停机坪上，“坚定信心，众志成城，不辱使命，敢打必胜”的口号阵阵传来，喊出了山东人的豪迈，喊出了齐鲁儿女的一腔赤诚。再过一会儿，山东省对口支援黄冈前方指挥部暨第十批援助湖北医疗队即将登上飞机奔赴湖北，奔向祖国最需要他们的地方。

记者在现场了解到，山东第十批援助湖北医疗队共123名医护人员，来自35家医疗机构，其中医生40人、护士83人。40名医生中：副高以上职称11人，中级职称27人；重症专业17人，呼吸专业9人。83名护士中，副高以上职称1人、中级职称47人。截至目前，我省已向湖北派出十批医疗队总计1499人。

出发前夕，一队“光头”医护人员走进机场，引人注目。采访后得知，这是来自滨州医学院附属医院的医护团队，队中的8名男队员都在出发前一天理成了光头。“前面几批过去的同事也给我们提醒，理发会减少细菌滋生，有助于开展工作，所以我们直接在家里就都剪掉了。”滨医附院重症主管护师景国强说。

滨医附院呼吸与危重症主任王涛是第十批援助湖北医疗队队长。“昨晚父亲亲手为我理了发，给我鼓劲，送我上战场。”王涛笑称，12岁的儿子经常问他为什么还不去湖北，在儿子眼里，爸爸是英雄，就要上战场治病救人。王涛表示，此次医疗队中大部分医生护士来自重症医学科，奔赴湖北后将发挥自身所长，对湖北的危重症病人开展救治，他本人也将尽他所能，发挥沟通协调作用，将队员平安带回家乡。

本次出征，有不少队员的爱人、伴侣前来送行，其中就包括山东省肿瘤医院妇科肿瘤主管护师王倩和她的丈夫李振。“我也是一名医生，没想到她比我更早上了战场。”来自济南第五人民医院的李振是一名急诊科医生，大年三十（1月24日）那天，他和妻子不约而同地交了请战书，回家后一“坦白”才发现两人想到了一块儿。“她一直是我的骄傲，我相信不久后我们会在湖北重逢。”李振说。

“我觉得我的妻子特别不容易。”谈起家人，山东省妇幼保健院重症医学科医生马震立马红了眼眶，沉默良久。“国家需要我们，我们义不容辞，只是觉得对不起家人。”他眼中泛着泪花说，“老婆，你等我凯旋。”

（《大众日报》2020年2月14日03版 / 记者：常青）

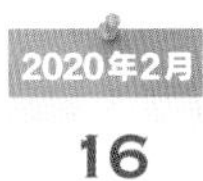

我省第十一批援助湖北医疗队出征
“老将”出马 信心满满

2月15日，济南迎来了立春后的首场降雪。在济南遥墙机场，我省第十一批援助湖北医疗队队员即将从这里出发前往湖北。严寒的天气没有阻挡队员们火热的心，疫情之下，他们比雪景更美。

此次出征的我省第十一批援助湖北医疗队共有74名人员，其中，医师14人、护士40人、疾病预防

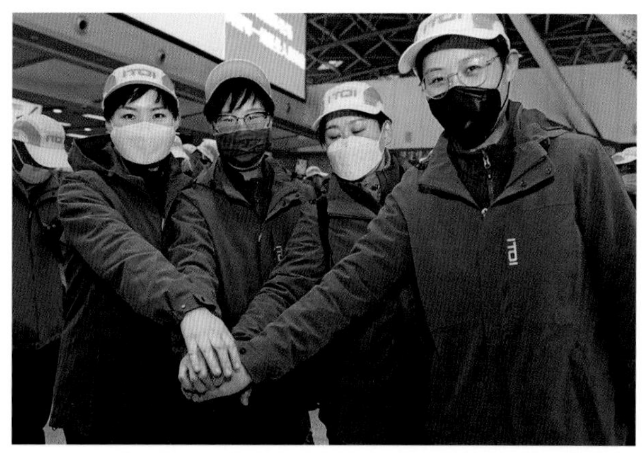
◆2月15日下午，山东省第十一批援助湖北医疗队从济南遥墙机场出发，驰援湖北疫情防控一线。图为队员临行前相互鼓劲加油。（记者卢鹏、王世翔报道）

控制人员20人。记者在现场了解到，这批队员中，不少是有着丰富一线工作经验的“老将”。

“这次去武汉，我一定努力工作，不辱使命！”从济南市儿童医院出发前往机场前，58岁的儿童重症医学科主任曾冬生意气风发、信心满满。面对疫情，曾冬生率先请战，医院考虑到他的年纪，劝他留守后方，但一门心思往前冲的曾冬生心意坚决，“湖北重症患者的救治是目前最关键、任务最重的工作，作为这个专业的医生，我理应冲锋陷阵。我年纪虽大，但身体健康，孩子也大了，没有任何顾虑。”曾冬生告诉记者，此次前往湖北，他将充分发挥在儿童重症医学领域的专业技术，同时不局限于儿科，对所有年龄段的重症患者进行专业救治。

上午10时接到通知，下午1时从医院出发，留给济南市中心医院重症医学科副主任司敏的准备时间并不多。但她自信地告诉记者，不管是身体还是心理，她都做好了充分的准备。疫情暴发之初，司敏便主动请战去医院发热门诊值守，作为济南市中心医院疫情专家组副组长，她接诊的4名疑似病人最终都被确定为新冠肺炎患者，这为她积累了不少疫情防控救治经验。“通过之前的工作，我对疫情防控的认知更加深刻，对这个疾病更加了解，这都有利于我到达湖北后迅速开展工作。”因为出征匆忙，司敏也没有和儿子见面告别。

“头发剪掉了，行李收好了，给家里交代了，我随时准备出征。”济南市妇幼保健院病理产科护士范建平摸着自己的短发告诉记者，从大年初三（1月27日）提交请战书开始，她时刻在为出发做准备。工作10余年，范建平接触的大部分是孕妇、儿童这类最需要悉心照料的人群，所以更有耐心，护理也更细致。

此次出征的20名疾控队员中，有15名来自省疾控中心，另有5名来自市级疾控中心。“这次我们的主要工作是寻找隐性感染者，只有找到全部的无症状感染者，疫情才能算是得到百分百的控制。”作为此次出征的疾控人员之一，省疾控中心艾滋病防护所副所长吴书志此行的目的非常明确。他告诉记者，山东此次派出的疾控人员都是精兵强将，可以说是举全省之力支援黄冈的疫情防控工作，这一次他们还将作为主导力量深入到县（市、区）甚至到村里去进行流行病学调查。“我的任务就是找到每一个隐性感染者。对接下来的战斗，我充满信心！”吴书志说。

（《大众日报》2020年2月16日02版 / 记者：常青）

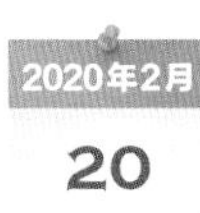

山东医疗队共收治重症、危重症患者40例，
其中，重症25例、危重症15例

黄冈“小汤山”重症救治进入攻坚阶段

本报黄冈2月20日电 今天，大别山区域医疗中心年龄最大的2名新冠肺炎患者，入住山东医疗队重症监护病房，这对山东医疗队的医疗救治能力和水平提出了新的挑战，也标志着以提升治愈率、降低死亡率为目标的疫情防控阻击战进入攻坚阶段。

大别山区域医疗中心是原计划今年5月份交付使用的黄冈市中心医院新院区，山东医疗队到达后，经过约30个小时的努力，将其南楼四层开辟成具备收治病人条件的感染隔离病房。两个隔离病区，共100张床位，其中西区为大别山区域医疗中心的第一个、也是当时唯一一个12张床位的重症病区，用于统一集中收治黄冈市城区的重症和危重症患者。2月14日，又增开一个18张床位的重症病区，总重症床位达到30张。

因人制宜，精准施策，尽最大可能救治患者。据山东医疗队队员、山东省立医院重症医学科副主任任宏生介绍，新冠肺炎确诊病人往往都有咳嗽、憋喘、呼吸困难、低氧血症等症状，医护人员会首先对病人病情进行综合评估，然后参考各项检查、检验指标，制订“一人一案”的个性化治疗方案。对症状相对较轻的应用氧疗，通过提高血氧浓度来缓解；如果情况不好转，就及时改用经鼻高流量氧疗或无创呼吸机机械通气方式，同时密切监测血氧饱和度和动脉血气分析；一旦病人有缺氧，或者动脉血的二氧化碳分压升高，发生急性呼吸窘迫，就需要紧急气管插管，连接有创呼吸机来抢救，对于传染性极高的新冠肺炎，这也是难度最大、风险最高的操作；对于危重的病人，决不轻言放弃，如对处于高炎症反应期的患者，特别是并发急性肝、肾功能损伤等多脏器功能衰竭的，则采用床旁血液净化等一切可能的抢救手段，尽最大的努力挽救患者。

救治重症、危重症患者是提高治愈率、降低死亡率的关键。山东第一医科大学第二附属医院重症医学科主任岳茂奎介绍，医疗队不断调整治疗方案，准确把握抗病毒及抗细菌药物的使用方法、激素及免疫球蛋白的使用时机，实行序贯式精准化管理，严格医护人员交接班制度，保证救治活动的连贯性、一致性和准确性，确保医疗质量和安全。

启用各种生命支持技术与手段，为患者赢得治疗时间。通过强化基础性疾病的支持治疗，减少脏器损伤，尽可能保护各脏器功能，增强患者的免疫功能。强化基础性护理支持，其中呼吸道管理尤为重要，密切观察患者病情并根据其变化，随时进行呼吸机模式及参数的调整，尽最大可能给患者提供呼吸功能支持；容量控制，对病人液体出入量进行精细化管理，维持体液平衡；加强营养支持治疗，帮助患者平稳度过炎症风暴期，为最终挽救患者生命创造条件。这些治疗措施作为救治危重症患者的重要手段，在挽救患者生命的过程中能够发挥关键性作用。

据山东医疗队（第二批）队长、山东省立三院副院长李丕宝介绍，山东医疗队重症监护病房是大别山区域医疗中心规模最大、开展治疗技术难度最高、救治危重症患者人数最多的病区，已成为黄冈市抗击疫情的关键力量。

截至目前，山东医疗队共收治重症、危重症患者40例，其中，重症25例、危重症15例。在这些患者的救治工作中，共对其进行气管插管接有创呼吸机机械通气14例次、高流量氧疗25例次、无创呼吸机机械通气支持治疗10例次、深静脉置管16例次、床旁血液净化5例次、胸腔闭式引流2例次。

在收治的患者中，年龄最小的仅9个月，已于几天前治愈出院；年龄最大的2例，分别为90岁和89岁，在医疗队的精心救治下，目前病情稳定。

（《大众日报》2020年2月21日02版 / 记者：王凯）

山东省第十二批援助湖北医疗队出征

王书坚到机场送行

本报济南2月20日讯 今天下午，山东省第十二批援助湖北医疗队从济南遥墙机场出发，支援湖北疫情防控一线。省委常委、常务副省长王书坚受省委书记刘家义、省长龚正委托到机场送行，并为医疗队授旗。

下午3时，医疗队在机场安检大厅列队集结、整装待发。队员们斗志昂扬、信心满满。王书坚说，在疫情防控阻击战进入最关键的时刻，大家舍小家为大家，我代表省委、省政府和1亿山东人民，向医疗队全体队员表示崇高敬意和衷心感谢。希望大家保持昂扬向上的精神风貌，一言一行展现出山东人的风采，全力做好患者救治工作，展现精湛的医术和高尚的医德医风，努力提高治愈率、降低病亡率。认真做好个人防护工作，保持健康的心态和身体。省委、省政府高度重视与关心一线医务人员，一定做好后勤保障工作，为广大一线医务人员及其家属提供优质服务。希望同志们带着使命去，安全健康回，期待大家凯旋。

山东省第十二批援助湖北医疗队共有医务人员170人，其中医生50人、护士120人。

（《大众日报》2020年2月21日02版 / 记者：常青）

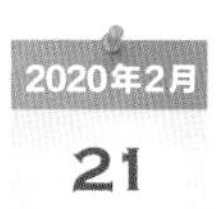

白衣丹心赴荆楚 山东儿女再出征

“我和我的祖国，一刻也不能分割。”2月20日下午3时，我省第十二批援助湖北医疗队在济南遥墙机场列队集结，高唱《我和我的祖国》，准备启程赶往湖北。据了解，此次出征的医疗队由170名医务人员组成，来自全省47家医疗机构，其中医生50人、护士120人。50名医生中，主任医师4人、副主任医师16人；120名护士中，中级以上职称65人。这是我省派出的援助湖北医疗队中人数最多的一批。

疫情发生以来，我省第一时间成立对口支援黄冈前方指挥部，先后派出十一批医疗队1000余名医护人员奔赴前线。目前我省派出的十一批医疗队队员分别分布在黄冈大别山区域医疗中心、武汉大学人民医院东院区、武汉市同济医院中法院区、武汉市汉阳国博方舱医院等，以及黄冈市各县区医院的抗“疫”一线。

姚霖，山东中医药大学第二附属医院体检中心护士，昨天接到出征通知的时候她还在岗位上，自大年三十（1月24日）递交请战书后，她一直等待着自己上战场的那天，哪怕自己旧疾刚愈。2013年，在参与我省H7N9禽流感重症患者治疗工作中，姚霖因长时间穿着防护服患上了严重的皮肤炎症，经过几年调养才好转，此次面对来势汹汹的新冠肺炎疫情，她没有丝毫犹豫再次报了名。“到了那边皮肤炎症百分之百复发，我知道去了面对的是什么。”姚霖告诉记者，一旦炎症复发，脸上身上可能会起一些小红疙瘩，但在疫情面前她已没了这些顾虑。

姚霖经常和前几批过去的同事交流，从同事那里得知前线医护人员的防护物资充足，生活保障越来越到位，休息时间得到了保证，这极大消除了她的担忧，给了她更多的信心。

临沂市人民医院此次派出了40人驰援湖北，在他们心里，这次是沂蒙老区再一次支援前线的“战斗”。临沂市人民医院东医疗区感染科主管护师王艳是土生土长的临沂姑娘，从小听着沂蒙红嫂故事长大的她一直想在这场没有硝烟的战争中贡献自己的力量。“我觉得沂蒙精神就是不怕苦不怕累，就是甘于奉献和牺牲。”对于此次出征，王艳没有任何心理负担，她告诉记者，无论走到哪里，家乡人民都是她最坚强的后盾和支撑。

随医护人员同行的还有省卫健委中医药管理处处长贾青顺，他此行的最大使命是更大程度发挥中医药在疫情防控中的作用，坚持中西医结合，开展医疗救治工作。谈起中医药在疫情防控阻击战中的作用，贾青顺表示，中医药既能起到预防的效果，又被临床试验证明能够对疾病起到有效治疗功效。“此次，医疗队前往湖北将充分发挥中医药内治外治的作用，利用针灸、艾灸、食疗等综合疗法，我相信会更有利于疾病的患者的治疗和康复。”贾青顺说。

（《大众日报》2020年2月21日02版 / 记者：常青）

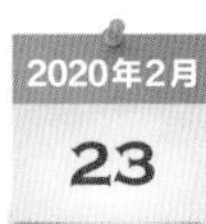

山东援助黄冈疾控人员在前线展现踏实肯干“山东风采”

医院之外的另一个“战场”

疫情发生以来，我省先后派出十二批医疗队奔赴前线，支援湖北疫情防控工作。在这十二批医疗队中，除了医护人员，还有我省疾病预防控制中心派出的精英疾控工作队。

当记者拨通省疾控中心细菌性传染病防制所副所长吴光健的电话时，他还在赶往下一个县区的路上。作为我省援助黄冈疾控工作队临时党支部书记、副队长，吴光健在2月11日到达黄冈后，便和他的同事即刻投入疾控工作，他们主要在流行病学调查、消毒杀菌、实验室检测三个方面开展工作。

前几天，一名给定点医院送餐的志愿者被确诊为新冠肺炎患者，当地疾控部门只把这名志愿者的亲属列为密切接触者，却漏掉了医院里与其接触的人员。“由于判定标准不够严格，当地一般只将患者的3—5名亲属列为密切接触者，这样极容易漏掉潜在传染源。”山东疾控工作队来到黄冈后，及时对当地不够严格的规范及其他疾病预防控制方面的不足给予了专业改进建议。

另外，由于人手不够，当地很多疾控人员是从乡镇卫生院的医护人员中选派的，他们没有专业背景，因此在进行消杀工作时，不管是设备使用还是专业防护，都存在不规范的问题。我省疾控人员便手把手地教，对当地人员进行专业培训，帮助当地实现更好的消杀效果。

吴光健表示，除专业层面外，山东疾控队在黄冈的工作还充分展现出了山东人踏实肯干的精神风貌。

浠水县是黄冈市目前疫情较为严重的县区之一，目前共有300余例确诊患者，每天面临的是几百人的核酸试剂检测。2月15日落地湖北，2月17日起，临沂市疾控中心卫生检验科副科长孔凡明便和其他三位同事入住浠水县。“这里一个县的工作量和山东一个市的工作量差不多。”孔凡明说。

采访中，多名疾控队员提到了黄冈前线指挥部提供的保障。省疾控中心疫苗临床观察所所长王连森是我省疾控队在黄冈对接指挥部的联络人。他表示，前方指挥部高度重视一线人员的个人防护，并制定了“十要十不准”的纪律要求，严格规范的管理是杜绝传染的保证。

（《大众日报》2020年2月23日02版／记者：常青）

山东医疗队坚定打好“阵地保卫战”

院感防控有了“山东样本”

2月20日，山东省对口支援黄冈市疫情防控前方指挥部医疗防治组，向各医疗队发出进一步加强院感防控的通知，再次将这项工作推到了新的高度。

院感防控，即对医院感染的防控工作。1月26日凌晨3时，山东省第一批援助湖北应对新冠肺炎疫情防控工作医疗队（以下简称山东医疗队）刚刚抵达黄冈，领队张韬就在党支部扩大会议上呼吁，只有有效保护自己，才能帮助别人。一场山东医疗队的阵地保卫战，作为疫情防控阻击战的重要组成部分，率先打响。

“行军打仗，安营扎寨最重要”

1月26日，刚刚到达驻地不久，队员们就自学起国家卫健委下发的诊疗方案，提高对院感防控的认识和理解水平。

1月27日上午，山东医疗队135名医护人员先集中学习，对新冠肺炎诊疗规范、院感防控指南进行系统学习，制订相应操作规范，接受全面系统培训并反复进行实践演练，经严格考核合格后上岗。晚7时30分，山东医疗队作为第一支医疗队，进驻尚未建设完工的大别山区域医疗中心。

“行军打仗，安营扎寨最重要。”山东医疗队院感防控组组长、滨州市人民医院感染病科左凯认为，扎不好，造成非战斗性减员，犹如抱薪救火。做好院感防控，可以保护一大批人，不仅保护医务人员，也保护包括病人、陪护人员、保安、保洁员、维修人员等所有与医院相关的非医护人员。

随后，队员们既当设计师，又当工程师，还做保洁员，立即着手按感染隔离病房要求对原本按普通病房设计的病区进行改造，设立防护设施，开辟医务人员通道和病员通道，划定污染区、潜在污染区、清洁区，以及居于连接部位的2个缓冲间。经过约30个小时的努力，南楼四层被开辟成基本满足收治呼吸道病人条件的感染隔离病房，2个病区共100张床位。

培养行为习惯，做到“眼前无门，心中有门”

1月28日晚11时，大别山区域医疗中心，山东医疗队迎来了第一批新冠肺炎患者。由于队员主要来自重症医学、呼吸、感染3个专业，所以缺乏关于这类传染病的防护实战经验，有些队员甚至没有防护服穿脱经验。

面对这种情况，要先让医疗队队员树立院感理念。三区严格区分，明确功能定位，利用各色标识标线，帮助每个人培养良好的行为习惯，使大家做到“眼前无门，心中有门”。

1位男护士着防护服刚进病房（污染区），便因护目镜不适，转身退回缓冲间，护士长发现后“疯狂地拍打防护玻璃”，硬把他叫了回去，因为尽管他没接触任何物品，但已在污染区暴露。

工作服不准穿出工作区，不然就会做出不好的示范。山东医疗队院感防控组副组长、青岛市市立医院感染管理科主管技师王虹介绍，医护人员穿好防护服，要第一时间进入病房，不许在办公区域（洁净区）逗留，严禁在非病房内穿防护服。

每天进病房前，所有人都先按规范穿上防护服，由专人进行检查，每个缝隙、接口处都要检查。从病房出来时，要一步步喊着口令，由专人紧盯着一步步脱，对所有可能发生的暴露，都制定了严格的补救措施，确保万无一失。

院感防控小组每晚都会召开碰头会，梳理当日工作，对比指南规范。每个人都在默默无闻地用自己的无私奉献，呵护着整个医疗队的安全。

“100－1=0”，细节决定成败

院感防控无小事，一个很小的细节没注意到，就可能出现大问题。王虹认为，院感防控是“100－1=0”的事，不存在其他结果。比如穿脱防护服时，扶一扶眼镜、扯一下口罩、摸一下手机，甚至揉眼睛、抠鼻子等不经意间的一个小动作，都可能会让之前的努力前功尽弃。

细节决定成败，在这场阵地防御战中，山东医疗队在实战中总结出近百条经验，编成院感防控细节指南。

“每天婆婆妈妈地说那么多，求的就是全员平安。没有重大意外暴露事件，没感染就是幸运！”在医疗队的日常工作中，王虹对院感防控琐碎的细节，反复讲、天天讲。目的就是要让队员们改掉坏习惯，形成个人防护自觉。每个人安全了，大家就都安全了。

作为这次抗“疫”的探路者、先遣队，山东医疗队不仅在大别山区域医疗中心起到了很好的示范作用，成了各医疗队纷纷学习借鉴的模板，也为当地黄冈市妇幼保健院、黄冈市传染病医院的建设、改造工作提供了经验。

（《大众日报》2020年2月23日02版 / 记者：王凯）

黄冈“小汤山”首个呼吸康复治疗团队成立

山东医疗队救治工作进入综合治疗阶段，助患者回归正常生活

本报黄冈2月23日电 今天，在黄冈“小汤山医院”——大别山区域医疗中心，山东医疗队成立了首个呼吸康复治疗团队，这标志着山东医疗队的救治工作已进入既治疗疾病，又关注患者心肺功能恢复，以保障其生活质量，使其出院后能顺利回归生活的综合治疗阶段。

康复治疗在救治新冠肺炎患者的医疗链条上不可或缺。据山东医疗队（第二批）队长、山东省立三院副院长李丕宝介绍，心肺康复治疗作为康复医学科的亚专业，正在日益受到关注，新冠病毒首先损伤患者肺部，很多危重病人因为急性呼吸窘迫、急性呼吸衰竭死亡。对经历了呼吸窘迫、肺功能受损，又

有高血压、糖尿病、冠心病、慢性心肺功能不全等基础性疾病的老年患者来说，心肺功能尤其是肺功能康复问题更为突出。

随着新冠肺炎患者治愈出院的病例数增加，新冠肺炎所导致的呼吸功能障碍、躯体功能障碍及心理功能障碍等，以及出院后缺少医疗康复照护的问题逐渐显露出来。关注并加强救治过程中的肺功能康复，探索形成完整的疾病诊疗方案，进一步丰富临床救治经验，形成专家共识，完善相关诊疗规范，可以更有效地救治患者。

呼吸康复治疗团队由呼吸治疗、重症医学、临床营养、健康管理、康复医学等多学科专业人士共同参与组成，将围绕新冠肺炎所导致的呼吸功能障碍、躯体功能障碍及心理功能障碍等，以及出院后缺少医疗康复照护等问题进行康复治疗干预。将每位入院患者的基础状况和病情，作为“一人一案”治疗方案的一部分统筹考虑，第一时间跟进，并制订详细的呼吸功能评估方案；为每位患者制定个性化康复治疗措施，有针对性地组织患者开展呼吸操锻炼，增强其肌力，加强肺活量、膈肌功能锻炼，营养支持治疗，加强心理因素干预，并对每位出院患者进行密切随访。

据山东医疗队队员、济宁医学院附属医院呼吸科护士长李岷介绍，康复团队已经建立起病友群，方便患者出院后随时获得专业的康复指导，最大可能恢复正常肺功能，减少后遗症的发生。

同时，山东医疗队也为出院患者制订了个性化居家运动康复方案，针对肺CT病变明显、肺功能差等有康复适应症的患者，进行6—8周完整周期的随访，提供康复技术指导，根据患者肺功能恢复情况随时调整康复训练方法，并定期复查。医疗队不仅关注患者身体，还关注其心理、社会功能的重建，帮助患者提高生活质量，让其更好地回归正常生活。

（《大众日报》2020年2月24日03版 / 记者：王凯）

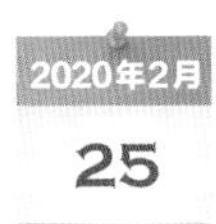

病人持续减少，资源进一步整合，山东第一批医疗队撤离黄冈“小汤山”异地休整

别了，我们的第一个“战场”

2月24日，黄冈市卫健委公布的最新新冠肺炎疫情速报显示：新增确诊病例为0，累计病例2904例；出院病例119例，累计出院病例1659例。

大别山区域医疗中心病人量持续减少，医疗资源进一步整合。由山东医疗队（第一批）率先开辟的南楼四层病房关闭，全体医护人员撤离，有序异地安置休整，现有32名住院患者全部转至其他病区继续

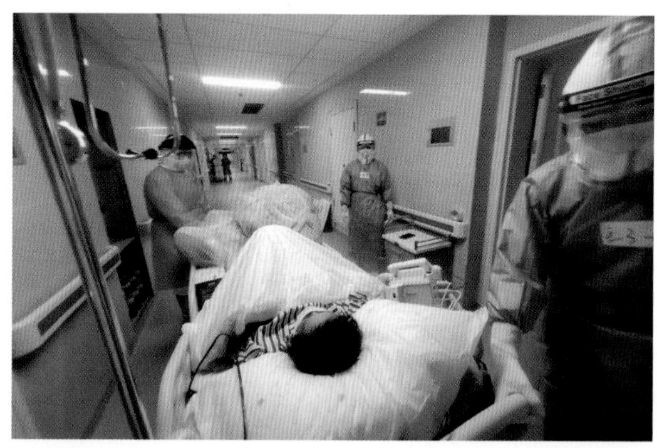

◆2月24日，山东医疗队（第一批）南楼四层病房关闭，全体医护人员撤离，异地安置轮休，现有32名住院患者全部转至七层山东医疗队（第二批）的病区继续接受治疗。图为重症患者在转运中。（全璟、王凯报道）

接受治疗。

山东省立医院呼吸科护士长冀赛，23日接到撤离通知，下午便召集大家，安排转运病人的各项分工，分工涉及方方面面。

24日8时，冀赛乘班车到医院，又将昨天的流程核对了一遍，然后和队友一起进入隔离病房，开始转运病人。先转病情轻的，由护士引导着，一趟2—3人，拎着脸盆、暖瓶、衣物等生活用品步行。冀赛第一趟送的是两位女患者，她们一边走一边夸赞山东医疗队技术好，说着感谢山东人，眼睛禁不住流下泪来。最后转重症的，几位队友一起用床推着，有种仪式感。

1月28日晚，大别山区域医疗中心收治第一批病人，冀赛当班。下午4时进场，为接收病人做最后的准备。一切事情都要靠自己的双手来完成，大到建章立制、设计流程，小到物品搬运、打扫卫生，冀赛跟队友们一起一点点“施工”。

病人入住后，又要磨合对接各个环节、流程，相互适应……第一天，因为兴奋、紧张、担心，加上忙碌，冀赛整整一夜没有合眼，始终处于亢奋状态，直到29日8时，她才出病房。

把病人全部送走，冀赛又跟队友们一起，对整个病房进行全方位的打扫规整，全面消杀。

作为护理组小组长，冀赛一直等大家都出去了，自己又把病房检查了一遍，才最后一个出来。轻轻关闭缓冲间防护门的那一刻，泪水充盈了她的眼睛。

病房完成了它的使命，又回归“空荡荡”。这里留下了队员们的汗水和喜悦、热血与激情。

截至2月23日，大别山区域医疗中心山东医疗队累计救治患者385人，治愈177人，目前在院92人，其中重症8人、危重症7人；山东援助黄冈市五个县市累计救治患者224人，治愈68人，目前在院155人，其中重症45人、危重症4人。

（《大众日报》2020年2月25日02版 / 记者：王凯）

截至25日，山东第五批医疗队接管的两个病区5人治愈出院，无死亡病例

重症病区实现“床等人”

本报武汉2月25日电 截至今天，山东第五批援助湖北医疗队暨山东大学齐鲁医院第四批医疗队所

接管的两个病区，已收治重症病人82人，无死亡病例，其中，重症转轻症到方舱医院14人，治愈出院5人。队长费剑春介绍说，目前，这两个病区已经出现空床，也就是“床等人”的情况。

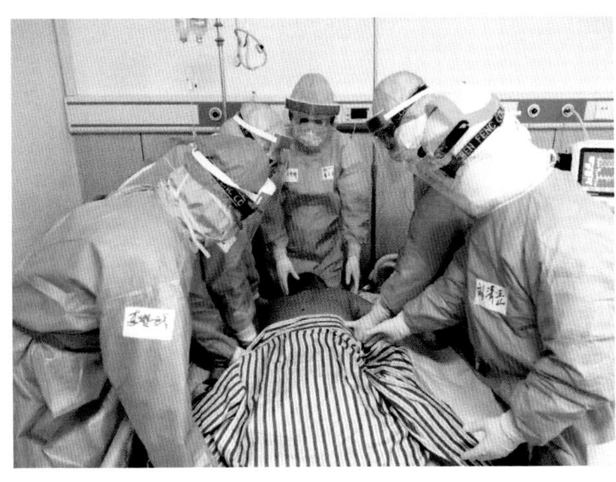

◆2月23日，大别山区域医疗中心南楼4层感染隔离病房，山东医疗队队员们正在给患者实施俯卧位通气。（苏晓燕、王凯报道）

今天16时，湖北省新冠肺炎疫情防控工作指挥部召开第32场新闻发布会，介绍援助湖北医疗队在武汉大学人民医院东院区开展重症患者救治情况。山东大学齐鲁医院重症医疗队队长费剑春出席发布会，介绍相关情况。

医疗队共131人，包括30名医生、100名护理人员和1名联络员。这是一支高水平医疗队，有正教授8人、博导3人、副高职称以上18人、护士长8人、中医科医生3人。有50名队员是党员。截至25日，医疗队共收治82名患者，治愈病人中年龄最大的88岁。

费剑春介绍说：在具体工作中，医疗队领队、队长、病区主任、护士长靠前指挥，参加病区交接班，及时发现问题、协调解决；医疗组组长每天查看所有患者并根据病情及时调整治疗方案；病区主任、副主任实行24小时值班制度；每个病区配备4名感控护士加强病区感控防护；医生分早、中、晚3次进入病房查房，及时掌握患者病情变化；采用微信视频的形式查房，这既提高了查房效率，又可以让医务人员直观地了解患者的一般情况和精神状态。

根据抢救需要，医疗队设置病区ICU（重症监护病房）。专门腾出一个6人间，收治需要进行有创通气治疗的病人，抽调有护理经验的护士集中管理，这既有利于医务人员及时了解患者病情变化，也节约了人力。

不仅如此，考虑到新冠肺炎患者以老年人居多，营养支持非常重要，医疗队把医院带给队员的匀浆膳拿到病区，给病人做营养餐，改善患者的营养状况，增强其免疫力。

费剑春表示，医疗队认真贯彻执行国家应收尽收、应治尽治的要求，有效减少新冠肺炎重症病人数量，在保证医疗质量和患者安全的前提下，努力提高床位周转率，降低平均住院日。

费剑春代表医疗队对武汉大学人民医院东院区、驻地政府和酒店给予的支持表示感谢。他说，这些支持让队员们没有后顾之忧，整个医疗队保持了良好的精神状态，将继续尽力做好救治工作，以不辜负湖北、山东乃至全国人民的殷切期望，坚决打赢这场没有硝烟的战争。

（《大众日报》2020年2月26日02版 / 记者：赵丰）

2020年2月
27

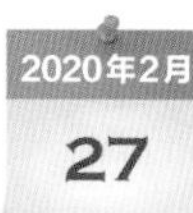

疫情发生以来，山东已累计派出十二批医疗队1797人援助湖北

千余勇士赴荆楚 万难不辞战疫情

疫情就是命令，担当就是使命！

1月25日（农历正月初一）注定是个不平凡的春节。面对突如其来的疫情，山东积极响应中央号召，仅用20多个小时就派出首批医疗队援助湖北疫情防控一线。1个月来，我省加紧运筹、周密部署，举全省之力，尽锐出战，连续派出十二批医疗队共计1797人奔赴湖北，其中包含呼吸、感染、重症、护理、流行病学调查、实验室检测、消杀、心理等专业的骨干精英，分赴黄冈、武汉、鄂州等地的抗“疫”一线。

作为山东人民的使者，他们全力投入医疗救治与疾病防控工作，用精湛的医术与高尚的医德护佑湖北人民的健康和生命，与当地人民结下了深厚情谊。

挺进大别山，创造“山东速度”

1月26日凌晨2时30分，我省首批医疗队队员到达国家卫健委指定援助地——黄冈，当时的黄冈是湖北省除武汉市外疫情最严重的城市之一。面对病床不足这一主要矛盾，山东医疗队主动向当地指挥部请缨，迅速挺进尚未完工的大别山区域医疗中心，紧急开辟出感染隔离病房，开放床位100张，用于集中收治病人。1月28日晚11时，大别山区域医疗中心顺利迎来首批患者，山东医疗队创造了设计、改造、收治的“山东速度”。

疫散花开，
共享繁华！
鲁鄂携手，
共战疫情！

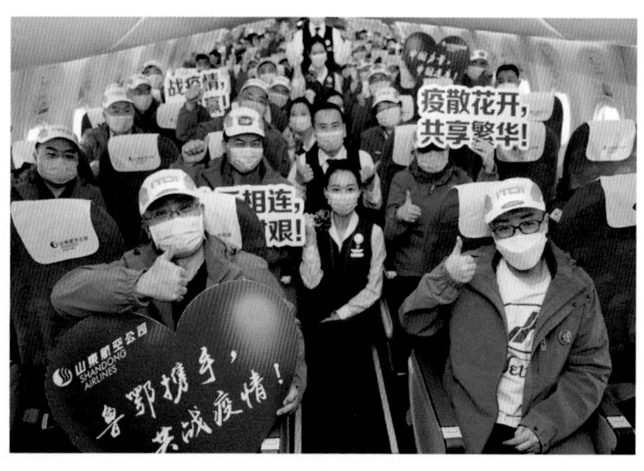

◆2月20日下午，山东省第十二批援助湖北医疗队从济南遥墙机场集结，乘坐包机启程出征。起飞前，医疗队队员与乘务人员齐喊加油，助威壮行。（记者卢鹏、王世翔报道）

山东医疗队专门成立由重症、呼吸、护理、院感等专业专家组成的专家组，因人施策，一人一案，制订个性化中西医结合诊疗方案。针对重症患者，制定ICU（重症监护病房）收治标准与流程，统一药物方案和非药物措施，实现了救治的规范化与同质化。截至2月23日，累计救治患者385人，治愈177人。

进驻黄冈1个月，我省第一、二批医疗队针对院感防控总结出近100条经验，

并将其编辑成院感防控细节指南发布。作为探路者和先遣队，山东医疗队的防控指南为后期抵达湖北的各医疗队提供了借鉴样本，也为黄冈当地传染病医院的建设、改造提供了宝贵经验。

在位于武汉的华中科技大学同济医学院附属同济医院光谷院区，驻扎了来自6个省市的17支医疗队。我省第六、七批医疗队均在这里支援。医疗队通过科学排班满足临床需要，同时节约资源，降低医护人员感染风险。管理方式上对病人实行网格化管理，实现了对患者的全面立体化管理，提高了医疗效率与质量安全。

攻坚克难，妙手仁心战病魔

穿着厚重、不透气的防护服，不吃饭、不喝水、不上厕所的工作状态，不容半点儿疏漏的严谨认真的工作态度，这是山东医疗队队员在湖北工作的常态。

我省首批医疗队队员初到黄冈时，天气寒冷、设施不配套、物资缺乏等困难接踵而至，他们以特别能吃苦、特别能战斗、特别能奉献的工作作风，攻坚克难、披荆斩棘。

我省第八批医疗队队员，在武汉市汉阳国博方舱医院，面对的是数量更多的患者，是任务更重的工作，在这里他们实行24小时轮转，以小组为单位进舱，保证安全和高效。有时去治愈，常常去帮助，总是去安慰。他们用仁爱之心抚慰着患者心灵，给予他们胜似家人的温暖，提供无微不至的关怀，送一批又一批治愈患者走出方舱。

在武汉大学人民医院东院区，来自齐鲁医院的我省第五批医疗队队员发现，营养支持在新冠肺炎重症患者康复中可以发挥重要作用，于是主动带着破壁机和匀浆膳、牛奶等食具和食材去医院，为患者做附加“营养餐”，视病人如家人。

在我省对口援助的黄冈五个县市级医院中，我省第九、十、十一批医疗队队员已下沉就位。身处更加艰苦的工作和生活环境，面对言语不通又不识字的来自农村的老年患者，他们放慢语速、演示动作，倾心尽力地为他们提供优质的诊疗服务。

2月25日下午，我省第十二批出征武汉的医疗队队员中，有15名ICU（重症监护病房）骨干被抽调至武汉市金银潭医院开展救治工作。入院前，15名队员为自己取名“尖刀队”，希望自己能像尖刀一样直击病魔。

倾囊相助，只因血脉相连

因为一场疫情，相隔千里的鲁鄂两省人民，结下了深厚感情，产生了深刻联系。

国家“一省包一市”援助方案出台后，我省第一时间在黄冈成立了对口支援指挥部，沟通协调，保障物资。捐赠黄冈3200万元用于支援大别山区域医疗中心疫情防控；捐赠1亿元为黄冈相关县市建设100张ICU（重症监护病房）病床；紧急筹措总价值约500万元的医疗物资；捐赠黄冈2台总价值73万元的新冠肺炎疫情防控核酸检测关键设备。截至2月17日，我省已累计向黄冈转捐180吨蔬菜、100吨大蒜、10吨鸡蛋。2月25日，我省再捐赠4亿元，进一步加大对黄冈市疫情防控工作的支持力度。

对于山东给予的支援和帮助，当地群众充满感激。第一位走出大别山区域医疗中心、由山东医疗队治愈的患者用一句“谢谢山东人”表达感恩。2月24日，黄冈市罗田县热情欢迎已经连续工作31天的我省首批医疗队队员在当地进行休整。在同济医院光谷院区，一名新冠肺炎患者多次提出向我省第六批医疗队捐赠试剂、物资，以感谢我省医护人员细致周到的照顾。

无论是在黄冈还是在武汉，医疗队队员不管多晚回到宾馆休息，都有热饭热汤，有任何需求，也都会得到最大程度的满足……湖北人民用每一个质朴的举动，向山东医疗队队员表达感恩、传递爱与温暖。

（《大众日报》2020年2月27日03版 / 记者：常青 王凯）

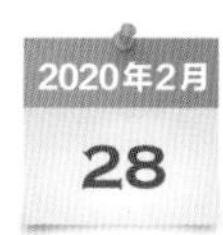

我省千方百计做好援助湖北医疗队的后盾，让一线医务人员吃下“定心丸”

“家虽远，心很暖”

鲁鄂连心，共克时艰。新冠肺炎疫情发生以来，一批批齐鲁医者冲锋在前，逆行湖北。为一线人员托底打气，我省各地多措并举，为援助湖北医疗队筑起坚强后盾。

2月25日，两批医用防护靴套分别在上午和下午运达武汉和黄冈并被交到山东医疗队队员手中。这2000双医用防护靴套来自青岛三元色服装公司。“前线的医疗队成员一度缺乏医用防护靴套，有时不得不用塑料袋套在鞋子外面。”企业负责人高祖浩介绍，2月12日，青岛市工业和信息化局、卫健委紧急找到他们，提出了开展研发生产工作的请求。

疫情就是命令，三元色服装公司连夜组织技术人员开展防护靴套的设计和制样。公司技术人员仅凭借几张照片，就在2天内制造出几双样品，并将样品分送给专家和医护人员进行鉴定和试穿。最终，根据专家和医护人员建议进行多次改进后的医用防护靴套完全满足一线医护人员使用标准。掌握技术之后，企业员工加班加点生产2000双医用防护靴套，无偿捐赠给正在湖北奋战的医疗队队员。

前方缺啥，后方就送啥。2月25日下午，一批物资从山东大学齐鲁医院的仓库出库，发往湖北一线。此次运送的物资约有6吨，包含医疗用品和各类生活物资。“我们的医护人员在出发时已经携带了一些增强免疫力的药品，此次我们发出的奥斯他韦、连花清瘟胶囊等药品也是对前期的一个补充，还有防护服、一次性鞋套等易消耗物品，为他们解决后顾之忧。”山东大学齐鲁医院法规处处长董来东告诉记者，该院每周都会向前方医疗队运送物资。

除了必需的医疗物资外，此次出发的还有一些“私人定制”的物品。“前方有同事跟我们反映，他们下了夜班后，特别想念家乡的味道。我们这次也为他们准备了家乡的大馒头等食品。”董来东说，他们还准备向湖北运送一批微波炉。

此次运往湖北的物资还包括我省爱心企业或个人捐赠的各类物资。从开启捐赠窗口后，董来东的手机就响个不停。“一天早上起来，手机上有500多条文字信息、42条语音，全都是询问物资捐赠事宜。我看到后非常感动，一条一条地回复，生怕漏下什么。”

有了后方的补给，医疗队在前方的工作从容了很多。“家虽远，心很暖。身为一个山东爷们儿，我也不知道该怎么表达内心的感动，这都是家乡同仁对我们的关心和牵挂。”驰援武汉的山东大学齐鲁医院外科专业护师刘峰说。

“你走之后，区领导、院领导，还有其他很多人，对我们特别关心。我带着孩子，出门不方便，他们就给我送来了蔬菜、水果和其他生活必需品，帮助我解决了很多困难。有这么多人关心，你千万别惦记家里，说啥也要打赢这场硬仗啊！”在一次视频连线里，除了拉家常以外，妻子白菲菲与身在武汉国博方舱医院的东营市河口区人民医院急诊科副主任胡峰说得最多的就是家乡政府、医院对家人的关爱。胡峰感动地说：“有了大家的关怀，就没啥可担心的了，我们在前方，决不辜负大家的重托！”

为让援助湖北医护人员轻装上阵，前不久我省发出通知，要求为新冠肺炎疫情防控一线医务人员办好12件实事，内容涉及休息休假休养、职务晋升、子女就学、福利保障等。东营市河口区倾力构建立体式关心关爱机制，安排专门人员开展“多帮一”“一帮一”服务，定期为一线人员家庭发放蔬菜等生活必需品，直至疫情防控任务结束；对一线人员配偶，所在单位可采取实行远程办公、制定弹性工作制、合理安排调休等方式，满足其照顾老人、孩子等需求；对无人照看的高龄老人，安排托管照顾，对居家学习的孩子，进行学习、生活和心理健康指导……一条条暖心举措，让湖北一线医务人员吃下“定心丸”，暖到了他们的心坎儿里。

（《大众日报》2020年2月28日03版 / 记者：于新悦）

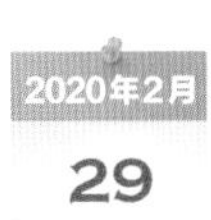

我省援助黄冈远程会诊系统投用

◆定点援助医院全覆盖 ◆投资117万余元，布设66台（套）硬件终端

本报黄冈2月29日电 昨天上午，在大别山区域医疗中心，以山东省支援湖北医疗队（第二批）队长、山东省立第三医院副院长李丕宝为代表的专家组，通过远程会诊平台，同时连线对口援助团风、浠水、蕲春、武穴、黄梅5个县市的医疗队，给当地新冠肺炎危重症患者进行远程会诊，制订诊疗方案，

提供技术智力支持。这标志着我省援助黄冈的远程会诊系统正式投入使用并发挥作用，山东援助黄冈医疗队将每天定时对县市患者进行远程会诊，提供同质化的专业指导。

利用现代信息化手段，确保患者及时获得高效、高水平的救治。据山东省卫健委规划信息处处长迟蔚蔚介绍，山东省针对黄冈市基层医疗技术力量薄弱、危重症患者较多的情况，拨付117.73万元，布设66台（套）硬件终端，搭建云视频远程会诊系统。该系统部署于山东省政务云平台，克服了传统视频会议系统复杂、封闭、专线网络要求高、操作复杂等弊端，通过加密互联网，实时连接前后方指挥部、黄冈市及5个县市全部定点医院、对口支援医疗队，甚至能够直接接入定点医院的重症监护室、隔离病房，放置在病人床边，具备远程应急指挥、会议调度、专家会诊、专业培训、远程督导、危重症患者访视等功能，支持前后方医疗护理团队开展“广覆盖、标准化、互动式”实时交流。

据李丕宝介绍，远程会诊系统的部署实施，进一步密切了省级专家组与前方各定点救治医院间的联系，使黄冈具备了获得山东后方专家力量支持的硬件条件。同时，提高了专家资源的利用效率，减少了医务人员跨区域流动，降低了疫情传播风险，专家组可随时随地为对口支援定点医院提供同质化医疗救治服务，从而提高了黄冈市各定点医院医疗救治能力。

李丕宝认为，黄冈市抗击疫情到了一个攻坚克难的关键阶段，远程会诊系统为打赢这场疫情防控阻击战提供了重要的技术支撑。

（《大众日报》2020年3月1日02版 / 记者：王凯）

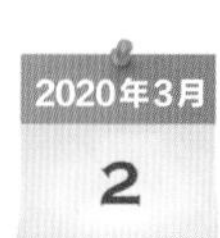

我省援助湖北医疗队队员制作《护患沟通手册》
一本小手册架起医患爱心桥

“使用呼吸机时请勿张口呼吸，张口呼吸容易造成肚子胀”“为了保证您正常输液和保护您的血管，需要留置针静脉输液”……A4纸上印着黑色大字，清晰醒目，将隔离病房里的一句句常用语装订在一起，就是在黄冈大别山区域医疗中心传阅使用的《护患沟通手册》。

手册的制作者是山东大学齐鲁医院呼吸科主管护师张静静，作为山东首批援助湖北医疗队队员，张静静1月25日随队来到黄冈。当时，大别山区域医疗中心距原定完工日期还有3个多月，医疗队连夜开辟出两个病区，紧急建立各项病房工作流程、诊疗规范。

“黄冈当地的方言跟咱们山东方言差别很大，患者说话语速一快，我们就很难听懂。”张静静回忆，刚开始接收患者的几天，交流沟通不畅成了摆在医疗队队员面前的一道难题。不仅如此，由于穿着厚重的防护服，声音难以传出，想让病人听清楚一句话，张静静和同事基本靠“喊”，很费力气。

于是，张静静开始着手制作一个手册，用简单明了的文字表达医护人员的意思。“最开始只有20页，那天病人多，大家特别忙，我用最短的时间制作并打印出来。”2月1日，“护患沟通本”诞生并在大别山区域医疗中心南楼四层病房里投入使用。

后来，随着工作的不断推进，“沟通本”几经修改补充，变成了现在的《护患沟通手册》。“我把它分成了两部分，前面是常用黄冈方言与普通话的对照，后面是护患沟通中常见问题的答复。”张静静告诉记者。

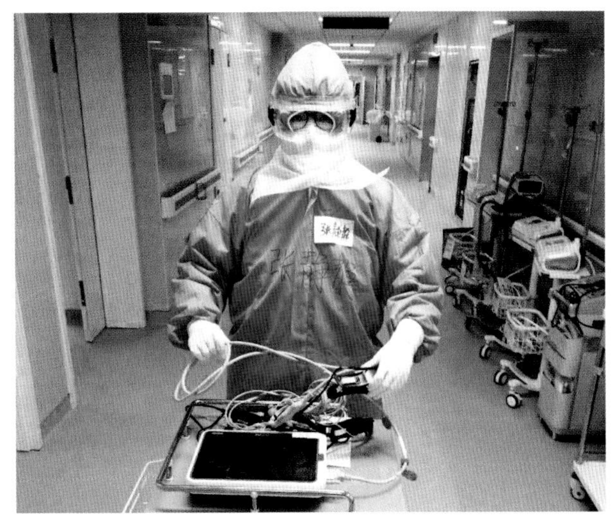

◆山东大学齐鲁医院呼吸科主管护师张静静制作了《护患沟通手册》。（记者于新悦供图）

一本简单的手册，既折射出山东医疗队的医者仁心，又反映了山东和黄冈两地的深厚情谊。“爹爹，你磨黑不过。”（“大爷，你不要害怕。”）“你现在虚浮点儿了吗？”（“你现在舒服点儿了吗？”）这段时间，张静静学会了不少黄冈方言，并一直用方言跟患者进行简单的交流。

让张静静印象深刻的是一位60多岁的患者，他是从其他医院转入大别山区域医疗中心的，来的时候只穿了一身秋衣秋裤和一双一次性拖鞋。“我赶紧尝试用黄冈方言跟他交流。”张静静说，自己和同事找来一身衣服和一双鞋子，送给老人，老人感动得热泪盈眶。在医护人员的悉心治疗和照顾下，老人几天前已成功治愈出院。

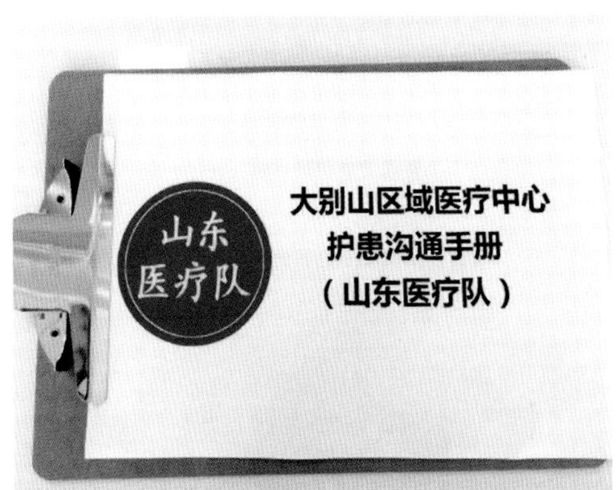

◆一本手册架起山东医疗队与黄冈患者的沟通桥梁。

“患者住院，没有家人陪伴，心里难免会恐惧和害怕，用方言跟他们说话，他们能很快对我们产生信任。”10年来的工作经历，让张静静深知与患者沟通的重要性，“在隔离病房内，他们能依靠的只有我们，关心和安抚有时比治疗还重要。”

在黄冈的抗“疫”战场上，张静静收获了很多感动：退伍军人出院时向医疗队行标准军礼；“80后”美女出院时说“黄冈人永远不会忘记山东的帮助”……“真心换真心，只要患者需要，我就会一直在。”张静静说。

（《大众日报》2020年3月2日02版 / 记者：于新悦）

逆风而上的春潮
——山东民企爱心战“疫”报告

看不见的敌人，看得见的战线。全线出击，全民迎战。

在抗“疫”战场，民营企业是一支重要力量。在齐鲁大地，一批具有强烈社会责任感和家国情怀的民营企业家，以阔大的胸襟和格局，积极响应习近平总书记和党中央的号召，按照省委、省政府的部署，挺身而出，冲在前面：国家有难，我必出手！愿倾我力，添砖加瓦；愿捐我财，驱魔纳祥；愿献我智，护邦安澜。能抗，能扛，能舍，能转。弄潮儿，向涛头立，表现出厚道山东人的豪迈气概。

“党委、政府为民企纾困解难，关键时刻，我们就得为社会分忧。”这是我采访的民企人说得最多的一句话。齐鲁民企在抗“疫”中的公益实践，是一曲感天动地的威武壮歌。

在采写中，我多了些未曾谋面的民企朋友。我与他们原本素不相识，却一言而熟，友又邀友，一圈

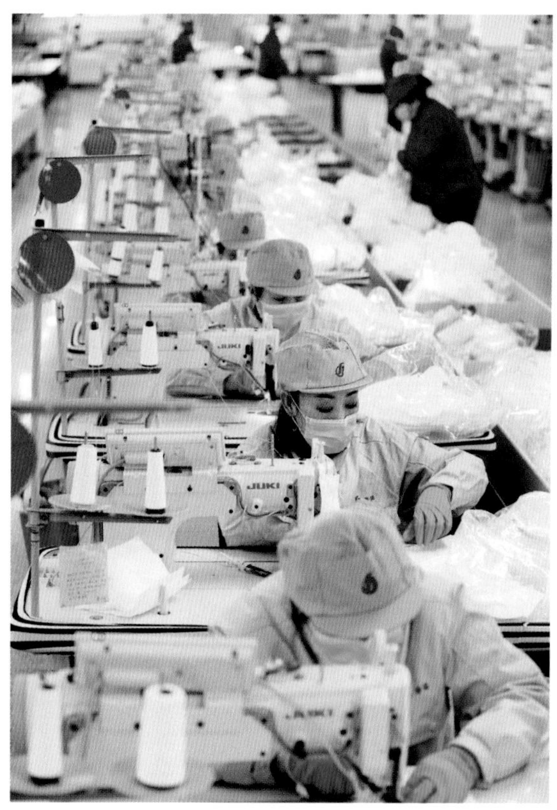

◆即发集团工人在车间内制作口罩。（新华社发）

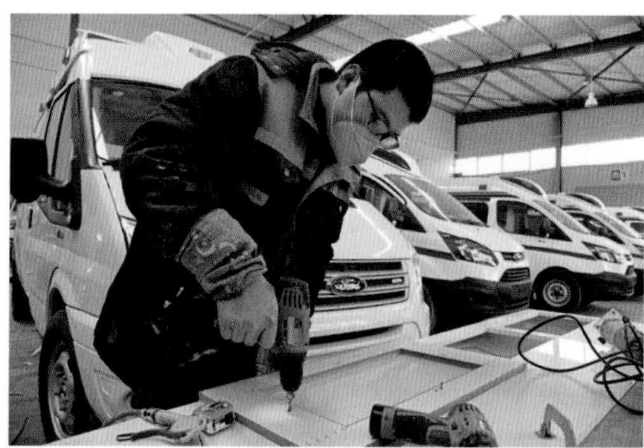

◆索尔汽车有限公司工人在生产车间改装救护车。（新华社发）

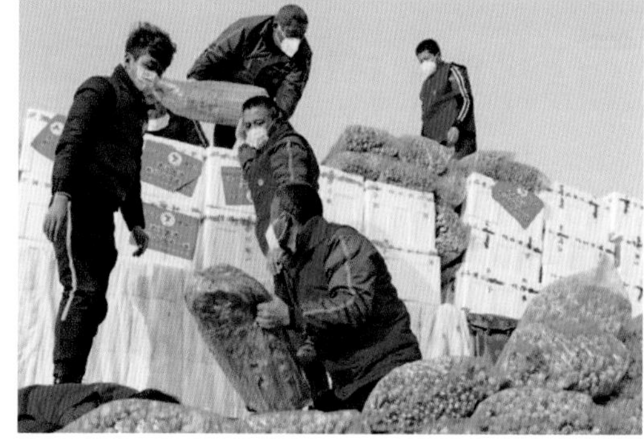

◆临沂一家民企向湖北武汉等地捐赠优质蔬菜。（卢鹏、杜昱葆报道）

圈爱心荡出的涟漪，常让我近乎沙漠化的眼窝湿润。我与他们联系时，他们有的在疫情一线值班，有的在开车上班或回家的路上，有的在家里办公。我通过固定电话、手机，微信、电子邮件、QQ与他们交流，每个人都特好沟通，从他们的视频、话语、微信留言里，我能感受到炙热的情感。

王阳明说："虽终日做买卖，不害其为圣为贤。"大道儒商，至诚天下，宽厚纯朴。这次采访，就是想把有血有肉的人物和事儿说囫囵了，记录的是不连贯、片断式的画面，我只盯紧了一些温暖细节。

特殊时期的特殊采访，注入了一些特殊感受。非常状态的非常记录，也让记忆非常深刻。

从齐都发出的"鸡毛信"

从历史地理概念上讲，这次出发是"齐"援"楚"。1月29日下午3时，3辆满载着来自齐都药业、蓝帆医疗、英科医疗等临淄多家企业、价值300余万元的捐赠物资从临淄向武汉进发。

此次齐都药业向武汉捐赠的药品价值203.4万元，全部是急需的抗菌抗病毒药物和消毒杀菌类产品。

看到大众日报淄博记者站站长马景阳提供的临淄区工业和信息化局发出的"命令不像命令、指示不是指示"的"公函"，我忍不住笑了。老马说："你别笑，这是非常时期的非常产物，是危难时刻催生出的民间智慧。关键是对方还听，还认。'公函'传递的是信誉，是没有硝烟的战场上的'鸡毛信'。"

"鸡毛信"是逼出来的，前方催产急，齐都药业却遇到了难题：原材料采购难，上下游企业复工复产难，防控运输过关卡难……生产洗手消毒液和医用卫生消毒湿巾，需原材料尿囊素，合作企业是陕西帕尼尔生物科技有限公司，因疫情停产。

临淄区工信局闻讯后，试探着给帕尼尔公司发去公函，说明原委。帕尼尔公司销售总监张婷拿着这张不规范的"公函"，来到当地政府部门。"鸡毛信"来了，特事特办！允许开工。2月1日，帕尼尔公司将100公斤原材料寄到了临淄。

原来"公函"具有如此大的威力，那就发往全国！于是一封封"鸡毛信"陆续飞到了省内、省外。尽管内容"繁杂"，难题不少，但无一例外地都得到了积极响应。来自河北、陕西等地的大货车满载原料而来，满载药品而去。"全国各地，我都能协调！"临淄区工信局副局长崔波有点儿"小骄傲"。

"鸡毛信"的威力还在相关领域呈现。2月2日，齐商银行第一时间把1000万元疫情防控物资生产紧急贷款打到了企业账户上。

眼见一个个难题"迎刃而解"，齐都药业的当家人郑家晴信心倍增。在电话里，老郑对我说："去年我们新上了一个投资13亿元的医药包装材料项目，特别值得一提的是，区委、区政府协调临淄区国有投资公司入股。时任区委书记宋振波和区长白平和明确表示，入股这个项目的主要目的，是表明政府支持企业的决心和态度。这是我的信心来源哪！政府为民企解困，关键时刻，我们就得为社会分忧！"

医生把患者从鬼门关拉回，病毒把患者推向死神，在这场速度较量中，"鸡毛信"的价值立显。

"不能等的，是战袍！"

"防护服告急！"

微信群里的这句话，烙得在国外的吴健民心焦，在回国途中，这位女装企业——舒朗集团的老总在盘算，咋做防护服？

医用防护服，就是医护人员的“战袍”。从布料变为成衣装箱出厂，制作工序多达近20道，每一关都马虎不得。人命关天，改还是不改？

“不能等的，是战袍！”1月31日，坐在办公室里的吴健民一拍大腿：转产。

摆在他面前的是重重难题：技术流程要重构再造，需要尽快学习和适应；时值春节，大多数员工正在放假，生产人手短缺；新建特殊厂房；筹措资金……最关键的是缺少生产许可的“出生证”。

2月1日，舒朗集团当即向烟台开发区行政审批局申请于次日成立舒朗医疗公司。开发区行政审批局连夜加班，次日一早，手续办妥。

新公司成立了，车间一线员工400多人提前复工，但人手还是不够，吴健民在朋友圈发了招工启事。

厂房在哪里？业达国际生物医药创新孵化中心将二层1400余平方米厂房租给新成立的舒朗医疗公司，并减免房租。

2月4日，在公司成立的第三天，舒朗首批民用防护服缝合下线。

作为省政协委员，我听过今年省政协会上吴健民的大会发言，给我留下深刻印象的，一是他的大胡子，二是他最后的表态——“头拱地，向前冲，靠创新，靠实干，扛过寒冬”。而面对疫情，他对我说：“首批下线的民用防护服将全部捐献给一线工作人员。”

和舒朗一样“不务正业”的还有山东盛原服装有限公司，这是一家以梭织服装的研发、生产、自营进出口贸易为核心的大型户外服装企业，看到武汉紧缺医疗防护服信息，公司推掉了年前接到的户外服装订单，申请转产防护服。2月15日是转产防护服、隔离衣的第一天。平原县委书记王洪霞现场办公，逐项分析解决转产中遇到的困难。

“我们的速度正在分秒之间被创造”

火神山、雷神山医院就跟它的名字一样，带有火急火燎的气息。如霹雳闪电，火速、神速、飞速，建起医院来，把病魔降住！诚如吉狄马加的诗《死神与我们的速度谁更快》说的：“你说死神的速度比我们更快，不/我不相信！因为我看见这场/与死亡的赛跑正在缩短着距离/请相信我们将会创造一个新的纪录/全世界都瞪大着眼睛，在看着我们/我们的速度正在分秒之间被创造……”

2月4日上午，武汉火神山医院开始接诊首批病人。山东雅士股份有限公司捐赠的第一批10套医疗净化设备机组在这家崭新的医院投入使用。媒体人在报道时，亲切地称雅士医疗净化设备为“潍坊肺”。

大年三十（1月24日），武汉市政府宣布建设火神山医院和雷神山医院的消息，敲打着敏感的雅士人王建军的心。作为山东雅士的老总，此时他正在安徽滁州。

公司马上成立了由总经理、副总经理和总工组成的小组，具体指挥协调前后方，与医院建设方华康世纪积极沟通并参与火神山医院手术室、ICU（重症监护病房）专业空调净化项目的建设，同时决定捐赠火神山医院所需的净化专业机组设备。

由于封城，交通受管制，雅士医疗净化设备无法运到武汉。巧合的是，主要负责包括急救手术室、重症监护室、检验室等专业性强的功能性区域建设的医院承建方江苏环亚集团，是雅士公司的老客户，在年前有雅士医疗净化设备库存，准备发给其他医院，他们临时调配给火神山医院。

大年初一（1月25日），雅士公司首批捐赠驰援武汉火神山医院负压ICU（重症监护病房）的10台套净化空调机组火速发到施工现场。正月初六（1月30日），所有空调机组全部准备就位。正月初九（2月2日），空调机组现场调试启动工作。

火神山医院9天建成，有着山东的“火速”与“神速”：

没有大型专业空调机组？齐鲁制药一批排风机组12台设备，正准备从制造厂家博纳环境（太仓）有限公司发运济南，而这批设备也正好符合火神山医院需求。得知消息后，齐鲁制药当即决定，把机组调转方向发往武汉。

作为前年参加山东省民营企业座谈会10个代表之一的齐鲁制药集团总裁李燕，给人的印象是干练果断，她在座谈会上说：“面对深刻变化的经济环境，中央和省委不断为民营经济‘打气’‘鼓劲’，让企业家们放下了思想包袱，初心不改，轻装上阵，坚定了心无旁骛发展实体经济的信心。”面对严峻疫情，她和企业用行动来回报社会。

没有通风设备？初五（1月29日）晚上，由德州亚太集团加紧赶制的337台通风设备装车启运武汉。企业接到订单时，是在除夕夜（1月24日），距火神山医院启用仅有8天时间，留给企业的生产时间屈指可数。按往常，337台通风设备的生产周期在14天左右。企业召集70多名员工复工生产，一天两班，14天的生产任务，5天完成。

空气过滤器相当于医院的“口罩”，哪里有？——德州。德州艾荷过滤设备有限公司紧急生产的1300台空气过滤器以最快的速度运到。

急需大量板材，哪里有？——聊城。冠洲集团重新调整排布生产线，3天时间生产1500吨镀锌钢板。“在接到委托函前，冠洲集团主要产品是出口国外，由于火神山医院建设规格与原有生产规格不一样，我们立即重新排好生产线、规划生产线产品，确保规格达标、质量达标、工期达标。”冠洲集团负责人说。

缺少箱式房屋？昌乐县中鼎钢结构有限公司大年初一（1月25日）召集100名工人复工生产，第一批2000平方米搭建集成房屋的原材料于第二天就送到武汉。公司总经理曹永刚说：“工人都放假回村，我们专门派车到各个村里接工人上班，做通村委的工作，让村里放工人出行，同时对每个工人进行体温测量。”他们分5个批次往武汉运送集成房屋原材料18000平方米，效率比平时提高了1倍。

源源不断的还有，仅用半天时间，德州临邑天鼎丰非织造布有限公司织出的第一批2万平方米土工布、巨野县一家医用服饰生产企业加班加点赶制的1300套印有“支援火神山医院”字样的医用物资，都发往同一个方向，同一个地方——武汉！

争分夺秒赶制“钟馗”

“口罩是中国开创科学防疫历史新阶段的见证者，是战胜瘟疫的‘钟馗’。”这是解放军报原副总编辑江永红最近在《信心，从新中国防疫史中来》一文中说的话，他的说法源于一个“戴不戴口罩”的生死赌局。

1911年1月，在哈尔滨暴发的鼠疫防疫战中，出现了中国防疫史上著名的“赌局”。“赌”啥？——要不要戴口罩。一方为东北防治鼠疫总医官、天津陆军军医学堂的副监督（副校长）伍连德博士，他坚持疫区人要戴口罩；另一方为法国名医、天津陆军军医学堂监督（校长）兼首席教授梅斯尼，他坚决反对戴口罩。结果梅斯尼被感染上人传人的肺鼠疫，6天之后不治身亡。他因自己的固执“赌”掉了生命，他的死唤醒了更多人，让伍连德的防疫措施得以顺利实施。

青岛明月海藻集团旗下子公司明月生物医用材料有限公司的一条基于海藻纤维的新型纺布口罩生产线，原本是他们公司2019年的一个新项目，在2020年的1月23日，也就是腊月二十九，才完成了整个生产线的试机并具备了生产条件，没想到，突遇疫情暴发。

大年初一（1月25日），他们立即启动口罩生产线。

由于设备前期一直处于调试状态，操作人员缺乏连续生产的经验，技术人员实行24小时值班制度，从人到机器均“开足马力”保障口罩供应。

截至正月初七（1月31日）12时，一条日产1万只左右的生产线赶制出5万多只口罩，公司免费赠送给疫情防控一线。

青岛明月生物医用材料有限公司总经理肖飞告诉媒体：“我们在对员工进行了解和排查之后，对当地部分没有外出、没有接触过外来人群的员工，进行了紧急召集，我们的党员同志也是身先士卒，冲在了奋战第一线。”

口罩是啥材料做成的？原料全部是聚丙烯（Polypropylene，简称PP），医疗用口罩是多层结构，一般简称为SMS结构。S表示无纺布纺粘层。道恩集团研发定制聚丙烯纺粘料，就是生产口罩S层的原料。山东道恩集团捐款400万元后，又定制出聚丙烯纺粘料6000余吨，以保障口罩原料供应。最近，他们已着手上马口罩生产线。

“口罩，口罩……”需求的呼叫声，惊醒了山东威达机械股份有限公司董事长杨明燕，她部署旗下济南第一机床有限公司，紧急调整研发计划，成功研发设计出J1KZ-P全自动口罩生产线，实现口罩生产从材料到成品的全自动化，每小时可产口罩达6000—8000只，为抗“疫”物资生产提供了优质高效的自动化解决方案。

同时，威达旗下苏州德迈科公司研发的多条全自动口罩装盒装箱智能包装线已高效应用于国内口罩生产龙头企业。新研发设计的J1KZ-P全自动口罩生产线可配合口罩自动包装线使用，实现从材料、成品、包装的全程无人化运行。

口罩大省——山东的企业正奋战在战“疫”后防线上。

来自革命老区的牵挂

莫言新作《饺子歌》有言：“你五花八门的包容，你千奇百怪的滋味，你赴汤蹈火的英勇，你无私奉献的品德，每当我想起你的名字，就感到生活充满希望。”

庚子年年初，被誉为“新时期的沂蒙红嫂”“最美兵妈妈”的朱呈镕，率领姐妹们用行动诠释了一曲抗“疫”《饺子歌》。

作为山东朱老大食品有限公司党支部书记、总经理的朱呈镕，组织200多个姐妹，用10吨面、10吨馅儿，三天三夜手工擀制了20吨水饺，于2月2日早晨7时30分送到了武汉。随饺子送出的，还有一摞摞绣有“水乳交融、生死与共”红字的鞋垫。

17年前的5月7日，也是朱呈镕，把5吨水饺送到了抗击非典前线的小汤山。

年过花甲的朱呈镕亲自带车去武汉，她对我说：“我放心不下那些兵娃娃呀！”

战“疫”正酣，从沂蒙老区走出去的沂河源田园综合体发起人董方军，组织捐款150多万元。2月17日，他与沂源企业家陈长运挑选了20000公斤“沂源红”苹果，日夜兼程送往湖北山东医疗队所在地，让战斗在抗“疫”一线的英雄儿女，吃上家乡苹果。

我跟董方军在省政协会上相识，作为省政协常委的他快言快语，是一个豪爽的山东汉子，他对我说：“果友们得知我们驰援湖北抗‘疫’一线，以最低价挑最大最甜的苹果卖给我们。”

这是沂蒙山与大别山的一次山之约，树树皆春色，山山唯朝霞；这是黄河大合唱与长江之歌的一次水之和鸣，黄河长江，两条龙，用最硬的麟披甲……

爱心在不断传递。2月11日，青岛日辰食品股份有限公司董事长张华君了解到祛毒猪肝可以增强人的免疫力，当即从青岛万福集团订购了3.8吨祛毒猪肝肠。3.8吨，可不是小数目。接到订单后，万福集团公司董事长史蕾连夜调度，2月14日开始生产成品，2月17日下午3时，万福集团完成交单。下午4时，这些物资启程武汉。张华君说：“祛毒猪肝肠是青岛研发、生产的，咱们的一线医生吃了，能感受到来自家乡的温暖。”

同样的，为让在黄冈的白衣战士尝到家乡味道，2月13日，禹城市麦香园食品有限公司向湖北黄冈捐赠10万个馒头。馒头多用“个”来数，10万个，就成了馒头山。10万个是具体的，有红枣馒头、麦香大馒头和花卷……

“瞪羚企业”的年轻人

是这次新冠肺炎疫情，让我知道了众阳健康科技集团这家提供健康医疗信息技术综合解决方案的“瞪羚企业”，知道了这群年轻人。采访他们的时候，听到最多的话就是“我没可说的，你采访我的同事吧”。

他们第一时间成立了覆盖研发、技术服务、线上运营及遍布全国子公司、分公司的“全国互联网+健康医疗服务应急服务中心”，提供24小时不间断服务，紧急上线互联网“发热门诊”百余家，为全国112家二级以上医疗机构免费开通互联网“发热门诊”线上咨询服务。

公司负责人陈伟对我说：“我们先后助力夏津县人民医院、平阴县人民医院、新泰市中医医院等紧急上线‘发热门诊咨询’功能。截至2月10日，全国累计开通700余家，总咨询量11万余人，其中发热相关咨询3万余人。”

众阳职工1700多人，平均年龄30多岁，这群年轻人遍布全国各地，国内1000多家二级甲等以上的医疗机构使用众阳健康开发的软件，技术人员通过VPN专用网络可以远程连接医院的系统后台，来维护系统。

我想采访这些年轻人，陈伟帮我介绍了湖北公司的李振军，李振军从大学毕业后一直在医疗行业工作，在武汉做志愿者的他，谦虚地对我说：“我给你推荐两个同事，一个是严立，另一个是粟健梅。”

通过李振华，我联系上了严立，严立现在在湖北天门，他说公司的互联网“发热门诊”捐赠给了湖北各医疗机构，他负责的医院上线了，他得盯着。他给我微信：“我很平凡，你还是写写李振华吧。”

粟健梅在疫情暴发前离开武汉，去了俄罗斯，看到武汉疫情严峻、物资告急，她和俄罗斯当地的华侨、留学生一起组织捐献物资，并把物资带回国，然后寄回武汉。跟华中科技大学EMBA校友一起通过“全球购”给医院物资援助。粟健梅对我说：“杯水车薪，献一份爱心吧。”粟健梅目前正跟同事们一起抗“疫”中。

众阳的年轻人互相推荐着自己的同事，诉说着自己同事的果敢和从容，都说自己干得很平常。有时还剖露自己的胆怯：“去医院现场说不害怕是假的，但我去了是真的。”客户服务中心技术人员王百可说。

还有独角兽企业华熙生物科技，瞪羚企业、准独角兽企业山东世纪开元电子商务，瞪羚企业明仁福瑞达公司的年轻人，他们以善于跳跃和奔跑的敏锐的洞察力，一路献着爱心。

省委党校张文珍教授说：“‘瞪羚’‘独角兽’们的担当，让我想到了‘企业公民’这个概念，这个现代概念源于人们对企业期望的改变。企业公民作为一个集体术语，涵盖了企业社会责任、反应能力和绩效等。当新冠肺炎疫情来袭时，正是企业公民大显身手的时候。”

你能读懂数字吗？

写这篇“报告”，常常面对枯燥的数字。数字很骨感，很浓缩，也很丰满，数字背后，是站着的人，他们有喜怒哀乐的表情，有汗水泪水甚至血水，有不舍昼夜的坚守，数字就是一幅抽象了的画，就是滤干了水分的曾经摇曳在枝头的白杨的叶子。

数字是说出来的，更是做出来的，干出来的。不懂的数字请多问一遍，再不明白，就多瞅两眼，你会发现，一串串数字会唱歌，因为它们是心血所凝，智慧所聚……

“捐！”是一句痛快话！喊出来豪气干云。但再积累，却是平常心，俯首耕耘，一步一个脚印，少一个脚印都不能叫曾经走过。

请记住这些数字：魏桥集团捐赠3000万元，齐河永锋集团捐款2000万元，东明石化集团捐赠1200万元，山东东岳集团捐赠800万元，景芝酒业通过山东景芝公益基金会捐赠价值1200万元景致75（75°景芝白乾）原浆酒……

请记住这些数字：湖北省山东商会已协助接受企业捐赠7900万元现金、2550万元物资，会员企业捐赠7565.485万元现金、3318.5万元物资。

请记住他们：烟台渤海制药集团公司董事长曲宏伟第一时间向武汉、黄冈捐赠了价值2000万元的防风通圣颗粒；世纪金榜集团董事长张泉决定，世纪金榜教学资源网、金榜题名APP（应用程序）向全国师生无偿提供电子图书、名师视频、试题课件等内容的浏览和下载服务，疫情期间免费开放资源价值2600万元；还有一位我多次打电话都不接，不愿透露姓名的民企负责人，捐出1万公斤章丘大葱、1万公斤鲜萝卜。

数字有时很残酷，商场搏杀，少一分一厘都做不成买卖。平时的锱铢必较，才成就了今天的大方；平时的如履如临，才练就了今天的胆量！数字能逼出皱纹，逼白鬓发，也能逼来不再恐慌的本领！最终绽放出璀璨的人生花朵，结出沉甸甸的累累硕果！

拳拳的忧国之心

我们来听听发生在公务员付学申身边的事儿。

付学申是济南高新区自然资源与规划建设管理局办公室副主任，1月31日在微信上看到老家泗水县的好朋友、企业家王欣在朋友圈发了一条信息：为泗水县13个乡镇和县有关部门捐出1吨75%的医用酒精。

略一思量，付学申立即拨通了王欣的电话：“为老家捐酒精，为你点赞。济南高新区目前也特别需要，还有没有？”

王欣爽快地说：“你等着！”

王欣是济南尚威投资公司董事长兼山东宏大伟业包装股份有限公司总经理。新冠肺炎疫情，让他揪心，看到微信上有人说医用酒精紧缺的消息，他派员工到库房里盘点平时生产用的医用酒精，把能捐出的都捐出去，救一时之急！通过“微公益”平台，王欣将1吨医用酒精，分发到泗水县各个乡镇和有关县直部门。

收到付学申的请求后，王欣和员工连夜将100桶酒精装车。2月1日一大早，王欣自己驾车3个小时来到济南，路上通过多道测温关卡。

王欣握着老朋友的手说：“75%的医用酒精，这是1000斤，有需要，我们再送来。”

“怎么自己亲自驾车来？”

“派其他人也不放心，再说，路上也不安全。”

与付学申一样“疫”弦紧绷的，还有济宁趣创业科技信息公司总经理王震，他是通过王欣和付学申认识并成为朋友的。正在泰国拓展公司业务的王震在朋友圈看到付学申、王欣给政府捐赠酒精的事迹后，深受感动。王震迅速购置1000个3M医用口罩和100个护目镜，从曼谷寄回了老家泗水。

湖北，像大旱盼甘霖一样，盼医，盼药，盼医生，盼护士，盼来了远方的亲人！患难见真情，救人如救火，齐鲁民企参与其中，日夜兼程，向西，向南！天上飞的，地上跑的，车流滚滚，春潮滚滚！

而广袤的山东大地，也是个战场，齐鲁民企做得更多。在他们看来，这是自家的事儿，不必赘述。

民企的行动透出的是不张不扬的天理良心：跟大爱沾边的举止，很美！很酷！很给力！蕴藏着煮不烂砸不破掰不碎的硬力量！孟子曰：“乡田同井，出入相友，守望相助，疾病相扶持，则百姓亲睦。”绵延数千年的优秀传统文化在新时代依然熠熠生辉，而齐鲁民企，投身到优良传统的阐释、弘扬与重构中，善莫大焉。

“有多大担当才能干多大事业，尽多大责任才会有多大成就。”祝福山东民企顺利复工复产。自天祐之，吉无不利。

（《大众日报》2020年3月2日04版 / 记者：逄春阶）

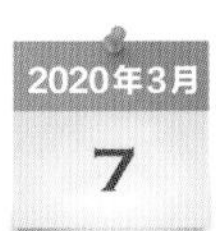

疫情期间进“红区”，施妙手、担重任
山东医护“娘子军”：她们的名字是专业勇敢

平日里，她们是能干的同事，是贴心的女儿，是慈祥的妈妈，是温柔的妻子。但当疫情来袭，她们又化身披坚执锐、冲锋在前的战士，战斗在湖北战“疫”最前线，守护后方亿万人的健康。她们就是山东医护“娘子军”。疫情期间，我省广大女性医护工作者将扎实过硬的专业技术和勇敢无畏的意志品质展现得淋漓尽致，她们成为疫情防控阻击战中值得信赖和托付的生命卫士。

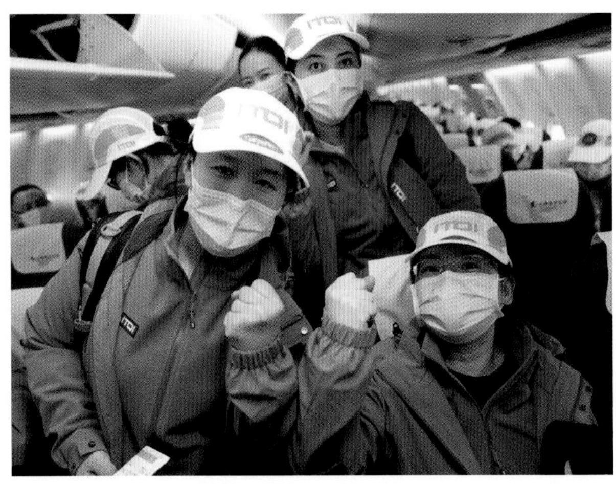

◆2月20日，我省第十二批援助湖北医疗队从济南遥墙机场乘坐包机启程出征。起飞前，医疗队中几名巾帼英雄齐喊加油，助威壮行。（记者卢鹏、王世翔报道）

2月25日，按照国家卫健委安排，我省第十二批援助湖北医疗队选派护理精英组成“尖刀班”，奔赴此次疫情“红区”中的“红区”——武汉市传染病专科医院金银潭医院。“尖刀班”的15名成员中，有10名是女性。

“护理危重症患者风险高、任务重，现在正是需要我们发挥专业技术的时候。”“尖刀班”成员之一、临沂市人民医院护士长宋建伟介绍。初到金银潭医院，“尖刀班”接管的24名患者中，有14人病危、10人病重，其中8人气管插管、2人气管切开、10人机械通气，护理上的任何疏忽都有可能让患者出现生命危险。

零差错成为“尖刀班”队员们最严格的自我要求。每次进舱，她们都时刻关注患者生命体征的变化。体温是多少，呼吸的节律、频率、深度是多少，血氧饱和度是多少，这些值班队员都熟记在心。患者氧合下降，她们几人通力合作，在不影响其身上管路通道的情况下，帮助患者翻身进行俯卧位通气。长期练就的高超技能成为她们挽救生命最趁手的武器。厚厚的橡胶手套让指尖几乎丧失全部触感，她们凭经验一次次成功完成穿刺；水汽蒙住护目镜，她们透过窄窄的罅隙为患者吸痰、插管。同在医院支援的外地同行评价：“山东‘尖刀班’，确实实力过硬。”

她们是运筹帷幄的将军，调度万马千军，临危不乱。“工作开展，建立制度流程为先。”作为武汉客厅方舱医院B厅A区的总护士长，我省第四批援助湖北护理专业医疗队队长郭芳到岗后，第一时间着手流程建设。她将来自山东、北京、上海、宁夏等地的91名护士分成7组，每组安排护士长，每组进舱工作时间6小时。初期每班两位护士长同时进舱，步入正轨后一班一位护士长，迅速理顺了工作节奏，219张床位运转高效，一批批康复患者出院。

是战士，就有战士的勇敢和坚忍。在抗击疫情第一线，山东医护“娘子军”不让须眉，急难险重任务冲锋在前。

采集咽拭子是新冠肺炎确诊的第一步，也是控制疫情的基础。但对操作人员来说，却意味着巨大的风险：采集过程中，患者容易咳嗽、打喷嚏，甚至呕吐，携带病毒的飞沫扑面而来。在济南市中心医院，这项工作由一支以女性为主的团队一肩担起，这就是感染性疾病科护理团队。接到这项任务后，她们没有一个人退缩，都争先到第一线值班。护士李杨连续5天采样，最多一次采样例数高达29例，待采完最后一例时，人几近虚脱。

工作条件艰苦，她们不叫苦不叫累，咬牙坚持的样子留在了每一间隔离病房。长时间捂在橡胶手套里，修长的双手变得又红又肿。长时间佩戴防护口罩，白皙的脸庞变成了勒痕一时难以消退的“口罩脸”。长时间穿着厚重密闭的防护服，山东大学齐鲁医院赴湖北武汉大学人民医院东院区的护士王云和李莉身体出现严重不适，在值班期间出现了恶心呕吐的反应，然而因为担心自己的退出会给同事们带来更大的工作压力，她们不约而同地选择了默默地咽回去，坚持到换班。

战“疫”一线，她们不是“美女医生”“美小护”，她们的名字是专业，是勇敢，是值得性命相托的生命卫士。山东医疗队巾帼战“疫”，不着红妆依旧风采！

（《大众日报》2020年3月7日03版 / 记者：李振）

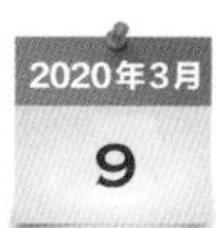

山东与黄冈签署疾控结对交流合作协议

本报黄冈电　3月6日，山东省与黄冈市签署疾控结对交流合作意向协议，以传染病防控为重点，搭建业务建设交流合作平台，在信息共享、人才交流、科研教育等领域开展深度合作。

根据山东省委新冠肺炎疫情处置工作领导小组（指挥部）统一部署安排，山东省于2月中旬先后派出2批共27人的疾控队伍对口支援黄冈市疫情防控工作，拨款5000万元建设黄冈疾控安全防护二级实验室项目，为打赢这场疫情防控阻击战提供了强有力的技术支撑。

据介绍，双方将以传染病防控为重点，搭建业务建设交流合作平台。建立信息共享机制，相互交流和借鉴双方在传染病防控、慢病防治、卫生检测和健康危害因素监测等方面的成功做法和经验，提升彼此业务工作水平。建立人才交流机制，根据工作需要定期开展人才交流，黄冈每次选派1—2名专业技术人员到山东进修学习，山东省可每次选派1—2名专家到黄冈市进行挂职锻炼或技术指导。以山东省疾控中心为主导，开展科研合作。以援建的实验基地为依托，通过选派专家现场指导，协助黄冈市开展科研、教育和培训等工作，提升黄冈市疾控系统科研创新能力，力争每年取得一项科研合作成果。交流合作意向协议为期3年，根据工作实际需求，双方可不断拓宽合作领域，提升合作层次，优化合作机制、模式，促进合作关系经常化、制度化。

黄冈市委副书记、市长，黄冈市新冠肺炎疫情防控工作指挥部指挥长邱丽新满怀感激地表示，山东省的硬核支持和“搬家式支援”，黄冈人民深受感动、铭记在心。山东“大手拉小手”式援助，必将全面提升黄冈的疾控能力，助力健康黄冈建设。

（《大众日报》2020年3月9日04版 / 记者：王凯　通讯员：吴光健）

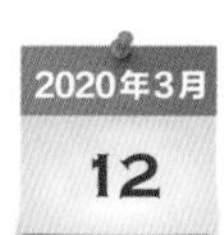

千里驰援湖北，山东派出的是最精锐的医疗队伍

妙手仁心提供高品质医疗服务

齐鲁荆楚，血脉相连。千里驰援湖北，山东派出的是最精锐的医疗队伍。不管是在武汉还是在黄冈，山东医疗队队员克服重重困难，科学管理，精准救治，利用中西医结合、远程会诊、独家专利技术等为

湖北患者提供高品质的医疗服务。他们虽然来自全省不同医院、不同专业，但很快便凝聚为战斗力强劲的团队。

1月26日凌晨，我省首批医疗队抵达黄冈市，进驻大别山区域医疗中心开展救治工作。随即，山东医疗队专门成立了由重症、呼吸、护理、院感等专业专家组成的专家组，因人施策，制订个性化中西医诊疗方案，集中人力、技术、物资等优势资源，全力做好救治工作。

在集中收治病人的前3天，山东医疗队优先安排政治思想觉悟高、业务水平高的党员、医疗组长值班，应对各种情况，确保患者安全。尤其是在重症患者救治方面，制定ICU（重症监护病房）收治标准与流程，统一药物方案和非药物措施，实现救治的规范化与同质化，医疗救治工作开展平稳有序。

在武汉大学人民医院东院区，我省第五批医疗队、来自山东大学齐鲁医院的131人已在此奋战1月有余。

来到武汉后，医疗队迅速建立了医疗队领队、队长、病区主任、护士长靠前指挥，参加病区交接班，以便及时发现、解决问题的工作机制。医疗组组长每天查房并及时调整救治方案；病区主任、副主任实行24小时值班制度；每个病区配备4名感控护士加强病区感控防护；医生分早、中、晚三次进入病房查房，及时掌握病情变化；采用微信视频的方式查房，这既提高了查房效率，又可以直观地了解患者的一般情况和精神状态。

根据抢救需要，医疗队设置病区ICU（重症监护病房），收治需要做有创通气治疗的病人，抽调有护理经验的护士集中管理，节约了人力。考虑到患者以老年人居多，营养非常重要，医疗队用医院带给队员的匀浆膳给病人做营养餐。

在位于武汉的华中科技大学同济医学院附属同济医院光谷院区，驻扎了来自6个省市的17支医疗队。我省第六、七批医疗队通过科学排班满足临床需要，同时节约资源，降低医护人员感染风险。对患者实行网格化管理，实现了对患者管理的全面立体化，提高了医疗效率与质量安全。

在武汉客厅方舱医院与汉阳方舱医院，我省第四、八批医疗队队员注重对患者进行心理疏导，带领患者跳八段锦、广场舞、保健操，给患者带去了身体与心灵的双重慰藉，使其更配合医护人员开展救治工作。

不久前，一场连接济南、山东第二批援助湖北医疗队驻地和黄冈五个县市的远程会诊如期举行。这场多学科会诊是我省医疗专家组与援助湖北的医疗队展开的首次远程会诊，前后方配合，大家集思广益，为湖北患者提供更高质量的医疗救治。

此次奔赴湖北，山东大学第二医院携带了今年年初刚刚拿到自主知识产权的专利产品——俯卧位通气体位管理垫。据介绍，管理垫既便于携带，又能反复、交叉使用，更贴合人体解剖结构，使翻身操作相对简单，可在危急情况下帮助患者快速翻身。这一器具不仅为患者带来了更多安全保障，也能够帮助穿着厚重防护服的医护人员降低工作强度和提高安全性。

我省援助湖北医疗队队员还在前线有了新发明。在武汉大学人民医院东院区的山东省第五批医疗队队员、山东大学齐鲁医院神经外科监护室孙勇，在工作一线发明了输液器断针器。这项发明可以使护士有效避免从输液袋中拔出输液针头、用剪刀剪下针头并将其放至利器盒内、消毒剪刀等一系列分离输液器针头的高风险动作。只需将带有输液袋的输液器放置于卡槽中，右手拉动把手即可完成操作，一步完成输液袋与针头分离，针头与输液器分离并落入下方利器盒中。整个过程不暴露针头，刀片在器械中隐藏，不对护士产生任何意外伤害。这一发明已在病区使用。

从大年初一（1月25日）迅速集结出征，到现在疫情防控阻击战取得阶段性胜利，1个多月里，山东援助湖北医疗队接续驰援，在荆楚大地上，用专业、敬业、创新、奉献生动展示了齐鲁医者的风采，为打赢湖北保卫战贡献了山东力量。

（《大众日报》2020年3月12日04版 / 记者：常青）

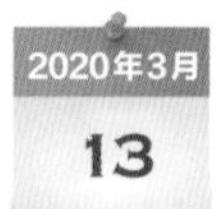

我省对口支援黄冈五县（市）确诊患者清零

本报黄冈3月13日电 今天，黄冈市黄梅县人民医院雷焱山应急院区最后2名确诊患者治愈出院，这标志着山东医疗队对口援助的黄冈市所属武穴市、浠水县、蕲春县、团风县、黄梅县五县（市）新冠肺炎确诊患者全部清零。

多措并举，综合施策，努力提高黄冈五县（市）新冠肺炎救治能力和水平。据山东医疗队（第九、十批）领队，山东省保健局副局长、一级调研员梁军介绍，两批医疗队共有医护人员225名，先后于2月11日和13日到达黄冈，在进行为期1天的防护知识培训后，分别于2月13日、15日兵分五路火速赶往援助县（市）。

医疗队每天组织医疗队、护理队的队员进行病例分析，对疑难病例诊治和护理问题进行集体研讨，集思广益，解决疑难问题。组织队员认真学习国家卫健委办公厅、国家中医药管理局办公室联合发布的《新型冠状病毒肺炎诊疗方案》，并通过手机上网、利用云ICU（重症监护病房）网络平台学习COVID-19病毒对各脏器的功能影响、临床分期、合理化用药和护理方案等。

2月14日，由第九批医疗队队长、山东省耳鼻喉医院副院长、呼吸与重症医学科主任医师韩其政，第十批医疗队队长、滨州医学院附属医院呼吸与重症医学科主任、主任医师王涛等组建的5人专家组，采用到五县（市）巡回指导的方式，参与新冠肺炎患者特别是重症及危重症患者的查房、病例讨论，指导完善治疗方案、加强院感管理，使专家的优势得到了更好地发挥。截至目前，专家组共会诊16次，会诊病人350余人次，累计行程5000多公里。

借力引智，医疗队开展远程视频会诊。自2月22日开始，山东省捐赠的远程视频会诊系统启用，相关部门第一时间组织山东省医疗专家组（后方专家组）、山东省援助黄冈市大别山区域医疗中心专家组，与五个县（市）医疗队远程视频连线，先后对医院的新冠肺炎重症和危重症患者开展会诊44人次。

据统计，对口援助五县（市）的山东医疗队，共分管床位324张，累计救治新冠肺炎病人315名，其中重症患者86名、危重症患者11名，治愈出院278名，新冠指标转阴性转入其他病房37名，实现了患者零病亡、医护人员零感染的目标。

目前，山东省对口援助五县（市）医疗分队，已开始原地休整待命，队员精神饱满，斗志昂扬，纷纷递交请战书，请求参加新的战斗。

（《大众日报》2020年3月14日03版 / 记者：王凯　通讯员：岳增勇）

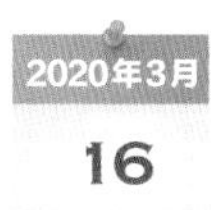

方舱关闭后重症患者治疗成为重中之重，山东省援助湖北医疗队——

集中力量总攻重症救治

以收治轻症患者为主的方舱医院退出后，救治重症患者的重要性更加凸显。继3月7日、8日，我省第四批和第八批援助湖北医疗队所在的东西湖方舱医院和汉阳国博方舱医院休舱后，山东医疗队以夺取疫情防控阻击战的全胜为总目标，正集中火力向重症救治的制高点发起总攻。

医疗援助湖北，我省医疗队承担了大量重症救治任务。截至目前，我省派出的十二批医疗队中，第一、二批所在的大别山区域医疗中心，第三批所在的同济医院中法新城院区，第五批所在的武汉大学人民医院东院区，第六、七批所在的同济医院光谷院区以及第十二批所在的武汉第三医院等，均以收治救治重症患者为主，重症患者比例高。

我省第七批援助湖北医疗队队员、青岛市立医院东院ICU（重症监护病房）医师贾超表示，重症危重症患者病情复杂，救治时间长、难度大、风险高，对医疗队综合救治能力提出了更高要求。新冠肺炎病情进展迅速，对其的认识以及诊疗措施手段等都尚在逐步完善阶段，因此在实际救治中，需要医护人员拥有丰富的临床经验和灵活的应变能力，随时对救治方案进行调整，做出最有利于患者的选择。

“恰当处置突发状况是成功救治的基础。”贾超介绍，近期其所在病区接诊了1位80多岁的危重症患者，入院时即被诊断为病毒性心肌炎合并心力衰竭，同时出现了急性肾功能衰竭，生命危在旦夕。为缓解其急性肾衰竭状况，计划采取持续床旁血液滤过的针对性措施。然而正准备实施血液滤过时，患者突然出现血氧饱和度下降。“此时如果还是按照原计划血滤上机，患者风险会加大，因此我们立即叫停，并在严密监测心脏功能的情况下，进行缓慢的液体复苏。次日患者的血氧饱和度逐渐改善，血肌酐和血清（超敏）肌钙蛋白等几项关键指标明显下降，病情得到极大改善。”

依托我省支援的互联网远程会诊系统，山东医疗队与省内专家协同为当地重症患者提供最优方案，极大提高了重症救治的实效和质量。“2月27日远程会诊指导当地治疗的重症患者病情有了明显好转！”日前，我省第二批支援湖北医疗队队长、山东省立第三医院副院长李丕宝分享了这样一则令人欣慰的消息。该患者在当地入院后出现了凝血机制紊乱，并出现早期弥漫性血管内凝血表现。经过远程会诊，李丕宝提出的救治方案被当地采纳，经治疗患者各项指标改善明显，病情出现了明显好转。3月5日，我省还组织省内专家连线第二批援助湖北医疗队驻地和五个县市开展远程会诊，为救治3名重症患者提供指导建议，得到了当地医护团队的高度认可。

山东医疗队带来了重要的生命支持设备，一定程度上缓解了当地资源紧缺状况，增强了危重患者救治能力。山东大学第二医院援湖北医疗队出征时即携带了ECMO（体外膜肺氧合）设备、有创呼吸机、无创呼吸机、除颤仪等重症患者急需的急救设备。由山东省立医院援助的一台ECMO（体外膜肺氧合）设备及耗材，也已于日前运抵武汉疫情防控一线并投入使用。

随着方舱医院陆续休舱，一些情况复杂、病情较重的患者陆续转入重症患者救治定点医院，近期，山东医疗队接管的重症病区收治的患者数量迎来小幅增加。对此，医疗队队员表示，将坚守重症救治岗位，全力以赴开展救治，不获全胜决不收兵。

（《大众日报》2020年3月16日03版 / 记者：李振）

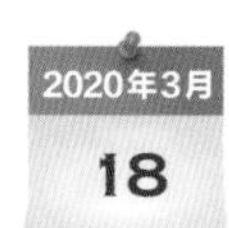

方舱数十日 归来已阳春

圆满完成任务一个不少返回家乡，我省援助湖北第四批、第八批医疗队队员凯旋

3月17日，入春后的济南阳光明媚，玉兰花开。下午4时许，武汉天河机场，满载我省援助湖北医疗队队员的两架包机相继起飞，1个小时后落地济南机场，342名山东医疗队队员在驰援武汉抗击疫情1个多月后平安归来，他们也是我省援助湖北首批返鲁医疗队。

记者在现场了解到，此次返回的医疗队队员为我省援助湖北第四批医务人员（35人）、第八批医务人员（303人）以及其他批的4名医务人员。3月7日、8日，山东省第四批和第八批援助湖北医疗队所在的客厅方舱医院和汉阳国博方舱医院休舱。按照中央指示，随着疫情防控形势逐步转好，完成救助任务的各省医疗队将分批撤离。两批医疗队队员在武汉做到了患者零死亡，医务人员零感染，出院病人零返舱，圆满完成既定任务后一个不少地返回家乡。

1月25日晚，山东省首批138人援助湖北医疗队星夜出发，拉开了驰援湖北战“疫”的序幕。此后，我省全力支援湖北抗击疫情，共派出十二批医疗队奔赴湖北。截至3月15日20时，累计收治病例（含疑似病例）2552例，治愈1373人；累计完成27048份疑似样本检测，消杀面积149万平方米，追踪密切接触者1338人。我省对口支援的黄冈五县（市）确诊患者更是全部清零，实现了患者零病亡、医护人员零感染的目标。据悉，此批医疗队队员返鲁后，其余1000多名山东医疗队队员将陆续撤离湖北。

济南市槐荫区玉清湖街道办事处社区卫生服务中心主管护师杨中霞清晰地记得，2月6日她出征前往武汉那天，济南下着大雪，路上鲜有人迹。今天下了飞机，沐浴在春天的阳光里，她不由得湿了眼眶。

从2月9日到3月7日，在武汉客厅方舱医院的这段经历让她毕生难忘。“我还记得第一天开舱，从下午2时到晚上10时，1天就收治了90多人。”杨中霞说，休舱那天她看着患者入口处关闭时很是感慨，那一刻她觉得病毒终于被拒之门外。

武汉客厅方舱医院共有1700多张床位，聚集了来自山东、上海、宁夏、新疆等省（自治区、直辖市）的几十支医疗队。第一天开舱，一名患者入舱后晕倒了，山东省医疗队队员不顾个人安危，背起患者就跑。在客厅方舱提起山东省医疗队，人们总会说出认真、踏实、勤奋等词语。

“从当初入舱的一穷二白到现在能达到二级甲等医院的标准，这是全体医疗队队员摸着石头过河，一点点探索出来的。”烟台业达医院大外科副护士长李知洪，上完3月7日的夜班接到休舱通知时，感到这场方舱战“疫”终于迎来了胜利。休舱后的李知洪和战友们仍然没有得闲，在住宿酒店内开始了病人病例完善补充和归档，并全部手动录入电脑，面对庞大的工作量，每天工作到晚10时成了家常便饭。“之前由于方舱内基础设施不完善，这部分工作一直没完成，留存病例对于患者的后续管理和回访至关重要，我们完成后交接给了当地医院，做到了善始善终。”

“38个日日夜夜，每天都想着回家，真的要走了心里又有万般的不舍。”日照市精神卫生中心护士秦晓辉不断向记者重复的一句话是，武汉是一座英雄的城市，在这场疫情防控阻击战里，每一位武汉人都是英雄。

38天的汉阳方舱工作，让秦晓辉印象最深刻的是9岁的小雯雯。这个独自在方舱接受治疗的女孩，在一家四口均被感染新冠肺炎、被分散隔离后仍坚强面对疾病，这让山东省医疗队队员无比动容，队员们竭力给她胜似家人的陪伴与照顾。休舱那天，小雯雯也治愈出院了，临出发前，雯雯对着车窗外的山东医护人员大声告别：“我替武汉谢谢你们。”

（《大众日报》2020年3月18日05版 / 记者：常青）

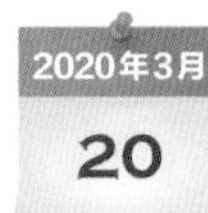

驰援，武汉抗“疫”中的齐鲁力量
——山东省医疗队援助武汉抗击疫情纪实

突如其来的疫情，让武汉成为齐鲁儿女牵挂之地和忧心之城。

分秒必争，大爱山东闻令而动，白衣战士披甲出征，在各医院摆开战场，与全国同行一道，昼夜鏖战一个半月，捷报频传。

3月17日，武汉市市民欢送山东省第四、八批援助湖北医疗队342人返程。惜别的泪水，浇灌着胜利的喜悦。

首批凯旋标志着我省援助武汉抗“疫”取得了阶段性重要成果，也昭示着山东医疗队将继续集中优势火力向重症危重症患者救治发起最后的总攻。

自2月2日起，山东坚决响应习近平总书记和党中央的号召，按照国家统一调派和省委省政府的部署要求，陆续派出七批8支队伍抵达武汉，援助人数达到1186人。面对严峻疫情，在省对口支援黄冈前方指挥部的有力指导下，山东援助武汉医疗队创新推出了党旗引领指方向、专家引领带团队、尖刀引领促攻坚的“三引领”工作方法，将来自全省各地的医护人员重新整合，切实做到攥指成拳，形成战力，攻坚一线，做到了“零感染、无意外”，在武汉保卫战中彰显了山东力量，体现了齐鲁担当。

逆行背影，透出坚定与从容
来自200余家医院的1186名队员闻令而动

“江城灭疫军情急，漏夜衔枚卷旆旌。”2月2日下午，山东省第三批援助湖北医疗队在济南遥墙国际机场集合。此前，已有两批医疗队援助湖北黄冈抗击疫情，而他们将作为首批援助武汉的山东医疗队，投入到武汉保卫战中。

疫情紧急，留给队员出发准备的时间仅10余个小时。

2月1日晚上10时，省卫生健康委妇幼健康处副处长郑建新分别接到省卫健委医政处和人事处的电话，征求她是否可以带队驰援武汉的意见。作为一名老党员、一名转业军人，郑建新没有丝毫犹豫，奉命出征。

山东省第三批援助湖北医疗队队长、医师组组长曲仪庆说：“当飞机降落在武汉，从天河机场到驻地的途中，沿途都是空荡荡的，心里五味杂陈。真正体会到了什么是‘风萧萧兮易水寒’，体会到了什么是国家有难。”

危难时刻，白衣战士挺身而出，逆行驰援，共克时艰。

2月6日，由35名护士组成的山东省第四批援助湖北医疗队暨山东省援助湖北护理专业医疗队驰援武汉的方舱医院。

2月7日，山东大学齐鲁医院的一支131人的医护团队作为第五批医疗队抵达武汉，进驻武汉大学人民医院东院区。

2月9日，山东省第六（山大二院队）、第七（青岛两支队伍）、第八批医疗队，近700名医护人员同一天抵达武汉，分赴同济医院光谷院区和汉阳方舱医院。

2月20日，山东省第十二批援助湖北医疗队到达武汉，算上此前到达的青大附院秦文医生和到鄂州的4名疾控工作人员在内，驻武汉片区的山东援助湖北医疗队共计1186人。

这些医护人员来自全省16市的200余家医院，专业涵盖了呼吸、重症、感染、急诊医学、麻醉、康复、护理、心理等各个领域的专家，其中拥有高级职称的医生超过40%，护士中主管护师以上的同样超过40%。

逆行的背影，透出的是坚定与从容。奔赴在这场没有硝烟的战争前线，他们筑起了一道健康防线，也在人们心里筑就了一道抵御病毒的长城。

红色旗帜，积蓄向上的力量
385名党员带动762名队员主动递交入党申请

“我是党员，我先上……”2月4日晚9时，经过防控感染培训及考核后，首个班次9名医护人员由党员、护理组长李敏敏带领正式进驻同济医院中法新城院区C7西重症病区。

红色，是熊熊的燃烧之色，醒目、提神、热烈，彰显的是意志，激发的是斗志。

1186人，来自200余家医院，如何才能让医疗队快速形成战力，打出一套严密的“组合拳”？山东省援助武汉医疗队确定了党旗引领指方向的工作方法，靠组织建设和体制保障，确保了医疗队高效运转，形成了核心战斗力。

2月2日晚，山东省第三批援助湖北医疗队抵达武汉，在入住酒店安顿下来已是2月3日凌晨2时许。为使来自各医院的医护人员迅速进入“战时”状态，在飞机上，山东省援助湖北医疗队总领队左毅就带领队员们商定了医疗队的组织与人员架构。2月3日下午2时，医疗队召开动员部署会，明确了医疗队的工作流程、工作制度等。会上，山东省援助湖北医疗队临时党总支成立，第三批临时党支部同时成立。

而这也成了后续各批医疗队的工作惯例。党建工作与医疗队工作的有机融合，构建起了综合协调、医疗救治、护理管理、院感防控、后勤保障、医疗专家组、宣传报道等各工作架构，统一协调管理山东各批次援助湖北医疗队，健全了各项制度，严明了相关纪律，为医疗队正常运转打下了良好的基础。

随着各批医疗队不断到达，为进一步加强援助武汉医疗队党的建设，2月23日，山东省援助武汉医疗队临时党委正式成立，下设2个临时党总支、14个临时党支部，共有385名党员，每个医疗队设临时党支部。临时党委统筹管理援助武汉地区各医疗队。

各医疗队临时党组织切实落实临时党委确定的党旗引领指方向的工作方法，增强了党组织的向心力、凝聚力、战斗力。

关键时刻，党员都在“往前跑”。在党旗的感召下，抵达武汉后有762名队员主动向组织递交了入党申请书。按照坚持标准、严格把关、保证质量的原则，多批同志“火线入党”。

抗“疫”战场，基层党组织就是一座座牢固堡垒。党旗引领工作法，让党徽在防控疫情斗争第一线熠熠闪光，党员形象影响着每一个队员。

专家声音，成为救治“定音锤”
病人总体病亡率0.65%，重症患者救治效果良好

“胸部CT显示，双肺间质性改变，有加重表现……”“患者心肺功能储备不足……”“我建议抗生素是不是调一调……”3月2日晚，医疗队围绕一名危重症患者的一场线上会诊正在进行。

为提高诊疗救治水平、降低患者病亡率，临时党委确定了专家引领带团队的工作方法，成立了医疗专家组，开展相关会诊。在学习贯彻国家救治、防护、防控方案的基础上，持续规范完善各项医疗制度，制定了包含25项制度规范的《山东省援助湖北医疗队工作手册》，对治疗方案统一标准，对重症危重症患者，统一由专家组会诊，形成了较成熟的“山东特色”标准和流程，努力做到各医疗队管理同质、治疗同效。

据介绍，截至3月16日24时，山东省援助武汉医疗队共收治患者1831人，其中重症危重症患者达559人，除方舱医院收治的患者外，重症危重症比例超过65%。

“新冠肺炎重症患者往往年龄偏大，有基础病史，如高血压、糖尿病、冠心病、肾脏疾病或脑血管疾病等。”省立医院重症医学科主任医师纪洪生介绍，针对不同患者，医疗队在统一规范下制订个性化、有针对性的治疗方案，做到“一人一案”精准治疗，提高患者特别是重症、危重症患者的治愈率，降低病亡率。

在危重症患者救治方面，对于存在“细胞因子风暴”的危重型新冠肺炎患者，第五批医疗队同李兰娟院士团队合作，积极开展人工肝治疗，取得了显著的治疗效果。

第五、六批医疗队充分利用自带的ECMO（体外膜肺氧合）设备、呼吸机等设备，积极自主开展有创呼吸机和CRRT（连续肾脏替代疗法）治疗，成立危重症患者管理小队，专门负责使用呼吸机和CRRT（连续肾脏替代疗法）治疗的病人管理，提高救治成功率。

山东医疗队还坚持中西医结合，注重发挥中医药特色、强化中医药治疗，医疗队专门成立了中医专家组，为患者进行把脉、舌诊，辨证施治，开出“一人一方”，还为患者开展穴位推拿等中医疗法，住院患者的中医药使用率达到95%以上。

专家声音，求真求实，成为救治“定音锤”。截至目前，山东援助武汉医疗队收治的患者的病亡率低至0.65%，重症危重症患者救治效果良好。

淬火尖刀，有侠骨又有柔肠
78岁患者出院时三鞠躬感谢山东医疗队

面对重症病人多、病情复杂的现实情况，山东援助武汉医疗队确定了尖刀引领促攻坚的工作方法，通过建立专家尖刀队、党员先锋队、专业突击队、心理服务队等4支队伍，攻坚克难，啃硬骨头。

“插管治疗，我们要直接接触患者的呼吸道。”在同济医院光谷院区，活跃着一支“插管急救小分队”，其中2人来自第六批医疗队，5人来自第七批青岛一队。第六批医疗队的党员冯昌，就是其中一位“突击手”。“插管时，患者有可能会呛咳，一旦呛咳，他体内的痰有可能出来，形成气溶胶，喷洒到周围，负责插管的离着最近，肯定是最先受到攻击。”冯昌说。

“到达武汉市金银潭医院后，一定要坚决服从医院的安排，坚决做好个人防护，要像一把尖刀，直插病魔的心脏。”2月25日，山东第十二批援助湖北医疗队队长张凤伟带领15名队员前往武汉市金银潭医院，作为收治重症患者最多的医院之一，他们的工作面临着前所未有的挑战。

淬火尖刀，有侠骨又有柔肠。对重症危重症患者，除了生理上的治疗和护理，心理疏导同样重要，医疗队集中队员中有国家心理咨询师资质的护士，成立心理服务队，对患者进行心理支持和疏导。第四批护理队队员主动与患者聊天，教患者按摩穴位，减轻焦虑、改善睡眠，带领患者练习八段锦等，使患者保持身心愉悦，树立信心，加快康复进程。第八批医疗队打造“行走的二维码”，队员将二维码贴在身上，患者有需求可以直接扫码入群，微信群至少3名队员24小时在线值守，负责为舱友们答疑解惑。

医患情深总是相互的，医护人员的辛苦付出赢得患者的一片赞誉和感谢之声。自2月17日首批治愈患者出院至3月16日24时，山东援助武汉医疗队已累计治愈出院864人。“感谢山东医生，感谢山东医疗队。”一位78岁的老奶奶在出病房前对山东医疗队队员深深地鞠了三个躬。经过多天的相处，这位患者与山东医疗队队员相互熟悉，这一幕让在场的医生护士为之动容。

抓实抓细，保证安全下全力出击
全体队员实现“零感染　无意外”

“做好个人防护，是所有工作的基础。”把队员感染防护作为首要的生活要求和重要的纪律抓实抓细。前后8次临时党委会均强调做好防护工作。

医疗队各级临时党组织还将保障队员健康贯穿到工作、交通、生活各个方面，实时帮助解决困难和问题。临时党委结合元宵节、三八妇女节等节日，发送慰问信；调拨防护服、消毒液、口罩等医用物资，确保队员防护需求；调运羽绒服、电热毯、食品水果等，不断改善队员生活条件。

为确保防护物资及时到位，临时党委向山东省委新冠肺炎疫情处置工作领导小组办公室汇报。我省每周会根据各队的物资需求情况，按时运送相关物资抵达前线。山东省对口支援黄冈前方指挥部给予大力支持。各地爱心人士也积极捐赠相关物资，当地相关部门也及时确保相关物资供应。

有充足的物资保障，有严格的防护措施，才有了山东省援助武汉各医疗队全体队员的“零感染、无意外”。3月17日，山东省第四批、第八批援助湖北医疗队共计342人在完成援助武汉方舱医院战“疫”后，平安返济。

目前在武汉的山东医疗队仍奋战在同济医院中法新城院区、光谷院区，武大人民医院东院区，武汉市金银潭医院，武汉市肺科医院等地，山东医疗队将继续集中优势火力向重症危重症患者救治发起最后的总攻。

同时间赛跑、与病魔较量；信心在凝聚，希望在升腾。汇聚打赢疫情防控阻击战的澎湃力量，山东医疗队定会不辱使命，慎重如始，奋力夺取疫情防控阻击战的全面胜利。

（《大众日报》2020年3月20日05版 / 记者：李钢 黄翔 赵丰）

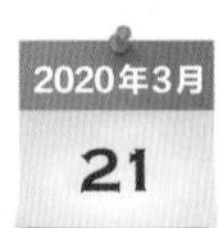

大别山与沂蒙山做证

——来自黄冈的抗“疫”救援报告

本报黄冈3月21日电 3月18日，黄冈市黄州区碧空如洗。大别山区域医疗中心感染隔离病房，最后2名新冠肺炎患者出院，继山东对口支援的团风、浠水、蕲春、黄梅、武穴5县市新冠肺炎“四类”患者清零之后，这里也实现清零。

山东医疗队在黄冈期间共救治患者726人，包括重症、危重症患者189人。其中，在大别山区域医疗中心共救治患者411人，包括重症、危重症92人。

当天，没有彩旗、没有仪仗，尚未完工的大别山区域医疗中心北广场，一改往日的冷清，山东医疗队队员早早到达，激动地展开队旗，摆出胜利的姿势，高呼“黄冈加油、山东加油、中国加油”。

鲜红的党旗与队旗，是医疗队的“火炬”

在地理位置上，黄冈、孝感分列武汉东西两侧，对武汉呈拱卫之势。春节前，大约70万人自武汉返回黄冈。武汉疫情如火，黄冈告急！

按照中央建立的省际对口支援湖北省除武汉市以外地市新冠肺炎医疗救治工作机制，我省对口支援黄冈市。2月10日，省委常委会召开会议，研究了《山东省对口支援湖北省黄冈市新型冠状病毒肺炎防治工作方案》，并决定成立对口支援黄冈疫情防控前方指挥部，省委副书记杨东奇任指挥长，副省长孙继业任副指挥长，坐镇黄冈战“疫”前线。

3月19日上午，在欢送山东援黄医疗队座谈会上，黄冈市委副书记、市长邱丽新致辞时几度哽咽，她说：“齐鲁有大爱，患难见真情。党中央一声令下，山东省委、省政府雷厉风行，第一时间组建医疗队驰援黄冈，第一时间动员全省捐款捐物，第一时间成立前方指挥部，高配省领导一线指挥，源源不断地向我市提供医护力量、医疗资源、生活物资以及资金援助。每一车爱心物资、每一只口罩、每一笔资金、每一声问候，都凝聚着山东温度、山东爱心、山东力量。”

市长的泪水，让与会代表、山东第一医科大学附属省立医院重症医学科护士长丁敏鼻酸。

她像过电影一样，脑海中闪回着自己和战友们的忙碌身影，从大年初一（1月25日）夜晚登飞机起，他们一直连轴转了50多天。若没有人提醒，她和战友们都忘记了元宵节和三八妇女节。

同是护士长的杨汝燕，来自山东省胸科医院呼吸与危重症医学科。10多年来，每年春节，杨汝燕都是在医院度过，今年照旧。大年初一（1月25日），从一大早到下午3时，杨汝燕一直在科室里忙碌着。“忙完回到我妈家，听说我还没吃午饭，妈妈特意给我煮了水饺。”当天早上，杨汝燕去医院加班，告诉妈妈得晚点儿才能回来。晚上7时30分，杨汝燕突然接到医院电话：“马上赶往济南遥墙机场，乘坐晚上9时的包机，驰援湖北抗击疫情。”“没想到，这一加班就加到了黄冈。”

在遥墙机场，从省委书记刘家义手里接过来鲜红的队旗，山东医疗队队长张韬高举着挥舞，那火焰一般的队旗映红了队员们坚毅的脸庞。他们来自16市55家单位，虽互不认识、衣服不统一、口音不一致，但都气宇轩昂。

张韬跟其他142名山东医疗队队员一起，飞机乘罢，乘大巴，于大年初二（1月26日）凌晨，到达指定集结地点——黄冈市。那个凌晨，冷雨淅沥，但队员们心里都揣着一团火。

鲜红的党旗与队旗，成了山东医疗队的“火炬”。1月27日上午，山东医疗队临时党支部甫一成立，临时党支部书记张韬组织49名正式党员队员重温入党誓词，党员队员站在最前排，群众队员观誓。紧攥的拳头、铿锵的字句、神圣的承诺，让好多党员潸然泪下。

“举起右手、面对党旗的那一刻，心里有种别样的感觉！”杨汝燕心情很激动。山东医疗队普通组组长、山东中医药大学附属医院副院长贾新华蹦出一句实在话：“不辜负党和人民的期望，不给山东丢人！”而来自东营市人民医院的耿治英咬紧嘴唇，忍住眼泪，当晚，她悄悄地写好了入党申请书。3月19日，耿治英举拳宣誓，火线入党，成为临时党支部成立以来的第57名预备党员。

1月27日，习近平总书记作出重要指示，要求各级党组织和广大党员干部必须牢记人民利益高于一切，不忘初心、牢记使命，团结带领广大人民群众坚决贯彻落实党中央决策部署，全面贯彻坚定信心、同舟共济、科学防治、精准施策的要求，让党旗在防控疫情斗争第一线高高飘扬。

鲜红队旗上，写着143名热血勇士的名字。黄冈，我们来了！这是沂蒙山与大别山的山之约，这是黄河大合唱与长江之歌的水之和鸣。

挺进“大别山”

身处陌生环境，险象环生，头绪紊乱。但在张韬看来，乱仗不能乱打。他兵分三路，一路考察场地，一路在驻地演练穿脱防护服，一路准备“粮草”。

病房在哪里？！病床在哪里？！没有足够的病床及时收治病人，是当时的主要矛盾。

1月27日，医疗队立即派人员赶赴临床一线，考察黄冈市集中收治新冠肺炎患者的定点医院黄冈市传染病医院，并对现有病房的条件、布局以及与院感防控要求的吻合度，进行深入评估、研判。但考察结果总体不理想。

正在为寻找“战场”愁眉不展时，张韬他们发现了湖北日报刊登的一个消息，大别山区域医疗中心准备启用。“本来定了两点开会，临时决定不开了，到‘大别山’那里看看。”

大别山区域医疗中心是黄冈市中心医院新院区，主体工程已完成，原计划今年5月整体搬迁，1月26日刚刚实现通电。疫情发生后，黄冈市果断决策启用，这里成为山东医疗队的首选。

山东医疗队队员主要来自重症医学、呼吸、感染3个专业，之前缺乏传染病相关的防护实战经验，有些队员甚至不了解防护服如何穿脱。

先培训，后上岗，尽可能保护医护人员，避免交叉感染，减少非战斗性减员，根据最新版诊疗指南，全员强化业务培训和实战演练。

医疗队迅速制订工作计划，严肃安全纪律和工作纪律，制订严格的防护用品使用、穿戴规范，绘制12步流程图，在队员中传阅。

2月28日，大别山区域医疗中心收治病人前，40多位队员剪发待命，为正式上战场做最后的准备。

兵马未动，粮草先行。山东医疗队联络员亓玢负责后勤保障，为全面开展救治工作做好充分准备。478件医用防护服、296件防渗透隔离衣以及397个1621AF防冲击性防护眼罩、2985个N95防护口罩、15689副一次性乳胶手套等医用物资，以及部分自备药品，逐一登记造册，统筹调配。

亓玢的手机打得发热，热心人以各种渠道和形式捐款、捐物。从同事、朋友，到素不相识的企业老板、普通市民、在校学生以及海外游子，一份份爱心传递着温暖与力量。虽然很多物品并非医疗队急需，只能一一回复婉言谢绝，但来自社会各界的广泛支持，常常让他热血沸腾。

开辟黄冈“小汤山”

这是一场与疫魔的极限竞速，与时间赛跑，与死神抗争，起跑即冲刺，开战即决战。

1月27日晚7时30分，山东医疗队全面进驻大别山区域医疗中心，连夜与当地医务、工程人员密切配合，有序对原有病房结构、设施进行重新分区改造，并组织病房设施、必要仪器设备的迁入、安置、调试。开辟隔离病区，将南楼四层一整层改造为感染隔离病房，设两个病区、开放床位100张。

1月28日早7时，白衣战士进入仍处于工地状态的“阵地”，当起了工程师、搬运工、保洁员，全面开展病房布局、物资归整、“三区分离”以及场地清理、消杀等工作，使病房初步具备收治病人的硬件条件；建立各项病房工作流程、诊疗规范，以及病人出入院，医生、护士交接班，院感防护、医嘱处理等制度，摸索出了在“战时”应急救援状态下创建工作秩序的经验。同时，进一步细化运转流程，指导制订转运方案，做好收治病人的各项准备工作。

“最后的半天，医疗队是掐着秒表过的，以‘半小时’为阶段计时单位！”张韬说，几时几分进物资、几时几分装设备、几时几分清场、几时几分消杀、几时几分穿防护服、几时几分接病人……都卡着点推进。

心跳的节奏就是追赶的节奏。

让首批医疗队副队长、危重症救治组组长任宏生感到自豪的是，他和他的队友们，利用近30个小时，在大别山区域医疗中心南楼四层西病房内，建立起了第一个、也是当时中心唯一拥有12张床位的高标准重症感染隔离病房，用以收治气管插管有创机械通气的新冠肺炎危重症患者。1月28日晚上，大别山区域医疗中心迎来了首批新冠肺炎患者，开辟了黄冈市抗击疫情、救治患者的主战场。

来自滨州医学院的男护士张家栋说："我1月28日下午开始准备，早早穿上防护服等着，我是男护士呀，我先上！晚上11时，我们下去接病人，刚开始也没有感觉，救护车一到，车门一打开，先下来几个穿防护服的人，我一下子紧张起来，我知道阻击战开始了，我抬着担架，握了一下老人的手，送上去，到最后，护目镜凹槽里的水珠已不知道是汗水还是泪水。一直干到凌晨2时30分，我接收了26个病人，等我回到宾馆，已经凌晨4时30分了。"

2月4日下午，大别山区域医疗中心第一例治愈病人出院。所有的队员如释重负，脸上都挂着笑容。

从"第一战区"到"第二战区"

1月28日下午，山东省第二批援助湖北医疗队138名队员奔赴黄冈，其中医护人员135人，来自11家省属医疗机构和16市的53家三级医疗机构，涉及呼吸、感染性疫病、医院感染管理、急诊、重症医学、护理等6个专业。他们到达后，放下行李就与第一批队员一起投入战斗。

"第一战区"是一个学生公寓楼改造而成的临时医院，诊疗资源稀缺，设备不完善，没有明确分区，没有工作标准和流程，更别提防护和"三区两通道"。山东二队队员陈姿宇来自德州市人民医院院感管理科，她说："那是1月31日下午，等全部交接完，已经是下午5时30分，而我们接到的任务是，在当晚8时开始收治疑似病人。"

紧锣密鼓，他们借助有限资源，现场划分区域，检查防护服的资质和张贴穿脱流程，强行开辟了另一个通道充当清洁通道，实在来不及贴标示的直接写在门上和地上，晚上6时30分，第一批病人提前到达。

陈姿宇说："我们院感人员没有防护服，须及时撤离，撤离前，我们连夜赶制出生活区域的划分标准，完成后及时告知所有战友提前规划好自己的生活区域，防止生活区被污染。而到了第二天凌晨1时10分，第一批战友完成工作后，反映实际操作中遇到了新的难题，比如护目镜的消毒和重复使用问题，喷淋装备尚未到位，防护服穿脱区域过于狭窄等，结合实战和现实情况，我们院感人员连夜讨论研究解决方法和策略，一夜无眠。"

山东二队领队李丕宝说："真正叫快速高效的，是我们在16小时内收治分诊81名疑似患者，并给每一位患者都出了针对性的治疗方案，大大缓解了黄冈当地收治疑似患者的压力。"

2月1日，由于确诊病人增加，大别山区域医疗中心的就诊压力过大，需要陈姿宇和战友们临时再转战"第二战区"，接管大别山区域医疗中心的七楼，东西2个病区，共100张床位。

马不停蹄地赶往"第二战区"，以最快的速度规划、赶制、贴标示、查物资，等到一切终于落定，已经是下午4时。"85后"的陈姿宇做了如下记录："又冷又饿的我们，走出大别山区域医疗中心的大楼，迎头便撞进了阳光里，没有阴冷，没有憋闷，有的只是徐徐的暖风和一车车来自远方的物资。一方有难，八方支援，疫情让我们彼此隔离，而爱，永远不会被隔断。”

“他们让我想到了孔繁森”

“山东医疗队在最关键的时刻帮助了我们！他们让我想到了孔繁森。”3月17日上午，浠水县委书记黄强胤对记者说。浠水县是疫情重灾区之一。2月13日、15日，正值浠水县确诊病例，尤其是重症危重症病例高峰，是疫情最严峻、救治最吃紧、物资最紧缺的时候，山东医疗队两批54名医务人员，千里驰援，来到浠水。这一雪中送炭、济困解难之举，大大鼓舞了全县上下的信心，给患者带来了温暖和希望。

如浠水一样，团风、武穴、蕲春、黄梅4县市也来了山东援军——山东省第九、十批援助湖北医疗队。

第九、十批援助湖北医疗队领队梁军说：“我们这支队伍有225位医护人员，平均年龄36.9岁，来自80个单位、5个县市，地点散、战线长，相隔最远的2个县市间隔239公里；驻地医疗机构硬件设施薄弱，许多危重病人无法进行床旁拍片，也缺乏相应的监测设备。但我们迎难而上，分管床位324张，累计救治新冠肺炎病人315名，实现了新冠肺炎病人全治愈、救治患者零病亡、医护人员零感染的目标。”

成绩来之不易。原因还有两条，一条是成立巡回医疗专家组。他们组建了由2名呼吸与重症医学专家、1名医学影像专家、2名护理专家组成的专家组，采用巡回医疗的方式，到驻点医疗机构参与新冠肺炎患者特别是重症及危重症患者的查房、病例讨论，指导当地完善治疗方案、院感控制和护理操作规范等。

记者在浠水采访时，医疗队队员、山东第一医科大学第二附属医院重症医学科李志刚介绍，他们接收了1名59岁的陈姓重症病人，病人感染时间比较长，医疗队专门成立专家组，用集体智慧科学救治。病人由危重症转为重症，又由重症转为轻症，最后出院时，泪流满面。

队员们通过微信群，对危重症患者进行全天候、全过程管理，群内每个人都可根据本专业的知识，随时读取床头数据，随时讨论分析病情变化，发表诊疗意见，通过不同专业的组合，实现多学科密切协作，这使诊疗方案更科学、更完善。

第二条是利用现代信息技术开展远程会诊。随时视频连线指挥部和山东省内、国内知名专家团队，治疗效果显著提高，治疗时间明显缩短。驻浠水医疗分队4名专家，除参与新冠肺炎病区病例会诊外，还参与浠水县人民医院全院普通病房疑难、复杂病例的会诊，弥补了医院没有专业重症医学团队的不足，有效降低了病死率。

蕲春，北靠大别山，南临长江，风景秀丽、景色宜人，是李时珍的故乡。山东医疗队和蕲春的医务人员一道，在治疗新冠肺炎患者的过程中，探讨中西医结合，辨证施治，一人一方。通过开展八段锦、护肺操等特色疗法，帮助患者护肺利气、疏肝利胆、安神定志，增强患者免疫力。

一支不善言谈的小分队

山东省对口支援黄冈市疾控工作队到达黄冈后，立即奔赴我省对口援助的5县市。记者采访发现，这是一支不善言谈的小分队，他们面对的常常不是病人，而是病毒。

对于检验员王娟来说，熬夜并不算什么，每次实验室评审的时候，她都可以3天2夜60个小时不睡觉地做实验、出报告，何况现在是在国家危难关头。她说，很庆幸，能够成为疾控人。

王娟在蕲春县检测，有一天干到深夜，她慢慢地脱下令人窒息的防护服，走出实验室，消完毒后看了下手机，已经凌晨1时30分了。她说："拖着沉重的脚步走到检验科的办公室，发现里边居然还灯火通明，有几个检验人员在给标本排序、编号，他们明天一早还要去各个乡镇卫生院收集标本，然后运送到黄冈进行核酸检测……"

检验精兵张荣强来自泰安，当接到抽调一名核酸检验人员驰援湖北抗击疫情的通知后，他没和妻子商量，第一个报了名。瞒不住了，才告诉妻子，电话那头的她没有出声，好半晌才说："好。"采访时，他对我们说："12岁的儿子已经是大小伙子了，以前从来不让我亲热。可这次出门前，他主动给了我一个吻，把我激动坏了。"

按照指挥部的要求，一旦新冠肺炎病例确诊，就要6小时内对其住所进行终末消毒，做消杀的苏冠民每天草草用过早餐，就会同蕲春县疾控中心消杀组的成员一道，奔赴各个疫点开展消杀。有时喷雾器一背就是两三个小时，浑身都是消毒剂味，汗流浃背。

终末消毒是一种高风险、高暴露的工作，防护服的正确穿脱至关重要，每次同行人员穿脱防护服，苏冠民都仔细地检查核对。

流调人员刘晓冬有时要承受心理上的折磨。3月1日，他前往某村对聚集性疫情开展流行病学调查，调查对象包括2名死亡病例的家属。

开始调查之前，他的内心非常忐忑，由于疫情防控的需要，家属没能见上亲人最后一面，他很担心家属因沉浸在失去亲人的伤痛中而不配合调查。"但当调查开始后，发现死者家属很理解。虽然从他们的面部表情里，我能深切地感受到家属们内心的悲痛，但他们仍然配合我的调查，把能知道的信息都详细告诉了我。我就感到很大安慰。"病人家属的一句话，让小刘感到温暖："你们不远千里来帮我们，我们还有啥理由不配合呢。"

为帮助补齐疾控和公共卫生短板，山东多次与黄冈市协商，确定帮助建设100张ICU（重症监护病房）床位，捐赠5辆负压救护车和相关医疗设备，援建黄冈市传染病医院、市疾控中心生物实验楼、市中医院中医科研楼等设施。目前，山东向黄冈市捐资7.2亿余元。

3月21日，山东省援黄医疗队和前方指挥部部分人员返程回鲁，而32名疾控人员不撤，还坚守在黄冈抗"疫"前线。

一个个温暖的故事不胫而走

春寒虽料峭，蜡梅竞相开。在苏东坡曾经驻足的遗爱湖畔，一群山东人默诵豪放诗句，书写不麻痹、不厌战、不松劲的抗"疫"故事。

一个经典的瞬间，承载着的是圣洁情感。凭借29年的重症护理经验，丁敏8秒钟为患者插入救命胃管，当患者反手握住她的那一刻，她感受到医学的神圣，找到了医者的尊严，收获了满满的幸福。

一个弱女子的断喝，让侠骨柔肠尽显。护士长查子慧护理的重症病人经紧急抢救，无效死亡，家属执意要见最后一面，查子慧说你不能见，家属“疯了一样”要闯病房，查子慧在电话里劝说无效，最后只好猛然断喝，家属被镇住了。查子慧不敢挂电话，怕她出事，陪着她在电话这头哭，两个未曾谋面的女人在电话的两头，一直哭了20多分钟。

一次深情的送别，让所有的疲惫“清零”。3月21日，黄冈市在黄梅戏大剧院前举行了欢送仪式，黄冈市市民纷纷前来送行，11公里的长路上，都是送行的队伍。来自东营市人民医院的护士张玉红，一边哭一边朝窗外挥手。她对记者说：“我们来的时候，大街上一个人都没有，让人伤痛，现在却是满街市民，送别我们。我们只是做了应该做的。”

大别山和沂蒙山，同为革命老区，为中华人民共和国的诞生做出了突出贡献，醒目的红色，是其最鲜明的底色；大别山和沂蒙山，荆楚文化和齐鲁文化各供原色，两地同样物华天宝、人杰地灵。一场突如其来的疫情，让距离不再成为距离。山山唯朝霞，树树皆春色。

鲁鄂一家亲，大别山与沂蒙山见证！

（《大众日报》2020年3月22日03版 / 记者：王凯 逄春阶）

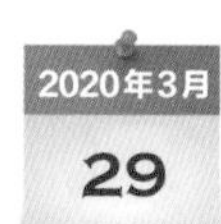

“这一抹蓝就是山东最亮眼的名片”

我省援助湖北第三批返鲁医疗队回家

3月28日，济南遥墙机场在一片春意盎然中迎来送往了两批“客人”，他们分别是上午飞赴英国的山东省赴英国15人联合工作组，以及下午回到齐鲁大地的我省援助湖北第三批返鲁医疗队。战“疫”当下，一座机场同样见证着守望相助、共克时艰的深刻内涵。

下午4时，飞机穿过水门，稳稳停靠在对应停机点，队员们逐个走下飞机，迎接他们的是高声致意与阵阵掌声。记者了解到，此次返鲁人员包括我省对口支援黄冈市疾控工作队27人、黄冈前方指挥部5人、支援鄂州的山东疾控队员4人、国家抽调援武汉的北大医疗集团16人，共计52人。

在他们中间，于1月31日出征鄂州的4名疾控队员在湖北一线整整工作了58天。山东省疾控中心艾滋病防制所副主任医师孙晓光就是其中一员。作为这支4人团队的队长，从大年初七（1月31日）接受国家卫健委统一指派组成应急检验队前往鄂州，至此他已经在那里奋战近2个月。

鄂州，100多万的人口，在湖北并不算大城市，但当时的疫情却极为凶猛。孙晓光和同事到达后便紧急投入工作，重建标准规范的实验室，与当地配合进行核酸检测工作，最忙的时候1天的检测能

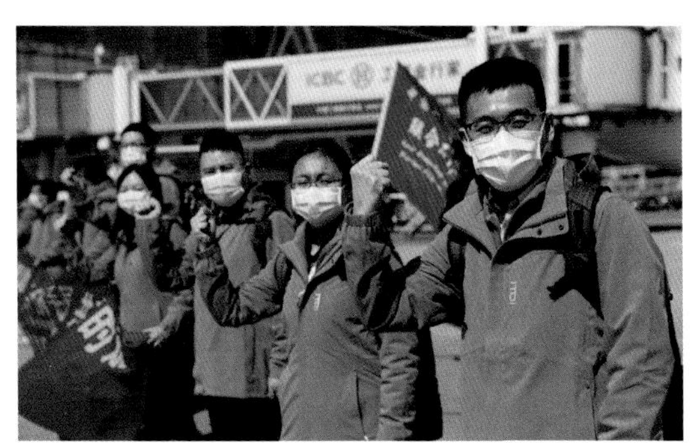

◆3月28日上午，山东省赴英国联合工作组从济南遥墙机场出发，飞往英国执行任务。启程前，工作组成员打出加油手势，相互鼓励。（记者卢鹏、王世翔报道）

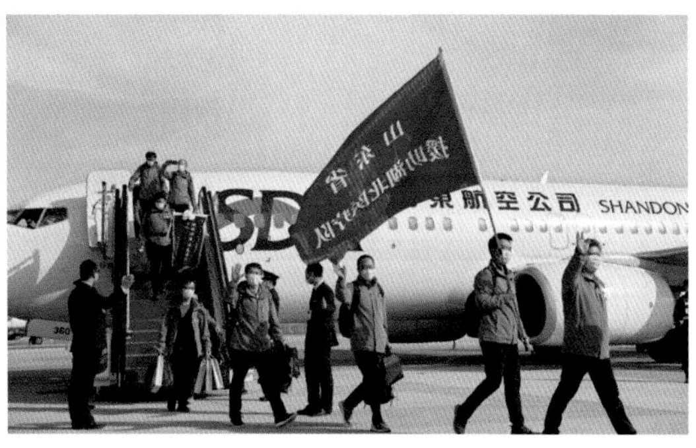

◆3月28日下午，山东省援助湖北第三批返鲁医疗队圆满完成各项任务，乘包机从武汉飞抵济南。（记者卢鹏、王世翔报道）

达200多例，一次检测流程就需要五六个小时，不能离开人的检测过程让4名队员全部超负荷工作。孙晓光说，刚到鄂州的时候1天工作10多个小时很普遍，半夜送来的紧急样本必须立刻检测，保证12个小时之内必出结果。“58天，实验室的工作1天没停。”

下沉乡镇卫生院进行手把手带教也是孙晓光的工作之一。“很多乡镇卫生院的采样员都是基层医护人员，他们没有任何采样经验，甚至都没听说过咽拭子、鼻试子采样这样的词儿。”不会做就一点点教，作为我省疾控的专家骨干，4名队员耐下性子，言传身教，让基层医疗机构的采样过程逐步规范、安全起来，采样质量有了显著提高。

相对于鄂州，我省疾控队员带给黄冈的是更加全面、系统、完善的疾控指导与培训。3月21日，我省援助黄冈的医疗队队员大部分已撤离，但有一批人选择继续坚守，那就是我省援助黄冈疾控工作队的27名成员，多留下的这一个星期他们在干什么呢?

山东省疾控中心细菌性传染病防制所副所长、省援助黄冈疾控工作队副队长吴光健给出了答案。这一个星期他们正在黄冈进行一场名为“123N”的培训。

“这场培训包括1次师资培训，2项专题培训，3次实操训练和多次答疑解惑的定制培训。”吴光健说，虽然在黄冈的疫情防控任务已经暂告结束，但山东医疗队希望能从根本上提升黄冈当地疾病预防、公卫工作的能力与水平。“授人以鱼不如授人以渔，山东医疗队要做的是从根上进行援助，治标更要治本。”

工作起来不觉快，到了回家这天，吴光健的心情突然变得复杂起来，既激动又不舍。临行前他准备悄悄地走，但还是迎来了不少送行的“战友”，一起奋斗的47天让这份艰难时期结下的战友情更令人动容。当然让吴光健不舍的还有可爱的黄冈人民。

“快走了，昨天我去散了会儿步，想看看这座城市，正好遇到了一家人，其中一个小朋友问我，穿着蓝色队服是不是山东医疗队的，我说是呀，小朋友鞠了个躬，和我说了声谢谢。那一刻，我意识到这一抹蓝已经成为山东最亮眼的名片。”

（《大众日报》2020年3月29日03版 / 记者：常青）

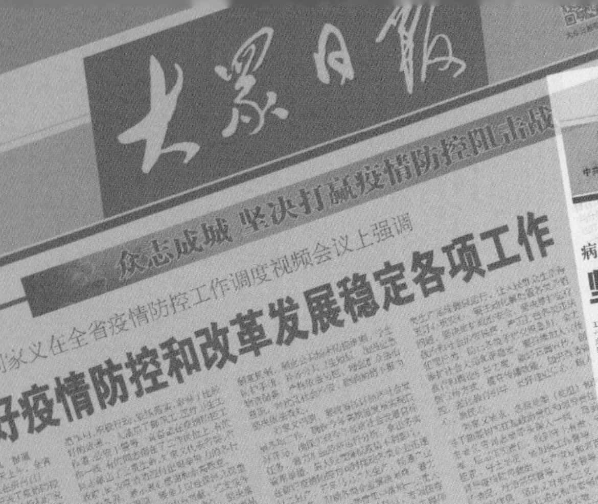
大众日报

众志成城 坚决打赢疫情防控阻击战

刘家义在全省疫情防控工作调度视频会议上强调

好疫情防控和改革发展稳定各项工作

大众日报

2020年1月26日 星期日

习近平主持召开中共中央政治局常务委员会会议，研究新型冠状病毒感染的肺炎疫情防控工作

坚定信心同舟共济科学防治精准施策

●成立应对疫情工作领导小组，在中央政治局常务委员会领导下开展工作

●向湖北等疫情严重地区派出指导组，推动有关地方全面加强防控一线工作

●把疫情防控工作作为当前最重要的工作来抓，坚决打赢疫情防控阻击战

新春走基层

和总书记说说心里话

众志成城 坚决打赢疫情防控阻击战

省委疫情处置工作领导小组办公室下发通知

确定10家医院为集中收治定点医院

一线直击

记者数日跟踪，省胸科医院积极协调做好准备

“集中救治，我们充满信心！”

来自山东省援助湖北医疗队的报道

山东援助湖北医疗队队员舍小家为大家，毅然奔赴“战场”

“武汉的春天很快就会到来”

抗“疫”一线“生日会”

武汉传真

隔离病房……暖与憾……

黄冈日记

2

2020年2月10日 星期一

众志成城 坚决打赢疫情防控阻击战

来自山东省援助湖北医疗队的报道

我省一天内派出三批医疗队共计698名医务工作者奔赴湖北

重兵驰援，“誓破楼兰”

隔窗看到“战场”进入临战状态

武汉传真

挺进“大别山”利剑斩疫魔

——山东第一批援助湖北医疗队黄冈抗击疫情纪实

细致准备，规范流程上战场

科学决策，挺进“大别山”

攻坚克难，开辟黄冈“小汤山”

我省救治……能够满足临床……

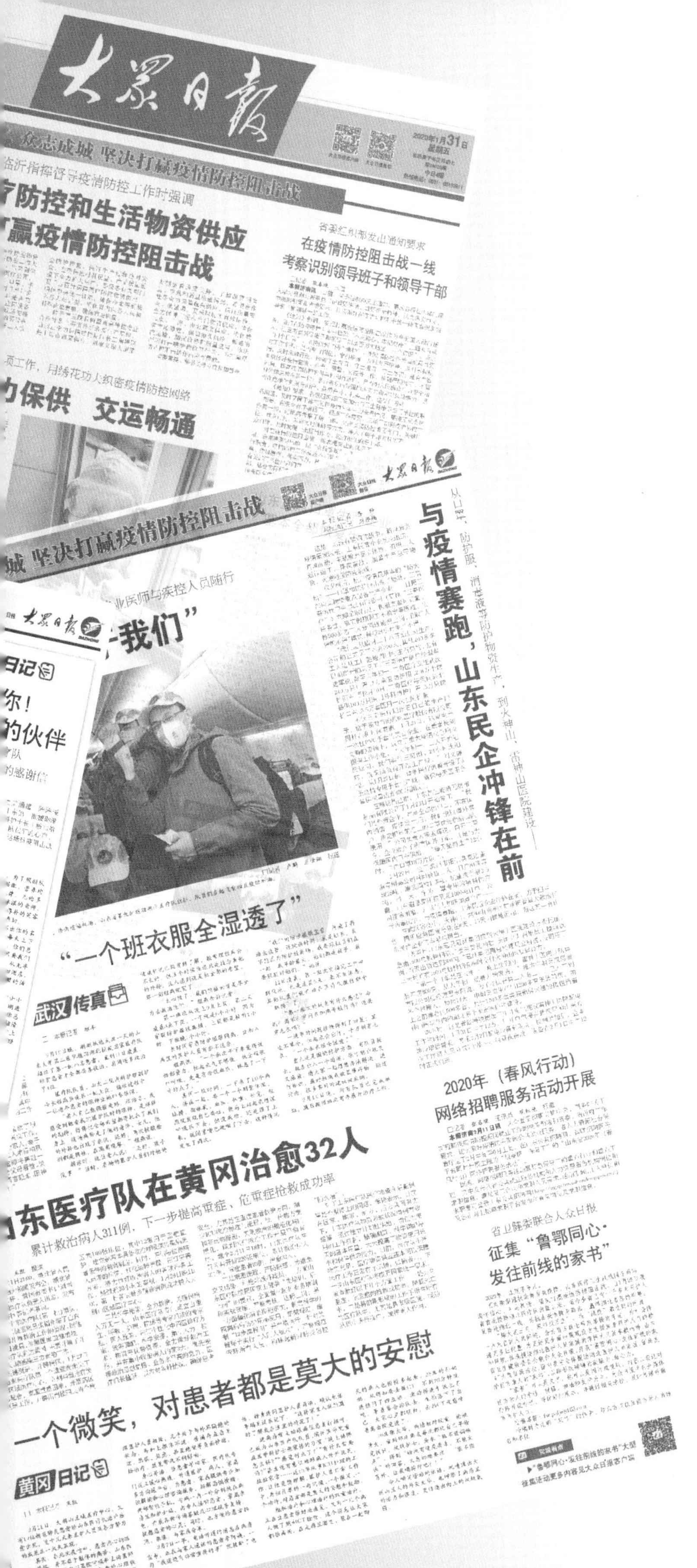
大众日报
坚决打赢疫情防控阻击战
省委组织部发出通知要求
在疫情防控阻击战一线考察识别领导班子和领导干部
交运畅通
与疫情赛跑，山东民企冲锋在前
"一个班衣服全湿透了"
武汉传真
2020年（春风行动）网络招聘服务活动开展
累计救治病人311例，下一步提高重症、危重症抢救成功率
省卫健委联合大众日报
征集"鲁鄂同心·发往前线的家书"
一个微笑，对患者都是莫大的安慰
黄冈日记

战『疫』行动

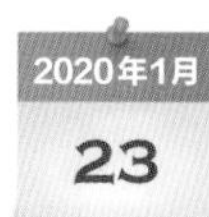

我省各级各部门开展联防联控落实防控措施
全力以赴应对新型冠状病毒感染肺炎疫情

本报济南1月23日讯 1月22日0—24时，我省报告新型冠状病毒感染的肺炎新增确诊病例4例，其中临沂市首次报告2例确诊病例，青岛市新增2例确诊病例。截至1月22日24时，我省累计报告新型冠状病毒感染的肺炎确诊病例6例。其中青岛市3例、威海市1例、临沂市2例，均为输入性病例。目前，14名省级专家已赴有关市开展患者救治、疫情防控和流行病学调查等工作，追踪到的密切接触者87人正在接受医学观察。

疫情发生以来，省委、省政府高度重视。省委书记刘家义多次作出批示，省委副书记、省长龚正就疫情防控工作提出明确要求，作出具体安排。省委、省政府成立新型冠状病毒感染的肺炎疫情处置工作领导小组，下设综合协调、疫情防控、专家组、宣传舆情、交通联防、市场交易管理、社会随访、应急保障等8个工作组，明确职责，落实责任。

全省各级各有关部门把做好疫情防控工作作为当前重要政治任务，积极开展联防联控，全面落实各项防控措施。二级以上医疗机构设立发热门诊，强化发热门诊预检分诊，规范开展对可疑病例的筛查、诊断治疗和处置工作。开展传染病防控知识科普宣传，改善居民卫生习惯，降低疾病发生风险。对通过车站、机场等来自武汉的旅客进行体温测量，停发武汉方向的道路班线客运车辆，明确武汉驶入山东并在我省下高速的车辆信息。加强农贸市场、野生动物市场监管，对调入的鲜活畜禽产品实施严密监控。对近期自武汉流入我省的人员进行排查，掌握近期武汉来鲁人员的基本情况。

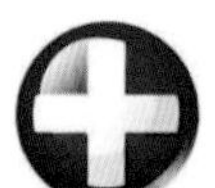
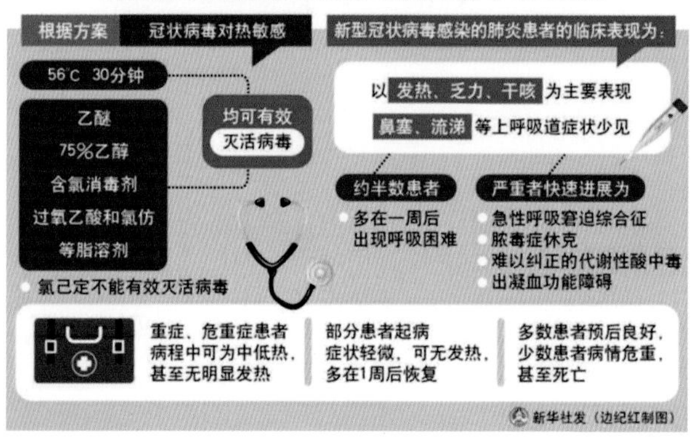

进一步加强应急物资配备和应急值守。省财政厅已安排首批财政资金4300万元，用于省疾控中心、省胸科医院病房设施、仪器设备、药品试剂、个人防护设施等配备。目前，省市疾控中心检测仪器设备试剂配备到位、人员培训到位，均具备了新型冠状病毒实验室检测能力。确定首批180家定点医院，严格按诊疗规范开展新型冠状病毒感染的肺炎患者收治工作。

下一步，我省将进一步强化联防联控，加强对重点环节、重点领域、重点人群的监管和随访，确保重点场所监管到位，重点人群监管到人，坚决遏制疫情蔓延。加强对来源于武汉等地的鲜活畜禽产品，特别是已经进入省内的产品的检验检疫，严厉打击野生动物交易。加强对机场、车站、码头、高速公路出入口等重点区域的防控，做好发热旅客排查、信息报告等工作。加强对往返武汉、山东两地的工作人员、大专院校学生等重点人群的摸排和追踪。统筹省内最优质的医疗资源，发挥好省级专家组作用，全力做好确诊病例救治工作。落实防控措施，尽全力防止医务人员感染事件发生。按照公开、透明、实事求是的原则，及时公布全省新型冠状病毒感染的肺炎病例，发布科普知识，引导群众正确认识疫情，科学防控。依法查处造谣传谣行为，避免社会恐慌，切实保障人民群众生命安全。

（《大众日报》2020年1月24日03版 / 记者：李振）

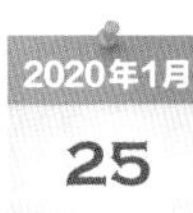

联防联控，山东全力阻击疫情

◆加强交通场站防控，暂停多项文旅活动
◆职工受疫情影响停工期间企业需正常支付工资

新型冠状病毒感染的肺炎疫情发生以来，山东各级各有关部门按照省委、省政府部署积极开展联防联控。1月24日，《山东省新型冠状病毒感染的肺炎疫情联防联控工作方案》印发，要求各市、各部门分工负责、协调配合、抓好落实。山东省新型冠状病毒感染的肺炎疫情处置工作领导小组（指挥部）就建立防控工作措施日报告制度、加强野生动物市场监管及疫情防控、严格预防通过交通工具传播新型冠状病毒等下发系列通知，对相关工作作出部署。山东省交通运输厅、文化和旅游厅、市场监督管理局等部门迅速反应、立即行动，切实保障人民群众的生命安全和身体健康。

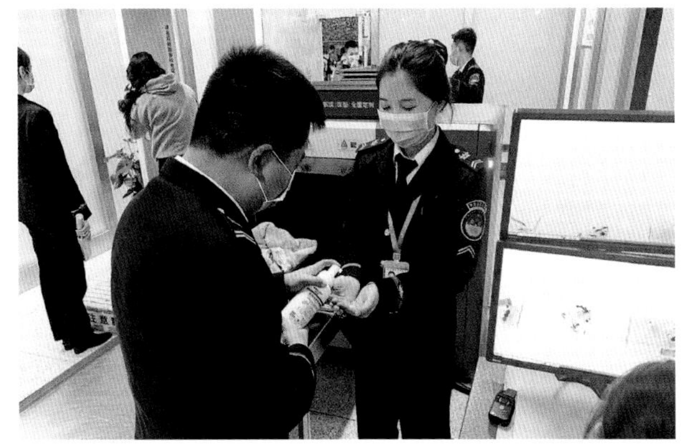

◆济南遥墙国际机场进行全面消毒。（记者常青报道）

暂停来往武汉道路客运
为旅客免费办理退票

疫情发生后，山东省交通运输厅成立疫情处置工作领导小组，同时根据山东省疫情处置工作领导小组部署要求，搭建交通联防组，强化对全省交通运输系统疫情防控工作的领导、组织、协调。1月23日，山东省交通运输厅全面启动测温工作，全天检查旅客7496人，均无异常。

各市交通运输部门建立指挥体系。针对交通运输场所、交通运输工具等防控重点，有针对性地部署防控措施。在车站、机场、码头配合卫健部门开展相关防控工作，严格落实对交通运输工具和车站、码头、机场的消毒通风措施，暂停来往武汉的道路客运，按要求为旅客免费办理退票。

航空出行方面，大众日报记者在山东机场管理集团有限公司召开的防控工作会议上了解到，取消武汉飞济南的所有航班，针对发热旅客在机场设立临时隔离设施。凡是发热、疑似新型冠状病毒感染的肺炎患者、被确诊为新型冠状病毒感染的肺炎患者或与其有密切接触的旅客，可凭县级（含）及以上医疗机构诊断证明，在客票有效期内免费退票。

记者了解到，1月23日，山东省公安厅全面汇总1月6日以来经武汉乘火车、民航来鲁人员，共计44327人，来鲁车辆7190辆次，全部推送至各市，以便其开展随访登记。针对北京南至威海的G469次列车发现疑似患者的情况，对该车1487名乘客进行信息梳理。

多处场馆、景区关闭或取消春节文娱活动

山东多处场馆和旅游景区发布公告，停止对外开放或取消多个春节文化娱乐活动。其中包括，山东省会大剧院即日起取消春节期间所有演出，为减少大家不必要的外出，工作人员近期将电话联络购票观众，确认订单信息后线上退款。

山东省图书馆（含少年儿童图书馆、尼山书院）自2020年1月25日起，实行闭馆，闭馆期间公共数字文化、数字图书馆等线上服务正常开展，免收逾期费。山东博物馆自1月25日（初一）起暂停开放。山东美术馆1月24日发布公告，即日闭馆。

济南市博物馆、蔡公时纪念馆、济南老舍纪念馆、济南曲山艺海博物馆自2020年1月25日（初一）起暂停开放，取消所有公众活动。济南市美术馆将从1月25日（初一）起暂停对社会开放。青岛、淄博、烟台、济宁、聊城等市也有多处场馆、景区关闭或取消春节文化娱乐活动。

为避免因为人群聚集而引发病源传播风险，山东多个影院选择过年期间暂停营业。记者了解到，鲁信影城自1月25日至1月30日（初一至初六）暂停营业；百丽宫影城1月25日至1月27日（初一至初三）暂停营业；全国21家万象影城自2020年1月24日起停映，计划于1月31日恢复正常放映，停映期间将安排值班人员在商场营业时间驻守影城前台，提供退票、咨询等服务。

旅游景区方面，为避免人流聚集引发疾病传染隐患，山东多个热门景区在春节期间选择关闭，取消新年活动。例如济南灵岩寺风景名胜区取消2020庚子年山东大灵岩寺新年祈福活动。此外，停办庚子年

秦琼祈福文化旅游节、济南市第25届大明湖春节文化庙会等活动，暂停景区游船、泉水浴场等运营服务项目，暂停趵突泉灯会开放（每晚6时停止入园）。千佛山风景名胜区除夕夜（1月24日）不对外开放，停止相关活动，1月25日至1月30日（初一至初六）春节庙会活动停止。

记者从中国旅游协会了解到，中国旅游集团、携程、中青旅、同程、马蜂窝、驴妈妈等几十家企业积极采取防范疫情措施。旅游住宿方面，多家酒店将落实疫情防范工作，开展病毒知识培训，并加强酒店卫生防护消毒工作，并对春节期间武汉地区的酒店订单提供免费取消服务。

多地将现场招聘改为网络招聘

全省人社部门近日相继出台举措，合力防控疫情。

春节后原本是招聘会高峰期，多地将现场招聘会改为网络招聘。1月23日，青岛市人社局发出重要通知，原定于2020年春风行动暨就业援助月活动期间举办的百场民营企业招聘专场、百场农民工招聘大集、高校毕业生专场招聘会、退役军人专场招聘会、综合型人才招聘会，全部由现场招聘改为网络招聘。

1月24日，乐陵市人社局官方微信推送了市政府致全市农民工的一封信：原定于2020年2月5日（正月十二）在文化娱乐广场举办的“春风行动”启动仪式暨第十四届人才·劳动力交流大会延时举办，但是线上活动“不打烊”。

烟台经济技术开发区人社局也发布消息，开发区人力资源市场自2月1日起举办网络招聘会，原定于2月1日至2月8日举办的“2020年正月系列招聘会”改为网上举办。

1月24日，人社部发布《关于妥善处理新型冠状病毒感染的肺炎疫情防控期间劳动关系问题的通知》，明确提出对新型冠状病毒感染的肺炎患者、疑似病人、密切接触者在其隔离治疗期间或医学观察期间以及因政府实施隔离措施或采取其他紧急措施导致不能提供正常劳动的企业职工，企业应当支付职工在此期间的工作报酬。

（《大众日报》2020年1月25日02版/记者：常青 于新悦 陈巨慧 张春晓 统稿：常青）

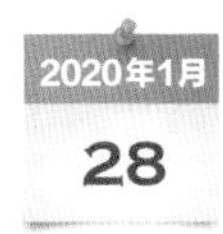

山东精准施策，构筑群防群治严密防线

青岛：所有经营业户必须佩戴口罩进行防护

本报青岛讯 面对疫情加快蔓延的严重形势，青岛在做好疫情防控工作的同时，紧急驰援武汉。目前已经有9名医务人员分别于大年三十（1月24日）和正月初一（1月25日）抵达湖北，第二批12名医

务人员整装待发。青岛市还专门设立了公开电话12345，广大市民发现异常情况可以随时拨打电话。

青岛市场监管局局长张杰介绍，为了管住源头，青岛加强了对活禽宰杀和交易野生动物的管理。目前关闭了市区15处活禽交易场所，对3市46处农贸市场的宰杀行市全部进行了清理，关闭19处活禽专卖店。目前，全市所有农贸市场活禽宰杀交易场所已全部停业。已检查农贸市场380余家次，所有经营业户必须佩戴口罩进行防护。目前，美团、饿了么已为网络配餐骑手配发口罩，送餐箱每天增加消毒次数，严防外卖在配送过程中发生交叉感染。（记者：薄克国）

潍坊：中小学生每日向学校报告

本报潍坊1月27日讯 潍坊市从交通重点节点防控、教育系统防控、公共场所管理、环境卫生综合整治等多个方面着手，全面做好新型冠状病毒感染的肺炎疫情防控工作。

在交通重点节点，潍坊市围绕客流密集的火车站、汽车站、机场等交通枢纽和高速公路出口等交通节点，开展逐车逐人检查，认真做好人员信息登记、检测、追踪、排查工作，调整完善疫情防控措施，全力做好筛查和防范。各县市区也都对班车客运、包车客运和城市公交、城乡公交、客运出租车、网约车运营分别采取了不同的管制措施，其中寿光、青州、诸城、高密、昌邑、昌乐暂停全部班车客运和公交，安丘暂停全部班车客运、城市公交，临朐停运所有客运班线车辆、公交车、旅游包车、巡游出租车，滨海城市、城乡公交停运，寿光客运出租和网约车停运，高密网约车、巡游出租车停运。

在全市教育系统疫情防控方面，潍坊市组建了35人的教育防控工作专班。从1月27日起，全市中小学生（含潍坊籍中职生）需每日向学校报告个人及家庭成员身体健康状况，以做到早发现、早诊断、早治疗，确保每一位学生身体健康。（记者：杨国胜 都镇强）

淄博：及时清除有害垃圾

本报淄博1月27日讯 “疫情期间居民丢弃的口罩较多，要对细菌易滋生的区域加大消毒杀菌力度，做到日产日清。”今天上午9时，淄博高新区综合行政执法局局长吕厥强在召开新型冠状病毒感染的肺炎疫情防控工作安排部署会上强调，全面动员、全面部署、全面增强防控工作的责任感和紧迫感，明确职责，科学、规范、有序开展防控工作。

淄博高新区综合行政执法局将加大垃圾清运频次，增加清运车辆及出动次数，延长清运时间，加大清运范围，全力做好疫情防控保障工作，确保不出纰漏。加大公厕消毒频次和力度，重复对其内外环境、设施、墙面进行细密喷洒，以确保消毒效果，不允许不消毒公厕继续使用。对中转站内外环境，垃圾桶、果皮箱进行重点定时消毒杀菌。疫情期间居民丢弃的口罩较多，要对细菌易滋生的区域加大消毒杀菌力度，做到日产日清。强化生活垃圾收运，确保村居、社区等重点区域各类垃圾杂物得到及时清理。加强环卫设施、车辆日常管理和消杀工作，尤其提高公交站牌、公交站台和人行路面的消毒及冲刷频次。（记者：马景阳 翟咏雪 伊巍 张培）

滨州：全市暂停市场活禽交易

本报滨州1月27日讯 1月27日下午，滨州市政府新闻办召开新闻发布会，通报疫情防控工作。

滨州市全力保障应急救援设备和物资及时供应，截至1月27日11时，全市各级财政已下达疫情防控补助资金4945万元，用于支持医疗救助、采购疫情防控所需设备和防控物资等工作。

此外，滨州确定10家医院作为全市新型冠状病毒感染的肺炎定点治疗医院、17家医院作为发热门诊定点医院，方便发热患者就近就医。同时调剂全市最强的呼吸、重症等6个专业的专家，组成医疗专家组全力做好救治工作。全市暂停市场活禽交易，对进入市场的野生动物或未经检疫的活禽及其制品一律做无害化处理。做好市场物价监管，对肉蛋菜等农副产品和口罩、消毒液等防护用品的价格重点监管。截至目前，关闭活禽交易场所67处，价格巡查576家次，巡查餐饮场所144个次。

滨州博兴湖滨镇通过广电建设的应急广播系统召开疫情防控视频会议，每天通过视频会议汇报各村情况；应急广播不间断全方位覆盖宣传。群防群控，广电助力。疫情防控的特殊时期，用户不出门照样交费看电视。（记者：李剑桥 李新东）

济宁曲阜市：成立16个临时党支部

本报曲阜讯 1月26日下午4时，在曲阜高铁东站，乘客们正在有序出站，5名高铁东站“临时党支部”党员带领16名医务人员，身着隔离服装，正在出站口进行发热旅客排查，并为前来咨询的乘客耐心讲解防控知识。自1月21日以来，已累计对7万余名出站人员进行了体温测量。

一个党支部就是一座“堡垒”。面对疫情侵袭，曲阜市积极发挥各级党组织战斗堡垒作用和共产党员先锋模范作用，启动“红色动员令”，根据工作任务需要，迅速成立16个“临时党支部”，230名党员第一时间奔赴医疗机构、高铁站、汽车站、高速路口等抗击疫情一线。

在“临时党支部”的带动下，曲阜市在各社区、农村等成立600余个党员突击队和先锋队，主动投入疫情防控。（记者：吕光社 孟一 通讯员：梅花 张艳）

枣庄市市中区：网格员动员群众向疫情宣战

本报枣庄1月27日讯 “尽量不要串门，拒绝聚餐……生命大于人情。”1月27日上午，枣庄市市中区龙山路街道网格员张刚一边解释，一边将“致群众的一封信”递到一位居民手中。这一幕是全区130名党员网格员春节动员群众向疫情宣战的真实写照。

面对突如其来的新型冠状病毒感染的肺炎疫情，枣庄市市中区年轻的党员网格员们发扬大无畏精神，佩党徽、戴袖章，走街串巷、爬楼入户，将一封封全民抗“疫”“战书”发放到群众手中。（记者：张环泽）

（《大众日报》2020年1月28日03版）

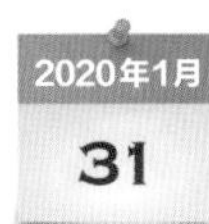

总有一种力量，催人奋进；总有一些时刻，让人温暖
请记住疫情防控的“温情时刻”

新型冠状病毒感染的肺炎疫情牵动着山东人民的心。无论男女老少，无论身在何处，大家都积极投身到支援疫情防控之中。从医生“父子兵”到年近七旬的老人，从村委干部到普通小学生，一个个动人的身影、一帧帧感人的画面，成为疫情防控最难忘的“温情时刻”。勠力同心，共克时艰。相信只要我们携起手来，一定能够打赢这场疫情防控阻击战！

医生“父子兵”，请缨上一线

在日照市有这样一对医生“父子兵”：他们一个在日照，一个在北京，却不约而同地冲到抗击疫情一线，演绎着感人的“逆行”故事。他们就是赵龙廷、赵晟父子。

1月30日上午，正在日照市中心医院发热门诊值班的赵龙廷接通记者电话：“时间宝贵，咱们尽量长话短说。”自1月22日至今，57岁的赵龙廷已经奋战了8个日夜。

日照市中心医院是日照6家设有发热门诊的医院之一。17年前，抗击“非典”时期，赵龙廷就曾毅然请战，在抗击“非典”一线“冲锋陷阵”。而今，面对突如其来的新型冠状病毒感染的肺炎疫情，他再一次响应号召，向医院递交了申请参加应急医疗救助队的请愿书。

“危险当然是有的，但我们的防护也很严谨，每天都会按照要求穿戴防护服、护目镜，我们有信心！”当被问及是否害怕被传染时，赵龙廷斩钉截铁地说。还有，最让他感到自豪和欣慰的是，在这场疫情防控硬仗中，他多了一位远程并肩作战的“战友”——同为医生的儿子赵晟。

受父母的熏陶，赵晟高考时选择了医学院校。2017年，赵晟从北京大学医学部博士毕业后进入北京世纪坛医院工作，从事心血管内科介入治疗。在父亲的感召下，在医生天职的驱使下，本没有抗击疫情任务的赵晟，毅然主动向医院请缨，冲到了抗击疫情第一线。

现在，父子二人在不同的城市为相同的目标而奋斗。作为发热门诊值班医生，赵龙廷每天要接诊30多名患者，工作压力很大。每当有点儿闲暇，他都会与儿子视频连线，互相加油鼓劲。“穿上这身白大褂，就得履职尽责，为人民群众消除病痛，为党委政府分忧解难。”赵龙廷说，父子俩将一直坚守岗位，直到疫情防控取得全面胜利。

拿出补助金，捐出压岁钱

“邢主任，您在办公室吗？我想一会过去捐点儿钱。”1月27日下午2时，正在东营市广饶县红十字会值班的邢文星接到东卧石村村民李义亭的电话，这位年近七旬的老人想将全年1万元养老补助金全部捐给武汉。“他们村距离县红十字会有30多里路，老两口顶着寒风，骑了1个多小时电动三轮车才到。”邢文星说。

李义亭老人干了一辈子乡村医生，看到这次疫情十分严重，就想着为抗击疫情做些贡献。老人退职后每月生活补助金有800多元，前几天刚刚取出来。“我问他，把一年的补助金全部捐出去，自己生活咋办？他说自己有两个孩子，可以让孩子帮自己。”邢文星说，老人的义举深深感动了在场的每一个人。

邢文星想为两位老人拍照留念，李义亭却几次拒绝：“全国人民都在捐款捐物，俺没有什么可宣传的。”李义亭的女儿女婿得知父亲的决定后，也驾车赶到县红十字会，又在现场捐款1000元。

同一天，家住潍坊昌邑市的奎聚小学学生刘紫琪用过年收到的2000元压岁钱，购买了防护口罩，一部分通过快递寄往武汉，余下的分发给了昌邑市区和部分乡镇的工作人员。

“春节前，我们打算带女儿去青岛旅游，让孩子过一个有意义的春节。疫情暴发后，家庭出行计划取消，我们就鼓励孩子为抗击疫情出点儿力。”刘紫琪的父亲刘化吉告诉记者，1月27日上午，自己和女儿首先去了当地一家防疫口罩生产工厂购买口罩，随后又到快递邮寄点将口罩寄出。“现在，孩子最大的愿望就是希望疫情赶快过去，每个人都能平平安安。”

党员干部们，愿当“急先锋”

在抗击疫情一线有这样一支队伍，他们没有豪言壮语，只有兢兢业业、默默奉献，他们就是被誉为“城市清洁师”的环卫工人。从接到抗击疫情命令的那一刻起，济南市莱芜区3000余名环卫工人主动担负起卫生防疫消杀工作。在清晨空无一人的街道上，他们背着消毒桶挨家挨户做着消杀工作。

羊里镇环卫工人吕贤玉，这个春节一天也没有休息。在别人置办年货时，她在防控疫情一线打扫卫生、消杀公共设施、发放宣传手册。“家家过年都忙，我家也一样。但我是一名共产党员，要发挥模范带头作用，把环卫和消杀工作做得更好。”吕贤玉说。截至1月30日，莱芜区62处公厕、29处垃圾转运站、45辆垃圾运输车、8733个垃圾桶、2107个果皮箱实现每日消杀，28辆垃圾运输车、300辆电动三轮车实现每天消毒。

今年35岁的宋怀志是高唐县固河镇三甲王村会计、村“两委”成员，还是一名航模爱好者。面对新型冠状病毒感染的肺炎疫情，宋怀志主动拿出自己的农业植保无人机，与村“两委”成员、党员干部一起，参与到全村抗击疫情工作中。

1月27日下午，三甲王村村支书宋康明带领村里的党员干部齐聚村委会，他们相互配合，有序分工，开始了喷洒消毒工作。因为无人机载重量有限，每次只能承载9公斤的消毒液，在整个喷洒过程中，宋怀志遥控的农业植保无人机共起降14次，飞行高度控制在距离地面18米左右，经过近2个小时的飞行作业，共完成喷洒面积230亩，做到了村庄消毒全覆盖。

“作为村‘两委’成员，有责任更有义务为全村老百姓的健康服务好。相信通过我们大家的共同努力，一定能早日打赢这场疫情防控阻击战！”宋怀志说。

“十朵金花”的战“疫”故事

“老师，您从哪里过来？”

“体温一切正常，注意戴好口罩，做好防护。”

农历大年初四（1月28日），在济南机场高速收费站检测点值守的李延欣规范细致地检测完车辆上的司乘人员，目送着车辆远去，还没等喘口气，又投入到新一轮检测中。她已经数不清这是第几次重复这套检测程序了，尽管一切都熟练无比，但她依然不敢怠慢丝毫。

在这个检测点，由高新区各负责单位组成的检查监测值守队伍，为疫情防控工作筑起了一道缜密的“防护网”。而在这其中，有1支10人组成的医护人员队伍格外亮眼，她们全为女孩子，检测流畅规范，提醒耐心周到，非常专业，被称为“十朵金花”。

记者前去采访时，忙碌的她们并不知情。镜头下，她们有的因长时间戴防护口罩脸被勒红，有的因长时间在室外站立手脚冻僵，有的因讲话太多声音嘶哑。据了解，这些战斗在疫情防控工作最前线的女医护人员来自临港医院，她们大多是“80后”“90后”，每天需要连续值班8小时。她们自大年初一（1月25日）开始，就与驻守的公安、交警、城管一起，参与值班值守、监测管控工作。

“‘十朵金花’是我们这个‘战队’的优秀代表！”临港医院办公室工作人员刘增美说，“为支援高新区抗击疫情，大年初一（1月25日）至今，我们医院共抽调90余位临床经验丰富、业务能力卓越的医护人员，配合各相关部门在高速出口进行测体温、消毒等工作。”

“眼下，返城的车辆越来越多，工作量增大，但检查过程中我们丝毫不敢马虎，每辆车都要在确保车辆上的每一位人员都没有异常的情况下，才会放行。”亓相菊说，“能用专业知识，为抗击疫情贡献自己的力量，很自豪，我的家人都很支持。相信在大家的共同努力下，我们一定能够战胜疫情，一切都会好起来的。”

（《大众日报》2020年1月31日03版／记者：齐静　王健　通讯员：朱桂林　高杜康　李耐明　李政勇　王鲁兵　马宏志）

2020年2月
1

书记市长挂帅！这场战“疫”，山东16市这样打！

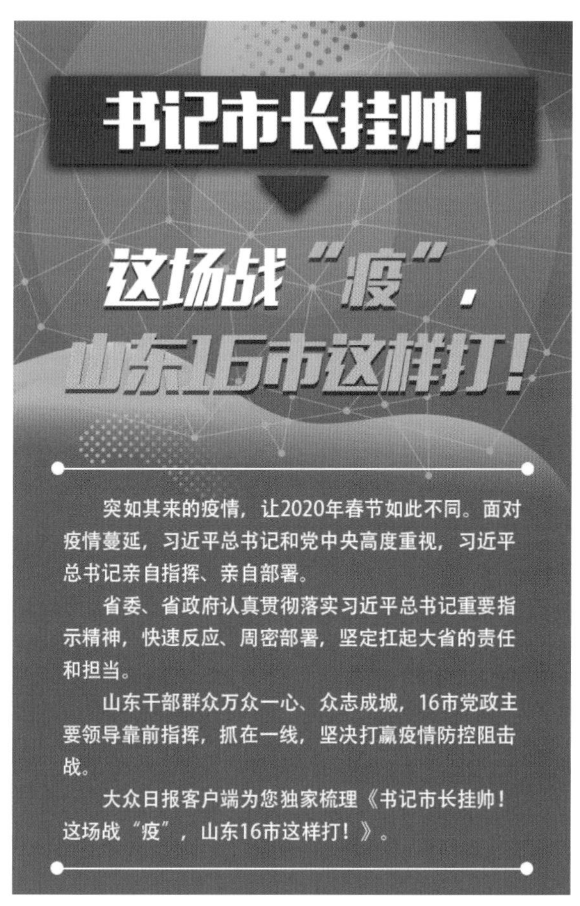

济南

山东省委常委、济南市委书记 王忠林：

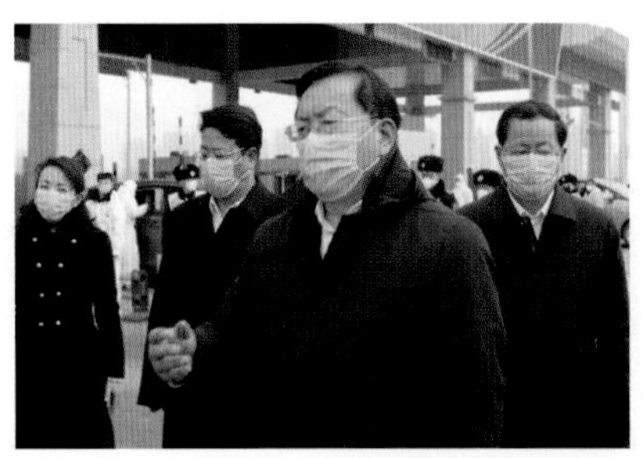

必须不折不扣落实四个“百分之百”，凡是武汉及重点地区来济人员百分之百进行检测，已确诊病例的家属百分之百进行隔离医学观察，以村、居、小区为单位的防控隔离措施要百分之百落地，坚决阻断疫情传染，保护群众生命安全和身体健康。各疫情防控用品生产企业、医药企业要提高认识、服从大局，在保证质量的前提下全力以赴开足马力生产。

济南市委副书记、市长 孙述涛：

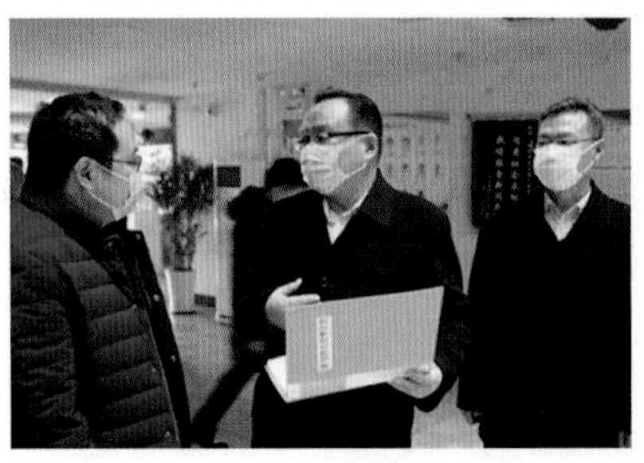

按照省委、省政府部署要求，坚决扛起政治责任，时刻绷紧疫情防控这根弦，以“战时”状态抓好各项措施的落实落地。同时，要广泛动员群众、组织群众、凝聚群众、紧紧依靠群众打一场疫情防控的人民战争。

青岛

山东省委常委、青岛市委书记 王清宪：

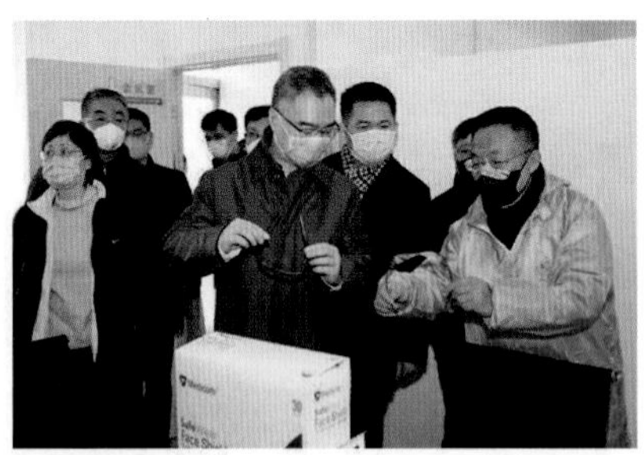

把疫情防控工作作为当前最重要的工作来抓，严之又严、细之又细地做好疫情防控各项工作，控制住传染源，切断传播途径，坚决打赢疫情防控阻击战。疫情防控是对干部作风的现实检验，各级领导干部要挺在前面、压实责任，坚决、及时、准确、有力地抓好防控工作落实，杜绝形式主义、官僚主义，真正把以人民为中心的发展思想落实到实际行动上。

青岛市委副书记、市长 孟凡利：

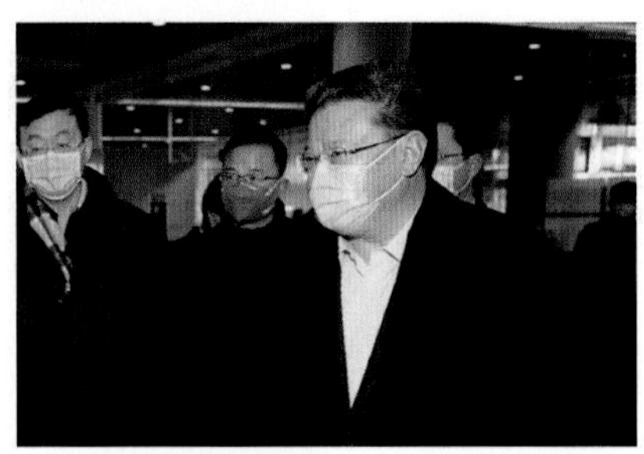

要坚持联防联控、群防群治、加大随访排查力度、严防疫情输入，严控疫情扩散。要全力保障医疗物资供应，在服从中央、省统一调运基础上，确保满足全市奋战在疫情防控一线的工作人员需要。要加强市场研判，保障日常生活物资供应。

淄博

淄博市委书记 江敦涛：

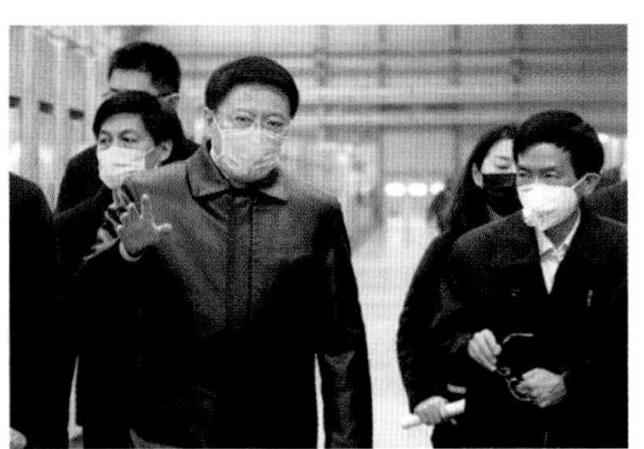

要以对人民群众高度负责的态度，动员社会方方面面力量，通过多种渠道，全力以赴抓好防控物资生产和供应，保证满足疫情防控和群众自身防护需求。有关部门要对疫情防控必需物资进行全面盘点、做好充足准备，对口罩、消毒液等防护物资及抗病毒药物等相关药品的供应情况进行密切监测。

淄博市委副书记、市长 于海田：

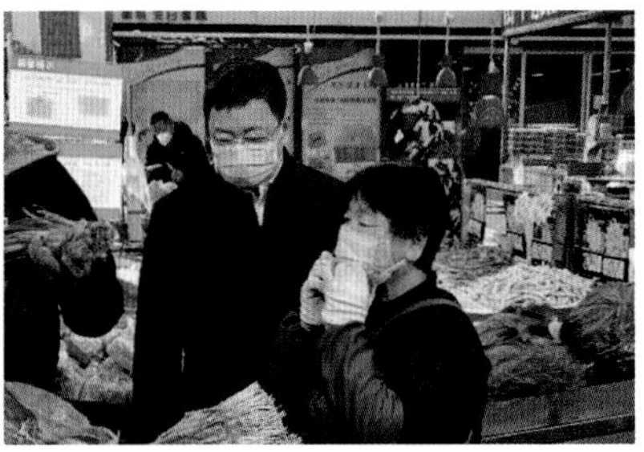

各级要统筹做好农村医用物资和食品果蔬等生活物资的保障供应，畅通物资运输车辆"绿色通道"，满足群众基本生活需要。要持续加强农资市场监管，严厉打击哄抬价格、囤积居奇等违法行为，营造和谐稳定的生产生活环境。

枣庄

枣庄市委书记 李峰：

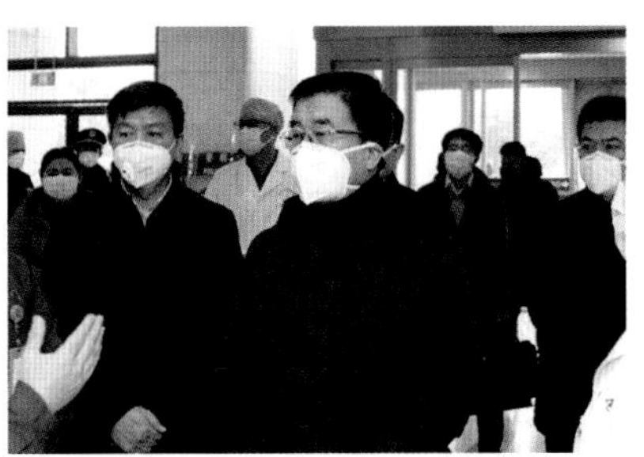

严重执行重大突发公共卫生事件一级响应，全面排查外来人口，逐一做好登记、严格执行居家隔离观察等制度，加强医院、商超等人员密集场所的公共卫生管理，全力防止疫情输入、蔓延。全面落实各项防控措施，在"防、控、治"上重点下功夫。

枣庄市委副书记、市长 石爱作：

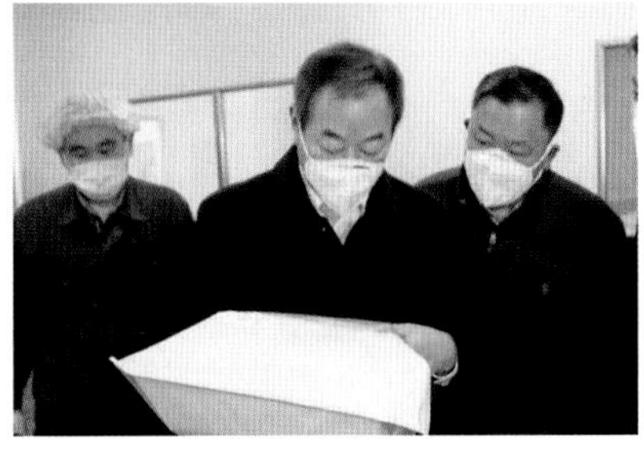

要强化联防联控，把防输入、防扩散、防蔓延作为重中之重，加大对基层疫情防控工作的指导力度，充分发挥村、社区、物业等各方力量，做好重点人群随防排查工作。要加强宣传引导，及时发布疫情信息和防控工作信息，主动回应社会关切。

东营

东营市委书记 李宽端：

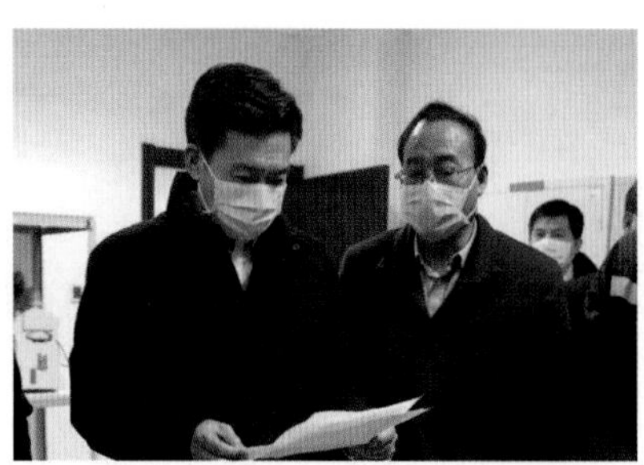

向最坏处打算、向最好处努力、坚决打赢疫情防控这场硬仗。要坚持关口前移，实现联防联控、群防群治，坚决打赢疫情防控阻击战。要发挥技术力量优势，把防控工作做到前面，实行关口前移，扎实做好监测、疏调、密切接触者管理、实验室检测等防控工作，最大限度降低工作成本和风险。

东营市委副书记、市长 赵志远：

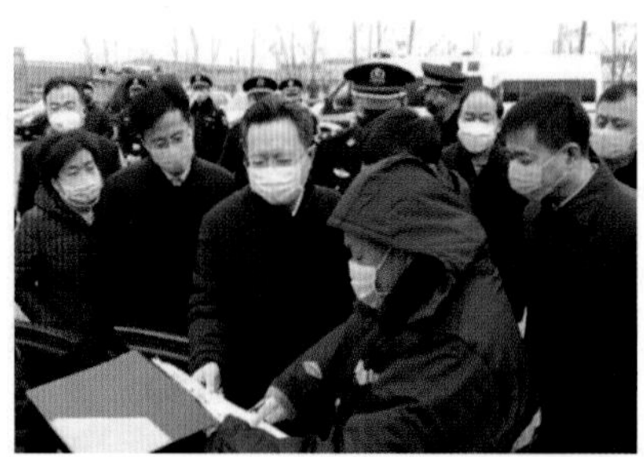

要严控输入，对所有来自疫情重点地区的人员、车辆进行劝返，对不听劝返的一律采取定点隔离措施。要开通绿色应急通道，规范工作流程，提升通行效率，确保应急医疗物资、蔬菜食品等生活物资和援助物资运送顺畅。

烟台

烟台市委书记 张术平：

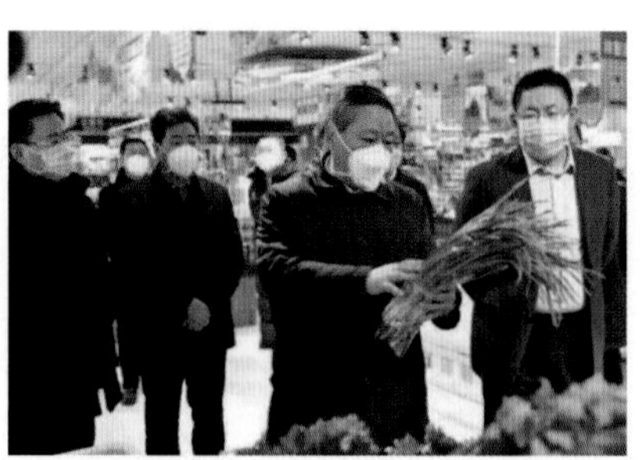

要集中全市最好的医疗资源，全力救治患者，做好患者心理疏导，鼓励病人坚定信心、积极配合医生治疗。医护人员要做好自我保护，确保自身安全。要继续加大面上管控和重点人员排查力度，防输入、防扩散。要确保市场供应平稳有序，全力稳货源、稳价格，尽最大努力保障市民需求。

烟台市委副书记、市长 陈飞：

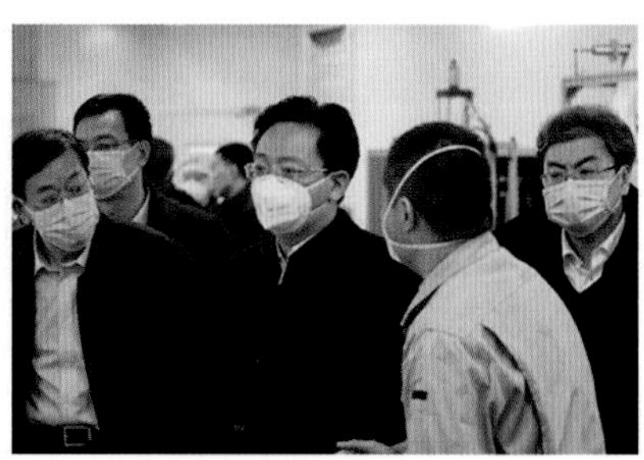

当前检测仪器、口罩等物资缺口较大，要加快生产，满足重要场所、医务人员和广大群众需要。各级各有关部门要发动相关企业，强化生产组织工作，帮助企业解决生产中遇到的困难和问题，为企业加快生产做好服务工作。

潍坊

潍坊市委书记 惠新安：

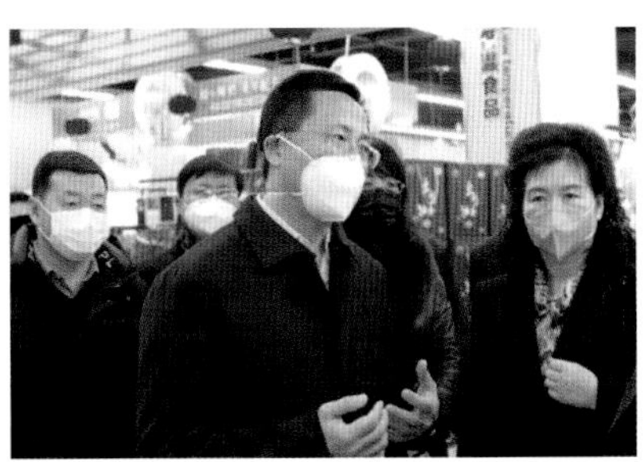

要严格落实中央部署和省、市委要求，对发热病人的排查要到位，落实好重要关口体温测量等措施；对疫情工作的报告要到位，杜绝迟报、漏报、瞒报；用于做好防控的各项保障要到位，确保口罩、防护服、消毒液等防护物资供应充足，物别是要做好医护人员的防护工作。

潍坊市委副书记、市长 田庆盈：

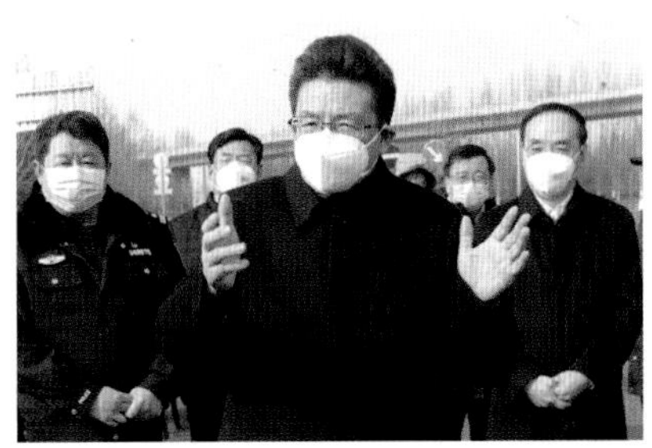

以最万全的准备、最严密的措施、最强烈的担当、最有力的落实，坚持打赢疫情防控阻击战。要对当前的疫情防控形势保持清醒认识，把准备工作做得更细致一些，把各项工作抓得更扎实一些，确保能够及时发现并有效处置可能出现的新发疫情。

济宁

济宁市委书记 傅明先：

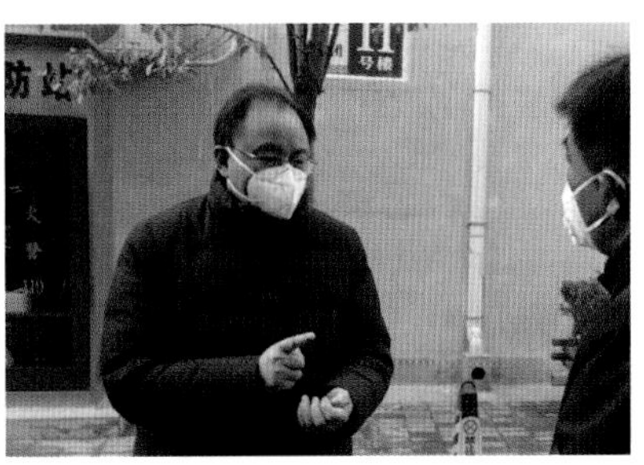

要坚持联防联控、群防群控，构筑起横到底、纵到边、多层级、无死角的疫情防控的“铜墙铁壁”。要精准掌握风险人员信息，引导市民做好个人预防。要严格实行疫情“日报告、零报告”制度，第一时间公开透明发布疫情信息，科学解疑释惑，及时回应社会关切。严格落实防护措施，确保科学安全处置。

济宁市委副书记、市长 石光亮：

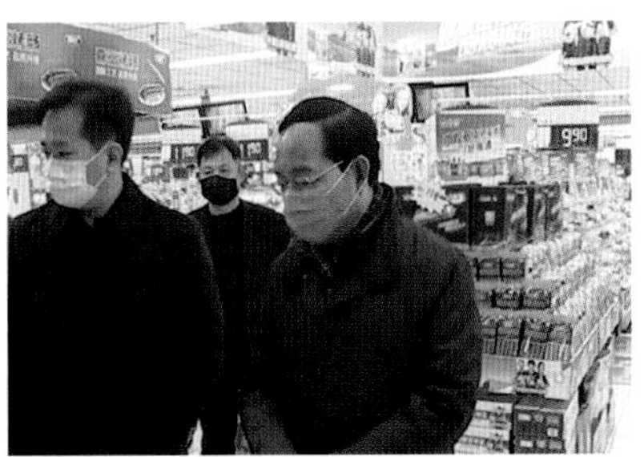

要把防输入、防扩散作为当前疫情防控工作的重中之重，进一步做好源头防控，逐一建档立卡，建立监测台账，严格落实好疫情报告制度。要加强医疗物资供应，帮助解决企业生产运行中遇到的原材料短缺、流动资金紧张等问题。

泰安

泰安市委书记 崔洪刚：

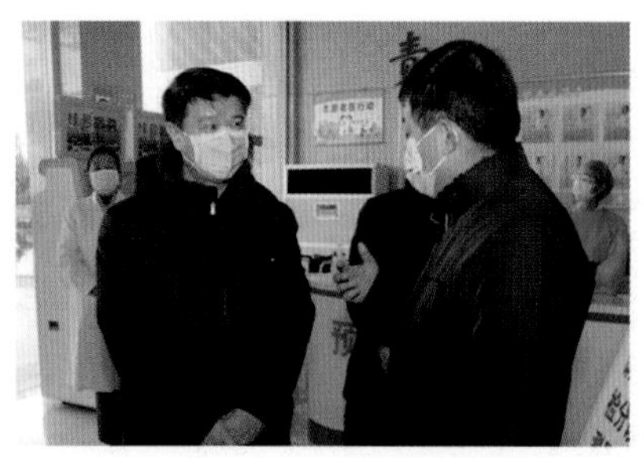

各级党委和领导干部要切实扛起疫情防控的政治责任和领导责任，带头深入一线，靠前指挥，切实做到守土有责、守土担责、守土尽责。要强化防控措施，在重要关口和市县乡村入口严格监测，加大对疫情重点地区来泰人员的排查力度，严防疫情输入。

泰安市委副书记、市长 张涛：

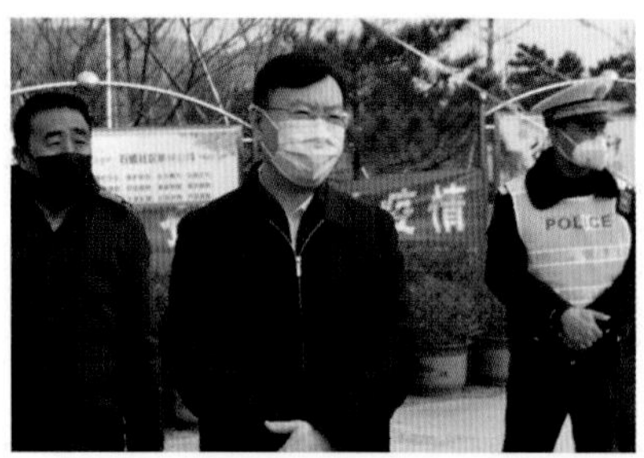

要对从重点疫区进入我市的车辆和人员重点关注，做到排查到位、检测全覆盖；要做好联防联控，妥善做好外来人员隔离观察工作，发动广大人民群众投入到防控中，做到守土有责；要做好物资保障供应，千方百计满足人民群众需求，确保物价稳定。

威海

威海市委书记 王鲁明：

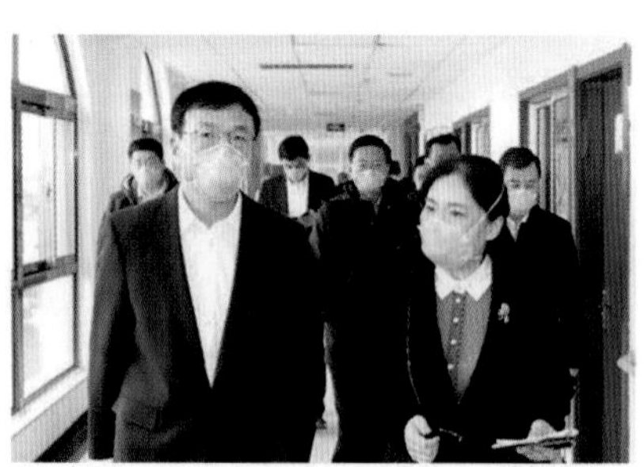

各级各部门、各镇街村居、各企业都要紧急行动起来、上下同心，严防死守，采取一切可以采取的措施，坚决切断疫情传播渠道。要切实抓好医用防护物资保障，既要调度好全市医用物品生产企业开足马力生产，又要广泛联系市外省外乃至国外资源，保障居民和防控人员防护需要。

威海市委副书记、市长 张海波：

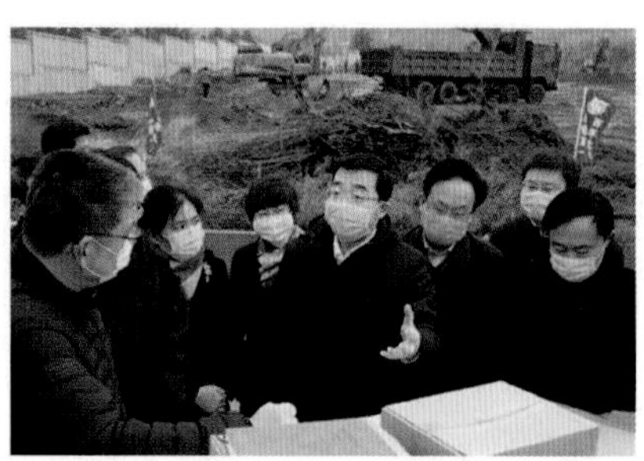

严格按照隔离传播、保障生活、集中配餐、定期消毒等标准规范，利用好现有酒店、宾馆等资源，加快改造新增一批集中医学观察点，切实保障疫情防控的实际需求。要全力做好对密切接触者隔离治疗和医学观察工作，做到实时监控。

日照

日照市委书记 张惠：

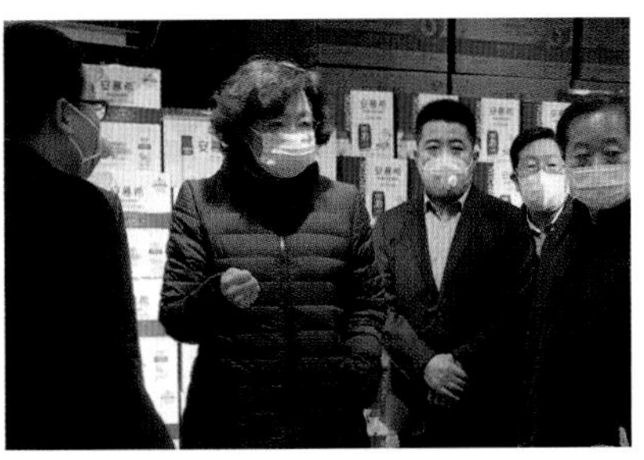

疫情就是命令，防控就是责任。全市各级各部门要坚决克服松懈麻痹和侥幸心理，深刻认识做好疫情防控的重要性、紧迫性、艰巨性，加强统一领导、统一指挥，扎实做好疫情防控、医疗救治、宣传发动、物资保障等各项工作，以“战时”状态落实好各项防控措施。

日照市委副书记、市长 李永红：

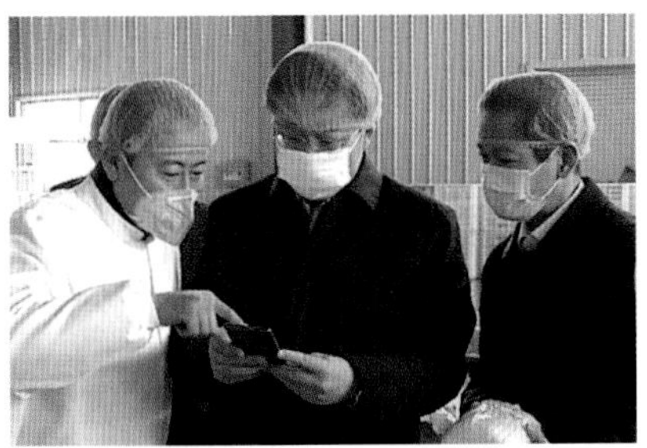

要按照“属地管理、分级负责、依法防治、专群结合”的原则，坚决遏制疫情蔓延。要彻底排查重点人员，扩大外来人员排查范围，做到县不漏乡、乡不漏村、村不漏户、户不漏人。要全力做好患者救治和疫情应急准备，统筹调配医疗资源。

临沂

临沂市委书记 王玉君：

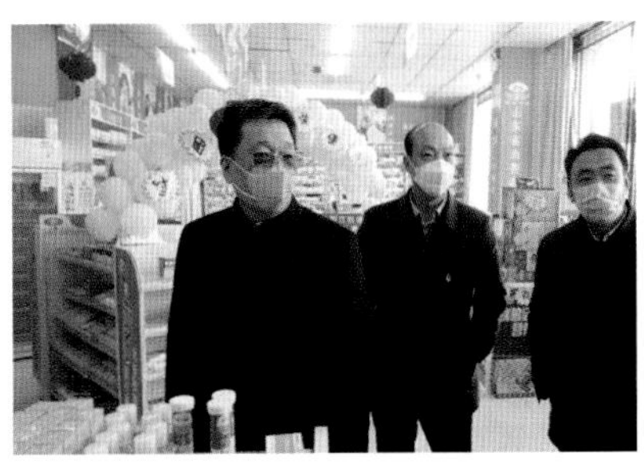

各级各部门要按照党中央要求和省委、省政府部署，提高政治站位，坚定信心决心，下沉基层一线，细化各项措施，坚决打赢新型冠状病毒感染的肺炎疫情防控阻击战这场没有硝烟的战争。以对人民群众高度负责的态度，全力以赴抓好防控物资生产储备，有效满足疫情防控工作和人民群众的需求。

临沂市委副书记、市长 孟庆斌：

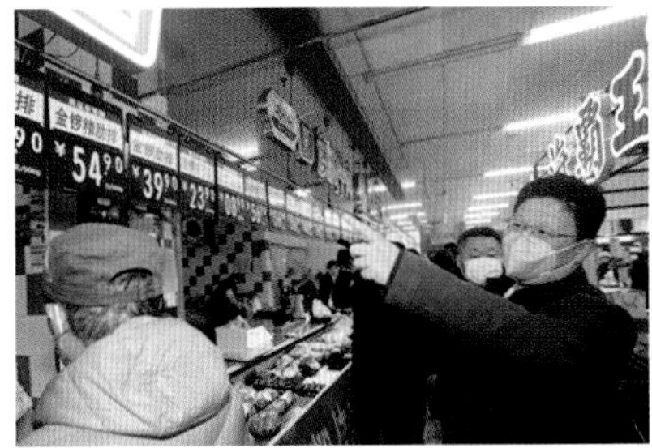

充分认识当前疫情的复杂严峻形势，主动做好打持久战的准备。要树牢以人民为中心的发展思想，坚决把老百姓的生命安全和身体健康放在第一位，扎实做好战疫情、防风险、护安全、稳物价、保供给等各项工作，切实维护社会大局和谐稳定。

德州

德州市委书记 李猛：

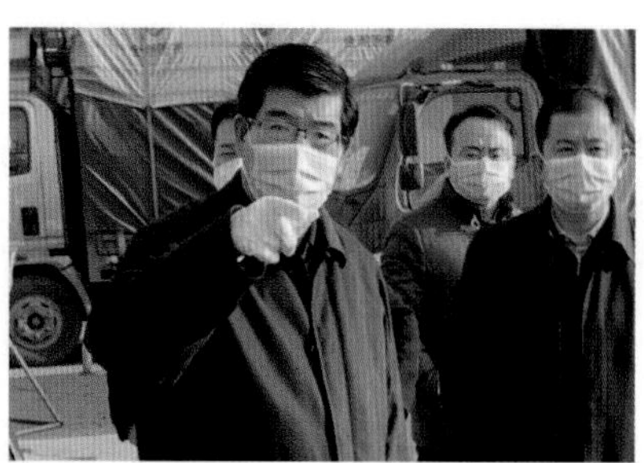

要开通投诉举报电话，严肃处理瞒报漏报、救援物资挪用、岗位失职等行为，依法依规从严从重处理责任不落实、推诿扯皮、敷衍塞责等不负责不担当不作为的单位和人员。要主动回应社会关切，及时发布疫情动态和防控信息，加强监测、筛查、预防、治疗和防疫知识宣传教育。

德州市委副书记、市长 杨洪涛：

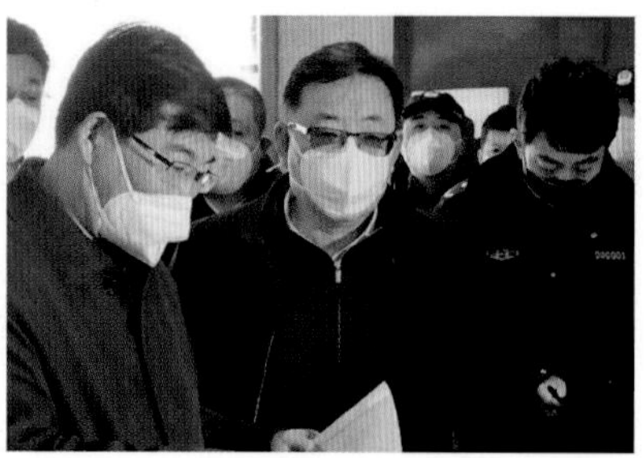

要统筹指挥体系，市县两级领导小组要集中办公。要统筹战斗兵力，在全市范围内合理调配人员物资。要统筹物资保障，全力保障药品、消毒物品、防护物品等防控物资和肉、蛋、奶、果蔬等居民日常生活物资的生产供应。

聊城

聊城市委书记 孙爱军：

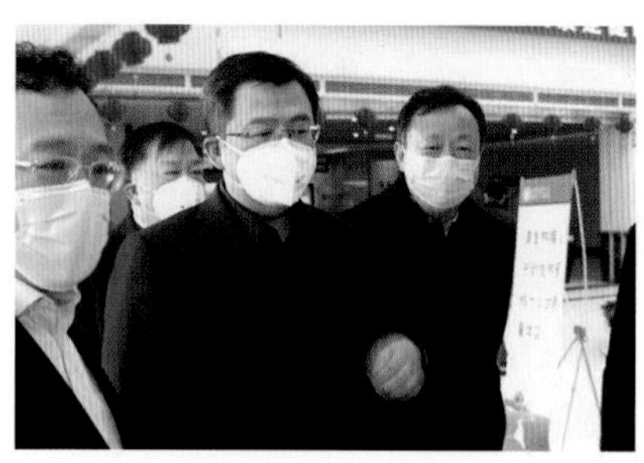

各级党政班子负责同志一律停止休假，坚守岗位、靠前指挥；建立市县乡有力有度的指挥体系，层层压实责任、守住关口、筑牢防线。强化群防群治，畅通群众投诉举报渠道。坚决严肃纪律，各级各部门坚决落实领导小组指令，一旦发现疑似病例，第一时间采取隔离措施，第一时间上报信息，决不允许缓报、瞒报、漏报。

聊城市委副书记、代市长 李长萍：

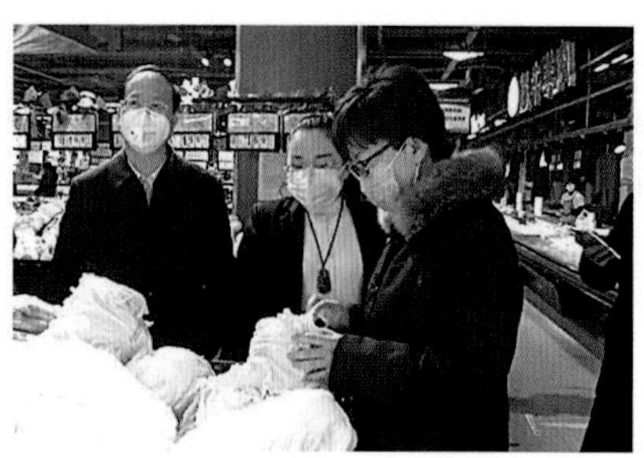

商贸流通企业要搞好产销衔接，拓宽货源渠道，增加库存数量，保持物价稳定，多措并举保障主要生活必需品的市场供应，满足群众生活需求。要加强超市、农贸市场等场所的环境卫生和消毒工作，为市民消费提供安全放心的购物环境。

滨州

滨州市委书记 佘春明：

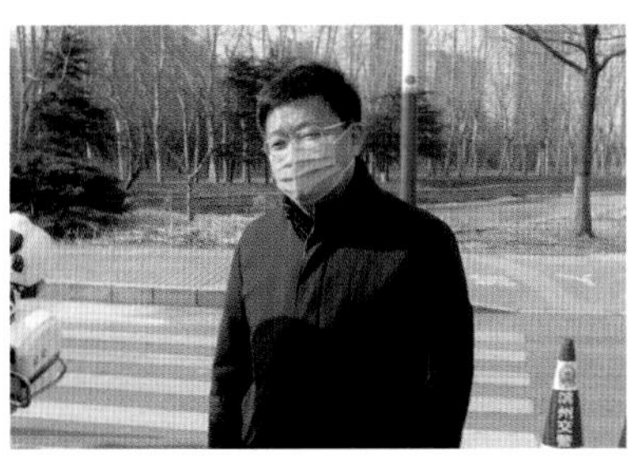

要把疫情防控作为当前维护群众的生命安全和身体健康、社会稳定的大事要事来抓。要规范预检分诊和发热门诊，增加隔离留观场所和定点医院床位，提高医疗救治处置保障能力。要切实加强医护人员安全防护，做好医疗设备配置、医用消耗品供应，充分保障各项防护、诊疗物资供应。

滨州市委副书记、市长 宇向东：

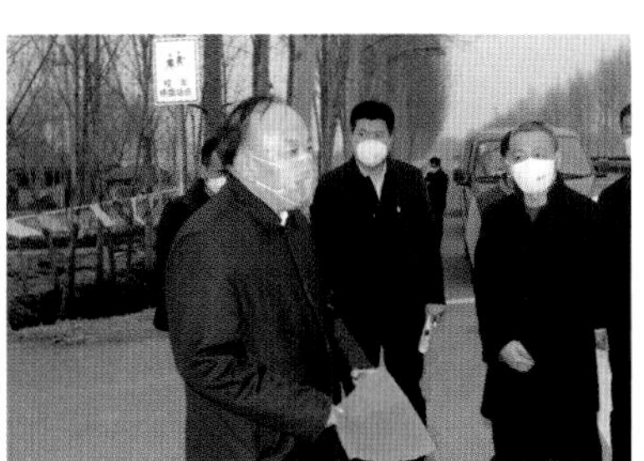

充分发动群众力量，调动全民的力量联防联控，在寻找传染源、阻断传播途径和保护易感人群方面下功夫，加强宣传工作和舆论引导，增强群众防护意识，增强人民战胜疫情的决心和信心，坚决打赢新型冠状病毒肺炎疫情防控这场硬仗。

菏泽

菏泽市委书记 张新文：

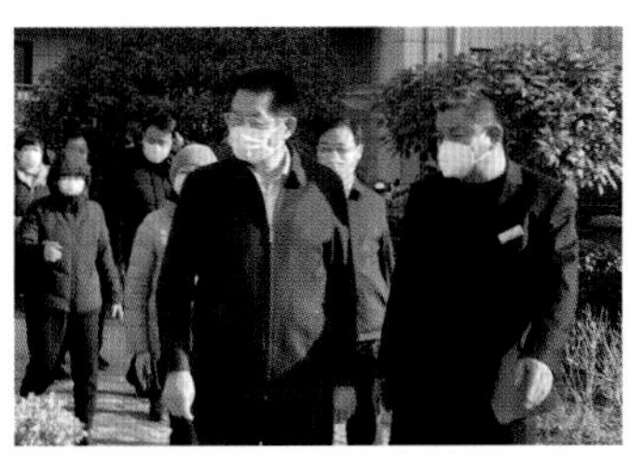

顶格设置联防联控机制，严把疫情输入、疫情处置、疫情卫生和疫情舆论"四道"关口，坚决打赢疫情防控这场硬仗。各级各部门要坚决克服疲劳厌战情绪和侥幸心理，层层压实责任，坚守工作岗位，科学研判形势，确保中央、省市对疫情防控的各项部署落实到位。

菏泽市委副书记、市长 陈平：

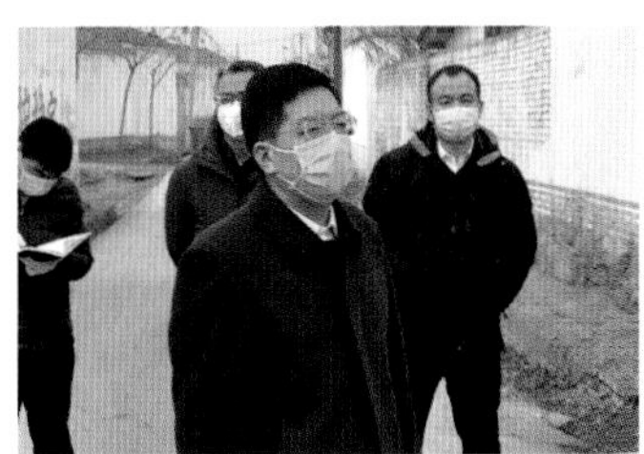

充分发挥基层组织宣传引导作用，利用广播喇叭、明白纸、自媒体等宣传工具，加大宣传力度，增强全民防控意识。要严格按照防控措施要求，取消一切聚集性活动，并对公共场所、人员密集场所等场所进行消毒。

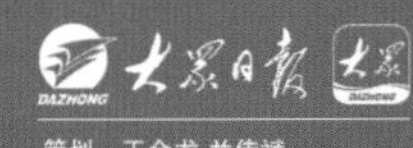

策划：王金龙 兰传斌
记者：大众日报特别报道组
统筹：单青　编辑：李丽 梁开文
设计：巩晓蕾

（大众日报客户端2020年2月1日 / 记者：王金龙 兰传斌 单青 李丽 梁开文 巩晓蕾）

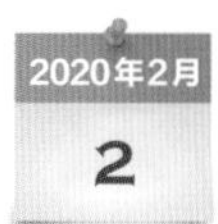

挺过这个冬季，就是春天
——全省各界万众一心守护群众安康

“抗击疫情如救水火，我们要与时间赛跑！”

“这场硬仗的胜利，势在必得。挺过这个冬季，就是春天！”

一场突如其来的疫情，改变了春节假期，改变了绝大多数人的工作和生活，也见证了全省各级党组织和广大党员干部众志成城的凝聚力、争分夺秒的行动力和坚持不懈的战斗力，也正是这股千钧之力，托举提振了亿万齐鲁儿女战胜疫情的决心和信心。

认真落实中央部署、省委要求，全省上下深知：越是进入疫情防控最关键、最紧要的时期，越不能有丝毫的麻痹心理和懈怠思想，必须始终保持“战时”状态，万众一心、不懈奋战，全力守护好人民群众生命安全和身体健康。

“一天不转一遍，就感觉不放心”

“您好，我们是社区工作人员，来给您测体温。”在济南市解放路街道后坡街社区，有一群“最美防疫妈妈”。这个春节假期，她们每天都在忙碌着。

“一天不转一遍，就感觉不放心。”社区党委书记吕伟说。后坡街社区有2000多户，常住人口6000多人。社区严格按照防控工作的部署和要求，全面启动联防联控工作机制，增强对疫情防控工作的实时管控，协调解决重点难点问题。

当前，疫情防控形势还很严峻，任务还很艰巨。必须时刻绷紧疫情防控这根弦，树立打“攻坚战”与“持久战”的思想。严防疫情输入，严控疫情扩散，仍然是整个疫情防控工作的重中之重。

为进一步织牢织密社区卫生防控网，青岛市市北区组织全区民营社区卫生服务机构参与疫情防控工作，全区82家社区卫生服务机构全部开诊，22家社区卫生服务中心（站）对应22个街道组成联防联控网格，配合街道社区开展入户随访工作，对密切接触者进行健康随访，对解除居家隔离人员进行健康检查。

“作为值班人员，您怎么没戴口罩呢？”1月31日，日照市东港区纪委区监委督查组在对石臼街道疫情防控工作落实情况进行督导时，发现一小区值守人员未佩戴口罩，悉心劝导后演示起正确佩戴口罩的方法。抗击疫情工作推进到哪儿，监督保障就跟进到哪儿。连日来，全省各级纪检监察机关快速行动起来，纪检监察干部奔波在疫情防控一线，确保中央部署和省委要求真正落地见效。

防控一线，他们在奋斗

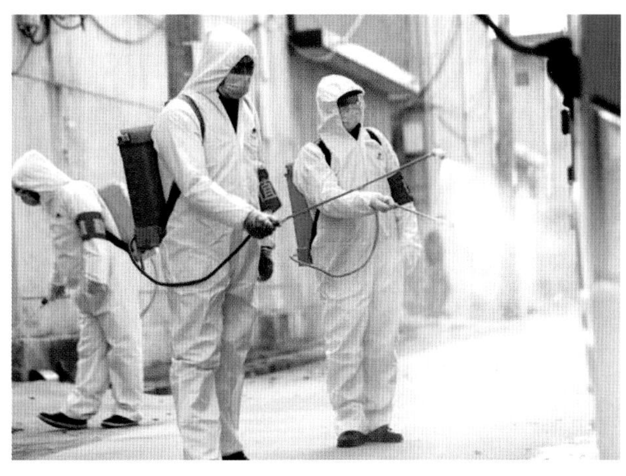

◆2月1日，临沂市沂南县铜井镇新王西村，身穿防护服的党员志愿者对村庄重点区域进行喷雾消毒。（记者卢鹏、通讯员王彦冰报道）

奋斗是战胜疫情最有力的武器。面对疫情，全省各级各部门、各行各业各条战线全力以赴、奋力拼搏，坚决打赢疫情防控阻击战。

他们是离危险最近的人。“若有需要我愿先冲锋上前，若一去不回……便一去不回！”这是淄博市淄川区医院呼吸科医护人员张颖的郑重承诺。张颖和同事每天在抗击疫情的第一线工作长达十四五个小时，为了避免出现生理问题，他们都是提前穿好成人纸尿裤。汶上县疾控中心有32名女同志，从1月17日开始，全员值班在岗，近距离接触监测人群，丝毫不曾退缩。有好多位女同志是二胎妈妈，她们已经10多天没有见过孩子醒着的样子。

他们是保障物资供应的人。山东能源新矿集团泰山盐化工分公司，用不到两天时间，就将一条几乎废弃的84消毒液生产线恢复生产。

位于临沂市罗庄区的山东晶鑫无纺布制品有限公司，了解到冲锋在疫情防控第一线的工作人员急缺防疫物资，加急生产，支援罗庄区抗击疫情，捐献医用口罩60000只。

他们是千千万万的党员干部，是不计其数的志愿者和爱心人士……此刻，抗击疫情的“奋斗者”是他们共同的标签。而胜利，就在这份坚持和努力之中。

既有“硬核”措施，也有暖心服务

2月1日一大早，威海发布两条实打实抗“疫”措施：再投入150万只平价口罩；商超联合承诺，2月份蔬菜不涨价。消息一出，群众纷纷点赞：“安心了！”

面对疫情，信心最珍贵。全省各级各部门用一系列“硬核”措施和有温度的服务，筑牢全省人民坚决打赢疫情防控阻击战的信心。

济南智慧城市公众服务平台——“爱城市网”APP（应用程序）紧急上线疫情防控资讯服务。专题分为疫情通报、定点医院、防控动态、防疫知识4个板块，让市民快速了解来自各地卫健部门等政府部门的政策信息，助力政府防控疫情，帮助民众提升战“疫”信心。

当家长们因学校推迟开学而忧心时，省教育厅及时做出调减周末、压缩假期补偿学时等安排。聊城市教育和体育局不等不靠，着手做好推迟开学期间中小学线上教学工作。从全市各级教研人员、特级教师中筛选出的283名优秀代表，将在不到一周时间内制作完成321节线上教学的课程内容。2月10日，将正式开始线上教育服务工作。届时，聊城广电有线电视频道将通过12个频道同时推出优质课程，利用教育资源云平台，让学生可以“在家学、有效学”。

为帮助公众保持良好乐观的心理状态，积极应对疫情，各地纷纷推出心理疏导等服务。夏津县妇联开通疫情防控心理咨询热线电话，招募9名具有心理咨询师资质的志愿者组建了一支志愿服务队，为公众提供及时的心理咨询服务：自1月30日开始至此次疫情结束，每天9时至21时提供服务，节假日不休息。

行而不辍，未来可期。让我们安心踏实地等待“春天”的到来！

（《大众日报》2020年2月2日01版 / 参与采写：宋弢 马景阳 吴宝书 姜言明 张海峰 田可新）

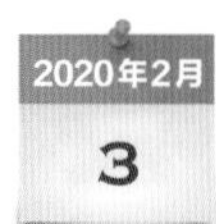

抗击疫情，齐鲁儿女战斗力“满格”

作为人口大省，山东的“战况”事关1亿人生命安全和身体健康。

作为农业大省、工业大省、生物医药大省，山东又要扛起应有的责任与担当。

在这场全国性的战“疫”中，山东始终认识到位、头脑清醒、目标明确：无论付出多少艰辛和努力，我们一定要赢！

省委、省政府坚决贯彻习近平总书记重要指示，快速反应、周密部署。随着“作战图”全面铺开，全省联防联控工作机制有序运转，各种保障措施有力推进，群防群控和慈善行动广泛展开……心手相牵、稳扎稳打、全力战“疫”，透过这些扎实而又富有成效的工作，我们能看到山东作风，感受到山东力量。

严：“守得越严，离胜利就越近”

山东战“疫”，让人称道的，除了快速的反应能力，还有果决的落实能力。落实中央部署、省委要求一丝不苟、不打折扣，打起百倍精神，鼓足百倍干劲，联防联控，严防死守。

一位奋战在一线的基层干部说：“守得越严，离胜利就越近！”

为严守沂源县“西大门”，鲁村镇发挥前期联村党建基础优势，抽调全镇精干党员组成160支先锋巡逻劝返队伍，分配至149个劝返点，群策群力，筑牢防线。鲁村镇石沟责任区党总支书记刘莹说，之所以采取联村抗“疫”的办法，是因为部分村的防控力量相对薄弱，从人员相对充足的村抽调一部分人手加入巡逻队伍，同时号召强村拿出一部分物资支援弱村，实现强带弱、长补短，消除盲点。

切实把重点人群管起来管到位，“严”中又有温情。在青岛市即墨区，2662名网格员密织战“疫”

大网，对发现有发热的人员，尤其是武汉来即墨人员和各地确诊病例的密切接触者，网格员们协助开展排查和健康监测，动态掌握准确信息，每天报送情况。考虑到被隔离人员隔离期生活不便，他们还及时帮助购买感冒药、温度计、消毒液以及生活用品，做好心理疏导。沂水县沙沟镇针对武汉返乡人员隔离期间，家中大棚无人管理的困难情况，组织村里党员、具有种植经验的村民及志愿者共同参与，帮助隔离家庭打理大棚，让其无后顾之忧。

随着春节假期接近尾声，潍坊高新区综合行政执法局出动无人机，督查人员聚集、工厂提前复工等情况。像工厂、工地、河道等开阔区域，工作人员通过屏幕可以一目了然掌控动态，一旦发现有违规情况，地面执法队伍快速跟进，马上推进整改。

实：“特事特办”“千方百计”的山东力量

当前，我省援助湖北的第一、二批医疗队和广大医护人员正在抗击疫情最前沿战斗着。2月2日下午，第三批医疗队也踏上了支援湖北的征程。

1月30日，省总工会首批拨付专项慰问金920万元。对赴湖北的第一、二批援助医疗队医护人员、随队记者，每人发放慰问金1万元，共计284万元；对1月29日24时前确诊病例救治医疗团队、省级定点医院（省胸科医院）一线救治医疗团队、省疾控中心流调检验人员、省级专家组现场会诊慰问专家发放慰问金636万元。

抗击疫情是一项系统工程，需要各级各部门立足职能拿出实招硬招。从给医护人员实实在在的关爱，给病人实实在在的救助，再到全力保障应急物资供应，“特事特办”“千方百计”“务必确保”等字眼背后，是主动作为的山东速度、山东力量。

山东省药采平台是全国第一个对抗病毒药品紧急挂网的省级药品采购平台。项目启动以来，共有山东益康等8家企业13个产品按照“绿色通道”直接挂网交易。疫情发生后，山东疫情防控医疗保障政策不断升级，全省共向定点救治医院预拨付医保基金13.7亿元，确保患者及时得到救治，确保定点医疗机构不因医保总额预算管理规定影响对患者的救治。

烟台市商务局加强与国外企业对接，积极开展防护物资海外采购，市级从韩国采购的100万只口罩已海运到烟台。2月1日，市级30万只KF94型口罩陆续投放，价格4元/只，受到市民广泛认可。

拼：“疫情不退，我坚决不退”

这个春节，对很多坚守在一线的人而言，已经没有了“年”的感觉和时间的概念，大家心中只有一个信念，那就是必胜！

腊月二十九（1月23日），29岁的民警王振国请缨调至临邑县公安局疫情防控工作专班。为确定一条疫情动态，他要反复电话通知、核对。经常加班到第二天凌晨2时许，每天只能睡5个小时。正月初四（1月28日），他在核对数据途中昏倒滚下楼梯，被同事送往医院，医生告知，这是睡眠不足导致突发高血压，因而产生短暂昏厥，需要多休息。可是仅仅3天后，拿着降压药，王振国又迅速投入到了战斗中：“现在疫情形势严峻，我在医院哪里躺得住。疫情不退，我坚决不退！”

山东九尔医药生物科技有限公司是济宁市高新区一家重点口罩生产企业，为进一步扩大产能，九尔医药紧急从广东东莞订购了口罩生产设备，但由于货源紧张、物流不便，设备何时能够运抵企业存在较大不确定性。

了解到这一情况后，济宁市高新区立即与企业沟通解决方案，并由济宁市工信部门牵头，共同派工作人员赶赴东莞，现场协调设备生产和发运问题。1月30日，3名同志长途奔袭，抵达东莞，拖着行李就赶去与东莞市工信局和设备生产企业进行当面沟通，商定尽快将设备运抵济宁。新设备投入使用后，九尔医药的产能将获得10倍提升，实现日产30万件，为疫情防控贡献更大力量。

抗击疫情，齐鲁儿女真的很“拼”，战斗力“满格”的身影随处可见。

（《大众日报》2020年2月3日01版 / 记者：张春晓　采写：张春晓 杜文景 代玲玲 张海峰 孟一 宋学宝 张蓓）

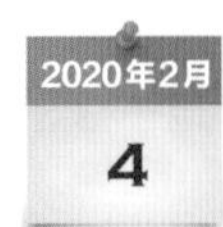

全省各级各部门心往一处想、劲往一处使
把每一项防控措施落小落细落到位

当前正值疫情防控的关键节点。

战鼓铿锵，火光在前。面对依然严峻的形势，一些阶段性成果还有待尽全力巩固和维护，一些风险点还要下功夫细致排查，只有心往一处想、劲往一处使，把中央和省委的每一项防控措施落细落实落好，才能打赢这场硬仗。

加足马力，昂扬状态时刻“在线”

从2月3日起，济南公交在重要公交首末站、BRT站台以及重要客流集散站点，开展乘客体温测量工作，这是自疫情发生以来，济南公交在前期防控机制上的再度升级。

连日来，省委、省政府科学把握疫情走势，作出了一系列有针对性的决策，后续相应的落实措施和具体细节，需要各级各部门加足马力执行落实。

全市各部门拧成一股绳，24小时待命——青州市严格外控内查，以铜墙铁壁之势阻断疫情。青州市公安局特巡警大队徐九涛是众多坚守在高速路口一线的人员之一。一次执勤中，一车辆因不明白检车流程，从拦车线缝隙中冲卡闯关，徐九涛带领值班的同志立即驾驶警车追赶，追出近一公里后，将车辆拦截，车内人员体温测量合格后才放行。目前，青州在全市8个高速出入口、2个火车站和1个汽车站共计安排125名工作人员，配备测温仪28台等专业设备，来青州人员经全面检测无问题后方可入内。

青岛市西海岸新区扎实做好企业复工疫情防控工作，按照“谁用工、谁负责”“谁复工、谁负责”原则，落实企业疫情防控主体责任，企业、建筑工地复工前按照要求，劝阻湖北地区职工延迟返区；对省外地区返回职工进行登记与健康管理，自到区之日起，自行居家隔离，并向所在村居申报，经14天医学观察无问题后方可复工；对省内职工，复工前进行体温测量，登记休假期间居住史、旅行史及有无与湖北地区人员接触等情况。

疫情防控关键期和春运返程期叠加，如何精准高效做好交通运输防控工作？利津县在东吕高速利津北站、利津火车站南站等7个卡点全部成立临时党支部，把堡垒在疫情防控“第一道关卡”上筑牢。120余名临时党支部的党员主动放弃休假，实行24小时不间断值守模式。“始终保持‘作战’状态，坚决不让外来疫情再染山东！”利沾路明集站疫情防控卡点临时党支部书记张攀说。

底线思维，应对措施更精准更有效

抗击疫情，把风险估计得更充分，把问题想得更全面，应对措施就能更精准也更有效。正是基于这样的认识，全省各级各部门按照省委、省政府要求采取了诸多行之有效的措施。

9976件！这是截至2月3日14时，济南市医保业务经办大厅通过网上申报系统、微信公众号和支付宝小程序“不见面”受理的业务数。为减少接触防感染，济南市医保局利用支付宝小程序，开发了10余项掌上办业务经办程序，并连夜组织工作人员进行测试，成功上线。通过手机拍照功能上传材料，就能办理之前的医保费手工报销，大大降低了当前形势下人员流动带来的风险。

疫情解除前，停止接办规模性聚餐活动，机关、企事业单位食堂复工后应当加强食品安全管理。2月3日，省市场监管局发布餐饮服务疫情防控“十二条”，每条都是对着靶点而来。随着机关事业单位和部分企业复工，餐饮安全问题必须警惕。济宁市任城区机关集中办公区餐厅按照统一订制、错时领取的方式，将集中就餐变为分散就餐，提供盒饭订餐服务。各单位统一订餐、领餐，统一收集餐余垃圾，投放到指定地点。

当前亟须同步跟上的还有心理疏导服务。记者注意到，目前各地通过医疗机构或者招募志愿者等方式，正陆续开展这项工作。“通过心理援助，让医护人员觉得在这场疫情斗争中自己不孤单，让他们看到自己内在的精神、勇气与力量。”济宁市第一人民医院主管心理治疗师赵平平说。目前，该医院心理援助服务团队网络接待200余位来访者，电话咨询达100余次。

守望相助，汇聚齐鲁儿女无穷力量

疫情之下，所有人结成了“责任共同体”。在这场人民战争中，向来以仗义、厚道、实在著称的山东人，再次用山东品格为疫情防控注入了一股强大而又温暖的力量。

道德模范、劳动模范、最美乡村医生在行动。昌邑市省劳模卢立功主动联系市总工会，向武汉抗击疫情一线无偿捐赠1吨含氯消毒片、8箱防污染靴。省道德模范黑廷政，自发成立出租车疫情志愿服务队，为奋战在抗“疫”一线的军人、警察、医生、护士以及70岁以上老人提供免费用车服务。

退役军人、志愿者、大学生们在行动。2月1日一大早，平原县王凤楼镇王明川村的16名寒假返乡大学生已经在党支部的带领指挥下各司其职，开展防疫宣传、村庄消毒、来往车辆登记、外来人员测量体温、便民服务等工作。“我是学生党员，我带头！”青岛科技大学的学生党员王征掷地有声地说道，“父母一开始怕我们参与村庄防疫有危险，但我和父母说‘皮之不存，毛将焉附’，增强村民防范意识就是对自己、对全家最大的保护。”如今，王凤楼镇百名大学生组成的青年先锋队正在一线奋战着。

企业也自发为疫情防控加油助力。1月31日上午，山东清波湖生态农业开发有限公司的工作人员前往阳信县水落坡镇北曹等村庄，捐赠豆芽4000斤，用于隔离群众的后勤保障。企业负责人说：“我们不能参与一线防控工作，只能通过捐献一些物品，尽些绵薄之力。”

（《大众日报》2020年2月4日01版 / 记者：张春晓 郑颖雪 宋弢 王健 李明 吕光社 李剑桥）

创新“打法”，社区战“疫”有信心

在这场战“疫”中，城乡社区是疫情防控的重点领域。山东各地坚决贯彻落实中央部署和省委要求，迅速发动基层力量，党员干部冲锋在一线，物业从业人员、社区志愿者和群众积极参与，在健康宣教、管控摸排、服务保障中携手奋战，创新出社区防控的诸多好办法、好点子，提高了防控效率，坚定了打赢社区疫情防控这场“人民战争”的信心。

“亮证”通行效率高

对于济南市平阴县锦水街道锦水园社区居民孔萍来说，现在每次回家不用再下车登记了，她坐在车上便可接受工作人员快速测量体温，体温无异常即可开车进入小区，相比原来要下车、登记、测体温等流程，大大提升了通行速度。

“凭证出入，不仅方便，更让我们少了担忧，感觉更踏实。”“亮证”通行获得小区居民的一致称赞。

疫情防控期间，针对辖区内小区人口密度大、车辆多，重复登记、检查较多的问题，锦水街道想出了给小区居民和车辆办理“临时通行证”的办法。只要是小区居民，且持写有名字、住址、电话等基本信息和盖有小区印章的“临时通行证”，便不必每次出入都登记，体温测量无异常即可出入。此举减轻了街道和社区干部、双报到单位以及志愿者们疫情防控的工作量，也方便了居民。

目前，锦水街道已经发放5500张车辆通行证到机关、社区和村居，1.8万张居民通行证到辖区3个社区18个小区。通行证的投入使用，在提速增效、方便群众的同时，也让社区防疫工作更加科学有序。

“红色物业”筑强抗“疫”堡垒

“您是本小区居民吗？请配合测量体温……”2月2日，武城县诗书家园小区检测站的值班人员陈月才一边询问一边登记。

陈月才是诗书家园小区党支部书记，也是业主委员会主任。疫情防控期间，诗书家园小区充分发挥党支部和业委会作用，“党员+业委会成员+包保单位人员+网格员”四级联动，24小时坚守在小区入口，通过微信群每天2次报送120户家庭成员的体温情况及返乡人员情况，确保小区居民情况可知可控。

像诗书家园小区一样，武城县把全县164个城市小区划分为89个网格住宅区，在各网格住宅小区实行“社区党总支领导、小区党支部协调、共建单位配合、物业公司服务、网格员巡查、在职党员参与”的“六位一体”红色物业抗“疫”模式，并特别明确“三无”（无主管单位、无物业管理、无人防技防措施）小区由街道负责。

让党旗在抗击疫情一线飘扬、党徽在抗击疫情一线闪光。武城县凝聚起的“红色力量”，全力守护着89个网格住宅区、3.1万户居民的生命安全和身体健康。

“温馨工作法”织密温情防控网

“今天是第14天，你的居家隔离期结束了，现在予以解除，但是仍然要注意居家观察，不要随意出门。”2月3日，在滕州市善南街道南刘庄居，社区卫生服务中心副主任梁家岭等人来到居民徐士军家中，将免费配置的中药送到他手中。

徐士军1月20日因倒车曾在武汉车站停留1天。“患难时刻见真情，虽然家人不在我身边，但是村居、社区干部真的把我当亲人一样关心，家里的粮油蔬菜都是居委会给我买的。”徐士军对社区干部非常感激。

善南街道办事处副主任吴静说，1月30日，街道对排查出的14名居家隔离人员，第一时间实行挂牌隔离，并采取“温馨工作法”织密温情防控网。针对每名居家隔离人员，由1名街道领导、2名街居干部、1名医疗服务人员和1名生活保障人员组成居、社区和街道三级帮包体系，每天至少3次上门进行面对面交流和心贴心服务，以朋友身份通过微信聊家常、谈工作，并适时宣传心理健康和疫情防控知识。街道每天还采取“你点单、我送单”的模式解决部分人员个性化的生活需求，让他们体会到来自党和政府的温暖。

（《大众日报》2020年2月4日02版 / 记者：魏然　参与采写：张环泽 张海峰 晁明春　通讯员：周娟 王玉磊 朱艳）

2020年2月
5

有情有爱有办法！盘点让网友点赞的那些山东抗“疫”“大招”

大·众·报·业·集·团·融·媒·体·中·心
盘点让网友竖“”的
那些山东抗“疫”“大招”
有情
有爱
有手段！
为遏制疫情蔓延势头，坚决打赢疫情防控阻击战，“闷声干大事”的大山东，接连出手一系列战“疫”防疫政策措施、有力有序、卓有成效。让小编简单梳理一下，那些让网友一致点赞的山东抗“疫”硬核“大招”。

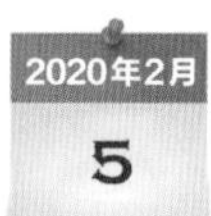

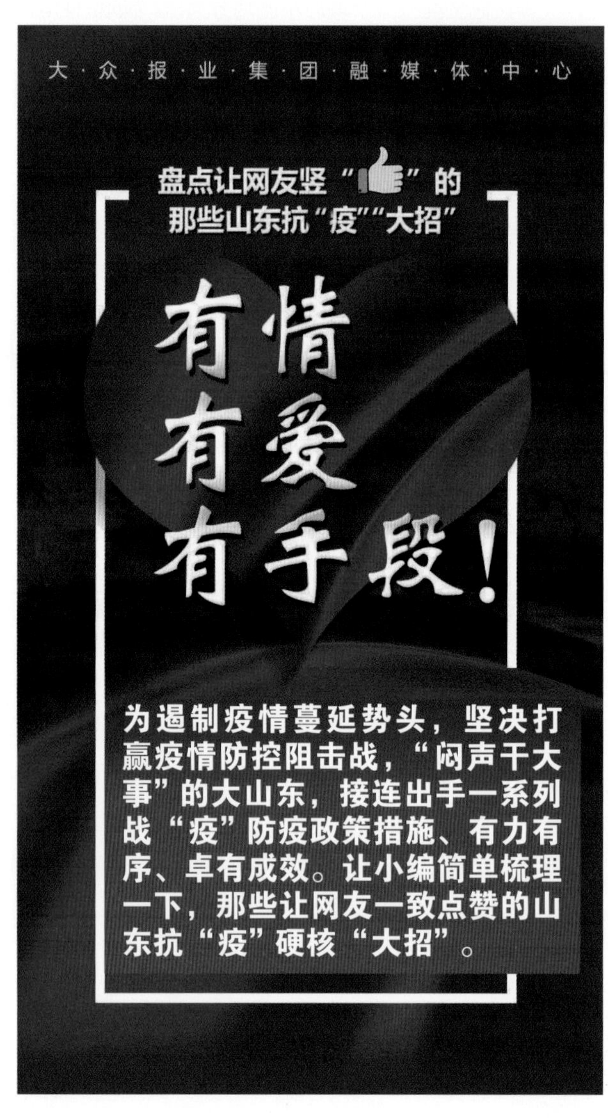

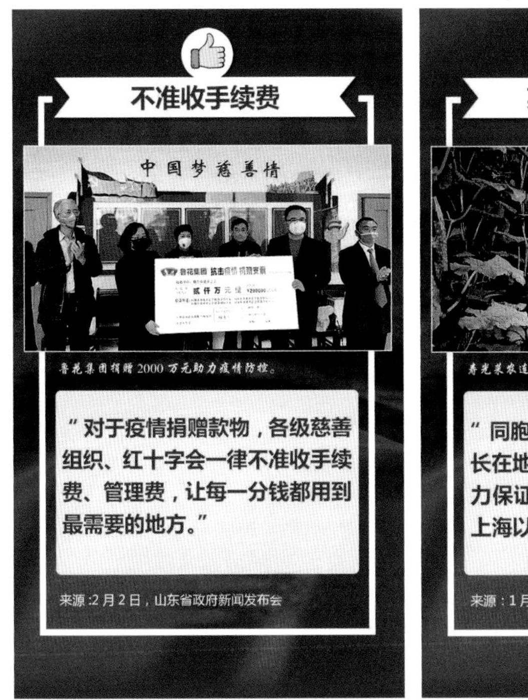
不准收手续费
中国梦慈善情
鲁花集团 抗击疫情 捐赠资金
贰仟万元整
鲁花集团捐赠2000万元助力疫情防控。
“对于疫情捐赠款物，各级慈善组织、红十字会一律不准收手续费、管理费，让每一分钱都用到最需要的地方。”
来源：2月2日，山东省政府新闻发布会

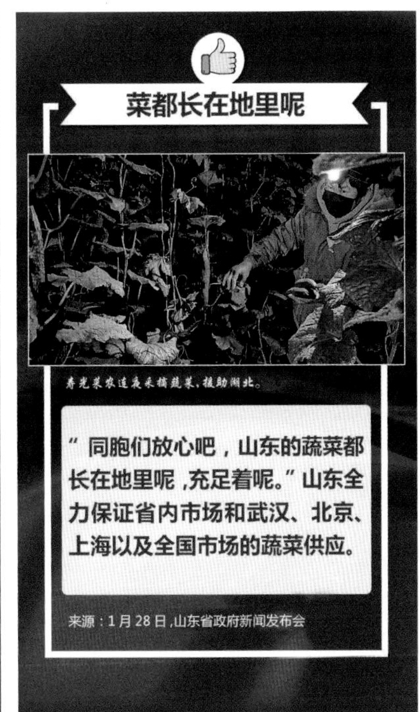
菜都长在地里呢
寿光菜农连夜采摘蔬菜，援助湖北。
“同胞们放心吧，山东的蔬菜都长在地里呢，充足着呢。”山东全力保证省内市场和武汉、北京、上海以及全国市场的蔬菜供应。
来源：1月28日，山东省政府新闻发布会

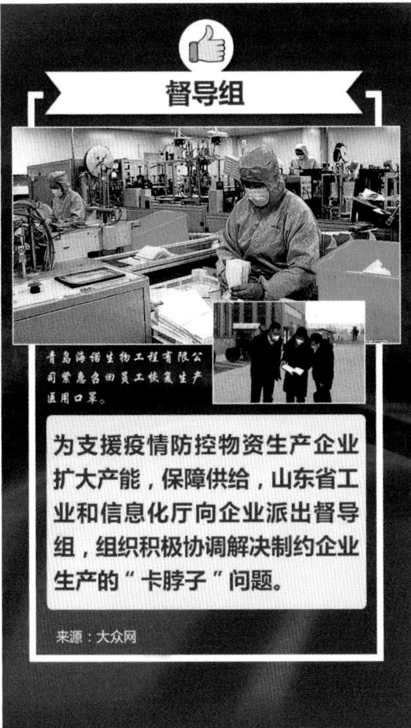
督导组
青岛海诺生物工程有限公司紧急召回员工恢复生产医用口罩。
为支援疫情防控物资生产企业扩大产能，保障供给，山东省工业和信息化厅向企业派出督导组，组织积极协调解决制约企业生产的“卡脖子”问题。
来源：大众网

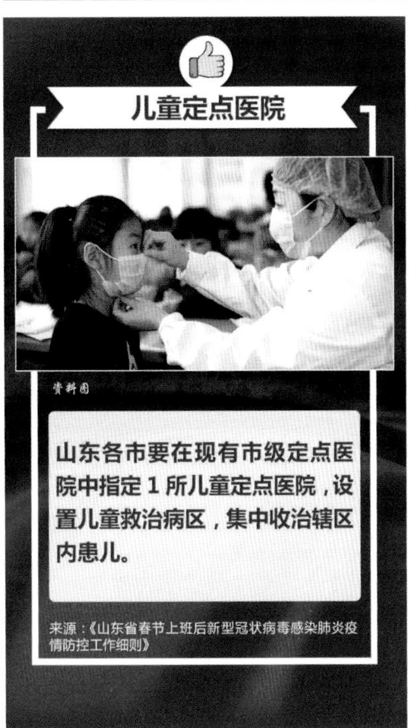
儿童定点医院
资料图
山东各市要在现有市级定点医院中指定1所儿童定点医院，设置儿童救治病区，集中收治辖区内患儿。
来源：《山东省春节上班后新型冠状病毒感染肺炎疫情防控工作细则》

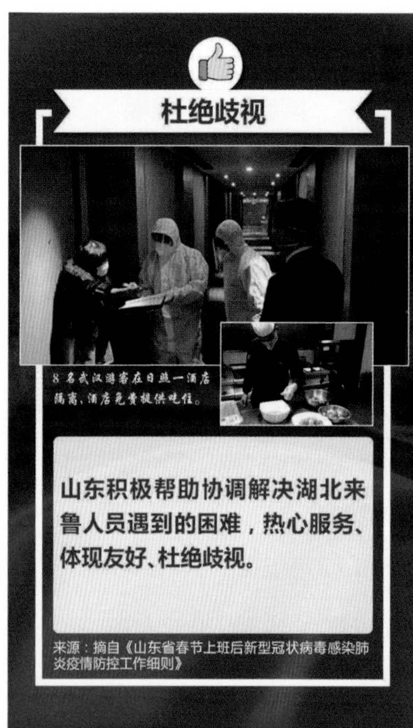
杜绝歧视
8名武汉游客在日照一酒店隔离，酒店免费提供吃住。
山东积极帮助协调解决湖北来鲁人员遇到的困难，热心服务、体现友好、杜绝歧视。
来源：摘自《山东省春节上班后新型冠状病毒感染肺炎疫情防控工作细则》

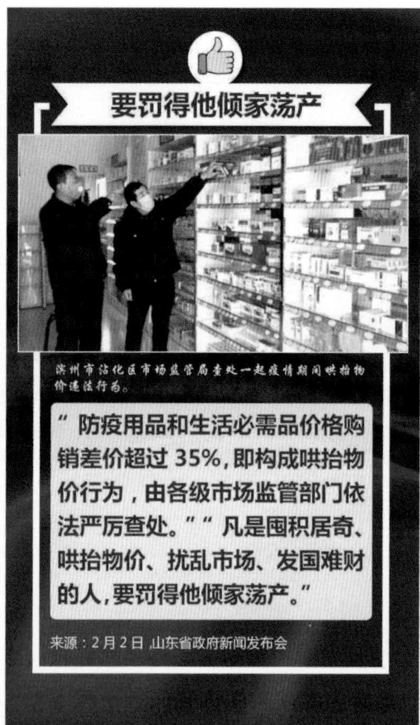
要罚得他倾家荡产
滨州市沾化区市场监管局查处一起疫情期间哄抬物价违法行为。
“防疫用品和生活必需品价格购销差价超过35%，即构成哄抬物价行为，由各级市场监管部门依法严厉查处。”“凡是囤积居奇、哄抬物价、扰乱市场、发国难财的人，要罚得他倾家荡产。”
来源：2月2日，山东省政府新闻发布会

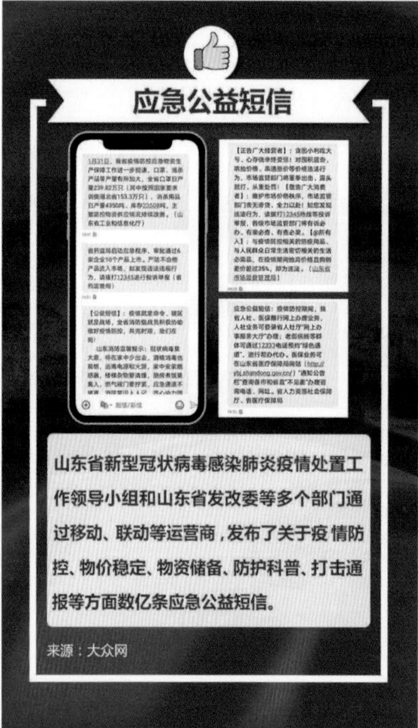
应急公益短信
山东省新型冠状病毒感染肺炎疫情处置工作领导小组和山东省发改委等多个部门通过移动、联动等运营商，发布了关于疫情防控、物价稳定、物资储备、防护科普、打击通报等方面数亿条应急公益短信。
来源：大众网

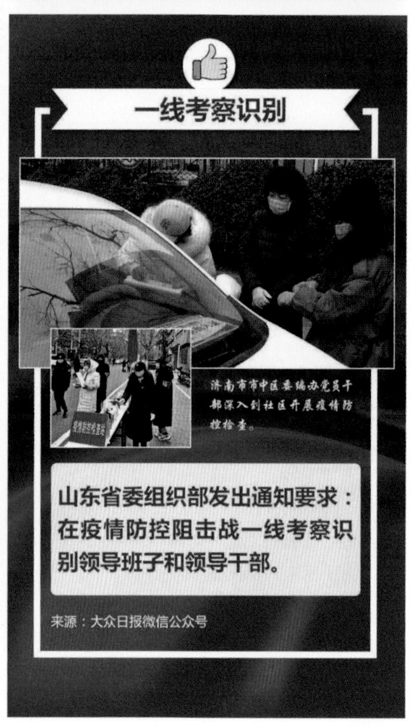
一线考察识别
济南市市中区委编办党员干部深入到社区开展疫情防控检查。
山东省委组织部发出通知要求：在疫情防控阻击战一线考察识别领导班子和领导干部。
来源：大众日报微信公众号

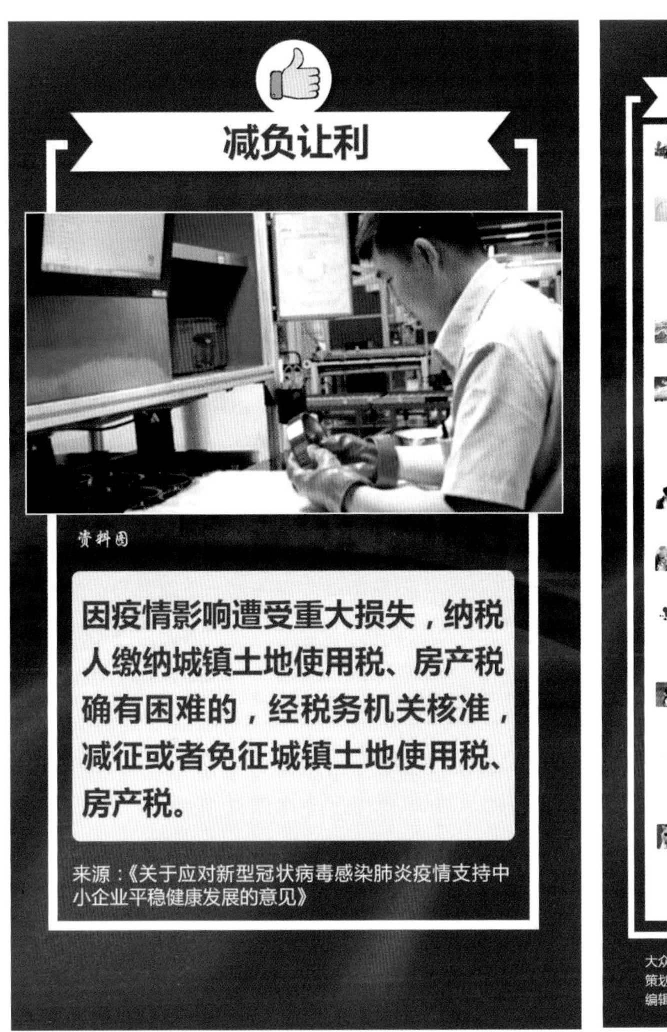

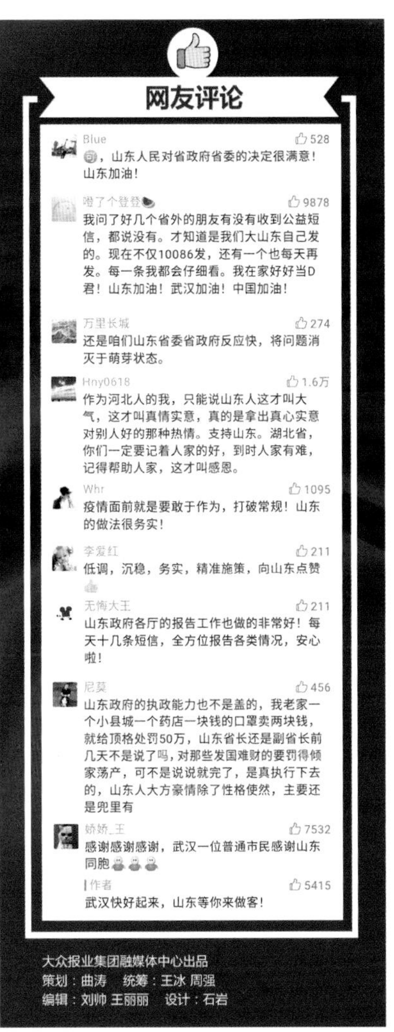

（大众报业集团融媒体中心2020年2月5日）

拼了，为多产一份防疫物资

山东企业克服困难开足马力保疫情防控物资供应

兵马未动，粮草先行。面对疫情，多生产一份防疫物资，就是为百姓和医护人员多提供一重保护。

为服务保障全国疫情防控大局，作为工业大省，山东提前谋划、周密部署，重点企业千方百计克服困难，开足马力、应产尽产，全力以赴保障物资供应，成为疫情防控医疗物资重要输出地，为打赢疫情防控阻击战贡献山东力量，展现鲁企担当。

加快复工复产
——生产线上，防护服缝制工通宵加班赶工

2月4日，在位于枣庄的山东康力医疗器械有限公司加工车间内，300多名职工正在流水线上紧张作业。该公司是我省承担国家调拨任务的主要生产企业之一，主要生产医用防护服、医用外科口罩和防护口罩。自疫情发生以来，所有员工全部自愿放弃春节休假，昼夜奋战在生产线上。这几天，防护服缝制工吕芳芳经常熬通宵加班赶工。“孩子还不会说话，看到我就想哭，就想让我多抱会儿。”吕芳芳说。

山东是医疗物资生产大省。由于春节员工放假、企业停工停产、原材料供应不足等多重因素叠加影响，及时恢复生产有一定难度。

但疫情就是命令，时间就是生命。为尽快帮助企业复工复产，自1月28日起，省工信厅相继向18家医疗物资生产企业，派出24小时驻企值守的督导组，采取“一对一”盯生产、“一对一”提产能、“一对一”保运行的方式，建立特殊时期省级统一调度机制。

疫情来得突然，山东康力医疗器械有限公司医用防护服胶条机告急。得知消息后，省有关领导和工信部门安排连夜从菏泽和日照调运多台胶条机，并联系外省企业紧急购买相关设备投入生产。

作为国家战略应急储备物资生产企业，自腊月二十八（1月22日）至今，日照三奇医疗卫生用品有限公司工人全员在岗，机器昼夜不停。他们的任务是，自1月23日至2月10日，每日供应湖北100万只医用外科口罩、5万只医用防护口罩、0.5万套医用一次性防护服。

我省认真落实中央物资调配指令，截至2月1日，已累计向湖北调运口罩661万只、医用防护服13.96万套、医用面罩11万个、医用护目镜4.5万副。

特事特办急事急办
——政府工作人员驱车1600多公里取回“救命刀片”

原材料不足、无相关生产资质、核心部件供应不上……随着越来越多的企业加入稳产保供行列，各方面挑战也持续增多，针对这些现实困难，山东“特事特办、急事急办”，帮助企业协调解决资金、设备、用工等方面的问题，为重点企业复工复产、扩大产能扫除障碍。

康迪医疗用品有限公司是德州市唯一一家医用口罩生产企业，由于连续超负荷运转，机器专用剪刀磨损严重，严重影响生产进度，而刀片生产商远在湖北省仙桃市，因疫情交通管控，无法寄出刀片。市、区工信部门4名工作人员就驱车1600多公里，奔波20多个小时取回刀片，于2月2日凌晨4点送交企业。

新泰市各大医院迫切需要75%医用酒精。为保障供应，春节期间新泰市行政审批服务局开辟“绿色通道”，以最快速度特事特办、帮办代办，采取“两不见面”的审批模式，连夜为山东海燕医用材料制造有限公司医用酒精生产线办理卫生许可手续，指导企业按照规范进行标准化厂房整改。

面对部分应急物资生产企业重污染天气限产问题，淄博市工业和信息化局做出协调，蓝帆医疗、英科医疗等企业在重污染天气预警和响应期间免于停限产，全力开工，以保障医疗用品供应需求。

各方协力保畅通
——货物还在海运途中，海关就派专人跟进

让防疫物资第一时间投入到疫情防控一线，畅通物资运输“生命线”至关重要。

1月29日下午，在青岛海关所属黄岛海关监管下，“CSCLP ANAMA”轮靠泊山东港口青岛前湾港区，该轮装载了80余万件从越南进口的用于疫情防控的物资，包括口罩51.08万只、护士帽27.7万个、防护服2.17万套，货物运抵后无查验指令立即放行，全程仅用几分钟。

黄岛海关工作人员郑军介绍，该批货物采用了提前申报模式，货物还在海运途中，海关就收到了报关信息，海关派专人跟进。“紧急情况下，疫情防控物资可先登记放行货物，后补办相关手续。”

陆地运输方面，省工信厅联合省交通厅建立应急运输优先保障机制，对物资运送车辆核发绿色通行证。目前，已有55家企业取得绿色通行证。

青岛源旺达工贸有限公司是百胜医疗卫生用品有限公司的原料供应商，每天配送2万条急需海绵条，保障护目镜生产。然而，根据胶州市的疫情防控部署，各村庄、社区入口处均已设置检查点，企业所在的中云街道苗家村实行了24小时巡逻值班，禁止车辆随便出入。

“再困难也要打开绿色通道，全力保障驰援前线的物资供应。”中云街道疫情防控指挥部负责人姜衍海得知情况后，立即召集村支部、企业共同商讨解决方案。很快，苗家村拆除了刚刚安装好的村庄入口围挡，安装专门服务企业的临时通行门。

（《大众日报》2020年2月5日01版 / 记者：赵洪杰 李子路　参与采写：吴宝书 丁兆霞 常青 张海峰 彭辉 白晓 刘涛）

我省公安机关全面开展高等级防控勤务

全力战“疫”，日均出警3.7万人次

这是一场没有硝烟的战“疫”。面对汹汹疫情，全省公安机关周密部署，全警全力义无反顾奔向一线。

“疫情就是命令！”

大年初三（1月27日）凌晨，-5℃，青兰高速鲁冀界冠县检查站，夜幕下几个发光的黄色身影穿梭其间。民警陈双鲁一边引流、检查车辆，一边配合防疫人员为过往人员测量体温和观察其症状，没有一刻放松。

“疫情就是命令！我们昨天下午4时许接到通知，停止休假立即返岗，不到1个小时就赶到检查站做好准备，尽最大努力抗击疫情。”陈双鲁说。

自1月27日0时起，全省44处环鲁环京公安检查站、690处市县公安检查站点同步启动最高等级查控勤务。连日来，共检查车辆72万余辆、人员173万人次，查控劝返车辆9000余辆、随车人员1.9万余人。

疫情发生后，省公安厅第一时间启动高等级疫情防控指挥机制。省、市、县三级公安机关均组建工作专班，启动战时工作机制，24小时实体运转，全力做好防风险、护安全、战疫情、保稳定各项措施的落实，最大限度维护人民群众正常生产生活秩序。据统计，自全面开展高等级防控勤务以来，全省日均出动警力3.7万人次，强化社会面巡逻防控和公安检查站等进出通道查控，确保良好的治安和交通秩序。

舍生忘死，为群众平安而战

随着一声令下，全省20万公安民警、辅警全部停止休假，立即返回岗位。在突如其来的疫情面前，广大公安民警冲锋在前，舍生忘死，为抗击疫情筑起了群防群控的铜墙铁壁。

“我报名突击队！”“我请战，自愿加入防疫情突击队”……面对疫情，广大公安民警纷纷请战，一封封按满红手印的“请战书”递交到党支部。烟台最美“逆行家庭”，丈夫林乐军是交警，妻子葛泉丽是医生，两人共同战斗在抗击疫情“最危险的地方”。还有的因连续作战、劳累过度，英勇牺牲在工作岗位上，泰安市公安局泰山分局网络安全保卫大队侦查中队指导员李弦牺牲在抗“疫”一线，年仅37岁。滨州市公安局滨城分局政工室副主任李强，连续8天执行排查随访任务，累倒在前方。

疫情发生以来，全省公安机关深入村居、单位扎实展开地毯式排查，日均出动警力近5万人次，累计摸排随访67.1万人次，努力做到对来自疫情重点地区人员防控无死角、零盲区、零疏漏，为疾控部门早发现、早隔离、早治疗、早处置争取时间，织密织牢疫情防控安全网。

疫情防控安全稳定两手抓

2月3日，在省公安厅统一指挥下，潍坊市及高密市公安机关迅速行动，成功侦破仪某宇等人制售假冒品牌口罩案件，捣毁制假窝点3处，抓获犯罪嫌疑人6名，查获假劣口罩3500个。目前，全省共查扣各类假劣口罩13万余只、假劣消毒用品24余吨，为抗击疫情提供了坚强保障。

疫情防控和安全稳定两手抓，两不误。我省公安机关全面加强社会面整体防控，严密防范、严厉打击扰乱医疗秩序、哄抬物价、造谣惑众等突出违法犯罪活动。

省公安厅日前发出通告，对故意传播新型冠状病毒、伤害医务人员、阻碍国家机关工作人员执行职务、编造虚假疫情等八类危害疫情防控的违法犯罪行为，依法严厉打击。同时，对防控疫情及运输生活急需物资的车辆实行通行证管理制度，开辟专门的绿色免检通道。截至目前，全省已累计发放通行证26895张，确保相关急需物资车辆运输安全畅通。

（《大众日报》2020年2月5日02版 / 记者：张依盟　通讯员：刘贵增）

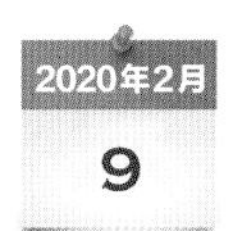

我省各地纷纷采用新技术，为抗击疫情提供科技助力

科技赋能疫情防控

在这场没有硝烟的战斗中，对疫情防控具有明确效果的创新技术和应用产品扮演了重要角色，新技术迅速落地，为抗击疫情提供科技助力。

德州：不到一周时间火速研发上线三数据平台

2月5日一大早，驱车刚进入德州辖区，刘先生的手机就自动收到一条信息：您已进入德州辖区，请点击链接或二维码链接，进入“来德人员信息填报系统”，如实填写有关信息……

根据提示，刘先生和同行人员填写了每个人来德时间、来德入口等信息。提交完成后，刘先生继续驱车来到京台高速德州出口，测完体温，只需用身份证在监测点轻轻刷一下，所有填报信息就都清晰显示在监测人员的电脑上，完成核对，前后只用1分钟左右，信息无误即可放行。相对于现场手写录入，通行时间大为缩短。

随着延长假期的结束，来德人员数量正逐步上升，但无论是火车站还是高速路口，监测现场依然井然有序。自从2月2日来德人员信息填报系统上线以来，监测人员的工作压力大大减轻，车辆积压、人员聚集的风险也随之减少。

与这一系统同步上线的，还有疫情防控数据管理系统、德州市疫情督查统计系统。德州市大数据局局长于喆介绍，为将大数据运用于实战，德州利用现有云、网基础资源，以政务云平台和一体化政务办公平台为基础环境，联合相关部门和企业，针对疫情防控中出现的难点问题，以最快速度开展研发，用不到1周时间就成功上线应用了三大系统。

“比如过去排查，民警录入格式不一，统计梳理数据慢，对车辆和人员流动也很难有效管控。”市公安局信息通信处处长杨会朝说，疫情防控数据管理系统涵盖了重点人员防控和车辆防控两大模块，防控人员将信息按统一格式录入后，不同时间段，目标人员的身体健康、位置信息、密切接触者，过往车辆信息，体温异常人员信息，都能利用大数据系统快速汇总、精准锁定，大幅提高了数据梳理的效率和精准度。

而借助德州市疫情督查统计系统，各县市区相关部门可通过端口直接报送疫情信息，包括武汉返德人员台账、湖北返德人员台账和密切接触者台账，疫情防控工作领导小组可以通过移动端APP（应用程序）查阅最新数据。“三大数据平台系统在降低防控人员工作强度的同时，实现了数据标准化、精细化管理，使数据能够及时回传、及时分析、及时呈现，方便科学精准施策。”于喆说。

烟台：一场形式特殊的新闻发布会

2月8日上午，一场特殊的疫情防控新闻发布会在烟台广播电视台融媒体中心演播室举行。烟台市政府新闻办通过“学习强国”+“融媒体中心”的传播形式，邀请市教育局、市工业和信息化局、市住房城乡建设局、市商务局负责人，分别围绕学校开学、企业复工、项目开工、商超开市等准备工作做了在线视频发布，并就市民群众关心的“四开”中的防控措施回答了记者提问。

与以往传统的新闻发布会不同，这场发布会的发布人面对的是一块20平方米的电视大屏。近20家媒体的记者分别在不同的地方，通过“学习强国”视频会议平台与发布人“面对面”交流。

“对工业企业复工复产有哪些具体规定？对周边超市较少的社区居民，是如何保障供应的？”“关于延迟开学期间学生的学习安排，市教育局有哪些考虑？”发布会上，记者通过网络视频的方式提出了自己关心的问题。山东广播电视台记者庞军说，自己参加过很多新闻发布会，但这种新闻发布会还是头一次，在当前疫情防控的形势下，这无疑是一个又实用又高效的发布形式。

在保证报道及时权威的同时，烟台市还在接地气、有温度上下功夫，推出一系列感人至深的作品。莱山区、莱阳市、栖霞市制作原创歌曲《因为有你》音乐视频和微视频，得到好评；招远市采用制作情景微剧等形式，从增强意识、日常防护等多个角度加强科普宣传；芝罘区制作并发布《你摘下口罩的样子真美》等抖音短视频4条，发动各部门单位和街道园区在官方抖音发布短视频20余条，累计播放20万余次。

济宁：“往那儿一站，就知体温高不高”

“人经过这道门，如果出现响铃和闪灯报警，那就说明通过者的体温超出了设定值。”2月8日，济宁中科先进技术研究院党支部书记、院长李长雨告诉记者，相较传统的人体测温方式，这套智能人体测温系统设备精准度高、用人量小，在医院、车站、学校、企业、超市等人员密集场所很有应用价值。

为助力疫情防控工作，连日来，位于济宁高新区的济宁中科先进技术研究院充分发挥自身技术优势，组织软硬件工程师加班加点成功研发出智能人体测温系统，“人往那儿一站，就知体温高不高”。

研究院第一时间向济宁高新区捐赠了5套，投入日常使用。据了解，这套智能人体测温系统具备智能测温功能，不仅可以减少测温人员的工作量，提高效率，还能进一步减少测温工作人员被感染的可能性。

作为中科院科研单位，研究院一直致力于智能终端的研发。“我们有自己的软硬件工程师，测温又是防控疫情的必要手段，所以我们决定研发智能人体测温系统。”李长雨介绍说，大年初四（1月28日），在院工程师开始上班进行研发。经过6天日夜加班，具有热成像、高温报警、高温抓拍、全程录像可追溯等功能的测温系统终于研发出来了。下一步，研究院将首先向医院、学校等单位捐赠，尽科研单位的一份力量。

（《大众日报》2020年2月9日03版 / 记者：张海峰 吕光社 孟一 董卿 从春龙　通讯员：任立松 刘振兴 绪言 孙超）

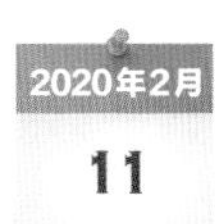

24小时，从决定生产到防护服下线

2月10日下午，威海高新区火炬创新创业基地C座四楼，迪尚防护服新工厂生产的第一件医用防护服样品正式下线。就在一天之前，迪尚集团才刚刚做出生产防护服的决定。当时，没有成立公司，没有厂房，设备安装、电力保障、消防验收这些就更不用提了。但仅仅24个小时，奇迹发生了！

作为服装龙头企业，迪尚集团转型生产防护服具备天然的人才和技术优势。2月9日，迪尚集团决定投资成立一家新公司，主要生产医用防护服，以保障一线防疫物资需求。得知企业的这个决定后，威海高新区当即成立工作专班，各相关部门分工协作，帮助企业以最快速度落地投产。

生产医用防护衣需要洁净车间，短时间内能不能找到？经过综合论证，威海高新区筛选出火炬创新创业基地C座四楼的一处厂房。“这原本是一家科技型公司的实验室，按清洁车间标准建设，随着企业越做越大，公司在区内另辟了新址，前不久一家生产心脏支架的企业与我们对接准备进驻。”高新技术创业服务中心主任董建礼表示，当前抗击疫情刻不容缓，他们积极与心脏支架生产企业联系，得到了对方的理解。2月9日下午，1500平方米的厂房清理干净，交给迪尚集团。车间改造随即开工，威海高新区财政部门积极提供财政支持。

9日下午，迪尚集团工作人员来到区行政审批服务局服务窗口办理执照。窗口工作人员全程代办，并实行容缺审批，当场就把“威海迪尚医疗器械科技有限公司”营业执照交到办事人员手中。

2月9日下午，市场监管部门考察生产车间并指导迪尚集团完善消毒流程，与省药监局联系，开辟绿色通道，申请医疗器械注册证，还联系相关企业为工人争取了200套工作服和20桶消毒酒精。威海供电公司连夜组织技术人员现场勘查，1小时内敲定施工方案，23时开始施工，2月10日凌晨3时完成送电。威海市消防支队了解情况后，也派出工作组现场办公，提供保障措施。

2月9日下午迪尚集团开始部署生产线，10日上午设备到位后，可提供60个工位。下午，第一件样品顺利下线，现场每个人都长舒一口气！

（《大众日报》2020年2月11日04版 / 记者：彭辉　通讯员：张丽华）

全民抗“疫”，能源行业提供“动力”

本报济南2月11日讯　省属煤矿开足马力全部复产，疾控中心、定点医院“双电源”保电，油品敞开供应，天然气划片保障……新冠肺炎疫情袭来，全省能源行业煤电油气“驷马奔腾”，为齐鲁大地疫情防控和企业复工复产提供了坚强支撑。

1月24日我省启动重大突发公共卫生事件I级响应以来，全省能源行业坚持把疫情防控能源保障作为当前最重要的工作来抓，迅速指导督促能源企业在抓好疫情防控、员工安全的基础上，全力做好煤电油气生产供应，服务企业复工复产。截至2月10日，山东境内复工复产煤矿日生产原煤28.7万吨，环比增加1.02%；全省煤炭库存128.89万吨，同比增加22.88%，煤炭市场价格稳定。目前，兖矿集团日产原煤8万吨左右，山东能源集团日产原煤15万吨左右，紧急关头他们以实际行动践行社会责任、体现国企担当。

为确保重要医用物资及支援湖北蔬菜车辆一路畅行，中石化、中石油在山东境内的近5000座加油站始终全天候不间断服务。据统计，1月24日至2月10日，中石化山东石油公司共协调供应成品油12.12万吨，保障一车车满载齐鲁儿女爱心的物资顺利驶向湖北。

疫情防控以来，各级电网企业对梳理出来的144户疫情防控指挥办公室及疾控中心、228户定点医院、557户发热门诊和130户防控用品生产企业，实行“双电源”供电；不具备条件的，配备应急发电车，频率、电压合格率均为100%。对临时疫情防控检测点，各级供电部门急事特办，简化报批手续，用户线上申请后，1个工作日内受理，第一时间供电。

中石油天然气销售山东分公司细化措施、明确职责，按照市场开发片区分工保供，1月24日至2月10日共输供天然气2.92亿立方米，城市新能源出租、公交以及城乡居民用气平稳有序。

为避免交叉感染风险，全省推行了“网上办、掌上办、指尖办”“不见面办电”服务。疫情防控期间，网上国网新增推广用户数30万户，受理线上办电申请65718件；线上缴费2640.75万笔，线上缴费比例85.87%。

（《大众日报》2020年2月12日03版 / 记者：张思凯 张楠　通讯员：缪久田 魏志尚）

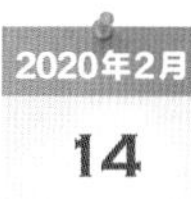

我省医务工作者坚守抗“疫”一线
“众志成城，没有过不去的坎儿”

疫情突如其来，今年的春天变得不寻常。疫情发生以后，我省的白衣战士们不畏艰险，向着防控一线迎难而上，在与病毒的抗争中，践行和坚守着医者初心。

“没有困难，随时可以出发”

2月12日，山东大学齐鲁医院（青岛）重症医学科副主任医师李志已进入驻点医院工作半个月了。1月28日深夜，他接到科主任电话，医院需抽调重症医学科医生到驻点医院进行新冠肺炎的救治和指导工作，李志不假思索地回答：“没有困难，随时可以出发！”

对危重型病例，我省由省级专家团队派驻管理，直接参与、指导救治。李志与驻点医院的同事结合隔离病房实际条件，制订了重型及危重型患者抢救预案，并反复演练避免遗漏。穿着防护服，如何对患者进行听诊，鉴别呼吸、循环系统并发症？李志结合自身经验，将床旁超声技术分享给驻点医院的同道们。

每穿戴一层防护装备，都要进行严格的消毒，等全身防护都做好，李志感到活动受限、呼吸费力。但一来到病人身边，李志马上进入到工作状态。“如果说进到隔离病区前还需要克服一点儿恐惧心理，那么看到病人后，眼里就只有病人的病情和救治方案了，根本顾不上其他。”李志说。

“他们陪我走过这段特殊的日子”

“医术精湛，妙手回春治顽疾；大医风尚，同心同德暖人心。”2月11日14时，滨州市新冠肺炎患者赵某某走出了滨州医学院附属医院隔离病房，她把锦旗送给医生，眼睛里闪烁着喜悦的光芒。

在隔离病房近20天的时间里，赵某某得到了无微不至的治疗与照顾。医护团队的5名成员根据具体情况，综合专家组意见，密切监测患者生命体征。

“在此基础上，我们还对她进行抗病毒治疗、营养支持、心理疏导及对症治疗，并多次请中医科进行视频会诊，给予中药治疗。此外，膳食服务中心每天会根据营养科意见按时送来精心搭配、花样繁多的营养餐，我们也为她加油鼓劲，鼓励她树立康复信心。”主管医师刘同刚说。

“从除夕夜（1月24日）我进入隔离病房，医护人员也一同处于隔离状态了。那一刻起，我们6个人就成了一个集体。治疗上他们尽心尽力，生活中他们无微不至。虽然只有我一个病人，但我不觉得孤单，是他们陪我走过了这段特殊的日子。”赵某某说，期待疫情结束的那一天，医护人员们能好好歇歇。

“患者一句感谢让我心里暖暖的”

“知道越往前越危险，但我们义无反顾！”山东大学齐鲁医院（青岛）护士叶润泽告诉记者，为节约防护物资，减少跑厕所，大家一天喝的水加起来不超过半瓶，饭也不敢吃饱。

一天半夜12时，发热门诊来了个小伙子，叶润泽给他消完毒准备抽血时，他突然说：“你们辛苦了，给你们添麻烦了，谢谢你们！”听完那句话，叶润泽湿了眼眶。

“特殊时期，患者的一句感谢让我心里暖暖的，这不仅是对我个人的感谢，更是对我们这个职业的尊重。”叶润泽说。

在发热门诊，像这样感人的故事每天都在上演。但是，叶润泽和她的同事来不及流眼泪、来不及感慨，因为他们要保证更多的人能在最短的时间内就诊。

“看到社会上各行各业的人都在用自己的方式参与到这场战‘疫’中，我们的内心更加坚定。”叶润泽说，“众志成城，没有过不去的坎儿！”

（《大众日报》2020年2月14日03版 / 记者：于新悦）

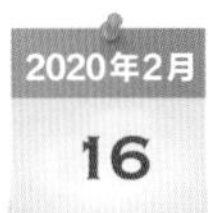

牵线“产供销”，解决“买卖难”

山东各地创新形式保障群众生产生活

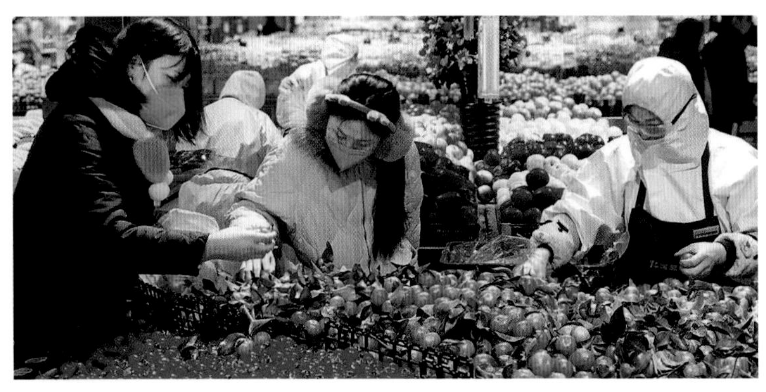

◆在抗击新冠肺炎疫情的过程中，东平县建立起有效的产供销网络体系，生活消费品供应充足、价格稳定。图为当地居民在儒原城市购物广场采购物品。（记者曹儒峰报道）

新冠肺炎疫情发生以来，山东省各地紧抓疫情防控不放松，动员群众不聚会不外出，多地采取社区封闭式管理。“封闭”之下，如何让群众吃到新鲜的蔬果，如何保障销售渠道畅通，如何让地里的农产品卖出去，面对防控带来的一系列新问题，请看兰陵、沂南、东平如何破解。

兰陵：果蔬按类分份，超市免费送货上门

“谢谢，又给我们送菜了，让我们能够安安稳稳地待在家里。”2月14日中午，兰陵县兰陵镇北王庄村村民李辉军从村头卡点，拿到了自己早上从恒丰农贸超市预订的60元蔬菜包和5斤馒头。当天中午，该村就有3个农户以这种方式拿到了生活必需品。

疫情防控以来，兰陵镇在村头设卡，昼夜值守，广泛宣传，在动员群众不聚会、不外出的同时，组织村党员和群众志愿者，到周边菜农家里或超市集中采购群众生活物资，免费上门发放到群众家中。

为让全镇群众都能不出门就吃到新鲜蔬菜，购买到生活必需品，从2月4日开始，兰陵镇协调恒丰、宝庆、万家福等多家大型超市，对蔬菜等生活用品进行分类，公开每类物品价格和超市配送电话，根据群众需求，及时送货上门或集中送到村头。在该镇公庄村卡口，村党支部书记魏光波说：“这几天，我们已经累计发放辣椒、白萝卜等5500多斤，豆腐450斤，鸡蛋、馒头、橘子各1000斤。”

“我们配送的物资几乎和超市一样，为了方便购买、运输，我们把蔬菜、水果等，按照不同品种分类打包，并按照40—60元的固定价格称重分装，根据需要，平价送到百姓家门口。”兰陵镇恒丰农贸超市负责人孙文超说，为了配送方便，该超市增加了配菜人手，调配了两辆车，每天早上10时、下午2时和5时，分头为群众送菜。

除了超市，社区物业也积极开展了蔬菜配送工作。2月6日上午，在兰陵县兰陵镇瑞福苑社区，记者看到，物业统一采购的猪肉、生姜、大葱、甘蓝、藕等20多种菜品，准备分类，送货上门。社区物业副经理王兴华说：“瑞福苑社区共有居民1万多人，为了让群众在家就能吃到新鲜食物，我们专门安排一辆车每天都出去采购蔬菜、猪肉等物资，回来后，根据群众需要分成小包送货上门，平价卖给群众。”

据了解，截至目前，兰陵镇已向群众发放各类蔬菜8万多斤，鸡蛋、面粉、大米、面条等2.2万斤，75%消毒用酒精8000多斤。

沂南：村民线上“点单”，“服务员”线下代跑

2月10日，沂南县青驼镇高里社区宜家佳超市内静悄悄的，没有顾客逗留，只有几名“全副武装”的工作人员在有序为附近村民配货。据悉，该超市已连续多天“关门”营业，只通过配货的方式为附近村民送货到村。

为解决好群众因疫情防控带来的生活不便等问题，青驼镇成立了超市生活保障联盟，在全镇各超市、各村居之间推出线上预订、线下配送等不接触服务模式，镇里设立80个村民生活必需品购销“服务员”，实现村内购销代跑服务，利用村级微信群收集村民生活必需品信息。村民只需要通过微信或电话“点单”“派单”，就能足不出村买到需要的物资、卖掉自己生产的瓜果蔬菜。

统筹全镇20余家大中型超市及购销“服务员”、种植养殖大户等，建设居民生活保障供销服务平台。针对群众买不到、卖不出的实际情况，与超市协调合作，将其作为货源提供点。供货量较大的，可向镇政府申请在全镇范围内予以协调解决。

据了解，截至目前，通过供销服务平台服务配送的方式，青驼镇80个村组已经接受订单3.5万余个，调配各类生活物资70余吨，帮助22个村、160多个蔬菜水果大棚解决了销售问题，约50吨蔬菜水果被及时销售。

记者获悉，目前这种模式已在沂南县全县推广。针对沂南是蔬菜种植大县的特点，该县首先通过微信群发布了《助农行动启动告知书》，了解有农产品出售的种植户和有需求的消费者的供求情况，然后由志愿服务队统一调度管理，以果蔬食品大礼包的形式准时准确地配送到各社区指定的取货地点。

东平：完善产供销体系，卖黄瓜不再是难题

突如其来的新冠肺炎疫情，愁坏了东平县彭集街道安村村党支部书记孙庆元。2013年，安村村集体成立了安大土地合作社。如今，合作社已有28个黄瓜蔬菜大棚。以前黄瓜都是运往外地，由于疫情防控，黄瓜销售成为难题。起初，孙庆元将成熟的黄瓜采摘后放入冷库。但是，4万斤黄瓜没几天工夫就塞满了冷库。孙庆元到处联系收购商，但是各路消息都石沉大海。

正月初四（1月28日），彭集街道了解到孙庆元的难题后，街道办事处主任屈克志与东平县商务局局长马俊峰一起商量对策。

“当天，儒原和东顺两个购物广场采购了我们1万斤黄瓜，县里又统计我们供应产品的详细信息并发布到各大平台。从正月初七（1月31日）开始，我的电话就被打爆了。如今，我们日产1万斤的黄瓜不出大棚就被预订完了。”孙庆元说。

据了解，防疫期间，一方面，养殖户、种植户原有销售渠道阻塞，销售成为难题；另一方面，商超进货渠道受到影响，进货出现滞后。农产品“出不了村、进不了城”，如何解决“买卖难”的问题摆在东平县桌面上。

东平县成立新冠肺炎疫情防控生活物资供应保障组，对全县商户进行规模筛查，汇总成《全县生活物资主要销售业务情况表》。各级乡镇政府、街道办事处将其分发到各自辖区内的个体工商户，同时通过县广播电视、互联网、微信公众号等渠道，以“通告”的方式公告全县，着力建立产供销网络体系。“摸清县里‘米袋子’‘菜篮子’等生活物资‘家底’、建立生产与销售的衔接机制、打通生活必需品绿色运输通道、重点做好市场监管和价格监测。通过一系列的有效工作，全县已建立有效的产供销网络体系，生活消费品供应充足、价格稳定。”东平县发改局党组成员林怀来说。

据介绍，为了真正稳定市场供应保民生，且最大程度降低感染风险，东平县还鼓励各大菜场、超市大力拓展和推广线上业务，将群众的生活必需品送上门，切实阻断病毒传播途径。

（《大众日报》2020年2月16日03版 / 记者：杜辉升 姜言明 曹儒峰 通讯员：徐侠 孙云建 麻杰 周文刚 李娜）

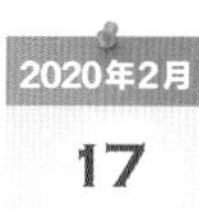

我省成功研制新冠病毒IgM抗体检测试剂盒

适用面广泛，最快3分钟内出结果

本报济南讯 记者从山东大学第二医院获悉，日前，该院王传新教授联合山东师范大学、潍坊康华生物技术有限公司成立联合研发团队，成功研发出新型冠状病毒（2019-nCoV）IgM抗体检测试剂盒（胶体金法和免疫层析法），最快3分钟内即可出结果。

据悉，相较目前较为常见的核酸检测试剂盒，这种抗体快检试剂盒特色突出。首先是样本来源灵活，血清、血浆、全血均可，避免了目前核酸检测采集上呼吸道样本对医护人员暴露风险大的问题。其次操作简便，无须任何仪器设备，操作者、操作空间不受任何限制。三是适用面广泛，不但适用于社区卫生服务中心、基层医院、三级医院门急诊及各发热门诊的早筛早诊，而且也可以用于居家检测。四是对疑似病例，特别是隐性感染者，能够快速检测确定，便于快速分流，有效防止疫情扩散。

目前IgM抗体检测试剂盒已在山东大学附属山东省胸科医院、山东大学附属济南市传染病医院完成初步临床验证，阳性检出率与临床诊断结果具有高度的符合率，并通过了国家药品监督管理局济南医疗器械质量监督检验中心检验，正式进入国家药品监督管理局审批程序。

（《大众日报》2020年2月17日02版 / 记者：李振　通讯员：王厚江）

缝被子的手缝制防护服，无纺布企业加工口罩，烧碱厂改做消毒液……

众鲁企紧急转产 防护品速上火线

连日来，随着疫情防控的纵深推进和越来越多的企业复工复产，社会对口罩、防护服、消毒液等防疫物资的需求仍然迫切。我省多家企业紧急转产防疫物资，为打赢疫情防控阻击战提供更充足的“粮草”。

女装厂不做时装做“战袍”

“亏得年前存了1个月的布料！”2月16日，是山东鑫瑞娜家纺股份有限公司“用缝纫机支援战‘疫’”的第22天。公司董事长贺杰说的不是累，而是庆幸。

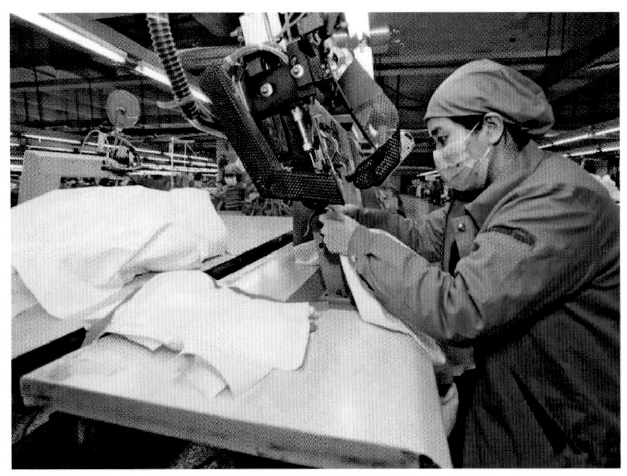
◆山东向尚服饰文化有限公司2月10日紧急转产防护服和隔离衣。这是向尚的员工在缝制一次性防护服。（张现攀报道）

位于夏津县的鑫瑞娜公司是一家主产床上用品的家纺企业，给我省70多家医院提供被褥、婴儿襁褓等被服。大年初二（1月26日），贺杰接到齐鲁医院、省立医院等七八家医院的电话，纷纷表示急需被褥和手术衣、隔离衣。她立即召集40多名技术骨干，当天下午就复了工。完成医院订单后，公司提交了转产申请——做民用防护服，让战斗在社区、工厂防疫一线的工作人员有更安全的衣服穿！

普通订单不做了，贺杰跟客户一一解释，把订单推出了正月，把仓库里原本打算做医生手术衣、隔离服的面料，全都用来做民用防护服。20来天，他们用2万多米布，做了5000多套民用防护服，连捐带售，保障了当地政府、企业、社区等防疫一线的需求。

“咱别的不会，缝东西是老本行。疫情当前，我们能做什么就做什么！”贺杰说。

在烟台经济技术开发区，生产女装的舒朗集团年后复工，一件时装都没做，全力以赴转产防护服。舒朗集团董事长吴健民介绍，从2月2日注册新公司起，舒朗将既有的裁剪、缝纫、包边等设备重新布置，紧急购进了压胶机等设备，目前民用、医用非无菌防护服已缝制下线。对尤其紧缺的医用无菌防护服，舒朗也提交了资质申请。

记者获悉，魏桥创业集团旗下的山东向尚服饰文化有限公司，愉悦家纺、即发、迪尚、雪达、威高集团、山东阳诚智慧防护科技公司、华仁药业等多家企业，也已经或正在准备转产防护服或口罩。

酒精“喝的”变“喷的”

在滨州中裕食品有限公司东厂区，新生产的桶装消毒酒精摆到了车间外的小广场上。每天，带着红标语的厢货车把它们送到滨州各县区的防疫一线和政府指定防疫物资销售点。

滨州中裕食品有限公司原来用小麦次粉和中路粉生产浓度为96%的特级食用酒精。1月28日公司提出转产消毒酒精，2月1日拿到了生产许可。中裕副总经理王涛告诉记者，公司连夜腾空了一个车间，新安装了一个20立方米容积的不锈钢调配罐和灌装设备，紧急采购了一批20升、25升的包装桶。第二天，桶装消毒酒精就上架了。现在，中裕每天生产100多吨消毒酒精，完全能满足滨州市疫情防控需要。

在我省氯碱企业的领军者之一滨化集团的生产车间，原来的副产品“次氯酸钠”（84消毒液的有效成分）成了主角。滨化集团生产部经理李月昌告诉记者，次氯酸钠本来是他们生产烧碱（氢氧化钠）的副产品，1年产不了几百吨。位于两个厂区的两套装置本来是备用安全环保装置，仅在生产线开停车时才开启，用来吸收氯气。疫情当前，他们把这两套装置连续开起来，压减后道工序高效益产品的产能，保障生产次氯酸钠，免费捐赠给滨州各区县消杀用，同时平价向市场销售。

“若算经济账，生产1吨次氯酸钠赔本100多元。但抗击疫情是头等大事，不能算这个了。”李月昌说。1月28日以来，公司累计捐赠氯酸钠消毒液510吨、投放市场900多吨次。

1月中旬以来，齐鲁石化将以前产量不多的医用级聚氯乙烯S-1000M调整为首位保供物资，1、2月份各安排生产1000吨，供给下游厂家制作呼吸面罩、输液软管等产品。

记者从山东省化工产业安全生产转型升级专项行动领导小组办公室获悉，氯碱、化肥企业成为我省消杀物资的保供主力。2020年以来，截至2月16日，全省31家在产氯碱企业开足马力提升应急消杀用品产能，次氯酸钠、过氧化氢等消杀产品日产量2666吨，累计生产144826吨。2020年以来，截至2月9日，我省4家化肥企业过氧化氢日产量370余吨，累计生产2.8万余吨；次氯酸钠日产量400余吨，累计产量0.44万吨。

转产审批快到“飞起来”

谈到转产时，多家企业向记者提到政府审批的高效率。舒朗公司文传部经理孙雅楠告诉记者，2月1日晚，舒朗提出注册新公司申请，次日一早就拿到了营业执照。隔离衣生产所需的第一类医疗器械备案，公司是正月十五（2月8日）晚上在网上提出申请的，没想到次日（周日）上午10时30分就拿到了备案凭证。原来，烟台市市场监管局工作人员是连夜审查、当场批准的。这样一路绿灯，舒朗医疗公司从成立到首批民用防护服缝合下线，仅用了4天时间。

2月6日，位于淄博市周村区的山东华业无纺布公司决定新上年产600万只日常防护口罩生产项目。周村区行政审批服务局组织在线视频联审，仅用2个小时，就完成了项目备案、节能承诺、建设项目环境影响登记等审批手续。金融机构只用1天时间放款到位，企业从决定上项目到设备安装调试，再到实现生产，也只用了4天时间。

采访中，企业互帮互助、共克时艰的大局意识也令记者印象深刻。齐鲁石化的“邻居”蓝帆医疗股份有限公司，是全球最大的医用防护手套生产厂家。受疫情影响，蓝帆医疗面临原料短缺困境。齐鲁石化公司党委宣传部部长高鹏介绍，从1月中旬起，齐鲁石化紧急调整本厂的装置物料平衡，省下自己也在用的氯乙烯单体供应蓝帆。截至2月13日，齐鲁石化累计为蓝帆医疗供应氯乙烯单体823吨，用于生产2880万只医用手套。自2月14日开始，齐鲁石化加大了氯乙烯供应量，以日产630万只手套为目标持续为蓝帆医疗提供原料。

（《大众日报》2020年2月17日03版／记者：杨学莹）

我省织密疫情防控“医保网”，已向有关医疗机构
预拨付医保基金22亿多元

新冠肺炎患者医疗费用全部纳入医保

本报济南2月17日讯 今天，省政府新闻办召开新闻发布会，发布《关于进一步加强新冠肺炎疫情防控医疗保障工作的通知》和《关于疫情防控期间医疗保障支持企业复工复产工作的通知》，进一步提升我省疫情防控医疗保障能力，织密疫情防控“医保网”。

其中，《关于进一步加强新冠肺炎疫情防控医疗保障工作的通知》由省医保局、省财政厅、省卫生健康委于2月15日联合印发。按照该通知，我省在前期已取消医保支付目录范围和用药量限制等保障措施的基础上，全面取消新冠肺炎患者医保支付限额，医疗费用全部纳入医保基金支付范围。新冠肺炎患者在门诊、住院发生的疾病诊疗费用，包括治疗基础病、并发症及其他疾病发生的费用，全部纳入医保基金支付范围。

“进一步保障患者救治费用，能够让群众不因担心费用问题而不敢就诊，确保各地不因资金问题而影响医疗救治，实现所有患者应收尽收、应治尽治。”省财政厅二级巡视员陈东辉表示。

对留观（隔离观察、隔离治疗）人员，该通知要求，其在医疗机构发生的门诊、住院诊疗费用，全部纳入医保基金支付范围，医保待遇、医保费用支付政策参照确诊和疑似患者规定执行；经基本医保、大病保险、医疗救助按规定支付后，个人负担部分由就医地结合实际情况制定财政补助政策。

“落实留观人员医疗保障，有利于降低群众负担，打消就医顾虑，更好地落实早发现、早报告、早隔离、早治疗措施。”省卫健委副主任马立新表示。

《关于疫情防控期间医疗保障支持企业复工复产工作的通知》由省医保局、省科技厅、省财政厅、省卫生健康委、省药品监督管理局于2月16日联合印发。按照该通知，我省把国家卫生健康委新冠肺炎诊疗方案确定的药品及新冠肺炎诊疗临床必需的药品和诊疗项目，全部临时纳入医保基金支付范围。对于我省企业生产的化学药创新药、中药创新药、生物制品创新药，以及使用新研发医用试剂、耗材、设备等并取得明显临床疗效的诊疗项目，经组织专家评审后，可临时纳入医保基金支付范围。

针对一些医药企业出现资金周转困难的问题，该通知明确，我省将在对定点救治医疗机构预付医保基金的基础上，再向医保协议定点医疗机构预付1个月的医保基金，用于向医药生产和配送企业支付医药货款。对于受疫情影响，生产经营暂时困难，无力足额缴纳职工医疗、生育保险费的中小企业，可申请缓缴职工医疗、生育保险费，缓缴期最长6个月。对新开工复工企业医保登记、企业新增职工参保、医保缴费、医保关系转移接续、异地就医转诊备案等业务实行“网上办”“掌上办”。对因受疫情影响逾期办理职工参保登记、申报缴费等业务的，适当延长征缴与年度基数申报期限，确保企业职工待遇不断档。

省医疗保障局局长张宁波介绍，疫情发生以来，我省制定基金预付政策，对定点救治医疗机构提前

拨付1—2个月的医保基金，并根据需要及时追加，且不纳入医疗机构总额预算控制指标，确保医疗机构救治费用充足。目前，全省已向有关医疗机构预拨付医保基金22.07亿元。

我省对新冠肺炎患者实施“先就医后结算”原则，患者无论是否参保、是否办理异地就医手续、是否能联网结算，一律先就医后结算，并由医保基金先行垫付费用，对异地患者不调减报销比例。

（《大众日报》2020年2月18日01版 / 记者：李振）

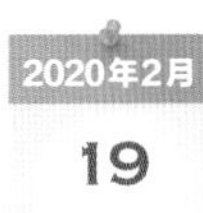

山东200多万名志愿者一线战“疫”

新冠肺炎疫情发生以来，山东千千万万个志愿者积极行动起来。志愿者化身“监督员”重点排查，担当“宣传员”送知识入户，组建“后援团”支援战“疫”一线，当好“劝返员”在检查点轮值，捐物资、出人力清洁公共场所，做好“心理咨询员”安抚不良情绪，充当“配送员”为确诊家庭、隔离家庭送菜到家……共同筑牢了基层战“疫”防线。

这段时间，全国文明村、潍坊市潍城区于河街道三安子村党支部书记刘桂书的手机响个不停。“我报名，算我一个，随叫随到，我家有消毒液……”三安子和谐交流通知群内，村民们正在积极报名参加村内文明实践疫情防控志愿服务队。

刘桂书说，这个微信群是村里平时用来下发通知的，没想到战“疫”以来，村民的积极性这么高，报名参加值守、出物资出设备、捐款……“小小微信群，现在成为党支部团结村民、齐心协力、共渡难关的重要阵地。”

不仅在潍坊，济南、青岛、枣庄、菏泽等山东各地都启动了“区（市）—镇街—村（社区）—网格”四级联动机制，基层党组织书记、第一书记和广大党员志愿者发挥带头作用，通过成千上万个微信群等网络渠道，引导带领广大干部群众参与到志愿服务中来。

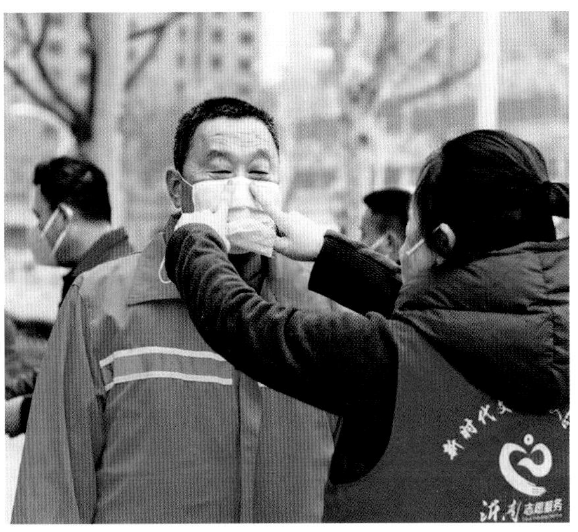

◆近日，临沂市红色沂蒙志愿者走上街头，向环卫工人赠送1000多只爱心口罩，并指导他们正确佩戴口罩。（记者卢鹏、通讯员杜昱葆报道）

济南在中国志愿服务网发布志愿服务项目，招募抗击疫情志愿者，志愿者加入本区域志愿服务微信群，有效对接疫情防控需求。济南市新时代文明实践中心同时开通三条电话热线，收集志愿服务需求，根据需求招募志愿者。

“志愿服务对接的精准度大大提高了。”团济南市委有关负责人介绍，比如，首批泉城义工驾驶志愿者就回应需求，成立泉城义工疫情防控驾驶志愿服务队，为疾控中心开展流调、采样等工作提供全天候24小时交通保障。团市委还联合有关单位组织招募成立了青年志愿服务队，下设专业医护、便民服务、秩序维护、心理疏导4支分队，根据疫情发展态势和组织需要，分批次投入一线开展工作。

潍坊市领航社会工作事务所联合有关单位搭建“山东省联合救灾网络潍坊疫情防控协调平台”，累计招募应急志愿者骨干485名，出动车辆1152台次，29支专业队伍完成对2090个村落、社区的防疫消杀，面积达5864万平方米，受益居民约28.7万人。

在青岛，市南区百名医学志愿服务者，分赴青岛火车站、街道、社区、应急、疾控中心等一线岗位提供专业服务。青岛红十字蓝天救援队累计出动近2000人次，防疫消杀社区、村庄等公共区域环境的面积达1300余万平方米。城阳区瑞阳心语志愿服务组织组建应对疫情心理援助工作群，紧急开设24小时心理援助热线，提供心理咨询和互动7000余次。

菏泽市各级文明单位志愿服务队利用微信等平台，广泛传播宣传防疫知识和疫情信息，其中联通公司、移动公司发送提醒短信400万余条。寿光市蒲公英公益服务中心组织76名志愿者组建“网络传播志愿服务”小组，做好主流媒体信息转发，辐射网上成员18万人。

团济宁市委按照“线上点配—划区域分发—精准到户”流程开展“‘青’助一线”免费配送志愿服务，市民通过手机在线上选择所需物品，依托面向社会招募的爱心车队和志愿者队伍，就近将物品配送至各个社区，再由服务于社区防控一线的志愿者将物品分发至有点配需求的居民家中。

日照、滨州、菏泽等市还通过微信群等线上渠道开展乡村医生培训志愿服务行动，组织全市各级卫生服务中心和乡镇卫生院、村居（社区）卫生室进行线上培训，让广大基层医务工作者提高警惕，增强防范意识。

在淄博，高速路口、火车站及交通主干道、村居路口都有专业志愿者的身影。淄博城际救援队、淄博红狼应急救援队、淄博蓝天救援队3支专业志愿服务队伍几乎承担了全市所有机械环境消杀任务，截至目前，累计总出勤队员18122人次，出勤车辆4795车次，服务村庄社区2657个、城市主干道和高速路口检查站点46个。

为引导群众正确面对疫情、积极配合参与防控工作，淄博市青年志愿者协会、淄博市红十字心理救援队还筹建成立了“淄博市共青团心理援助志愿服务队”，向社会开通疫情心理咨询热线，50多名心理援助专家志愿者在线答疑解惑，热线每天开放15个小时。

“这些志愿者大都具有丰富的工作经验。目前已为300余位居家自我隔离的市民提供心理咨询、疏导。”省心理卫生协会有关负责人介绍，目前，全省已开设这样的心理咨询热线电话70多条，这在疏导公众焦虑方面发挥了重要作用。

“疫情当前，最重要的是畅通志愿服务供需对接渠道，在确保防护安全的条件下让志愿者的爱心精准对接。”省文明办有关负责人说，疫情发生后，省委宣传部、省文明办迅速下发有关文件，对开展疫情防控志愿服务做出安排要求，发挥省志愿服务联合会作用，通过建立山东疫情防控志愿组织微信群、热线等方式，及时发布志愿服务项目，公开联系人和联系方式，畅通志愿服务供需对接渠道，调配加强社会各界志愿力量。

“截至目前，全省约有8.3万支志愿服务组织、212万名志愿者广泛参与到全省城乡社区、村居疫情防控，开展应急响应、宣传引导、社区便民、社会秩序维护、专业医护、心理疏导等志愿服务，与社会各界一起推动联防联控，为打赢疫情防控阻击战提供了强大力量。”该负责人介绍。

（《大众日报》2020年2月19日04版 / 记者：赵琳）

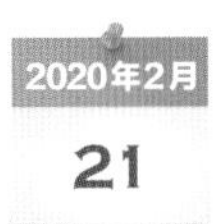

山东各地创新疫情防控模式，突出重点，实施差异化防控

用好大数据，提升精准度

连日来，山东省各地各部门针对疫情带来的影响，研究制定相应政策措施，严格落实各项举措，实施差异化防控，突出重点、精准施策，在科学防控的同时，推进复工复产有序展开。

济南：建立“人车路”疫情防控模式

随着企业复产复工有序推进和学校开学日益临近，返岗、返学、返城人员逐渐增多，高速收费口成为疫情防控的重要关卡。目前，在济南各高速路口登记检查主要通过人工方式，工作量大、通行效率低。19日下午，在郭店和市中两个高速公路收费站，两个“神器”——车牌识别系统以及手持身份证核验终端“上岗”，将一辆车的通行时间缩减到30秒。

据悉，车牌识别系统将自动识别车辆信息，而手持身份证核验终端可以自动记录车上人员的身份信息，识别和记录的数据直接上传后台，用于进行对比分析。“一旦发现确诊病例，他坐的哪辆车，什么时间返回，车上有什么人，全都一目了然。”工作人员介绍。

为进一步强化疫情源头防控和监测预警工作，加大高速收费站、火车站、机场等人员集散地的疫情排查力度，济南市依托智慧泉城智能科技有限公司、中国铁塔济南市分公司、神思电子技术股份有限公司等本地信息技术企业，建设应用人车路信息监测核查平台，利用车牌识别和手持身份证核验终端对全市重点区域的过往车辆、人员信息和人员健康状况进行快速采集，将车辆与乘车人员绑定，通过后台进行数据对比分析，建立关联关系，从而查询相关密切接触人群，实施精准高效的管控措施。

目前，该模式已在济南市重要公交站点，地铁1号、3号线站台，济阳区部分社区以及部分高速收费站等区域部署应用，下一步，将联合济南市公安局在全市47个高速公路收费站开展建设覆盖工作。同时，智慧泉城运行管理中心部署核查平台，对基层一线采集的数据进行实时汇总，并从多维度、多方面，对人、车、路全量数据进行分析，掌握当地人流、车流路段和疫情高发区域的动态，精准调配医疗物资和人力资源。

淄博：四级分区实行精准防控管理

拒绝简单粗暴的一刀切防控，杜绝简单粗暴地冻结一切、停摆一切。2月18日，淄博市出台文件，决定以镇（街道）为单元，在全市推行差异化、精准化疫情防控策略。

根据通知，淄博市将所有镇（街道）划分为无疫情区、低风险区、中风险区、较高风险区四个等级，并分别用绿、黄、橙、红四色表示，形成镇（街道）疫情风险地图。同时，实行疫情风险等级动态管理，由淄博市委领导小组依据疫情发展态势和防控工作需要，适时调整风险等级。

实行分区精准防控管理，配以不同的防控政策，眼下的淄博，居民生活渐入常态，企业复工复产步伐加快，重点大项目推进利好不断。疫情发生以来，淄博市工业和信息化局成立疫情防控工作领导小组，向13家重点疫情防控应急物资生产企业派驻厂员，动态监测生产供应情况；1月30日向淄博广大企业及企业家发出倡议书，提出复工复产10条规范建议，落实复工标准、强调上岗要求、明确消杀规范，护航企业产能释放；2月9日向复工复产企业发布了生产规范和轻症病例应急处置方案。

截至2月18日，淄博市复工复产企业2590家，占比达到60.78%，其中复工复产的规上工业企业（含连续性生产企业）达1566家，开复工率达到90.73%，全市累计复工重大项目29个。

临沂市兰山区：分行业定标准助企业复工

“在政府的指导下，我们已经顺利复工，现在正加大马力进行生产，满足客户所需。”2月19日，山东凯源木业有限公司行政经理葛祥娟说。

据了解，临沂市兰山区在守好疫情防线的同时，按照生产资料企业优先、骨干企业优先、劳务用工少的企业优先、本地员工居多的企业优先“四个优先”的原则，推动各类生产企业有序复工复产。截至2月18日，兰山区规模以上工业企业复工316家。

为保障复工后企业的防疫安全，兰山区分类制定复工标准，精准制定针对工业、商贸业、建筑业、物流业、畜牧业、餐饮业等9个行业的复工方案，并迅速推广实施。同时，兰山区严格督促复工企业对外地返岗员工实行“一人一档”，建立员工健康台账，严密监测职工健康，对复工情况实行“一日一报”，全面了解掌握企业复工生产动态。按照“一企一策”“一事一议”的原则，经信、商务、行政审批等部门靠上服务，为企业复工做好“后勤保障”。

“为了保障畜禽‘不断粮’，我们自2月3日就开始着手复工了。车间配备了口罩、测温仪、消毒液，设立体温监测岗。每天2次不定时测量体温。上班人员吃住在工地，提货人员全程不得离开车辆。”2月19日，新希望六和饲料股份有限公司负责人许宏伟介绍说。该企业是兰山区首批复工的饲料企业之一，供应着500名养殖户、20个大型养殖场和5个禽孵化厂。

（《大众日报》2020年2月21日04版／记者：段婷婷 马景阳 刘磊 杜辉升　通讯员：朱玉友 臧德三 李霞霞）

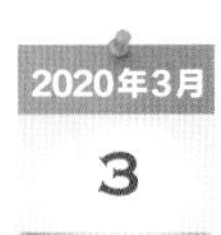

全省96万医务人员为人民健康在战斗

确保新冠肺炎及常规疾病诊疗有序开展

早上不到8时进入病房开始查房，晚上7时回到宾馆；晚11时一位患者病情加重需要急救，马上赶回医院进行体外膜肺氧合抢救，把患者从死亡线上拉回来，完成后续工作再次返回宾馆休息时，已到了次日中午12时……自2月13日被选派至新冠肺炎集中救治定点医院以来，滨州医学院烟台附属医院重症医学科主治医师张伟强已习惯了这种随叫随到的工作状态。他说：“疾病在哪里，我们就在哪里！”

疾病无情，医者有情。疫情发生以来，山东省96万余名医务人员不顾个人安危，全力投入到新冠肺炎与常规疾病诊疗的“双线战斗”中。他们冲上抗击疫情第一线，整合最精干团队、最优势资源，投入医疗救治；他们坚守在门诊诊室中、手术台前，全力恢复保障正常医疗服务，最大限度减少疫情对看病就诊的影响。

体外膜肺氧合、血浆置换、床旁血滤、恢复期血浆……在山东省10家集中救治定点医院，1100余名经验丰富的医护人员采用先进治疗手段帮助重型危重型患者与病毒赛跑，与时间赛跑。省级医疗救治专家组每天进行远程会诊、现场巡诊，提供权威指导。来自重症、呼吸、中医、心理等专业的46名专家组成的10个省级专家团队进驻10家医院直接实施医疗救治，治愈率不断提高。截至3月1日12时，全省累计治愈出院439例，其中年龄最大的91岁，最小的仅9个月。

“这一台手术，不仅解除了家人身体的病痛，更给了我们温暖和信心！”日前，在山东省立三院肝胆外科，一位患者家属对科主任张锏连声道谢。2月初，这位胆管癌患者病情进展加速，肿瘤几乎将胆管全部堵塞。本以为受疫情影响会被拒之门外，想不到到省立三院就诊后立刻被收治入院。“我们开展了严谨的术前评估，在严格的防护措施下及时开展手术，确保每一位急危重症患者及时得到救治。”张锏说，患者接受胆管支架手术后恢复良好，如今生命体征逐步平稳。

在精准防控的基础上，山东省医护人员坚守岗位，有序开展医疗服务。山东省立三院按照患者病情分类管理，在严格问诊确保无流行病学、接触史的情况下，将患者及时收治入院、及时完善检查、及时开展手术。2月3日至今，共接诊患者15000余人次，完成手术260余台。儿科门诊以呼吸道疾病为主，发热患儿多，感染风险高。山东省立医院于除夕（1月24日）开设儿科发热门诊，并设立“预检初筛一分诊登记一预检引导一首诊医师再确认”的周密的诊疗流程，确保患儿安全及时就诊。

在山东省近百家互联网医院，广大医务人员为患者送上远程咨询问诊。山东省立医院开通互联网医院发热咨询门诊，手机视频连线坐诊医生，就能获得免费的发热咨询。山东第一医科大学第一附属医院推出慢病线上续方，避免入院挂号排队取药带来的人员聚集、交叉感染风险。罕见疾病患者也没有被忘记。2月29日，山东省罕见疾病防治协会组织全省63位罕见疾病知名专家开启线上义诊，为罕见病患者解决疫情期间外出就诊不便的难题。省卫健委主管的“健康山东服务号”对接全省537家医院的线上发热门诊，接入线上医生1.5万人，截至目前，累计接诊8.2万人次。

（《大众日报》2020年3月3日02版 / 记者：李振）

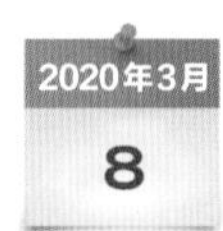

从医疗救治到复工复产，山东省女性用自己的行动做出巾帼贡献

疫情大考中的“她力量”

从大年初一（1月25日）奔赴湖北黄冈，40多天来，山东中医药大学第二附属医院呼吸与危重症医学科主管医师孙宪洁，一直奋战在抗击疫情的最前线，今年的三八妇女节也是在岗位上度过。

结婚5年，今年孙宪洁一家是第一次回婆家莒南县过年。除夕夜（1月24日），她接到山东援助湖北医疗队集结的通知，没有丝毫犹豫，便订了从莒南到济南的最早一趟的火车票。年初一（1月25日）清晨4时，孙宪洁看了看还在熟睡的2个孩子，充满歉意地跟老人道别，便赶赴济南随队出征。她不知道，出门前婆婆在她口袋里放了桃树枝——按照当地的风俗，桃树枝能护佑平安。

在湖北一线奋战的山东医护人员中，女性约占60%。为了让她们安心工作，省妇联联合爱心单位将女性卫生用品送抵湖北。在后方，省妇联也送上了最贴心的礼物——解决医护人员家人的生活需求。

在疫情防控当前，在这个特别的三八妇女节，省妇联党组书记孙丰华表示，全省各级妇联组织牢记总书记嘱托，坚决贯彻党中央决策、省委部署和全国妇联要求，助力企业科学有序复工复产，以实际行动为夺取疫情防控和经济社会发展“双胜利”贡献力量。

疫情大考，重在基层，难在基层。省妇联组织人员赴济南乐山小区社区点位值守，济南市妇联组织16名工作人员下沉到5个区的8个社区，淄博市2万余名妇联执委主动参战、深入一线、沉到网格，东营市县两级妇联机关干部主动到联系帮扶村、社区、重点区域开展志愿服务。

复工就是稳就业，复产就是稳经济。作为全国巾帼家政服务业的龙头企业，济南阳光大姐积极响应一手抓防控、一手抓复工的号召，积极创新变革，通过远程指导、网上课堂、线上签约等方式化“危”为“机”。“目前我们最核心的月嫂业务复工率已达80%左右，就连受冲击最大的钟点工家政市场，复工率也有40%，这个数字在同行业中也是最高的。”董事长卓长立说。

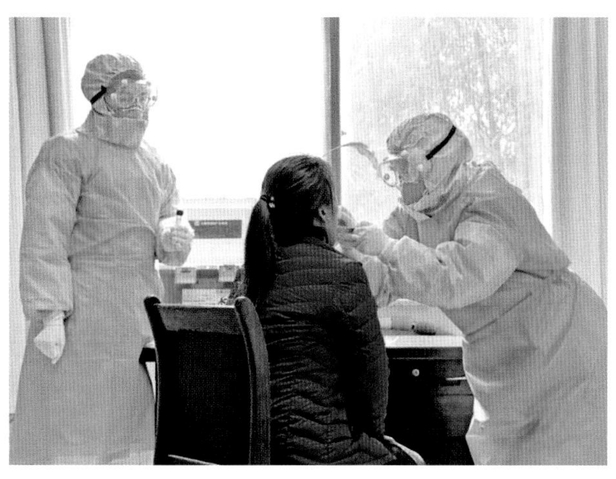

◆3月7日，滨州市博兴县疾病预防控制中心女检验员魏娟（左一）、徐艳玲（右一）在采集鼻咽拭子。（记者卢鹏、通讯员陈彬报道）

疫情发生以来，全省女企业家立即行动起来，勇于承担社会责任，踊跃捐款捐物，全力服务大局。据不完全统计，省女企业家协会团体会员及个人会员累计捐款12271.2976万元。

最近，山东女子学院工商管理学院大四学生裴春雪参加了“2020年山东省女大学生网络双选会”。“双选会提供的工作岗位都为女生而设，提高了求职效率。”她告诉记者，她已通过一家公司的资料审核，正等待面试。

就业是最大的民生，为缓解特殊时期高校毕业生就业压力，省妇联开展网络双选会，旨在为女大学生提供更高效的求职平台。据了解，截至3月3日，双选会共有82家上线企业，提供就业岗位1041个。

3月6日下午，收到蒙阴县农商行放出的200万元贷款，山东水波尔家具有限公司总经理公茂霞终于眉头舒展。“在县妇联的协调帮助下，很快就收到了运转资金，资金将用来投入生产、改造厂房和给工人发放工资。”公茂霞高兴地说，3月6日一早提交资料申请，当天下午就收到款项，“为了帮助我们安全复工复产，县妇联还送来84消毒液、口罩等防疫物资。”

“鲁担巾帼贷”“巾帼信用贷”等业务，是省妇联联合人民银行济南分行推出的金融产品和服务，致力于支持妇女创业就业发展，特别是在新冠肺炎疫情期间，帮助女企业家尽快复工复产。其中，“巾帼信用贷”业务，能够更好地满足女性小额信贷需求；“鲁担巾帼贷”业务，为女性创办的经营主体提供300万元以内的担保贷款，财政按规定予以贴息。

最美女性奋斗在岗位上！在这场抗“疫”大考中，全省女性砥砺奋进，为“两手抓”“双胜利”做出巾帼贡献。

（《大众日报》2020年3月8日04版 / 记者：刘一颖）

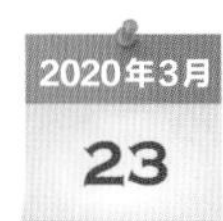

为了呼吸更健康
——山东省胸科医院抗“疫”防痨纪实

写在前面：庚子鼠年伊始，突如其来的新冠肺炎疫情打乱了人们的生活节奏。疫情就是命令，防控就是责任。在这个特别的2020年之春，有这么一支精锐之师叫胸医人。他们闻令而动，在抗“疫”的硝烟中驱散病魔，用生命诠释初心使命，弘扬胸医精神；他们遏制结核病的流行，斩断新冠病毒的传播链条。其前瞻性布局、先进的防控救治理念和行动，助其赢得了阶段性胜利，为山东省和全国疫情防控做出积极贡献。

在第25个世界防治结核病日到来之际，山东省胸科医院以疫情防控的优异答卷，向社会奉献了坚韧的“胸医力度”、温暖的“胸医温度”、挺拔的“胸医高度”。

决策布局
始于责任使命 终于担当作为

山东省胸科医院是新型冠状病毒肺炎诊治的省级定点医院。按照山东省委、省政府统一部署，在省卫生健康委统一指导下，山东省胸科医院统一收治来自驻济省部属医疗机构以及淄博市、泰安市和德州市的新冠肺炎确诊患者，除收治确诊患者外，医院还承担两院区发热门诊接诊以及发热者的留院观察工作。

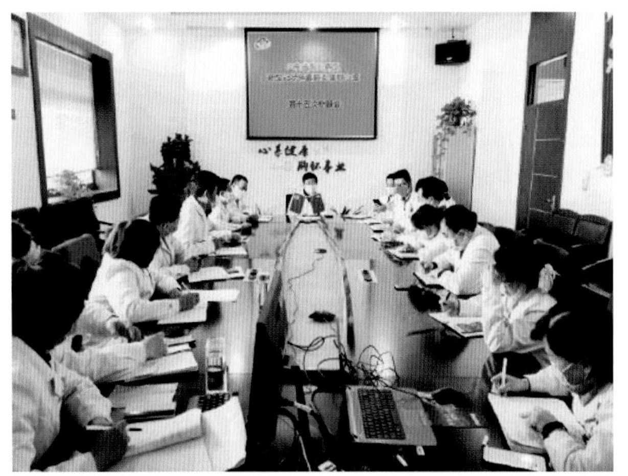
◆山东省胸科医院党委书记秦敬民主持召开防控新型冠状病毒肺炎疫情工作领导小组专题会议。

接到上级指令后，省胸科医院党委闻令而动，抢时间、加速度、抓效率，全院动员、全员参加、全面加强，在整个患者收治、发热门诊接诊及发热人员留观中，严阵以待、严防死守，顽强抗击来势汹汹的新型冠状病毒感染的肺炎疫情。

疫情就是命令，医院党委统筹指挥。山东省胸科医院党委第一时间，迅速行动，果断出击，党委书记秦敬民发出“红色动员令”，动员全体干部职工要发扬“功成不必在我，功成必定有我”的担当精神、“无私无畏、严防死守”的奉献精神、“狭路相逢勇者胜”的亮剑精神和“敢打硬仗、能打胜仗”的抗非典精神，并明确提出：“要提高站位，高点定位；要严防死守，履职尽责；要严明纪律，坚守初心。”医院党委和领导班子，坚守阵地，统筹调度，抓实抓细。从2020年1月15日至2月24日，秦敬民连续主持召开了21次防控新型冠状病毒肺炎疫情工作领导小组专题会议、党委扩大会议，专题研究、专题部署、专题落实。率先成立了省胸科医院新型冠状病毒肺炎疫情工作领导小组并召开了小组誓师专题会议。下设8个工作小组，每个工作小组由1名院级领导任组长，明确了各组成员的组成及人员职责，建立了领导小组会商制度、日报告制度和组长日巡视制度。对个人防护、医护人员培训、患者救治、护理心理、资金保障、仪器设备配备、负压病房改造、招标采购、物资储备、后勤保障、疫情发布和宣传舆论等进行了重点强调和全面部署。

防控就是责任，一切为了患者生命安全。尽锐出战，强化培训。组建了由200多名医护专业人员组成的5支队伍，包括3支救治队伍和2支院外援助队伍；先后8次举办诊疗及个人防护专题强化培训，对医护人员、护工、卫工及救护车司机等人员进行重点演练培训。建立隔离区，细化流程。建立隔离病区和发热门诊，留置微负压隔离病房床位132张、ICU（重症监护病房）病床26张、普通留观病房18间；细化完善了66项医疗流程、80项护理流程和27项感染控制流程。强化预检分诊，加强发热门诊管理，完善发热门诊就诊流程、开通互联网发热门诊、配备门式红外体温检测仪，重点识别和管控发热人群。设置视频，实时共享。启用了覆盖医院指挥中心、远程会诊中心、两院区发热门诊、隔离病房、重症监护室等区域的视频系统，并与省、市卫生健康委和各地医疗机构进行实时视频共享。储备物资，保障供应。建立储备物资清单，每日调度治疗药品和防护用品，确保备货充足，供应及时，先后收到省财政拨付资金共计6850万元，用于救治仪器设备的配备和标准负压病房的改造等。

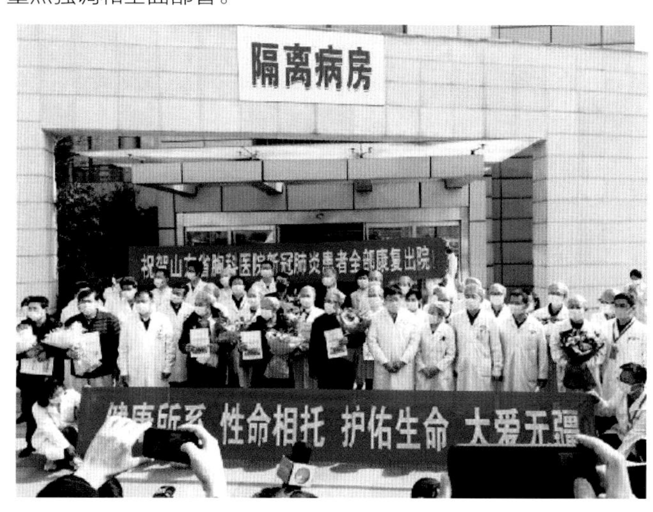

◆ 3月16日，山东省胸科医院收治的本土新冠肺炎患者全部清零。

疾风知劲草，烈火铸英雄。3月16日上午10时30分，山东省胸科医院最后3名新冠肺炎患者治愈出院，医院收治的本土患者实现清零。从1月23日确诊第一例患者至3月16日，历经54天，科学防治，不漏一例，不错一人，严格程序、严格制度、严格措施、严格操作、严格监督，最终实现了医护人员零感染，新冠肺炎疫情防控阻击战取得了阶段性胜利！

精准救治
成在来之能战 功在战之能胜

胜利，是对新型冠状病毒肺炎诊治省级定点医院的考验和肯定，更是对这所省级专科医院实力的再次夯实。

胸医人不会忘记，2003年非典、2009年甲流、2013年禽流感等多次突发重大疫情，经过多次洗礼淬炼，胸医人早已积淀下丰富的呼吸道传染病防治经验。疫情当前，省级专科医院的独特优势、多年的历练积淀，使胸医人在危急时刻凸显出特有的泰然风姿。

“行！”“好！”“让我上！”没有多余的语言，胸医人白衣执甲，尽锐出战！2个月以来，按照“五集中”原则，省胸科医院领导干部、医护人员等先后有近400名胸医人参与一线工作，与来自省立医院、齐鲁医院、省千佛山医院、省中医院、省精神卫生中心以及德州市、泰安市、淄博市的专家和医护团队80多人，昼夜奋战在抗“疫”一线。

“召之即来，来之能战，战之能胜。”他们中，坚守在发热门诊留观病区和隔离病区的优秀医疗队队员，是站在战“疫”最前沿的“尖刀班成员”。

除夕（1月24日）前夜，随着第一例、第二例新冠肺炎病例确诊，胸医专家团队的实力再次彰显！第二例确诊患者无疫区接触史和旅居史，无异常血常规、生化指标，辗转省、市四家医院就诊。彼时，医院呼吸病学专家、影像学专家凭借特有的专家经验、专科禀赋和专业积累，仅仅依靠胸部CT影像就力排众议、明确诊断并精准判断预后转归，终结了该病人先后在省、市四家医院辗转就诊的颠簸，消除了随时可能将病毒传播到更多场所、给更多人的隐患，得到了省、市、区三级疾控主管部门的高度评价，为医院和省市新冠疫情防控做出了胸医人的努力。

“把最放心的人放到最不放心的地方。”从1月21日医院接诊第一例发热病人开始，由院党委书记秦敬民亲任专家组组长、业务副院长刘风林和金锋担任副组长的专家组成立。专家组领导亲临一线指挥，36位经验丰富的专家组成员精准施治。刚刚组建的医务部临危受命，部长高绪胜和副部长郭帅组织临床、院感、放射、公卫等专业的专家先后会诊96次，接诊381例病人，形成了两院区发热门诊留观病区一体化管理的新局面。医院同步打造了具有“胸医特长”、显示“胸医特色”、体现“胸医智慧”的发热门诊留观病区，为山东省新冠肺炎疫情防控做出了“胸医样本”，贡献了“胸医方案”。

放下家中嗷嗷待哺的幼儿，告别反复叮咛的耄耋老人，穿上一层层防护服，义无反顾地走进发热门诊和留观病房，走进隔离病区，用生命救治生命，用生命护佑生命。

“对待病人，我们这里没有隔着屏幕看数据的医学专家，只有贴近病床，时刻守护病人、第一时间抢救的白衣战士。”这是山东省胸科医院重症医学科主任、新冠肺炎救治组组长孙文青，一位有着近30年重症救治经验，参加过多次突发公共卫生事件救治的医学专家的感悟，更是对新冠肺炎救治组所有专家团队的实际行动的真实记录。

对新冠肺炎患者的救治，以ICU（重症监护病房）医生为主导，以多学科联合救治的先进理念为引领。这支被抽调的医疗精英力量，由孙文青和重症医学科副主任周明香、孙莹、郭鹏、李磊以及中医科主任岳淼等组成的6人专家治疗团队，自1月23日收治第一例新冠病人，1个多月时间里，一直吃住在隔离病区。从评估分析病情、调节参数、调整方案，到危重病评分、镇静镇痛评分、死亡风险评估等，他们一直贴近床边，率先垂范。

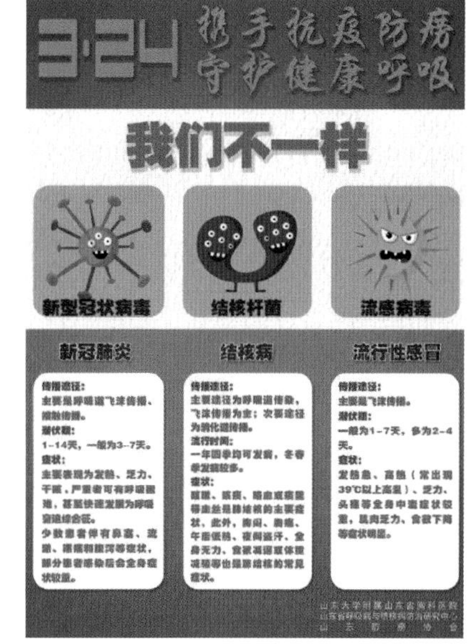

省级大专家24小时在病房。只为与时间赛跑，第一时间抢抓病人病情变化细节，迅速做出评判预估，防患于未然，这也是医院没有一例病人从轻症转为重症的原因所在。

不仅是一个危重病人，身边有8个专家、20位医护人员守护。从省内最早中医介入，中医中药全程参与，再到优秀的医疗团队实施先进的救治技术，对病人进行分型、分层（区域）、分级管理，实行病情变化预警制度，并进行心理疏导及干预……“医院领导、职能部门、专家组、医疗团队，各自发挥不同的作用，没有一个脱节，充分体现出患者救治一体化管理和（胸医人）勠力同心的作风，这是防治救治成功的关键。”医务部部长、隔离病区业务负责人高绪胜说。

经百战、精战，必出卓越战绩。作为山东抗“疫”的主战场，省胸科医院前后收治来自驻济省部属医疗机构和泰安、德州、淄博等地的新冠肺炎患者共计70例，其中危重型及重型患者14人，年龄最大的88岁。

在这里，没有一例轻症病人转为重症或危重症，有的只是优秀的医疗团队让轻症转好出院，让重症或危重症转轻直至康复出院的喜悦。这是胸医雄厚专科实力的体现，是一个优秀管理体系全力运转，一个医疗团队“以生命救治生命”倾力奉献的成果。

为充分承担起作为省级定点医院的责任、发挥医院省级专家的技术优势，提升全省疫情防控和救治水平，医院安排重症医学科副主任孙莹前往日照市，郭鹏到省内枣庄市、聊城市、临沂市，参与省内会诊和技术指导工作。孙莹进驻德州市人民医院20多天，充分发挥自身专业优势，积极组织病例讨论，优化方案，不遗余力给予技术指导，以顽强的工作斗志和精湛的医疗技术，彰显了“敬佑生命、救死扶伤、甘于奉献、大爱无疆”的崇高精神，赢得了当地医院的赞誉。

这便是危急时刻的“胸医力度”，更是关键时段的“胸医高度”！

护理先行
生命重在守护 医患重在同心

隔离病区，是生命的最后一道防线，亦是距离病毒最近的地方。在疫情防控阻击战胶着对垒的艰难时期，按照“将重型、危重型病例集中到综合力量最强的医院救治”的原则，来自淄博、泰安、德州三市数十名危重症新冠肺炎患者转入省胸科医院重症隔离病区。

火线告急，如何在短时间内安全收治这么多危重患者，圆满完成这份沉甸甸的答卷？

未雨绸缪，护理先行！拥有近30年重症护理与管理经验，刚刚上任不久的护理部部长荣宁宁披挂上阵，率领得力干将——ICU（重症监护病房）护士长芦永赞和SICU（外科重症监护病房）护士长赵常征强力进驻重症隔离病区，精挑细选60余名有监护室工作经验的优秀护士组建了护理精锐小分队，组建由护士长朱海燕为组长的ECMO（体外膜肺氧合）小分队，给患者生命最强劲的守护。

这是一支能打能拼的优秀队伍。其中，不仅有历经多次“战火”的老护理人员，还有年轻的“80后”“90后”队员。他们的精锐之气，在于能打能拼，在于素质过硬，在于团结一心。

与死神决战，没有从天而降的英雄，只有挺身而出的白衣卫士！2月1日，从三地转运来60位患者，病区容量告急！护士长志愿团通过微信群向两院区紧急求援。两院区迅速组织第二隔离病区所需物资，并将其集结到隔离病区，不到24小时，第二隔离病区组建完成！

“荣主任，经过培训我才知道，原来我们的防护松散，是因为在防护环节的衔接上出了问题。”外援医院的护理人员经过胸医穿脱防护服的专业培训后感叹。

“隔离病区，防护是关键。一旦有感染，就容易全军覆没。”这是他们的经验之谈。除了强调穿脱防护服的流程，荣宁宁还协调人员在病区走廊安装了大镜子，让医护人员从前、后、侧面各个角度都能看清自己的着装，无一纰漏。为了避免眼部感染，在遵守规范的日常防护要求外，他们还添加了自己的小细节——扔手中垃圾时，先用脚踩住垃圾桶开关处，然后闭好眼睛，之后再踩开垃圾桶盖，迅速把垃圾扔进去。

严格规范的日常防护，实现医护人员零感染。

“金院长，你们的护理师队伍能力强、素质高，真是太好了！”亲眼看见胸医护理人员的作风后，外援医院人员对分管护理的金锋副院长竖起大拇指。

隔离病区护理工作繁重，在4小时隔离病房的工作结束后，还要承担平时有保洁人员和辅助人员所承担的病区清洁、器材维修等工作。“一个班次下来，脱下防护服，里面衣服全是湿的。”赵常征介绍，没有一个人喊累，都是老的让小的，男同志让女同志。为了让上一班早出病区，有的护理人员选择提前进去，而上一班的人员也都会多做，以减轻接班同事的负担。

危重患者病情变化快，随时面临死亡风险，每个班次的护士都4个小时全程紧绷，眼睛都不敢眨一下。厚厚的防护服下，有的因身体不适吐了，但为不影响全队安排，还是一直坚持到班次结束。

“进到隔离病区里，并不觉得时间漫长。”芦永赞说，一旦需要抢救，对精准的技术的要求、分秒必争的紧张氛围，让他们忘记了时间的流逝。

穿上白色战袍，他们只记得自己的使命和职责——是白衣战士，与死神争夺生命！

危重患者不仅仅是身体感染病毒受其侵害严重，心理上还承受着对可能与亲人离别的极度担忧和对死亡的极端恐惧。此时，患者不仅需要专业的心理疏导，床边护理人员特殊的关爱对其也尤为重要。

“我们护理部有专门的心理咨询团队，由专门的心理咨询师帮病人打开心扉，驱除其心理阴霾。”荣宁宁微笑道，“对于此类病人，不仅护理上要无微不至，为了让其尽快由危转安，有时可以说是用‘威逼利诱’的方式。”

来自淄博的危重患者王先生，按照病情应每天进行俯卧位加无创呼吸机的配合治疗。但刚开始患者极度不配合治疗。为此，荣宁宁和护理人员利用他极想每天和家中妻子视频交流的“软肋”，将有创呼吸机拉到床边，告诉他，如果继续不配合，将为其佩戴有创呼吸机，这样的话，就不能和家人视频。经过耐心地劝说，荣宁宁和他定下“五天之约”：配合医护人员救治，每天佩戴3—4小时无创呼吸机，5天后康复。结果，应约的王先生，第一天情况就好转，5天后，脱离危险，3月16日，康复出院。

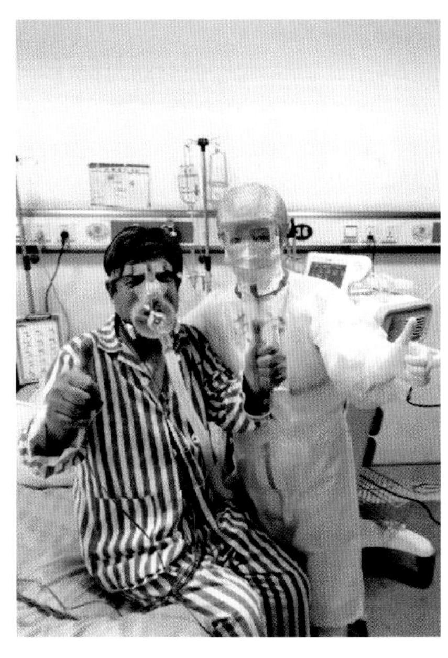

◆病情好转后的王先生，为“五天之约”疗法竖大拇指。

“感谢党和政府，经历了生死，才知国家力量的强大；感谢胸医医护人员，本以为见不到明天的太阳，是你们袪除了我心里的阴霾，治愈了难治的新冠疾病。”当痊愈后走出隔离病区时，德州的新冠肺炎病人魏先生深鞠躬，向胸医、向医护人员表达深深的感谢。

“我为国家点赞，为白衣天使点赞。没有你们，我们一家7口人不会重获新生。”这是危重患者小娟（化名）出院时激动的话语。

感激，源于心灵，源于奉献。省胸科医院医护人员50多天昼夜奋战，见证了心与心最和谐美好的碰撞。

（《大众日报》2020年3月23日09版 / 作者：王仕昌 刘嘉如 葛均辉）

山东集齐16个“0”，本地“清零”背后的治愈故事更动人

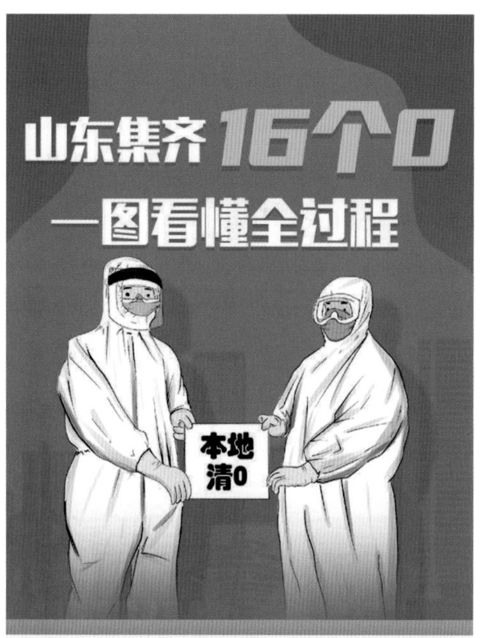

3月23日,山东最后一例本地新冠肺炎住院患者出院。从1月21日确诊首例病例到3月23日全省本地确诊住院患者清零，历时63天。大众日报客户端记者全面梳理发现，数字背后，更动人的是暖心的治愈故事。

1月21日

腊月廿七，山东确诊首例新冠肺炎患者。患者为武汉人，在日照工作，1月21日在青岛确诊。

1月29日

山东首例新冠肺炎治愈患者出院，该患者正是1月21日确诊患者。他痊愈后回青岛捐献了血浆，在武汉确诊的医生妻子，病愈后重返武汉抗“疫”一线。

2月6日

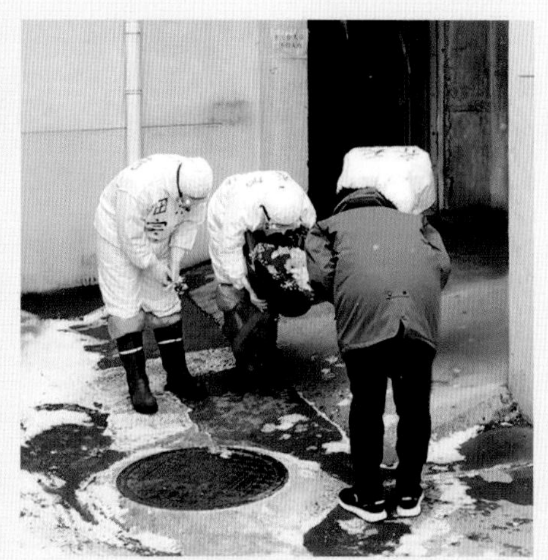

当日治愈13例，首次单日出院数达到两位数。当日德州首例确诊患者治愈出院，患者10分钟内向医护人员深情鞠躬4次，场面令人动容。

2月12日

山东治愈出院数18例，新增确诊病例9例，治愈数首次超过新增数。

当日，省委疫情处置工作领导小组办公室下发通知，确定10家医院作为全省新冠肺炎确诊患者集中收治定点医院。

2月16日

德州市庆云县小伙柳某来到山东省立医院东院区，捐献了山东省第一例新冠恢复期血浆。

全民战“疫”，“先愈”帮“后愈”。

2月19日

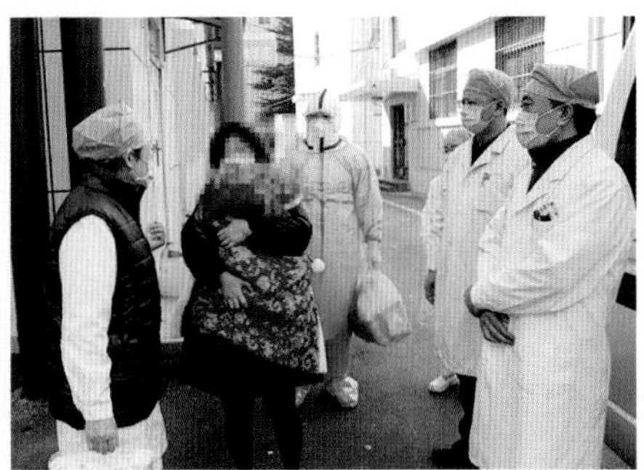

枣庄市立医院治愈出院一个9个月大的婴儿患者。医院综合考虑患儿年龄小、尚未断奶、母女同时发病等特殊因素，精心研判、科学制订了个体化的诊治、护理方案。

2月20日

一位怀孕三个半月的孕妇在山东省胸科医院康复。为避免西药对胎儿可能产生不良影响，医院对该患者全程采取中药汤剂治疗，显示了中医中药的独特疗效。

3月1日

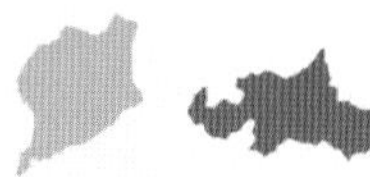

泰安市、聊城市本地住院患者同日清零，成为山东首批清零的城市。泰安市确诊35例，其中治愈出院33例、死亡2例；聊城市确诊38例，治愈出院38例。

3月2日

菏泽市清零，18例本地确诊住院患者全部治愈出院。

3月4日

当日全省治愈出院65例，是单日治愈出院人数最多的一天。

3月6日

滨州市清零，15例本地住院患者全部治愈出院。

3月7日

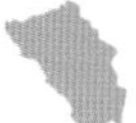

枣庄市清零，24例本地确诊患者全部治愈出院。

3月8日

潍坊市清零，44例本地确诊患者全部治愈出院。在全省发生40例以上确诊病例城市中第一个实现清零。

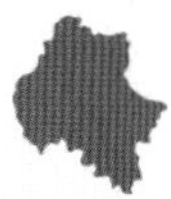

3月9日

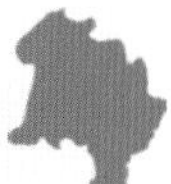

日照市清零，16例本地确诊患者全部治愈出院。山东省累计治愈出院总数突破700例，治愈率达到93%。

3月11日

烟台市清零，47例本地确诊患者全部治愈出院。

3月12日

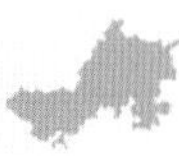

威海市清零，累计38例本地确诊患者，其中治愈出院37例、死亡1例。

3月14日

临沂市清零，49例本地确诊患者全部治愈出院。最后1例患者先从危重型降为重型，又降为普通型，最后出院，这显示出医护人员维护人民群众生活安全和身体健康的坚定决心！

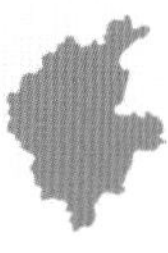

3月16日

东省胸科医院新冠肺炎患者全部康复出院！

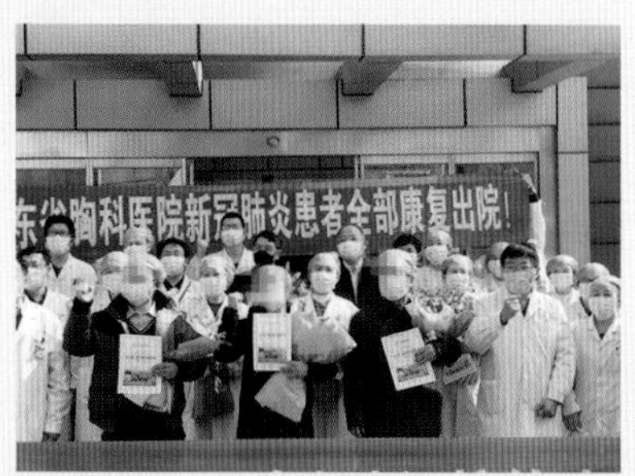

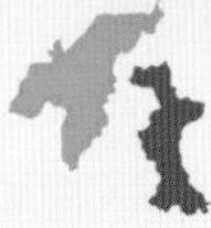

德州市、淄博市本地确诊患者同日清零。淄博市治愈出院29例，死亡1例；德州市治愈出院35例，死亡2例。

3月21日

济南市清零，47例本地确诊患者全部治愈出院。

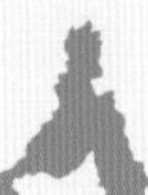

3月22日

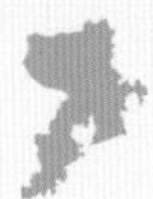

青岛市清零，累计治愈出院60例，死亡1例，实现本地住院病人清零。

3月23日

济宁市清零！

0—12时，山东最后1例本地确诊住院患者在济宁出院。再加上本地未出现疫情的东营市，**山东集齐16个“0”**。

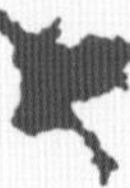

截至3月23日12时

山东省累计报告本地确诊病例**759例**。累计死亡病例**7例**，累计治愈出院**752例**。

现有境外输入疑似病例**1例**，全省累计报告境外输入确诊病例**9例**，均在定点医院隔离治疗。

本地住院病例清零

致敬
山东96万白衣战士
致敬所有战“疫”参与者奉献者

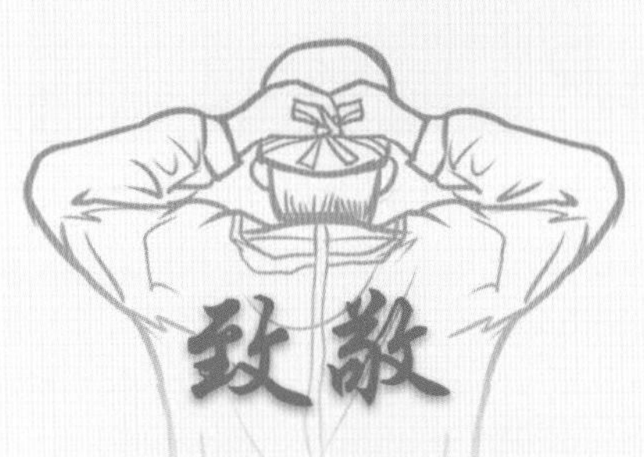

住院患者清零≠风险清零

外防输入

不获全胜决不轻言成功

大众日报
DAZHONG
大众
DAZHONG

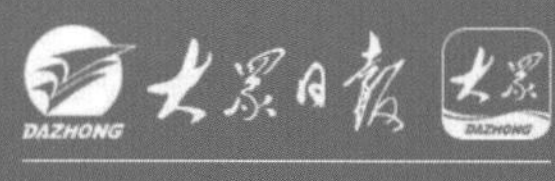

编辑：梁开文 高翔 策划：兰传斌

设计：马立莹

（大众日报客户端2020年3月23日 / 记者：梁开文 高翔 马立莹　策划：兰传斌）

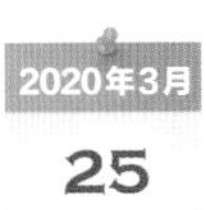

省医疗器械中心用担当筑牢战“疫”阵地上第一道防线

检出高质量 跑出加速度

短短2个多月时间，省医疗器械中心应急检验1246批次产品，为缓解疫情防控物资紧缺做出重要贡献。检验各类医用口罩809批次，全国居前。

到2月18日，全国共增发医用防护服注册证书43个，山东有10个；医用防护口罩106个，山东有14个。二者均居全国前列。

新冠病毒突袭，人民生命健康受到严重威胁，医疗防护用品瞬间告急。

医用防护服、防护口罩、额温枪等是防范病毒侵袭最基本的防护用品，堪称战“疫”阵地上的第一道防线。产能急需扩张，而第一关就是要对新增产品进行检验，检测合格企业方可取得医药器械产品注册证书。

腊月二十九（1月23日），山东省医疗器械产品质量检验中心（以下称“省医疗器械中心”）接到通知，迅速展开新增医用防护产品检验检测工作，为企业投产医用防护产品打头阵。

一场与病毒争速度、竞耐力、比智慧的大赛，迅速展开。

除夕夜扎进实验室，并联检验昼夜奋战
——与病毒赛跑

“从去年腊月二十九（1月23日）至今，我们负责抗“疫”产品检验的40多名检验检测人员没有休息一天，每天工作都超过12个小时，通宵达旦地加班是家常便饭。”这是省医疗器械中心主任施燕平见到记者后说的第一句话。她说，我们必须同时间赛跑，与病毒比速度。

1月24日是除夕，刚回菏泽老家过年的微生物检验室工程师刘肖帅接到紧急通知，要求他迅速赶回济南。父母静静地看着儿子收拾东西，依依不舍。当天下午，年夜饭都没吃，刘肖帅一头扎进实验室，一干就是一通宵。

日照三奇医疗卫生用品有限公司（以下称“三奇医疗”）是我省防护口罩产量最大的企业，但其产品日常出口欧美，所以没有医用防护产品国内注册证。省医疗器械中心选派林则晨初二（1月26日）晚上赶到日照，指导三奇医疗按国内标准生产医用防护服和防护口罩。

经过接力跑式的紧张战斗，2月3日晚8时，三奇医疗送来了防护口罩样品。按照正常程序，样品检

验至少需要7天。省医疗器械中心立即开启应急检验程序。物理室主任万敏介绍，虽然是应急注册检验，但14个项目一个也不能少。如何在最短的时间内完成检验检测？他们启动“时间无缝衔接、设备昼夜不停机”的“战时”工作状态。2月6日4时36分，10多名人员奋战56小时36分钟，完成全部检测实验，各项检验数据全部符合国家医用防护口罩技术标准。

几乎是同时，万敏的电话打到省药品审评认证中心，申请审评。5时40分，审批通过，此时距离样品报送仅过去57小时40分钟。

三奇医疗拿到注册证，马上投入生产。当天深夜，10万余只医用防护口罩就踏上了抗“疫”的征程。

“省医疗器械中心技术人员昼夜加班、连续奋战，实施并联检验，边检验边研判边指导改进，为防护产品的生产赢得了宝贵时间。传染病员运送负压隔离舱检验的时间从30天缩至9天，无菌医用一次性防护服和防护口罩的检验时间从14天缩至7天，非无菌医用一次性防护服和防护口罩的检验时间从7天压缩至2天8小时。”施燕平说，与新冠病毒的比赛，“我们跑出了加速度”。

一条科学建议抢下宝贵的十几天
——为一线赢先机

舒朗、迪尚等数家服装企业转产医用防护产品。按照标准要求，医用防护服的检验检测需要14天，而无菌医用防护服环氧乙烷残留量的解析就需要7天。如何在确保质量的前提下，以最短的时间对产品进行检验检测？

施燕平凭借深厚的专业功底和丰富的实践经验，提出根据医护人员和其他需要防护人员的工作区域和职责的具体情况，分别采用无菌、满足微生物限度要求的非无菌防护服的分级、分区使用方案。无菌防护服主要是防止医务人员身体携带的病菌对病人产生侵害，而战斗在战“疫”一线的医护人员使用的防护服则是为了隔离病人身上的新冠病毒，因此无须达到无菌的要求。

方案得到国家卫健委、工信部等六部委工作组的认可，并在第一时间出台了《关于疫情期间医用防护服使用建议的通知》。

该方案的实施，使医用一次性防护服和防护口罩的检验时间大大缩短，为抗“疫”赢得了宝贵时间。“这一重要建议为大批一线抗‘疫’人员赢得了10多天的时间。试想，如果防护服按照7天解析再检验的周期生产，我们战斗在一线的医护人员，会有多少人因没有足够的防护产品而受到病毒感染的严重威胁。”省药品监督管理局局长桂敦山说。

“同时间赛跑、与病毒比速度，我们常常彻夜不眠。饿了，吃方便面；困了，打个盹儿继续工作。”万敏说，防护服产品抗静电性是一项重要指标，而检测抗静电性试验要进行5次，每次近4小时。

面对激增的防护服检验任务，在设备不足的情况下，孙建军、刘万宗等技术人员常常昼夜守在实验室。疫情发生以来，省医疗器械中心共完成防护服检测164批次。

每个细节确保万无一失
——一颗钉扣传真情

有个小故事，反映出施燕平等人强烈的责任心和对一线抗“疫”人员的真挚情感。

三奇医疗的防护口罩样品各项主要指标都符合标准要求，但连接带子与罩体用的是热合方式。施燕平召集相关人员研究认为，该方式出现断裂的可能性较大，在传染性极强的新冠病毒面前绝对不能大意。经与企业协商，决定由中心技术人员前往三奇医疗共同实施工艺改进。第二天晚上，改为钉扣连接方式的防护口罩被送到省医疗器械中心，并顺利通过检验。

“那些在抗‘疫’一线的医务工作者是冒着生命危险去拯救患者的，必须确保防护产品的每一个细节上都万无一失。”施燕平充满感情地说。

疫情来势迅猛，促产保供成为十万火急的任务。

烟台舒朗医疗科技有限公司具有日产5000件医用防护服的生产能力，但生产必需的压条紧缺，这制约了产能提升。该公司开发出超声波缝制工艺，但苦于没有足够的技术力量和验证能力。了解到这一情况后，省医疗器械中心立刻派工程师张博到该公司协助改进工艺，生产出15种不同参数的样品。根据样品验证数据技术分析，为企业推荐了3种参数的样品，解决了困扰企业的难题。

威高集团受防护服生产场地和人员的限制，难以大批量生产。经过各方协调，最终与有充足场地和人员但无防护服生产资质的迪尚集团合作生产。省医疗器械中心派驻专家现场指导，快速实现了日产8000套医用防护服的产能。

为保证医用防护口罩和医用防护服的质量，省医疗器械中心人员昼夜加班，主动为10余家企业提供多项重大技术改进建议。

“省医疗器械中心是在此次抗‘疫’战斗中锻造出来的市场监管系统的一支铁军。”省市场监管局局长侯成君对记者说，疫情发生以来，省医疗器械中心党委带领全体党员干部职工坚决贯彻落实省委、省政府决策部署要求，坚持特事特办、急事急办，采取提前介入、容缺受理、并联检验、驻厂服务等有效措施，加快检验速度，千方百计帮助企业达产扩能。短短2个多月时间，就应急检验了1246批次产品，为缓解疫情防控物资紧缺做出了重要贡献，受到省委、省政府领导多次表扬。3月13日，中共山东省市场监督管理局党组、中共山东省药品监督管理局党组发出了对山东省医疗器械中心通报表扬的决定，号召全省市场监管系统向省医疗器械中心学习。

（《大众日报》2020年3月25日01版 / 记者：李文明　杨润勤）

我省向省外入境口岸派出工作专班

本报济南讯 为切实做好入境来鲁人员联防联控工作，确保自省外口岸入境来鲁人员不漏管失控，日前，省委疫情处置工作领导小组办公室下发通知，要求向省外入境口岸派出工作专班加强入境中转来鲁人员管理。

通知要求，成立上海口岸工作专班，负责上海虹桥和浦东两个机场口岸任务。成立广东口岸工作专班，负责广州、深圳、珠海、揭阳四地口岸任务。在有国际航班到达的省外27个主要机场口岸设立工作专班。工作专班主要负责统筹做好所在口岸入境来鲁人员的信息对接、人员护送、分流转运等工作，协调落实物资、车辆、场地、生活等方面的保障工作。

通知明确，工作专班在口岸设立工作站，安排人员24小时轮班值守，确保入境中转来鲁人员全部纳入我省防控体系。工作专班提前与当地指挥部联系，尽早获取入境来鲁人员的个人信息，包括姓名、证件号码、联系电话、目的地市、目的区县、户籍地/国籍、入境航班、中转来鲁航班、境外出发地、预计到达山东时间、目的地联系人联系方式等。入境来鲁人员信息要第一时间推送至省委疫情处置工作领导小组（指挥部）联防联控组和目的地市指挥部。

通知要求，工作专班人员在现场要为每位入境人员准备必要的防护用品，并按照规范流程做好消毒、安全检查等事宜。入境来鲁人员抵达口岸后，工作专班协调机场迅速开展信息梳理、登记确认、等候车辆等工作，并根据入境来鲁人员的需求，提供相关服务。

（《大众日报》2020年3月25日01版 / 记者：李振）

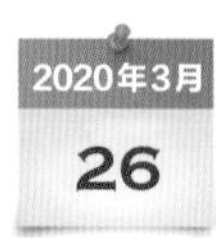

我省所有县市区全部为低风险地区

本报济南3月26日讯 今天，省卫健委官方网站发布全省新冠肺炎疫情分区分级表，全省137个县（市、区）均为低风险地区。

结合疫情防控情况，我省以县域为单位进行新冠肺炎疫情风险等级评估，划分为低、中、高3个风险等级。风险等级地区名单原则上每周调整一次，发生较大聚集性疫情或不明原因社区传播时随时调整。此次调整后，各地要因时因势调整疫情防控策略，完善应对输入性风险的防控措施，加快推进正常生产生活秩序的全面恢复。

（《大众日报》2020年3月27日03版 / 记者：李振）

山东为医疗废物安全处理立法

◆系全国首部省级层面专门地方性法规

本报济南3月26日讯 在新冠肺炎疫情防控形势持续向好，但决不能掉以轻心的关键时刻，省十三届人大常委会第十八次会议今天审议通过《山东省医疗废物管理办法》（以下简称《办法》），以立法的形式防范可能由医疗废物产生的次生灾害。据了解，这是全国第一部省级层面关于医疗废物管理的专门地方性法规。

“医疗废物的管理关系到广大人民群众的生命健康和生态环境安全，加强医疗废物安全处置是防止疫情传播的重要环节。”省人大常委会法制工作委员会副主任石晓说，随着新冠肺炎疫情防控工作的推进，我省医疗废物收集处置方面显现出一些问题，尤其是疫情期间对医疗废物收集处置如何从严管控等，这些都需要立法予以规范。

为此，省人大常委会于今年2月下旬启动立法程序，会同有关部门组成工作专班，对医疗废物管理中的重点、难点问题进行梳理，对疫情防控期间医疗废物管理各环节面临的挑战进行分析研究，形成《办法》征求意见稿。在向有关部门、人大代表、立法联系点、立法顾问、街道办事处、社区居委会等广泛征求意见后，进行了修改完善，最终在今天的省人大常委会会议上审议通过。

《办法》围绕医疗废物管理中的突出问题进行制度设计，对医疗废物产生、收集、贮存、转运、处置以及监督管理的各主要环节进行规范，构建起全链条规范体系。例如，对转运环节，规定“运送医疗废物必须达到防渗漏、防遗撒以及其他环境保护和卫生要求，遵守国家有关医疗废物运输管理的规定”。

尤其值得一提的是，《办法》专门对传染病疫情期间的突出问题做出特别规定，为正在进行的新冠肺炎疫情防控“火线”提供法律“弹药”。例如，《办法》加严了传染病疫情期间医疗废物处置活动的技术规范要求，对疫情期间违反医疗废物管理相关法律、法规和本办法的行为，依照法律、法规规定从重处罚。

“山东省人大常委会此次主动作为，迅速出击，根据地方立法权限，针对疫情防控出台全国首部省级层面专门地方性法规，体现了可贵的担当精神、探索精神和创新精神。”中国人民大学法学院副教授尤陈俊评价说。

（《大众日报》2020年3月27日04版 / 记者：赵君）

大众日报

众志成城 坚决打赢疫情防控阻击战

东省对口支援黄冈前方指挥部
暨第十批援助湖北医疗队出征

刘家义龚正到机场送行 杨东奇同机前往

众志成城 坚决打赢疫情防控阻击战

省领导对新型冠状病毒肺炎疫情防控工作进行督导

省纪委发出通知要求

科学精准稳慎有效做好疫情防控监督工作

大众时评

众志成城 坚决打赢疫情防控阻击战

复工面临"招工难"，山东实招频出

一线传真

速冻蔬菜复产忙

企业试水"共享员工"新模式

曲阜开通企业招工"网上通道"

"越是困难的时候，就越是企业趁势提高层次、强身健体的好时

大疫中一个港口的"防"与"攻

一线直击

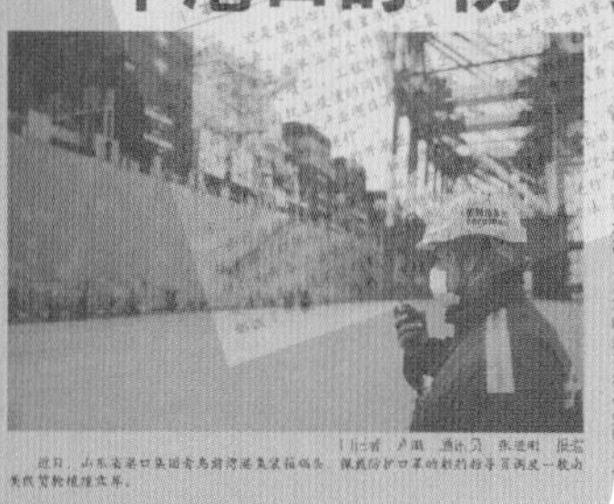

2020年2月27日 星期四

贯彻落实总书记重要讲话精神 统筹推进疫情防控和经济

坚定必胜信念 狠抓贯彻落实

本报评论员

从严从细修内功

细节见真功 筑牢安全"防火墙"

管理求精细 拓展生产新思路

依靠新技术 生产防控两不误

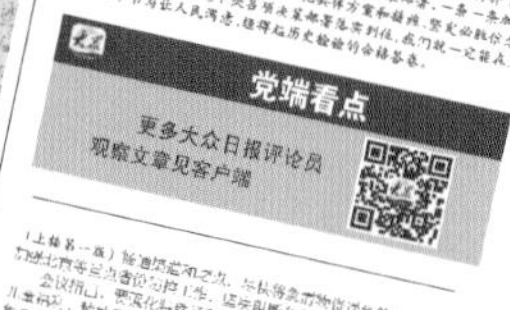

党端看点

更多大众日报评论员观察文章见客户端

凝聚力量，守严守牢社区防

干部下沉一线 筑起牢固的"安全屏障"

网格化管理 打通防疫网络"神经末梢"

紧紧依靠人民群众 汇聚防疫强大合力

33万基层医务人员守护人民健康

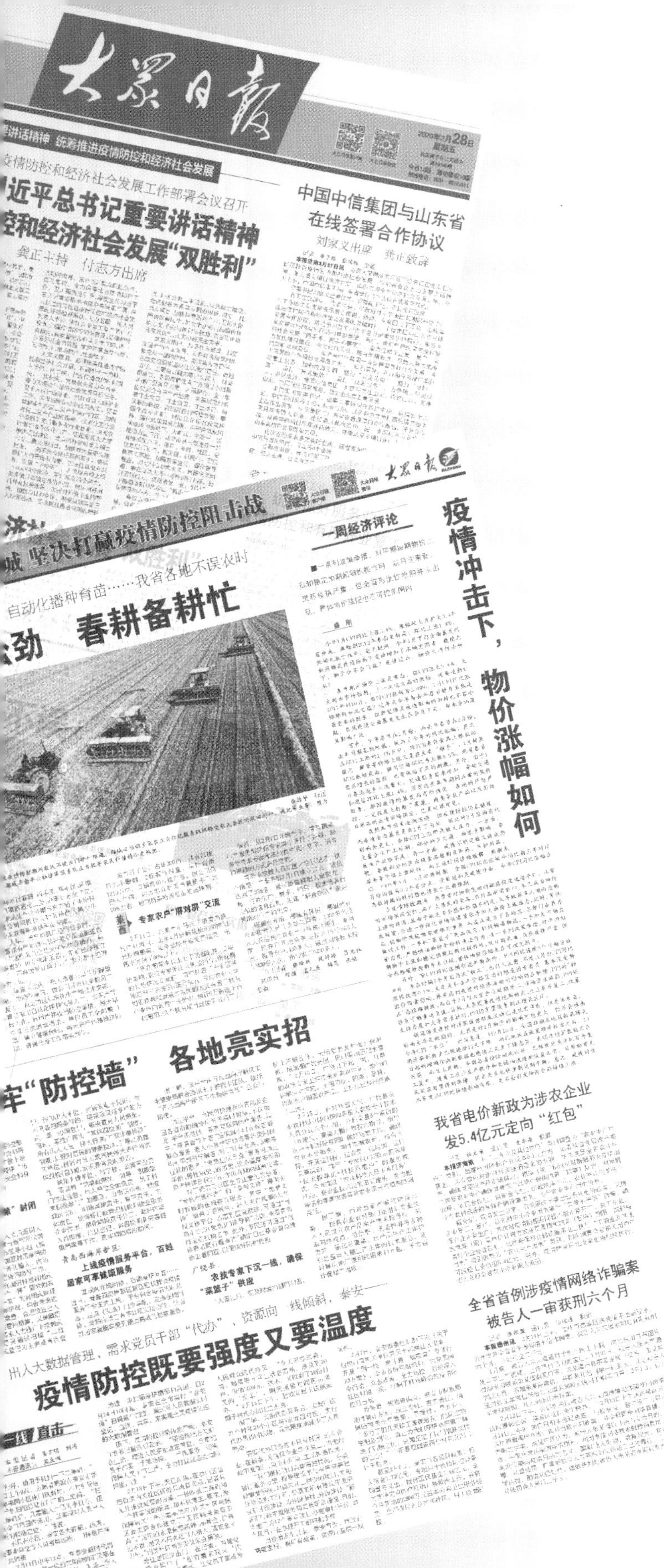
大众日报

讲话精神 统筹推进疫情防控和经济社会发展

2020年2月28日 星期五

疫情防控和经济社会发展工作部署会议召开

近平总书记重要讲话精神

控和经济社会发展"双胜利"

龚正主持 付志方出席

中国中信集团与山东省在线签署合作协议

刘家义出席 龚正致辞

坚决打赢疫情防控阻击战

一周经济评论

疫情冲击下，物价涨幅如何

自动化播种育苗……我省各地不误农时

劲 春耕备耕忙

专家农户"屏对屏"交流

牢"防控墙" 各地亮实招

上线疫情服务平台，百姓居家可享就医服务

农技专家下沉一线，确保"菜篮子"供应

我省电价新政为涉农企业发5.4亿元定向"红包"

全省首例涉疫情网络诈骗案被告人一审获刑六个月

出人大数据管理、需求党员干部"代办"、资源向一线倾斜，秦安——

疫情防控既要强度又要温度

一线直击

复工复产

2020年2月
5

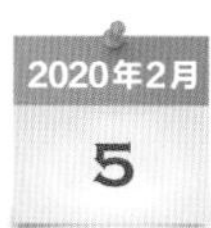

山东确保疫情防控与经济发展两不误

重点生产企业安全科学复工复产

根据国务院疫情联防联控工作机制要求，2月3日起，山东省涉及重要国计民生的企事业单位已全面正常开工开业。

疫情形势依然严峻，但只有保障好经济社会平稳运行，疫情防控才更顺畅，抗击疫情的战斗力才更持久。统筹考虑开工开业可能面临的各项风险挑战，山东省提前谋划、周密部署，各地各部门迅速行动，全力以赴助力重点生产企业安全科学复工复产，为战“疫”再添战斗力。

防疫在前复产在后

2月3日复工首日，启迪之星业务拓展总监曹萌在微信朋友圈分享了一份“防控大全”：“作为孵化器，我们对接联系的企业多，整理了一份节后复工疫情防控手册，给企业提供指导。”

疫情防控特殊时期，制定完善防疫举措是复工的第一道安全关卡。省疫情处置工作领导小组办公室通知要求，复工复产企业必须制定好相关方案，建立主要负责人负总责的疫情防控工作机制，全面加强生产期间疫情防控工作。而从几天前开始，全省各地各部门已经开始加强舆论引导，多渠道宣传普及疫情防护措施，引导企业顺畅复工、职工安全返岗。

响应省委省政府号召履行兖矿保供责任
兖矿集团
驰援保供物资

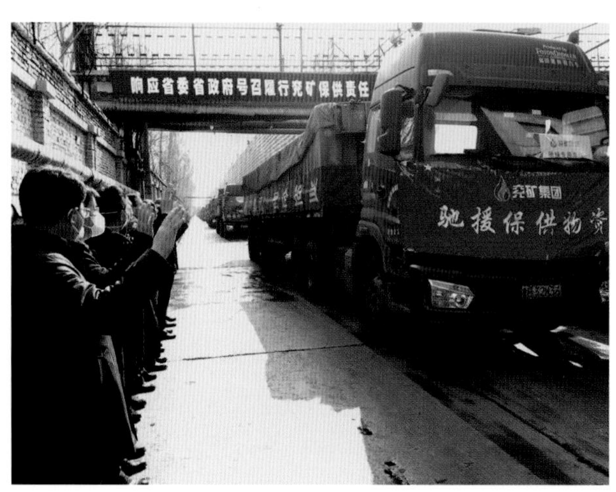

◆2月3日12时，200多辆满载煤炭的车辆从兖矿陆续驶出，驰援魏桥集团。近日来，兖矿36000多名职工陆续返岗。（*左丰岐、李菁、陈勇报道*）

“坚持防疫在前、复产在后，集团提出‘十必须、十全力’‘十个毫不放松’的疫情防控要求。”山东能源集团董事长李位民介绍。山东能源有员工16万人，矿井遍布全国15个省区，点多面广、人员分散，但煤炭生产供应对疫情防控大局又发挥着重要作用。在保证防疫安全的前提下，山东能源努力将疫情对生产的影响降到最低。几天前，下属各企业已紧锣密鼓地展开各项筹备，在山东能源新矿集团孙村煤矿，近40名党员干部对辖区内3个小区5100余户进行区域划分，逐户排查、全员布控，打造全方位疫情“防护网”。

目前，山东能源已组织新巨龙、唐口、梁宝寺、陈蛮庄、付村等煤矿恢复生产，合理调配有限煤炭资源，对电煤尤其是告急的电厂应供保供，并且将不计得失地为疫情严重的地区提供支援。

特事特办急事急办

作为制造业大省，山东医用物资生产企业开足马力、应产尽产，坚决服务保障好全国疫情防控大局。为保障更多企业稳产保供，“特事特办、急事急办”成为各地各部门的“常规做法”，有温度的服务在各地相继涌现。

2月1日下午，昌乐农商银行的信贷人员与潍坊盛泰药业有限公司的负责人，在厂区一辆汽车的引擎盖上签订了贷款合同，随后一笔940万元的流动资金贷款就打到了盛泰的账户上。盛泰生产的药用级葡萄糖，是疫情防控所需的药物原料，但巨大的资金压力困扰着企业。急企业所急，急疫情所急。2月1日上午，昌乐农商银行主要负责人率队到企业对接，了解相关情况后立即指定专人办理、现场办公，开通信贷绿色通道，当天就实现放款。

威海鸿宇无纺布制品公司也遭遇了类似情况：4条医用外科口罩生产线中，仅有2条生产线能维持运转。当地工信部门紧急安排300万元应急周转资金，支持企业启动开工；联系订购1000升酒精、740瓶免洗消毒液，用于企业设备消毒；购买赠送300多个保温桶，用于改善员工就餐条件；并开通“绿色通道”，定向解决了企业员工上下班通行问题。

省工信厅相关负责人介绍，目前，山东省涉及疫情防控保障的重点调度企业已全面开工复产，实行24小时不停歇生产。

同心协力支持企业

一场突如其来的疫情，阻断了许多企业正常生产的脚步，但人力、房租等成本还需照常支付。既谋眼前，更思长远。为缓解企业压力，最大程度减少疫情对市场、经济发展的负面影响，山东各地各部门纷纷出台政策，与广大企业同力协契、共克时艰。

2月3日晚，青岛率先出台了18条支持中小企业恢复生产保经营稳发展的措施。根据前期调研获知的疫情带来的订单减少、劳动力成本高、招工难、物流不畅、刚性支出压力大等困境，18项措施有的放矢：不裁员或少裁员的参保企业，可返还其上年度实际缴纳失业保险费的50%；面临暂时性生产经营困难且有望恢复的企业，返还标准提高到上年度6个月企业及其职工缴纳社会保险费的50%；因疫情影响遭受重大损失，缴纳城镇土地使用税、房产税确有困难的，经税务机关核准，还将减征或者免征城镇土地使用税、房产税……

同一天，滨州市也发布了关于共同应对疫情支持中小企业发展的12条政策。

为将疫情对企业的影响降至最低，潍坊市银行系统明确，实行特殊时期信贷管理策略。据了解，针对受疫情影响较大的批发零售、住宿餐饮、物流运输、文化旅游等服务行业，以及有发展前景但暂时受困企业，各银行将采取预研预判策略，在疫情解除前，不对营业收入下滑企业调降信用评级和采取强制风控手段，不抽贷、压贷、断贷，最大限度支持企业运转。

据了解，当前山东省有关部门正不断加强对经济运行的调度分析，尤其是对企业生产经营的调度，确保及时发现倾向性、苗头性问题，及时制定有效措施，确保经济持续平稳运行。

（《大众日报》2020年2月5日01版 / 记者：付玉婷　通讯员：姜玉泰 李志勇）

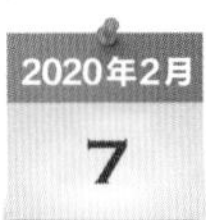

我省推动各类企业加快复工复产
出台支持政策 帮助解决困难

山东能源集团迅速行动、快速响应，全力以赴保障武汉等地客户煤炭稳定供应；按原计划加快推进重大水利工程建设，确保按时完工；省商务厅出台16条措施，推动全省外经贸企业复工生产，力争把疫情影响降到最低……

当前疫情防控形势依然严峻，但只有统筹抓好经济社会发展各项工作，疫情防控才能有坚实基础和保障。我省要求，在做好疫情防控的同时，推动各类企业迅速复工复产，开足马力扩大生产，畅通产业生产链条，帮助各类企业解决困难。

连日来，山东能源集团迅速行动、快速响应，紧急调配精煤各4000吨发往湖北重点钢铁企业武钢、鄂钢，缓解了两家钢企的燃煤之急。面对严峻的疫情防控形势，山东能源集团提出了“不计得失地为疫情严重地区提供支援”的动员令，第一时间开通绿色通道，全力以赴保障武汉等地客户煤炭稳定供应。

2月1日，省发展改革委紧急下发关于做好疫情防控期间煤电油气运供应保障工作的通知，全省煤矿在做好安全生产和疫情防控工作的前提下，加快复工复产。截至2月3日，全省煤矿总共102处矿井在产，已有17处矿井复工复产。

山东能源集团煤炭营销公司执行董事童培国告诉记者，煤炭供应优先保证告急电厂需求，春节期间先后向库存告急的华电十里泉电厂、华能济宁电厂、临沂电厂等5家电厂供煤19.28万吨。目前，仅省内就已累计供应电煤近70万吨，近期还将向燃煤告急的淄博市周村区、山东魏桥热电等快速发运煤炭，满足其生产生活用煤需要。

确保今年高质量发展实现良好开局，化工、水利、能源等重大工程项目建设十分重要。2月6日，省水利厅召开全省重点水利工程建设工作视频会议，安排部署疫情防控期间重点水利工程建设工作，明确在认真做好疫情防控工作的前提下，按原计划加快推进重大水利工程建设，确保按时完工。

据了解，我省重点水利工程建设将按照既定目标，修订施工计划，逐项目落实工期，逐项目细化节点，逐项目制定措施。对于已开工的项目，按照省委、省政府的要求抓紧组织复工；具备开工条件的抓紧组织开工，按原计划加快推进重大水利工程建设，确保按时完工。同时，抓好前期工作，加大新项目开工的力度，力争尽早开工。

针对当前疫情防控形势，将督导建设单位、施工单位制定翔实可行的施工组织方案，落实开工复工条件和施工现场疫情防控措施，杜绝盲目赶工期、抢进度；针对复工开工人员集中、时间集中情况，认真落实防控责任，做好施工人员动态管理、健康情况排查以及工地、食堂等重点部位消杀防疫等工作，坚决杜绝瞒报、漏报、谎报。

外经贸行业也积极行动起来。2月5日，省商务厅出台《关于应对当前疫情做好外经贸工作的意见》，提出16条措施，全力稳外贸、稳外资，推动全省外经贸企业复工生产，力争把疫情影响降到最低。

支持企业尽早复工生产。建立企业复工生产调度机制，积极推进骨干出口企业、重点外资企业复工生产，逐项解决企业在生产中遇到的防疫物资短缺、招工用工难、物流运输不畅、供应链不配套、资金紧张等问题。一季度前，将外经贸企业投保出口信用保险、外贸转型升级试点县、境外投资合作、高端外派劳务基地培育建设、走出去风险保障平台等部分2020年度省级外经贸发展专项资金提前下拨到各市，确保企业早受益。

支持外资项目加快落地。加快推进重大外资项目落地，谋划储备一批带动力强的医养健康新项目。发挥外商投资企业“服务大使”作用，强化跟踪服务，协助解决或及时向上反映企业投资经营中的困难和问题。

（《大众日报》2020年2月7日01版 / 记者：左丰岐　方垒　代玲玲）

安全科学复工　各地全力以赴

印刷行业：108家企业复工全力供应防疫物资

疫情就是命令，防控就是责任。山东各地印刷企业接到印刷保障任务后，迅速行动，全力做好疫情防控产品的印刷保障任务。目前，全省共有108家印刷企业复工，主要承担口罩、防护服等医疗用品包装和疫情防控宣传品印制等工作。

为保障抗“疫”一线的防疫物资安全，一线工作人员的很多生活物品都是一次性的，比如一次性水杯，消耗量非常大。山东世纪开元电子商务集团有限公司主动对接湖北一线工作人员的物资需求，近期生产一次性纸杯150万只，分别捐赠给武汉江汉区防疫总指挥部、武汉第三医院、湖北中西医结合医院、江夏人民医院、江夏中医院、湖北黄冈市等单位。

口罩、防护服等医疗用品在防疫一线消耗量极大，我省多家印刷企业启动节假日应急预案，全线开

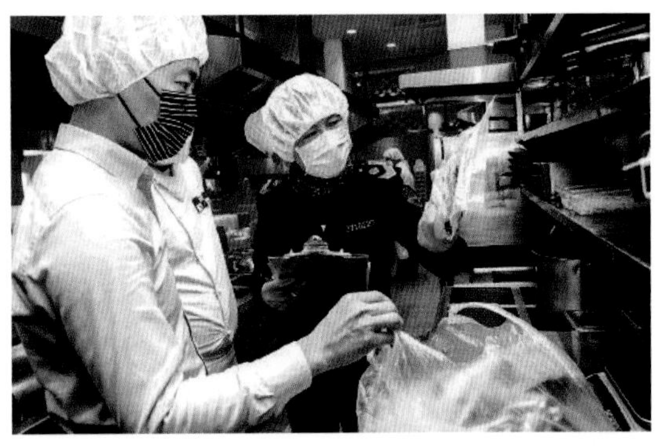

◆为做好复工后餐饮服务疫情防控工作，2月6日，青岛制定《餐饮服务疫情防控食品安全工作细则》，明确12项工作要求。图为青岛市对餐饮单位食材情况进行检查。（记者张晓帆、通讯员王军报道）

启所有生产线，日夜班满负荷运转，全力保障防疫物资外包装生产。

日照环宇纸制品有限公司负责人介绍，企业员工迅速返岗，延长工时，在12个小时的时间里，就能完成医用外科防护口罩、医用防护口罩和医用一次性防护服等防护用品包装纸箱10万只。

“我们主要生产医药包装盒，保障抗‘疫’需求。”山东鲁信天一印务有限公司负责人介绍，他们从1月20日起就启动节假日应急预案，调动各种资源，整合6条生产线并全线开启，近300名员工分成白班夜班，满负荷生产，截至2月3日晚夜班结束，共生产医药包装盒8000多万只。

山东东平润声印务有限公司于1月31日开始承接防控知识手册印制任务，加班加点，利用2天时间印制40万份。

济南：企业线上申请“火速”批复

2月3日下午3时，章丘区市民王先生接到区行政审批服务局市场准入科来电：“您从山东政务服务网提报的企业设立申请材料已经审核批复，营业执照马上打印出来，并将通过EMS寄递到您填报的地址，估计明天就能送达。”

王先生想注册公司，特殊时期该怎么办理？3日上午10时，王先生抱着试试看的心态拨通了章丘区行政审批服务局咨询服务电话。接电话的是市场准入科工作人员曹燕，听说王先生想到大厅办理，她急忙劝阻解释：“疫情防控形势严峻，省市场监管部门已经下发通知暂停线下办理企业登记业务，全面推广网上办事。您不用担心，通过山东政务服务网‘企业开办一网通’系统提报申请材料，和现场办一样快。”曹燕通过电话，耐心细致地把线上申报流程告知王先生。下午3时，一张加盖着章丘区行政审批服务局公章的营业执照“出炉”，并通过快递被寄送了出去。

“我们已经对审批局承接的所有进厅事项进行了再梳理，不断调整办事流程，压减办事材料，让更多的审批服务事项满足全程网办要求。非常时期，坚决让数据跑路代替群众跑腿，杜绝疫情隐患。”章丘区行政审批服务局主要负责人田亮表示。截至2月3日下午5时，章丘区行政审批服务局已经收到29家企业的线上办事申请。

在历城，为了方便企业和群众办事，区政务服务线上客服中心于2月3日正式启用，专职负责全区政务服务相关的电话咨询和业务解答，引导企业和群众通过政务服务网、微审批平台等网上办事平台进行业务申报，承担了作为全区政务服务的中枢的职责。

据悉，市、区县两级行政审批服务大厅作为人群聚集场所，是疫情防控的重点区域。为防止交叉传染，济南市政务服务部门推出网上办理、帮办代办、预约办理等，争取更多审批事项实现“零跑腿”。济南市提出：疫情防控期间，市民尽量延期到大厅办理业务，提倡通过网上申报、证照快递的方式办理业务；对个别未实现网上办理的事项，提供帮办代办服务，市民可以拨打咨询服务电话；如果确需来大厅办理，市民可提前拨打电话咨询预约。

烟台：“硬核”举措下好复工先手棋

“得知乐金显示、喜星电子等企业节日期间大量员工在岗，我们连夜成立专项工作小组，进驻企业员工宿舍区，对1800余人逐个进行登记，特别是对1月6日以后新入住的员工，详细了解其来源地、籍贯、来烟方式等信息。”2月6日，烟台开发区经发科创局副局长邹天峰介绍说，“通过持续强化住宿人员管理，配合公司每天2次对全部住宿人员进行体温测量的措施，重点监测体温不正常者，尽一切可能保证驻厂员工平稳投入生产。”

烟台开发区企业数量多、用工大户多、外来务工人员也多，即将到来的复工潮对疫情防控造成巨大压力。为保证2月10日各企业陆续稳妥开复工，烟台开发区经发科创局、招商局等4部门联合，组成企业开复工管控专班，抽调近百名干部组成16个摸排小组，全岗全职投入企业防控一线办公。

“三清三到位”成为烟台开发区企业稳妥开复工的硬核措施。一是企业底数清。摸排企业情况，全面掌握复工时间、员工结构，尤其是日资、韩资和进出口企业，重点把控外地员工返烟批次、时间，强化各项防控措施。二是复工标准清。实行复工复产报备制度，卡实企业主体责任，明确防控机制、员工管控、设施物资、内部管理等方面复工标准，按照员工人数、企业性质实行分类指导、分级管理，复产企业必须做出疫情防控承诺。三是应对预案清。坚持“一企一策”，优先使用本地员工、隔离期满员工，外地员工有序回流、先隔离后复工，做到生产、非生产人员相对隔离，车间、班组人员相对隔离，千方百计防输入、防扩散。

所谓“三到位”，一是防疫指导到位。分片巡查和蹲点驻守，强化防疫专业力量配备，指导企业做实做细防控措施。二是联防联控到位。企业开复工专班与镇街紧密配合、补位互动，规上规下齐抓共管，通过网格化管理、无缝隙衔接，以有限力量实现有效管控。三是政策落实到位。在省政府应对疫情支持中小企业20条基础上，制定《抗疫情稳发展措施》，实施“特别护航行动”，建立快速响应机制，开设政策兑现绿色通道，帮助企业共渡难关。

东营：给企业送来“金融活水”

2月5日，针对山东俊富无纺布有限公司提出的应急性融资需求，东营银行在确保业务合规的前提下，分解授信全流程，采用灵活担保方式，将业务各环节关口前移，平行作业推进，简化上报材料，最终用1个工作日的时间完成了授信审批，当天为该企业新增授信1000万元，解决了企业特殊时期用款的燃眉之急。

作为省工业和信息化厅确定的东营市疫情防控重点物资生产企业，山东俊富无纺布有限公司自1月21日接到春节不放假加班加点生产的要求后，10条生产线立即24小时满负荷运转。目前，熔喷无纺布、纺粘无纺布日产能分别达15吨、40吨，可满足1500万只医疗外科口罩的生产需要。“当前公司处于全面复工状态，各条生产线全速运转，人员、资金和生产材料等方面的需求仍处在不断增加的趋势。下一步我行将根据企业业务潜在需要，持续跟进，尽可能地为其办理和提供更多更便捷的授信增量业务和其他金融服务。”东营银行行长助理孟凡城介绍。

记者了解到，2月4日，东营市从加大金融支持、加大稳岗力度、减轻税费负担、优化提升服务四个方面，出台15条政策措施，支持中小企业共渡难关，实现平稳健康发展。其中，加强对中小企业的金融支持是一项重要内容。

金融支持主要包括七个方面的具体措施。其中，针对省工业和信息化厅确定的东营市疫情防控重点物资生产企业，东营市明确东营银行、山东广饶农村商业银行、中国银行东营分行和恒丰银行东营分行4家机构，分别作为山东俊富无纺布有限公司、山东恒鹏卫生用品有限公司、山东海威卫生新材料有限公司和东营市神州非织造材料有限公司4家企业的金融服务牵头银行。在本文件印发当日，各牵头银行主动对接企业，提供“一对一”线上保姆式金融服务。对有资金需求的企业，要按照特事特办、急事急办原则，安排专项信贷额度，在自收到企业申请后1个工作日内，按最优惠利率完成放款，确保满足企业疫情防控融资需求。各牵头银行要建立金融支持疫情防控重点物资生产企业台账。

青岛：为企业开具证明减少损失

2月6日上午，青岛市贸促会为青岛汉缆股份有限公司等企业免费出具了4份青岛市首批新型冠状病毒感染肺炎疫情不可抗力事实性证明，合同金额近10亿元人民币。

青岛汉缆股份有限公司是集电缆及附件系统、状态检测系统、输变电工程总包三个板块于一体，研发生产经营的技术密集型企业集团，国家高新技术企业，全国守合同重信用企业。公司与中国电力技术装备有限公司签订的巴基斯坦某直流输电项目EPC（工程总承包）工程合同，向客户供货钢芯铝绞线等7000余吨，合同标的金额共计1.23亿元。受疫情影响，工厂产品的生产、发货以及包括中国海外项目的总承包项目进展都受到不同程度的影响，如不能及时提供无法履行合同的合法证明，企业不仅要承受直接合同损失，商誉影响更不可估量。

依据企业申请，青岛市贸促会当日即为企业出具了不可抗力的事实性证明，据企业反馈，这份不可抗力事实性证明书将帮助企业最大限度减轻因此次疫情造成不能履行合同的责任，最大限度维护企业合法权益。当天，青岛市贸促会还为其他企业开具了3份证明书，合同金额8.5亿元。

不可抗力事实性证明属于商事证明领域中的事实性证明行为，是指由中国贸促会及其授权的分、支会应申请人的申请，对与不可抗力有关的事实进行证明，当事人可以据此部分或全部免除不履行、不完全履行和迟延履行合同的责任。该证明已得到全球200多个国家和地区的政府、海关、商会和企业的认可，在域外具有强大的执行力。

青岛受疫情的影响导致无法如期履行或不能履行合同的企业，可向市贸促会申请免费办理与不可抗力相关的事实性证明，以此减少或规避由疫情造成的损失。相关企业需提交企业所在地政府、机构出具的证明或公告，海陆空相关延运、延飞、取消等通知或证明，出口货物买卖合同、货物订舱协议、货运代理协议、报关单以及其他所能提供的材料。

淄博："12条"措施每条都是"干货"

疫情还未消退，产业链、供应链、资金流、市场供需等各个方面仍在影响着企业的生产与发展。既要严密防控疫情，又要兼顾经济发展，如何统筹兼顾、精准有效？这考验着一个城市管理者的智慧。

2月3日，在淄博市新型冠状病毒感染的肺炎疫情处置工作领导小组第五次例会上，淄博市委书记江敦涛强调，要统筹好防疫情和促发展工作，创新方式方法，帮助企业特别是中小企业解决遇到的暂时困难，确保疫情防控和经济平稳健康发展两不误。

2月4日傍晚，淄博市出台了《淄博市支持企业应对疫情稳定生产政策措施》。记者梳理发现，这些措施瞄准了目前企业发展生存的痛点，"对症下药"，辨证施治。正像淄博市工业和信息化局局长王克海解读"12条"时说的那样，每条措施都是"干货"，含金量极高，不仅有利于企业降低生产运营成本，还能提振企业家和职工复工复产的信心。

具体来说，淄博的措施有这些特点：

覆盖面广。淄博市出台的政策，不仅涵盖中小企业，还包括大企业、民营企业。

帮扶时间长。淄博市出台的帮扶企业政策有效期半年，根据需要还可以适当延长。

内容实在。重大投资项目"一事一议"，集中土地、能源、环境容量等各类要素资源保障，支持大企业快速健康发展。加大了技术改造投资补助力度：企业为扩大防疫应急物资生产，疫情期内进行的技改投资，按设备投资额的20%补贴，最高不超过1000万元；提前启动企业设备（软件）购置补助，对企业已购置设备（软件）投资额按10%给予补助，最高不超过500万元。加大对新办企业、新开工重点项目和续建重点项目的支持，享受招商引资投资补助政策，最高不超过5000万元。对大型商务楼宇、商场、市场运营方减免中小微企业租户疫情期间租金的，市、区县要给予适度财政补贴；对承租国有资产类经营用房的企业，2020年2—4月份的房租免收。

支持力度大。加大对企业的金融支持。各银行机构对受疫情影响较大，以及有发展前景但暂时受困的企业，不得擅自抽贷、断贷、压贷，必要时增加应急贷款支持；安排5000万元财政资金用于中小微企业贷款贴息和风险补偿，支持企业发展；对受疫情影响严重，到期还款困难的企业，予以展期或续贷。获得再贷款资金的银行向应对疫情的重要医用、生活物资生产企业提供优惠利率的信贷支持；支持疫情防控物资企业融资。为保障疫情防控物资生产企业满负荷生产融资需求，由各商业银行提供应急贷款，按照单户一年期最高1000万元应急信贷授信额度，采取"容缺受理"方式"随到随批"；并给予政策性担保和财政贴息支持，由淄博市鑫润融资担保有限公司按照单户不超过1000万元的上限，提供"零费用"政策性担保支持，企业贷款利息超过3.5%的部分，由市财政给予全额贴息，贴息资金直接拨付至贷款企业。

（《大众日报》2020年2月7日03版 / 记者：赵琳 晁明春 段婷婷 董卿 从春龙 贾瑞君 李明 白晓 马景阳 王莉莉　通讯员：马双军 杨冰峰）

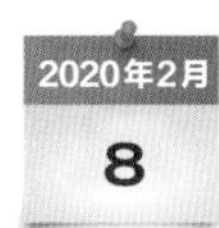

开足马力，山东吹响复工复产集结号

抓疫情防控就要抓企业复工复产，抓企业复工复产就是促疫情防控。

一批批企业陆续复工投产，一个个项目加快开工建设，一家家公司扩大生产……连日来，我省深入贯彻落实习近平总书记重要指示精神，全力抓好疫情防控和改革发展稳定各项工作，陆续推出减轻企业负担、帮扶企业应对困难的政策措施，在做好防控工作的前提下，吹响企业复工复产集结号，确保今年高质量发展实现良好开局。

两手都要硬
——“做好防疫的同时开足马力、加快生产”

2月7日，正月十四，泰安汇丰农牧饲料有限公司。

“加把劲儿，养殖户等着我们呢！”公司总经理王贤勋与工人们一起装货，扛起一袋80斤的饲料，快步走向传送带。由于大部分工人无法返企上班，车间平时三四十人的工作量，现在要由七八个人承担，但他们克服困难，坚持每天生产近70吨优质猪饲料，基本解决了周边养殖户对饲料的需求。

畜禽肉类是生活必需品，受疫情影响，养殖业需要的饲料已出现短缺。但只有抓好疫情防控，才能保证生产。

同一工业园内，泰安汉威集团有限公司，随处可见疫情防控的相关海报。这个企业生产的胆碱系列产品，是动物饲料主要的添加剂。“所有入厂人员一人一档，每天2次体温测量，在做好防疫的同时开足马力扩大生产。”公司副总经理杨林说。

打赢疫情防控阻击战，必须要有充足物质保障。

齐鲁制药济南高新区分厂，在生产注射用头孢唑林钠的包装车间内，流水生产线正在高效运转。“24小时不间断生产，尽最大努力保障市场供应。”齐鲁制药常务副总经理牛淑云说，企业已有444名员工投入工作，各子公司、基地、药物研究院均已有序开始生产。

记者从省工信厅获悉，截至2月5日，全省重点监测企业累计生产口罩2195万只、防护服79455套，防护面罩16万个、隔离眼罩（护目镜）12.41万个、75%酒精1796吨、84消毒液14574吨。

以复工生产保防控、保市场、保供给，以疫情防控促生产、促市场、促供应。省委新型冠状病毒感染肺炎疫情处置工作领导小组（指挥部）办公室印发《关于做好复工复产企业疫情防控工作的意见》，省政府办公厅印发支持中小企业平稳健康发展的20条政策举措……一条条务实管用的政策举措陆续出台，给企业安心复工复产吃下“定心丸”。

创造性抓复工复产
——“不见面不等于无沟通，更不等于无法签约”

2月4日下午，一场特殊的连线，在胶州市里岔镇展开。微信视频的这一头是里岔镇镇长司呈玉，另一头是美国喜信生物科技公司驻青岛办事处的负责人丁允静。

“签约！”随着掌声响起，总投资1500万美元的生物科技项目落户胶州。喜信生物科技项目主要从事生物有机肥的生产、销售及技术进出口，年产值可达3亿元人民币，解决300人就业，税收约2000万元。

“疫情期间少见面，不等于无沟通，更不等于无法签约。”司呈玉说，胶州市专门设立了数字化“双招双引”工作线，连续1周，里岔镇招商人员主动配合美国投资方作息时间，每天晚上10点通过微信联系，经常沟通至凌晨，客户最终被里岔镇的诚意打动。

疫情虽来势汹汹，但我省各地企业创造性地抓复工、抓生产。

2月7日凌晨，福田汽车山东多功能汽车厂连续10天昼夜赶制的首批6辆负压救护车，抵达武汉雷神山医院。2月15日前，这家企业将陆续交付50台负压救护车，投入疫情防控一线。

人手紧张、工期紧、任务重，如何提高生产效率？记者看到，首批救护车出厂前，企业质量检测人员通过红外线热成像仪，对车辆线束进行全面扫描，3分钟就完成了线束安全隐患排查。而在以往，用人工方式，一辆车至少需要30分钟。

“这个仪器潍坊没有，但是北京总部有，我们充分发挥全集团力量，实现资源共用。”工厂质量管理部商改产品副经理吴卫康介绍，拨通北京总部电话后，当天设备就从北京送了过来。

应急性举措要马上见效
——“各方齐努力，解决大难题”

作为一家大型药品生产企业，山东齐都药业集团生产的不少药品，是防疫的必需品。但严重的疫情使得物流、上下游产品的供应链被切断，原材料进不来，产品出不去，同时扩大产能的资金也不足。

针对企业复工遇到的这些难题，淄博市及时出台了支持企业发展的12条精准措施。2月2日，齐商银行第一时间把1000万元疫情防控物资生产紧急贷款打到了企业账户上；临淄区及时发放车辆通行证，来自河北、陕西等地的大货车满载原料而来，满载药品而去。

“各方齐努力，解决大难题，确保了企业能够开足马力。”2月7日上午，集团董事长郑家晴在生产线检查完工作后，深有感触地说。

济南17条、青岛18条、东营15条、潍坊19条、济宁24条……连日来，山东各地出台一系列马上能落地、能见效的应急性举措，支持中小企业应对疫情影响、平稳健康发展。

受疫情防控期间交通管制影响，位于东营市垦利区的东辰石化集团原料供应出现严重不足。东营市工信部门了解到这一情况后，立即安排专人驻企一对一服务，协调8辆油罐运输车为企业解决运输难题。

沂源县经济开发区标准厂房新进驻一家以生产医用口罩、防护服为主的医疗器械企业。自启动试生产以来，企业加班加点生产防护物资，但无奈缺口太大、工期又紧，职工平均每天工作长达10多个小时，得不到充足休息。对此，经济开发区党工委组织了党员志愿者服务队，到企业帮助生产。

省工信厅将在“一对一”精准服务1268家重点企业的基础上，积极联合市县两级工业和信息化部门，对接联系企业1万家左右，依托全省工业运行综合服务平台，帮助企业解决生产经营中可能遇到的用工、资金、审批、原材料供应、物流运输等方面的困难。

（《大众日报》2020年2月8日01版 / 记者：赵洪杰 孙先凯 李子路　参与采写：付玉婷 马景阳 杨国胜 张蓓 吴宝书 姜斌 白晓）

增强信心精准施策 助力企业科学复工

泰安：17家防疫物资生产企业复工

2月7日，记者从泰安市工业和信息化局获悉，目前，泰安全市复工和连续生产企业有79家，员工总数3万余人，上岗人数26127人。其中，已复工企业（防疫物资生产企业）17家、连续生产企业62家。另有100余家生产食品等生活必需品的小微企业复工复产。准备复工企业72家，员工总数18643人。

泰安市政府启动实施新型冠状病毒肺炎疫情I级响应后，全市工信系统全员上岗，组织防护用品、防控救治设施设备等物资的生产组织和市场供应，全力解决企业生产运行中遇到的原材料、用工、资金、运输等方面的各类问题，科学有序组织企业复工复产，做好疫情防控救治设施设备物资的储备和采购，各项工作进展顺利。

在严格落实企业员工防疫工作的同时，泰安市还投入所有资源，实现了防控物资生产企业开足马力全负荷生产的目标。每日调度17家重点防疫物资生产企业，12种物资，随时掌握其库存、产量、原料等情况。

1月27日至2月5日：KN95口罩日生产能力2.2万只，累计生产6万只；一般防尘口罩日生产能力2万只，累计生产15万只；水刺无纺布日生产能力1.8吨，库存16吨；热风无纺布日生产能力3.6吨，累计生产32吨；75%医用酒精日生产能力40吨，累计生产200吨；84消毒液日生产能力16.5吨，累计生产40吨……

连续生产企业安全有序生产。全市连续生产企业自1月24日至2月5日，实现产值8亿元。石横特钢生产钢铁12万吨；蒙牛乳业生产各类乳制品13000吨；亚奥特乳业生产液态奶240吨；肥城市富世康生产5千克/袋的袋装面粉共40000多袋，面条150吨；润德科技生产氨基葡萄糖100吨；泰鹏新材料生产工业用无纺布5吨；瑞泰纤维素生产纤维素350吨；一滕新材料累计生产纤维素300吨；重汽五岳生产改装车100台。

济宁：28家食品生产企业复工保供应

2月6日，走进益海嘉里（兖州）粮油工业有限公司生产车间，工作人员身着工作服，戴着口罩、手套，有条不紊地把自动生产线上的面粉下线拉运。成品仓里，经检验合格的面粉并排码放，仓库门前运输车正准备装货出发。

作为国内最大的粮油供应商之一的益海嘉里（兖州）粮油工业有限公司，在做好疫情防控的前提下，已于2月3日正式复工生产，开足马力保障粮油供应。

“从正月初四到初九（1月28日至2月2日），虽未正式复工，但企业向市场投放了2200吨库存面粉。2月3日复工以来，2条面粉生产线满负荷加工，截至2月6日，共生产近6000吨面粉。”益海嘉里（兖州）粮油工业有限公司负责人郭经田介绍。

正月初四（1月28日），郭经田从济南回到济宁市兖州区，开始为复工做各项准备。“复工前，我们做好了消杀、物资、运营、物流等各方面准备工作。”但企业的采购、送货等事项，因受限于县（市、区）的临时交通管制措施，企业自身协调起来有难度。

为解决企业复工中存在的难题，兖州区成立了“涉及重要国计民生的企事业单位开工开业及疫情防控工作专班”，对企业靠上服务，并将益海嘉里（兖州）粮油工业有限公司等10余家企业纳入“重点保民生企业”名单。区工信局快速审批报备企业开工申请，积极协调解决涉及的职工、车辆、原材料供应等方面的复工问题；区交运局为其办理了车辆通行证，以保障原材料和产品运输；对于在兖居住的职工，区里下发通知，凭企业证明信和身份证进出小区，满足企业用工需求。

据济宁市市场监管局有关负责人介绍，济宁已有28家食品生产企业陆续复产复工，为民众供给小麦粉、大米、食用植物油、挂面、糕点、方便面等生活必需品。

青岛：12个重点项目实现视频签约

7日下午，青岛西海岸新区“高端制造业+人工智能”重点项目网上签约仪式举行，12位签约项目的负责人在企业所在地通过视频软件进行了项目签约。“通过互联网进行视频签约，这在西海岸尚属首次。”青岛市委常委、黄岛区委书记孙永红介绍说。

签约现场，12块电子屏上，12位企业负责人一一亮相，并通过视频与青岛西海岸新区各单位远程签约。“这次签约虽然形式简单，但同样隆重，在前期洽谈遇到各种困难的情况下，我们一起应对，始终没有放弃，今天进行线上签约就是最好的证明！”签约代表、深圳市越疆科技有限公司董事长刘培超通过电子屏为青岛西海岸新区的招商部门“点赞”。

此次签约的12个重点项目，总投资105亿元，涵盖了机器人、5G技术、高端装备、智能制造、新材料等新兴产业。如由宁波禾加资产投资建设的高端MEMS（微机电系统）智能传感器研发生产项目，将研发生产国内领先的5G及车用高端MEMS（微机电系统）智能传感器，满足超高可靠低时延通信和海量机器类通信需求；众鹏5G智能终端芯片封测项目，将联合清华大学设立光电研究中心，计划年产1000万台分布式存储服务器及5G智能终端芯片等产品。

“在全力打赢疫情防控阻击战的同时，青岛西海岸新区的海内外招商交流从未中断，我们通过微信、电话、视频、邮箱等多种方式，开展网上洽谈，加快项目进度，促成了此次重点项目的‘网约’。”孙永红表示，“这12个项目，对于促进智变融合，带动西海岸乃至整个青岛制造业高质量发展，具有十分重要的意义。”

（《大众日报》2020年2月8日03版 / 记者：张忠德 宋弢 姜言明 姜斌 吕光社 王德琬 通讯员：张美荣）

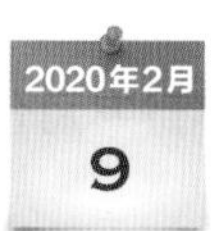

山东外资企业复工复产有序推进

复工复产，推动经济社会平稳健康发展，是科学战“疫”必不可少的一部分。

山东深入贯彻习近平总书记关于疫情防控的重要指示精神，一方面抓实抓细疫情防控，另一方面分类施策帮扶，多措并举应对疫情冲击，大大提振了在鲁外企共克时艰的信心和决心。省商务厅最新数据显示：截至2月7日，山东1.5万多家外商投资企业已复工755家；根据复工政策，9435家具备条件的外商投资企业中，7992家将于2月10日正常复工。

加强保障，满足企业复工需求

2月5日，位于烟台市莱山区的意大利独资企业爱尔泰电动机械有限公司，流水生产线时隔15天后重新启动，公司生产经理于洪林长舒了一口气。平时有些吵闹的机器声，现在听起来像是“美妙的音符”。

“我们原定正月初五（1月29日）开工。因为疫情，开工时间被迫延后。跟客户沟通后，对方也宽限了一些时间。但是再往后延期，就要严重影响客户的生产进度。”于洪林说，如果这样，公司不仅面临违约，甚至有可能失去这个客户。

作为全球产业链的重要参与者，外资企业因疫情停工所导致的订单积压、违约等问题不断浮现。为把疫情影响降至最低，莱山区优化企业复工程序，工信局全体人员下沉到一线。在莱山经济开发区，工信局安排了5名工作人员到一线，与街区人员一起审核材料、查验现场，做到审核不过夜，现场验收不过24小时。

在强化疫情防控措施、主动靠前服务的同时，我省还积极做好要素保障工作，解决企业面临的问题，力争把疫情影响降到最低。

2月7日上午，在济宁高新区明治医药（山东）有限公司，3.9吨硫酸粘菌素被整装上车，将如期从青岛港发往泰国。明治医药是日本独资企业，主要生产人用、兽用抗生素原料药及其他化学合成品。

冬春两季是抗生素需求旺季，春节期间企业实施不间断生产，有的生产岗位甚至24小时运转。但是地方实施交通管控后，企业生产所需原材料的进入、生产成品的运出以及在岗工作人员通勤班车的通行成了难题。此外，企业附近供应蒸汽的电厂计划于2月17日进行检修，停止供应蒸汽。公司行政总监李建波告诉记者，为了不影响企业生产，造成订单损失，济宁高新区经发局出面协调，将电厂检修停供时间推迟到3月份，通行证也很快办理完毕。

同心协力，筑牢疫情防控底线

位于禹城市十里望回族镇的提艾斯科技有限公司，是韩国在鲁32家线束企业之一，订单已排到今年5月份。公司负责人介绍，由于属于劳动密集型制造业，企业人员流动频率比较高，虽有订单，但受疫情影响，按时复工不容易，订单按约定合同完成有困难。得知这一情况后，十里望回族镇党委、政府主动与企业对接，逐一帮助企业解决疫情防控上的困难，企业于2月6日及时恢复了生产。

把疫情防控放在优先位置，同样是威海组织企业复工复产时坚持的底线思维。“明天就要复工了，口罩、消毒液和测温枪准备得怎么样了？”“一旦遇到员工发烧、咳嗽、拉肚子等情况，一定不要慌，你们要第一时间做好隔离措施，防疫人员会马上赶过来，带他们到医院做进一步检查。”……2月7日一大早，威海高新区商务局派出的“驻厂员”廉青松来到亿和精密工业（威海）有限公司生产车间，与企业负责人一起，为企业的复工做好准备工作。2月8日，惠普及其产业链企业全部开工生产。

目前，威海市止对拟开工企业进行逐户检查把关，确保每家企业只要具备疫情防控条件，就尽快复工复产。对企业生产经营中遇到的用工不足、原材料短缺、资金紧张、物流运输不畅、手续报批受阻等问题，采取实行各级领导帮包企业制度、开通绿色通道等措施，靠上去及时帮助企业协调解决。

密集施策，提振企业发展信心

省委、省政府十分重视包括外资企业在内的各类企业的复工复产工作，出台系列政策措施，帮助企业解决各种困难，让外资企业看到了山东的担当和温度。各地也纷纷出台帮扶政策，为企业复工复产保驾护航。

在济南，222家金融机构已全部开工，对受疫情影响暂时遇到困难的企业，以延期、续贷等方式予以支持。

青岛也出台了包括稳定职工队伍、减轻企业负担、加大金融支持、完善政策执行等方面的18条政策，以缓解企业在疫情期间的压力。

东营则按照“一企一策”要求，逐企制定复工方案，帮助企业解决原料供应、生产运行等方面的实际困难，创造条件积极稳妥组织企业复工复产。

“受疫情影响，公司运输环节存在一定困难，但外部环境正在朝好的方向发展。”山东杰富意振兴化工有限公司总经理西川僚一说。这家由世界500强企业日本JFE化工株式会社与山东潍焦集团合资建设的煤化工企业，正加快复工生产步伐。

“疫情中我们也有好消息，就是取得了韩国现代船厂的订单。我们相信疫情防控阻击战能打赢，复工后，生产经营指标也能赢。”位于胶州经济技术开发区的瑞典阿法拉伐公司总经理博恩·沙特勒说。

（《大众日报》2020年2月9日01版 / 记者：代玲玲　参与采写：杨国胜 彭辉 张海峰 吕光社 从春龙 张誉耀 都振强 李媛）

当好企业“服务员” 安全科学复工忙

淄博：一纸复产申请当天得到批复

2月7日13时50分，记者走进位于淄博市张店经济开发区的淄博佳兴包装制品有限公司。在公司门口，戴手套、登记、测体温……经过一道道程序，才得以进入厂房。厂房内，只见切割机、上光机、糊盒机在飞速运转着，工人们戴着口罩，正有条不紊地忙着生产。

“能不能帮我们生产一批包装箱？”2月5日晚，一则合作伙伴发来的消息让淄博佳兴包装制品有限公司行动起来。对方是一家生产疫情防控用品的企业，在发出这则消息前，刚刚为湖北捐赠了10万双医用防护手套，如今用于包装的箱盒告急。

“我们既是多年的合作伙伴，又同为张店经济开发区所辖企业，没有谁比我们更适合帮对方解决眼前的难题。”淄博佳兴包装制品有限公司办公室主任王鹏宇说。

疫情当前，十万火急。王鹏宇请示公司领导后，借助疫情期间线上办公的特殊通道，迅速与张店经济开发区管委会取得联系。管委会工作人员一边指导企业如何做好疫情防控，一边协调相关部门帮其办理手续，以便企业尽快复工复产。“真的没想到会这么快，上午8时提交的复工申请，当天就得到了批复！”王鹏宇激动地告诉记者。

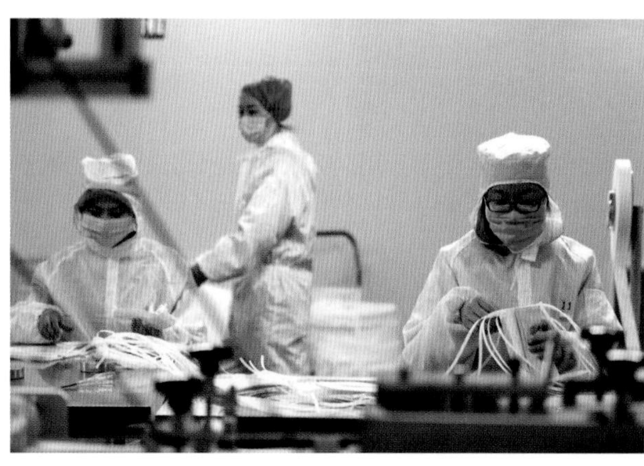

◆2月6日，青岛市即墨区灵山镇，青岛卫康利医疗器械有限公司生产车间，工人在加紧生产口罩。连日来，我省各家防护用品生产企业开足马力生产，全力保障企业复工复产后疫情防控工作。（记者卢鹏、通讯员孙鹏报道）

在产能方面，目前，该公司现有春节前储备的原材料纸张约100吨，可为急需包装箱的疫情防控用品生产企业解决眼前的困难。

“园区内两家医疗企业一直在进行生产，今天有两家企业紧急复产。管委会将督促园区企业对所有员工进行信息登记并建立健康卡，建立员工健康状况自行申报制度，提前加强公共卫生防护，对车间、电梯间等员工聚集地全面通风消毒，保证企业顺利复工复产。”张店经济开发区管委会副主任白志鸿说。

济宁：4天建成口罩防护服生产线

2月7日，在兖州瑞通医疗器械有限公司GMP（《药品生产质量管理规范》）认证生产车间，70多名工人正在紧张操作设备，快速生产一次性医用口罩和一次性医用防护服，一天生产医用口罩10万只、医用防护服300余套。

“从医疗产品生产批复、设备安装，到工人招收培训、购买设备原材料，再到量产，前后仅用了4天的时间。”兖州瑞通医疗器械有限公司董事长、总经理张咏梅介绍，“这些医用产品我们一定保证合格，让在抗击疫情一线的医护人员放心使用。”

兖州瑞通医疗器械有限公司是济宁唯一一家具有国家医疗器械三类资质的企业，也是济宁医疗器械生产研发的龙头企业，其主导产品为一次性输液器和留置针头。

新冠肺炎疫情席卷全国，口罩、防护服等物资紧张。为缓解这一局面，济宁、兖州两级政府给瑞通医疗下达转产生产任务。为了尽快建成医用防护产品生产线，张咏梅24小时连轴转，联系到原材料、设备和工人。

济宁、兖州两级工信部门、市场监管部门的相关负责人更是守在企业一线，现场办公，坚持急事急办、特事特办，开通绿色通道，为企业办理医疗产品生产许可。

“为开足马力生产医用口罩、防护服，公司专门停掉了输液器、针头等主导产品生产线。”预计到本月底，瑞通医疗产能可提高到日产口罩20万只、医用防护服800余套，这些将优先供应济宁及兖州周边地区。对此，张咏梅表示：“疫情防控面前，瑞通医疗有这个责任，更有这个担当，为防控一线做出贡献。”

潍坊：1500余家工业企业将于3日内复工复产

原本6个月时长的审批流程，仅用时2个小时就完成了。提前复产的沙多谱生物科技有限公司是一家专门生产消杀类产品的公司，为满足疫情防控需要，紧急研发了沙多谱环境消毒液，但投产新产品需要主管部门审批。“这在其他地方往往需要6个月的时间，我们大年初二（1月26日）向政府提出求助后，潍坊市高新区启动了审批绿色通道，仅用2小时就完成了审批程序。”2月7日，沙多谱生物科技有限公司执行董事韩胜华说。

近日，潍坊市下发了《关于进一步支持企业发展坚决打赢疫情防控阻击战的若干意见》（以下简称《意见》），包括沙多谱生物科技有限公司在内，诸多潍坊企业在着手恢复生产的同时，享受到了潍坊市最新推出的支持政策。

《意见》发布后，潍坊市人社局也结合人社领域实际，明确了支持企业发展的措施。“根据《意见》，潍坊市强调特殊时期对各类扶持企业发展政策实行顶格优惠，把防疫与发展统一起来。”潍坊市工信局局长鞠俊海说，目前，潍坊市正分类推进企业复工复产。

潍坊市对节日期间连续性生产企业，指导督促企业按照上级有关疫情防控规定和要求，严格落实好生产经营各个环节中的防控措施，在做好防控的前提下，开足马力生产。对目前有市场、以本地职工为主、具备复工条件的企业，督促企业认真研究制定企业疫情防控方案和复工复产方案，立即组织企业复工复产。对暂时不具备复工复产条件的企业，指导企业提前做好消杀防疫、生产资料储备、设备检修等前期准备工作，为复工复产奠定基础。从目前调度情况看，到2月10日，潍坊市将有超过1500家规模以上工业企业复工复产。

滨州：全市近1/4规模以上工业企业复工

2月8日，滨州市召开工业企业复工复产工作视频会议，制定了工业企业复工复产疫情防控工作指南。截至目前，全市规模以上工业企业有265户开工生产，占全市规模以上工业企业的23.3%。预计2月9日前，复工复产的工业企业还有111户；2月10—29日还将有598户企业陆续复工复产。

实行“备案制”，企业复工不再需要审批。只要企业承诺能够按照省市要求，在工信部门备好案，就可以在做好疫情防控的前提下，立刻恢复生产。滨州市要求各级各相关部门要加快备案步伐，做到“随报随备，随时开工”。

政府服务部门在每个企业提交备案表时提供一张政策清单。市里专门成立了支持企业有序复工复产指挥部，指挥部下设12个组，从隔离防护、防疫物资供应、交通保障、金融服务等方面提供全方位的服务和保障。要保障应急物资，以医疗防护用品、医疗器械、中西药品、消杀用品等防控应急物资生产企业为重点，动员停产、放假的企业尽快恢复生产，最大限度发挥产能。紧盯重大项目、重大工程，能复工的尽快复工，具备开工条件的抓紧组织开工。

（《大众日报》2020年2月9日03版 / 记者：刘磊 吕光社 王德琬 杨国胜 都镇强 李剑桥　通讯员：张美荣 姜涛 冯萍 张丽）

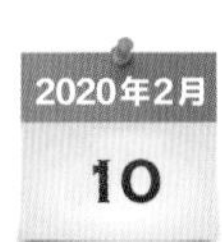

“云招商”“不见面”：复工复产办法多

我省各地出台务实政策创新工作方法，推动企业复工复产和招商引资

如何做到疫情防控与经济社会发展“两手抓、两不误”，成为各地工作的重中之重。当前，山东各级各部门正积极行动起来，在做好疫情防控的前提下，创新方法、做好服务、保障要素，推动各类企业加快复工复产，有序推进招商引资、项目建设工作。

“不见面”审批
“不见面”生产调度

在疫情防控的关键时期，政务服务大厅作为服务办事单位、群众的实体场所，现场空间相对密闭，

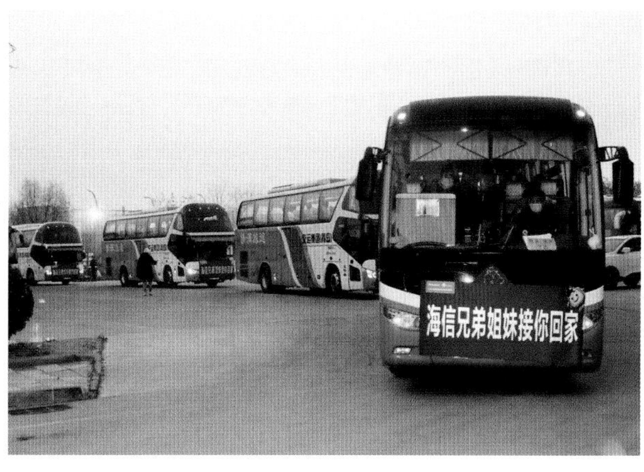

◆2月9日上午，交运集团（青岛）紧急调配60余部“返岗直通车”，分赴聊城、淄博等地，运送海信集团2000余名职工返岗。（记者白晓、通讯员邢路报道）

人群集聚且流动性大，是疫情防控的重点场所。我省提出，为保障群众健康安全，政务部门采取网上办理、邮寄办理等“不见面”办理方式，尽可能避免人员聚集可能产生的交叉感染的风险。

“你好，我想咨询一下，现在可以到大厅办理公共场所卫生许可业务吗？”“您的这项业务在网上就可以完成申报，不用到政务服务大厅办理。”齐河县政务服务大厅工作人员于慧敏接到市民的咨询电话后，指导其完成了网上业务申报事项。

“齐河县政务服务大厅的687项审批服务事项，全部提供网上咨询、预审服务，560项事项可以实现全程网上办理。”齐河县政务服务中心主任丁冉介绍，现在，中心一天通过线上、窗口办理政务服务超过200件。下一步将继续引导群众多通过线上和代办开展“不见面”审批业务，让群众办事更安心便捷。

不仅是行政审批，这种“不见面”的工作模式，还应用到企业生产调度中。

视频会议调度工作，微信群里安排任务，即便不得不见面商讨生产事宜，人与人之间也自然保持2米左右的距离。2月9日，记者来到位于济宁高新区的山东胜利生物工程有限公司，看到复工现场井然有序。

疫情当前，动物专用抗生素原料药、制剂和饲料添加剂等产品紧缺。为全力保供给，胜利生物早早地复工复产，24小时不间断作业，各类产品节后发货已近百吨。而公司之所以能够开足马力生产，与其制订的严密的防疫生产方案有着密切的关系。

我省各地通过出台务实政策举措，做好生产要素保障，帮助企业解决遇到的各种困难，越来越多的企业开始复工复产。截至2月9日下午5时，东营市累计对接服务企业9684家，全市正常生产经营工商企业达到1715家，已上岗职工数量97170人，返岗率62.8%。截至2月8日，济宁复工复产、重点项目开工及春节期间未停工企业（项目）909个，其中累计复工企业316个；滨州市滨城区66家企业提出复工复产申请，邹平市已有111家企业在产，其中节后复工企业59家。

“云招商”屏对屏
面不见线不断

疫情防控期间，外出招商洽谈项目已经行不通，如何在做好疫情防控的同时，积极推进“双招双引”工作？我省多地开启“云招商”新模式，采用远程视频的方式进行洽谈、会晤，帮助客商坚定投资信心，做好项目策划和资源储备，对接目标客商，全力做好各项服务，实现“今天能谈不推明天，今天能办不缓明天”。

2月6日，经过前期网上视频洽谈后，青岛市城阳区采取“不见面”网上签约的方式，与中国信息化发展研究院、山东顺诺智能科技有限公司、飞天联合（北京）系统技术有限公司分别签署了战略合作协议，协议合同金额达21.5亿元。此次签约项目的产业领域，涉及高端装备制造和新一代信息技术等前沿领域。

2月8日，一场形式新颖的客商见面会在滨州北海经济开发区举行。区党工委书记、管委会主任马军权以远程视频的方式，与身在韩国的客商进行了对话，表示当地疫情总体可控，将积极配合尽快完善手续，促使项目早日开工。

除将招商工作改为“屏对屏”沟通外，该区还将项目签约搬到了网上，首次实现了视频签约。同日，北海经济开发区通过网络视频系统，分别与大连大兵救援装备有限公司签署合作协议，与淄博科上贸易有限公司签署战略合作框架协议。在视频签约仪式上，签约双方都明确、清晰地表达了愿意履行合同的诚意，双方签约完毕后对合同进行了展示，合同具有法律效应。

这一创新做法，也在威海市被采用。相关部门的工作人员通过微信、电子邮件等方式与客户保持密切沟通，面不见、线不断，努力做好招商引资工作。“虽然不能面对面，但我们通过网络把招商宣传片、招商指南、产业介绍等发给客商，并随时把企业开工情况通报给他们，一些持观望态度的客商看到我们防控措施有力，开始积极回应我们。”2月9日，威海临港区商务局一位工作人员告诉记者。目前，威海内外资重点在谈项目共有144个。

青岛蓝谷也抓住特殊窗口期，不等不靠，通过电话、微信联系项目方，进一步储备高端人才和促进优秀项目落地。“放到全年来看，尽管疫情的冲击短期内可能比较强烈，但疫情过去之后，被抑制的经济活力定然会焕发出来，这就需要（我们）转变思想认识，创新工作方法，下更大力气抓好项目，招引更多大项目、好项目、高端项目。”青岛蓝谷管理局相关负责人表示。

（《大众日报》2020年2月10日01版／记者：肖芳 彭辉 张海峰 李剑桥 孟一 吕光社 贾瑞君 李明）

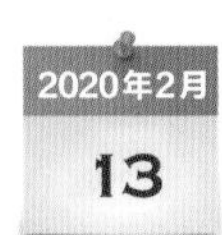

落实惠企政策，有序复工复产

济南：总投资过千亿“重工城”一天没停工

2月12日上午，山东重工（济南莱芜）绿色智造产业城如期开工建设。作为我省新旧动能转换重大工程和全省投资规模最大的项目之一，莱芜区重工产业城战疫情、保工期，春节期间一天未停，累计投入机械设备8640个台班，挖填土93万立方米，完成1369亩土地场地的平整，以确保首期100万平方米工业厂房今年12月陆续投产。

春节前后，新冠肺炎疫情的暴发给项目的平整场地工作带来巨大挑战。莱芜区按照“一手抓疫情防控，一手抓项目推进”的原则，持续攻坚疫情防控、土地场平、道路建设和配套项目等重点工作。施工现场全部人员登记造册，建立健康卡，每天2次测量体温，记录活动轨迹，来自省外的工人全部在工地过节。施工场地安装围挡，出入口设疫情检查点，24小时值守，机械车辆定时消毒，优先配备口罩、消毒液等防护物资。

山东重工集团董事长、项目总指挥谭旭光接受采访时表示，山东重工（济南莱芜）绿色智造产业城项目得到了济南市特别是莱芜区人民的全面支持，规划、设计、施工进展顺利。这次开工的一期工程今年投资100亿元，建设工业厂房100万平方米，新增产能20万辆整车整机，计划今年12月1日起陆续投产。这次山东重工集团按照省委省政府的部署，对全省高端装备制造业进行了全面布局。其中，山东重工（济南莱芜）绿色智造产业城项目整合山东重工集团的全球资源，按照省委省政府提出的打造万亿集团的要求而确立。项目去年得到了济南市政府的规划批复，总投资1500多亿元，达产后年销售收入3000亿元。同时开工的潍柴数字化动力产业基地将新增100万辆发动机产能，这两个项目对我省迈向高端制造业具有示范意义和推动作用。

青岛：援企稳岗释放政策红利

稳岗返还50%的失业保险费，实施职业介绍补贴，减免房租……近日，青岛出台10条举措，释放政策红利，“真金白银”助力中小企业复工复产。经初步测算，此举可为中小企业减负3亿元以上。

青岛市人社局2月11日向社会发布《关于应对新型冠状病毒感染肺炎疫情支持中小企业发展稳定就业的实施意见》（以下简称《意见》），自2020年2月4日起实施，暂定执行至2020年6月30日。《意见》确定，以独立缴费单位在青岛市社会保险经办机构开户、按规定参保缴费且受疫情影响、生产经营遇到困难的中小企业，在青岛行政区域内依法参加失业保险并足额缴纳失业保险费12个月及以上，且上年度不裁员或裁员率不高于5.5%（对职工总人数30人及以下的小微企业放宽到20%），可享受援企稳岗返还政策，返还标准为上年度企业及其职工实际缴纳失业保险费的50%。

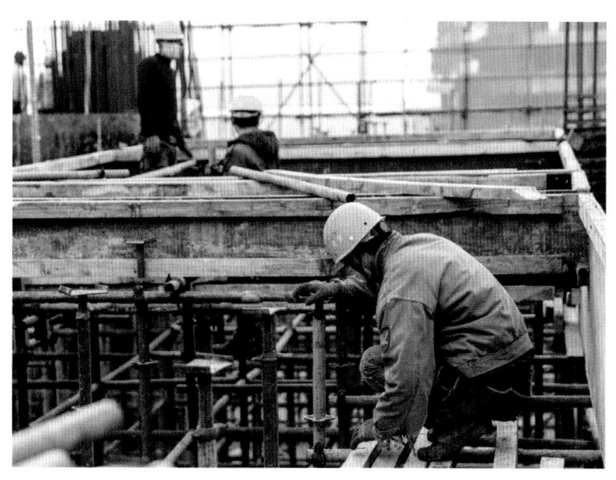

◆在青岛信联天地工程项目的施工现场，一名工人戴着口罩工作。（张晓帆、丁之报道）

实施中小企业职业介绍补贴方面，

《意见》确定，相关人力资源服务机构，介绍取得国家职业资格证书的技能型人才、就业困难人员和毕业1年内的职业院校、技工院校、高校毕业生到青岛市的中小企业就业，对于签订1年及以上期限劳动合同，并办理就业登记、按规定缴纳城镇职工社会保险的，可按每介绍1人300元的标准给予职业介绍补贴。

在具体经办环节上全部实行“零跑腿”、全程网办，申报程序做“减法”，重点减少申报材料、减少证明材料、减少审核环节，实现申报提速、审核提速、优先审批，快速落实各项政策，释放政策红利，确保就业局势稳定。

东营：出“真金白银”解复工难题

记者12日晚上从东营市有关部门获悉，东营在2月4日出台15条措施支持中小企业应对疫情的基础上，今天又针对中小微企业在复工达产过程中面临的外来员工的隔离场所、工作场所的消杀、员工就餐、交通运输等方面的突出问题，出台5条具体措施，拿出真金白银，切实帮助中小企业解决复工难题。

东营市抽调市级机关相关单位人员组成市级服务队，重点对接服务东营经济技术开发区和东营区，为中小微企业防控疫情、复工达产服务。随着大量企业复工，外来员工隔离场所不足的问题亟待解决。东营市要求各县区、市属开发区负责摸排辖区内企业隔离场所不足的数量和可协议作为隔离场所使用的宾馆、招待所、集体宿舍的数量等情况，由企业提出申请，县区、市属开发区企业复工服务办公室主导签订临时服务协议，费用由市、县区（市属开发区）各补贴20%。企业复工后，员工分散就餐困难的问题也格外突出。为此，东营市各县区、市属开发区将在全面摸排的基础上，根据实际需求确定本辖区提供盒饭外卖服务的定点单位，由自身不能提供员工分散就餐服务的企业提出申请，经所在县区、市属开发区审核通过后统一安排，所需费用由市、县区（市属开发区）各补贴1元/份。

菏泽：消毒产品生产许可1天完成

2月12日，菏泽普恩药业有限公司拿到了《消毒产品生产企业卫生许可证》，从申请到拿证只用了1天。

在菏泽普恩药业有限公司的生产车间，消毒剂生产线24小时人歇机不停，每天可生产15吨消毒剂，支援疫情防控一线。之前，这家企业并不拥有该产品的生产许可证。疫情发生后，消毒产品紧缺，菏泽普恩药业有限公司主动停产其他药品，紧急开展消毒剂生产。根据相关法规规定，审批消毒产品生产企业卫生许可证的法定时限是20个工作日。接到申请后，菏泽市与菏泽市高新区两级行政审批部门联动，特事特办，压减审批时限，简化审批流程，连夜加班审核材料，仅用1天时间就完成了整个审批流程。

记者了解到，菏泽市多渠道、多措施重点保障疫情防控重点物资生产企业复工复产，派员驻厂专人负责、专项调度，督促市内具备生产条件的企业全力以赴恢复生产，积极协调解决企业生产中的原料短缺、用工困难及周转资金不足等问题。协调省有关部门，帮助单县朱氏药业等4家企业走绿色审批通道，使其顺利拿到了疫情防护用品生产资质。

潍坊高新区：2小时获贷2300万元

2月11日，在潍坊高新区金融监管中心的积极协调和帮助下，2300万元防疫专项贷款仅用2个小时就落实到位，这为山东俊富非织造材料有限公司解了燃眉之急。

俊富非织造材料有限公司作为专门生产个人卫生防护和医疗防护用品材料的企业，为抗击疫情满负荷生产，急需新增流动资金。“由于疫情的影响，目前产品货款的回收出现了一定的困难。”公司财务总监陈志红告诉记者，公司储备原料、采购原料的资金紧张。

潍坊高新区金融监管中心在对区内企业资金状况进行调研的过程中得知这一情况后，积极牵线搭桥，紧急协调潍坊银行给予增援，银行专门开辟绿色通道，仅用2个小时就调整确定支持方案并通过授信审批，给予企业防疫专项贷款2300万元。“贷款一部分用于采购原料、辅料，还有部分用于支付电费，这就弥补了我们货款不能及时回收的缺口，解了燃眉之急。”能这么快解决资金问题，从事财务工作多年的陈志红对此也感到非常意外。

为服务企业发展，保障其平稳复工，潍坊高新区对区内企业的资金需求进行重点调度。高新区金融监管中心主任熊福涛说，下一步将积极帮助企业解决复工后的资金问题，确保中小企业顺利渡过难关。

汶上县：提前1个月拿到施工图合格书

2月11日上午，汶上县圣元环保电力有限公司项目负责人付常生放下电话后长长地舒了一口气：“这下就放心了，我们至少能提前1个月拿到施工图审查合格书。”

圣元环保电力有限公司项目是汶上县重点招商引资项目，建成后年可处理垃圾50余万吨。春节前，该项目通过县里的社会投资类重点项目模拟审批。1月31日，公司在网上申请办理施工图审查业务，汶上县行政审批服务局第一时间受理并通过APP（应用程序）摇号选取了审图机构。县行政审批服务局项目投资审批科科长郭超介绍，工作人员审查时发现，设计图纸中主厂房和综合办公楼没有考虑应用装配式“三板”新型材料，“按照要求，应该先由设计单位进行修改，修改完后我们通过，再转到审图机构进行下一步审查”。

“我们的设计单位在重庆，现逢疫情防控的严峻形势，设计人员还没有正式上班，短时间内无法按照‘三板’的实施意见修改图纸。”付常生将难处告诉了行政审批局的工作人员。

汶上县立即召集项目建设单位、设计单位和审图机构进行线上沟通，并承诺督导项目单位严格按照专家审查意见进行施工图设计。经过线上多次交流，最终达成一致意见，由县行政审批服务局按照容缺受理的方式，特事特办，允许施工图纸暂时不进行“三板”设计，先行通过政策性审查。付常生介绍：“现在设计图纸初审已经完成，设计单位正在按修改意见进行设计。审图机构承诺，设计完成后1天内就可以通过审查。这样至少可以节省1个月的时间。”

（《大众日报》2020年2月13日03版 / 记者：赵国陆　薄克国　贾瑞君　王兆锋　杨国胜　张蓓　王浩奇　姜国乐　通讯员：陈承英　赵忠宇　胡克潜　王建礼）

千方百计服务复工复产

外资外企：山东19条措施助企业渡难关

本报济南讯 2月11日，省政府印发《关于加快外商投资企业复工复产推进外商投资的若干措施》，在切实抓好疫情防控工作的前提下，千方百计做好外商投资企业复工复产服务，大力推进外商投资。

在为外企做好服务方面，将聚焦企业复工和生产经营所需，积极协助企业采购必要防护物资；联系对接餐饮企业、连锁快餐企业，为不具备餐饮防疫条件的复工复产企业提供餐饮配送服务；鼓励各级政府通过“网上招聘会”、由第三方机构提供中介服务等方式，帮助企业解决招工难、用工难问题。

在推进重大外资项目落地方面，针对当前人员流动受阻等难题，推行不见面审批，与外商做好对接沟通，及时了解项目落地过程中的制约因素，加强部门协调配合，落实任务责任，明确工作时限，为项目落地提供各类要素保障，争取项目早日落地见效。

在持续优化营商环境方面，降低企业物流成本，在港口原有免费堆存期基础上，再延长30天的免费堆存；对受疫情影响，面临暂时性生产经营困难的企业，减征或者免征城镇土地使用税、房产税，确实无力足额缴纳社会保险费的企业，按规定经批准后，可缓缴养老保险、失业保险和工伤保险费，缓缴期最长6个月。

支持企业不裁员、少裁员。对不裁员或少裁员的参保企业，可返还其上年度实际缴纳失业保险费的50%。对面临暂时性生产经营困难且恢复有望、坚持不裁员或少裁员的参保企业，返还标准可按6个月的当地月人均失业保险金和参保职工人数确定。将失业保险金标准上调至当地最低工资标准的90%。

与此同时，加大信贷支持力度。对受疫情影响较大的企业，灵活运用无还本续贷、应急转贷等措施，支持相关企业稳定授信，银行机构要对其到期贷款予以展期或续贷。（记者：代玲玲　通讯员：袁春）

中小企业：职工医保缴费可最长缓缴6个月

本报济南2月12日讯 今天，省医保局、省财政厅联合印发通知，明确对受疫情影响，面临暂时性生产经营困难，确实无力足额缴纳职工医疗、生育保险费的中小企业，可申请缓缴职工医疗、生育保险费，缓缴期最长6个月。

通知明确，缓缴期间免收滞纳金，职工可按规定依法享受医疗、生育保险待遇。缓缴期满后，企业应足额补缴职工医疗、生育保险费用。疫情防控期间，各市要按有关规定及时做好缓缴审核，支持中小企业平稳健康发展。疫情结束后将有关情况及时报省医保局。以上政策措施适用于工业和信息化部等4部门印发《中小企业划型标准规定》（工信部联企业〔2011〕300号）确定的中小企业，自印发之日起实施，有效期暂定3个月。（记者：张春晓　通讯员：黄亮）

保障企业：疫情防控重点保障企业名单制管理

本报济南2月12日讯 记者今天从省财政厅获悉，为深入贯彻全国强化疫情防控重点保障企业资金支持电视电话会议精神，省财政厅会同有关部门，研究制定了贯彻落实意见，将对我省疫情防控重点保障企业实行名单制管理，并积极争取国家支持，争取将更多符合条件的企业纳入国家管理名单。

对我省确定的疫情防控重点保障企业，省财政按照专项再贷款利率的50%给予贴息，贴息期限不超过1年。抓好专项再贷款发放，积极配合指导金融机构做好优惠利率信贷资金发放工作，按照“从严审核、从快放款”原则，对符合信贷条件且确有信贷需求的名单内企业，简化审批流程，从快发放贷款，做到应贷尽贷。建立协同联动工作机制，开辟绿色通道，简化工作流程，提高业务管理效率，本着“急事急办、特事特办”原则，迅速落实好国家政策措施，全力支持和组织推动相关企业满负荷生产、扩大产能。（记者：代玲玲　通讯员：孔进 赵云亮）

畜牧产业：搭建产销对接服务平台

本报济南讯 记者从省畜牧兽医局获悉，为帮助畜牧企业解决信息不对称问题，我省确定在新冠肺炎疫情防控期间，搭建产销对接服务平台，组织畜牧业产销对接活动，推动尽快恢复生产，稳定畜牧业发展基本盘，保障畜产品市场供应。

据了解，畜牧业产销对接服务平台将发布饲料、养殖、屠宰加工、流通等产业链各环节的产销对接信息。以需求信息为主：种畜禽场、畜禽养殖场户出栏销售信息，需要采购的饲料原料、饲料、兽药等投入品相关信息；屠宰加工企业采购、销售信息；经销商和大宗采购、团购单位对畜产品的需求信息等。

产销对接活动将采取部门推动、协会运作、系统联动的组织形式。需要发布信息的单位或个人，可通过山东省畜牧协会、山东省饲料协会、山东省兽药协会、山东健康肉产业联合会等公布的微信群、电话、信箱上报。经梳理汇总后，产销信息将通过省畜牧兽医局门户网站、政务微信和山东省畜牧协会及分会、山东省饲料协会等注册的网站、公众号、微信群等平台免费发布。（记者：毛鑫鑫）

住建领域：推动各类项目开复工

本报济南讯 省住房和城乡建设厅日前发布《关于统筹做好疫情防控期间项目开复工工作的通知》，确保各地在抓好疫情防控的同时，全力支持和组织推动住房城乡建设领域各类项目开复工，以开复工保防控、保市场、保供给，以疫情防控促生产、促市场、促供应，最大限度降低疫情对住建经济运行的影响。

《通知》指出，对涉及保障城市运行、疫情防控必需以及其他涉及重要国计民生的相关项目，必须在严格落实防疫措施的前提下尽快开复工。其他项目，春节前已开工的，能复工的尽快复工；列入今年计划的项目，要加快办理各类手续，具备开工条件的抓紧组织开工，暂时不具备开工条件的做好前期工作，确保项目有序推进。（记者：方垒）

（《大众日报》2020年2月13日03版）

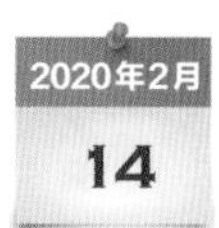

经济亦“战场”，复产保开局

青岛威海日照济南4市开工率均超70%，7市开工率过半

在抗击新冠肺炎疫情的同时，在经济“战场”，山东正稳步有序恢复正常生产。按照省委、省政府部署，各级各部门立足职能、加强研判，以“硬核”举措提振各方信心；广大企业积极自救、化危为机，以最快速度释放活力、扩大产能。山东在全国疫情防控、经济稳定大局中的大省担当形象正得到进一步彰显。

紧急购买防护物资、提前启动招聘计划、预订大巴接员工返岗……2月10日复工首日，海信集团以董事长、总裁发布联名信的方式鼓励员工面对困难越战越勇。仅在青岛本地，就直接关联200多家上下游配套企业，海信是山东工业企业的一个缩影。

着眼产业链完整接续大局，山东开通网上窗口和热线电话，24小时受理企业诉求，最大程度化解企业复工复产的“拦路虎”。对涉及重要国计民生的企业和重大项目、重大工程，通过本地挖潜、余缺调剂等多渠道满足企业阶段性用工需求；制订煤电油气供应保障预案，防止集中复工复产可能带来的区域性、时段性供应短缺或价格大幅上涨……截至2月11日，全省规模以上工业企业中累计开工企业13790家，占规模以上工业企业的48.6%，较前一日提高7.6个百分点；复工人数204.4万人，占职工总数的38.4%，较前一日提高4个百分点。从各市看，青岛、威海、日照、济南开工率均超过70%，7个市开工率过半。

天气回暖，枣庄市山亭区北庄镇1000多个樱桃大棚迎来盛花期，果农们在做好疫情防控的同时正抢抓农时为樱桃花授粉。

不仅工业企业“火力全开”，春耕春播也在紧锣密鼓地进行。省农业农村厅印发意见，有针对性地提出田间管理技术措施，指导农民搞好镇压保墒、促弱转壮；各种农业社会化服务组织行动起来，“无接触种地”系列举措让农民在家门口就能解决农资采购难题……据介绍，随着全省春季机械化生产即将全面展开，我省还将发挥9000多家农机合作社遍布农村社区量大面广、装备优良、技术操作专业、带动能力强的优势，统筹抓好夏粮田管和春耕备耕等机械化生产重点工作，努力夺取夏季农业丰产丰收。

1.5万多家在鲁外商投资企业也感受到了来自政府的“温暖”，山东出台16条措施，全力稳外贸、稳外资。一方面安抚好“老朋友”，部分2020年度省级外经贸发展专项资金提前下拨、进口防疫物资给予贴息支持等，针对企业在复工和生产经营中遇到的防疫物资紧缺、人工不足、物流不畅等困难，山东建立“一对一”联系帮扶机制逐项解决；同时更抓紧招引“新朋友”，通过便捷化、即时化、远程不见面的方式搭建“永不落幕”的线上招商引资服务平台，并积极发挥驻外经贸代表处作用，围绕各市对接项目及时传递项目需求，确保招商引资不断链。9435家具备复工条件的外商投资企业中，7992家企业已于2月10日正常复工。

各地也结合实际创新方法、强化探索，将复工复产作为发挥“金牌店小二”服务精神的新舞台。稳岗返还50%的失业保险费，实施职业介绍补贴，减免房租……青岛以真金白银援企稳岗的同时，更将全市3400多家规上工业企业分片包干、责任到人，截至2月12日，累计解决企业反映问题73个，并为28家企业办理车辆通行转运单74单。淄博印发《关于做好2020年市重大项目服务保障工作的通知》，对续建的120个项目完善细化复工方案，迅速组织复产复工；对新开工的125个项目，加快前期手续办理，确保一季度开工率达到40%以上。东营成立由12个部门单位组成的企业复工服务办公室，主动通过登门拜访、线上顾问、远程服务等方式对接企业，为其解读疫情防控期间出台的最新政策，帮助企业解决困难问题，指导企业迅速组织开工复产，目前复工率已达到52.3%。

在发展这场同样艰苦的战斗中，山东各级各部门正以全面靠上服务，切实摸清需求，扎实解难纾困，针对企业复工复产采取更加有力的措施，最大限度降低疫情对经济运行的负面影响，确保实现一季度平稳开局。

（《大众日报》2020年2月14日01版 / 记者：付玉婷）

山东开通24小时热线解决企业复工难题

本报济南2月14日讯 记者今天从省发展改革委获悉，为全力保障经济平稳健康发展，即日起，企业在复工及生产经营中遇到问题，可拨打24小时热线电话（96345）反映。

日前，省委成立了经济运行应急保障指挥部，指挥部办公室设在省发展改革委。指挥部办公室建立了政策信息发布、问题诉求反映和协调解决平台，并同步开通24小时热线电话（96345）。即日起，可登录省政府门户网站和省发展改革委网站，查阅了解相关政策，在线留言反映企业复工复产、生产经营和项目建设中存在的各种困难和问题，也可以拨打热线电话反映。

（《大众日报》2020年2月15日03版 / 记者：杜文景　通讯员：路国兵）

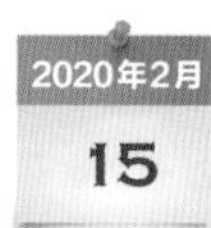

山东各地创新方式“双招双引”加快项目落地
“面对面”变“屏对屏”，大项目“云上”签

当前，新冠肺炎疫情防控工作正处于关键期，保障经济运行就是支持打赢疫情防控阻击战。在做好疫情防控的同时，山东省各级各部门着力推动企业复工复产，各地“双招双引”一改往日“面对面”集中签约形式，通过“屏对屏”洽谈沟通，将项目签约搬到了“线上”，有力确保全省高质量发展实现良好开局。

淄博：“1分钟签1个大项目”

14日下午3时，一场形式新颖的重点项目集中签约仪式在淄博高新区举行。美国、德国和北京、上海、深圳、西安等地的投资合作方，以视频的形式出现在会场。因为前期不间断地沟通落实，这次集中签约，仅用时15分钟，总投资为127亿元的15个智能装备制造项目高速落地淄博高新区。

淄博市委书记江敦涛告诉大众日报社记者，新冠肺炎疫情对项目落地可能会造成一些阻力，但出于疫情防控的隔离，隔离不了淄博和企业家的沟通对接，中断不了淄博推进项目落地的热情，阻止不了淄博对企业对项目的服务。淄博市委、市政府将一如既往地为各类企业提供全方位的优质服务，在要素保障、政务服务等各方面给予最大支持，全力推动项目尽快落地见效。

疫情防控期间，淄博市各级各有关部门积极运用微信、视频等互联网渠道，全面开展“线上”“双招双引”，改“面对面”交流为“屏对屏”沟通，视频洽谈、网上签约正成为淄博市“双招双引”的新模式。此次集中签约的项目，主要涉及电子信息、医疗器械、新材料等智能制造领域，科技含量高、投资强度大、产业带动性强，多个项目在国际国内处于行业领先水平。其中有8个高科技项目填补了国内外空白，攻克了行业技术难题。这些项目的落地，将对淄博市智能制造产业创新发展起到重要推动作用。

参加网上签约的企业家们纷纷表示，企业将努力克服困难，加速项目落地，不因疫情耽误项目发展的进度，决不降低企业发展的目标。

济宁：“屏对屏”签约13个项目

2月13日上午10时，济宁市“两高两新”产业项目网上签约仪式举行，企业投资方与项目落地方以线上“屏对屏”方式签约。

仪式现场，会议室中间的大屏被分割成14个部分，分别连接济宁主会场和外地的13家项目投资企业，两边屏幕分别连接14个县市区和功能区。“您好”“您好”，企业方签约嘉宾和落地方政府代表对着镜头互相招手示意，随后在合同协议上签字。

为适应疫情防控需要，济宁创新优化招商引资方式，运用现代信息技术开展“不见面招商”“线上招商”。网易（济宁）联合创新中心项目、双林集团新型自动变速器生产基地项目和绿海汇智能制造产业园项目等13个产业项目，分别落户任城区、济宁高新区和济宁经济技术开发区，总投资额90.65亿元。

这13个项目涉及高端装备、新能源汽车及零部件、新材料、新一代信息技术等“两高两新”领域，有很好的发展前景。“此次线上签约项目集聚落户济宁，是广大企业家对济宁发展前景投下的‘信任票’。”济宁市委书记傅明先表示，这些项目对济宁提振发展信心、推动产业转型升级有重要促进作用。

平度：31个重点项目“一网签”

2月14日，在“青岛突破平度攻势”——2020年平度市“双招双引”重点项目集中签约仪式上，总投资267.2亿元的31个产业项目，通过“屏对屏”网上签约形式落户。

此次网上集中签约活动，除设置主会场外，还以网络直播的方式在青岛、平度市直部门、镇街园区的60余个分会场同步进行，并全网直播。同一个屏幕中，来自上海、深圳、温州、哈尔滨等多个城市的31个项目签约方进入“云上签约会议室”，完成远程网上签约。

本次网上集中签约的31个项目投资规模大、科技含量高、产业拉动强，涉及新一代信息技术、智能装备、新材料、工业地产、医疗康养、精品旅游、现代物流、文化创意及现代农业等9大产业领域。其中，由青岛市民营经济发展局牵线引荐、总投资66亿元的万洋众创产业城（青岛）基地项目，将建设集智能家电制造研发、电子商务、仓储物流、金融服务和智慧园区管理为一体的智能家电中小企业产业园，产业园建成后将成为平度智能家电产业集聚新平台。

“在这样的疫情环境下，平度拥有一个持续、稳定、优越的营商环境，这是保障企业发展的软实力‘硬核’，也是我们中外合资企业，尤其是欧洲投资者的信心源泉。”福赛中国区负责人马培元通过屏幕表达了投资者的心声。

（《大众日报》2020年2月15日04版 / 记者：马景阳 毛琳琳 高阳 吕光社 张誉耀 李媛 通讯员：贯力 张德杰 杨志刚）

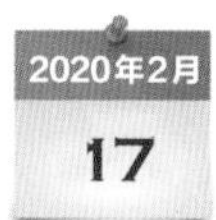

复工复产，办法总比困难多

全省规上工业企业开工面近70%，重点物资企业加速扩产转产

“来自天津、河北、江苏的外地配货车会和本地物流企业在指定路段来个‘接力’，外地司机不下车，本地人员对货物消毒后再将其‘倒装’到本地车辆上。”福田汽车3处配套物流仓库所在的潍坊保税区汶泉发展区福田社区主任马朋表示，这种创新做法既能降低外部接触可能产生的感染风险，又能保证零部件尽快送达。

当前，山东正积极组织职工返岗复工，实现抗击疫情、支援前线、安全生产“三不误”。截至2月14日，全省规模以上工业企业开工面已达67.7%，累计开工企业19219家；复工人数253.2万人，占职工总数的47.5%。

“办法总比困难多”，这是记者在采访中最常听到的一句话。疫情挡不住完成“重点工作攻坚年”发展目标的决心与脚步，全省各级心中有担当，脚下有闯劲，拿出创业者的精气神，“靶向”解决复工复产难题，全力支持工业经济平稳健康发展。

“春风”线上送。日前，青岛市民营经济发展局、市地方金融监管局主办的新年首期宣讲推介活动，由“青岛民企之家”联合5家网络平台进行了线上直播，部分银行分别就应对疫情和复工复产出台的融资政策措施和线上融资产品（服务）进行宣讲推介，整场活动有21万多人同时在线观看，互动环节有超过300人对接咨询融资业务。自2月8日开展金融支持企业复工复产“春风行动”至今，青岛多种形式推进“金企”对接。截至2月14日，24家主要金融机构支持企业复工复产累计放款176亿元，涉及企业1506户。

“开标”不见面。2月13日9时，莱州市中医医院重症监护室抢救设备采购项目正式开标交易，这标志着疫情防控期间烟台首宗招投标交易项目正式落地。受疫情影响，全国公共资源交易活动按下“暂停键”，烟台市公共资源交易中心莱州分中心创新工作方法，对涉及保障城市运行必需、疫情防控必需、重要国计民生及企业生产经营急需的项目启用工程建设交易“不见面开标”系统，切实保障项目按时交易，助力企业尽快复工复产。自2月9日以来，烟台市197个市级重点项目已开复工17个，月底复工率有望超过50%。

“真金”换信心。威海市环翠区2月14日召开新闻发布会，兑现2019年度扶持资金9766.4万元，共涉及760家企业和个人，既是历年来扶持资金最多、受惠企业最多的一年，也是兑现时间最早、速度最快的一年。为确保每一分钱兑得及时、用得明白，环翠区还围绕资金拨付、政策执行等制定了三把“标尺”。人才项目、龙头企业、工业和信息产业发展、科技创新、服务业发展等方面的各类扶持资金，本月底前将全部发放到位。

随着一系列政策措施发力，复工复产企业数量还在迅速上升，火力渐开的经济战场让疫情防控战场更加有安全感。1月27日至2月14日，我省重点监测企业已累计生产各类口罩4876.9万只、防护服14.6万套、防护面罩39.4万个、隔离眼罩（护目镜）22.3万个、消杀产品（75%酒精、84消毒液）4.38万吨。

在抓好现有防疫物资生产企业开足马力的前提下，全省多地还在积极拓展路径、深度挖掘潜能，用好用足现有政策，支持具备生产能力和条件的企业临时转产，为国家调拨和省内所需提供更好保障。目前，威海威高集团已试产医用一次性防护服，迪尚集团仅用24小时实现从注册新公司到样品生产。潍坊3家企业临时转产，其中阳诚智慧防护科技公司已订购医用口罩生产设备；临朐欣跃针织服装公司无菌车间已投入使用，医用防护服、口罩已产出样品送检；英鸿光大科技公司的医用口罩生产线、无菌车间及相关生产设备均已到位。青岛华仁药业一次性口罩生产线和N95口罩生产线预计2月底前形成产能，颐和无纺布有限公司也正全力转产口罩用和防护服用熔喷布。

（《大众日报》2020年2月17日01版 / 记者：付玉婷）

无人机助阵、专家线上解答、自动化播种育苗……
山东省各地不误农时
战“疫”不松劲 春耕备耕忙

一年之计在于春！在疫情防控关键期，各地迎来了春耕备耕的时节。春耕不能误农时，如何做到疫情防控和农业发展两不误？我省各地纷纷推出不同的农业生产举措，在做好疫情防控确保安全的前提下，积极投入到春耕农忙的热潮。

曲阜：520台农机上阵助春耕

“人误地一时，地误人一年。现在是最好的时节，可不能耽误了农时。”2月13日，在曲阜市姚村镇王家村土豆种植基地里，种植户颜景流正驾驶施肥起垄机，在地头穿梭，镇农业服务站技术人员鹿继春在一旁现场指导。一天下来，犁完了15亩地。

“往年打线、施肥、起垄都是靠人工，我这90亩土豆，怎么也得用十来口子人。用上这个机器，省时又省力，再等几天就可以开沟种植了！”看着施肥起垄机在身后划出两条笔直的播种行，颜景流脸上绽开了笑容。

颜景流所用的施肥起垄机来自镇里的农机专业合作社。合作社通过微信群推广、上门指导、远程服务等一系列举措，让越来越多的农户用上了农业机械，减少了用工，提高了效率。

春耕遇上了疫情，人员聚集容易形成风险。为减少人员聚集，曲阜向全市24个农机合作社发出“动员令”，出动植保无人机、自走式高地隙喷杆喷雾机等各类植保机械和马铃薯播种机、施肥起垄机等耕种机械520台，用于疫情防控和春耕。同时，利用农机微信群、短信和网站发布农机操作知识，培训各类农机技术人员160余人，通过技术人员上门指导、帮助协调农资等方式，推动农业企业复工复产。

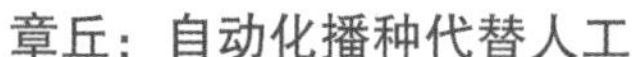

章丘：自动化播种代替人工

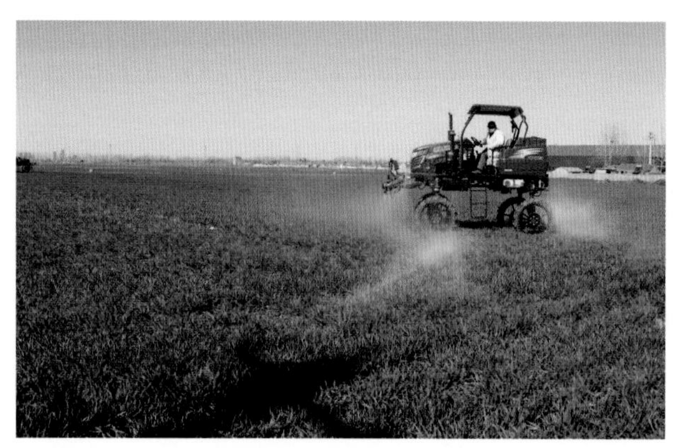

◆枣庄市市中区付刘耀村农民驾驶植保机在田间作业。（通讯员吉喆报道）

小甜瓜，大产业，是济南市章丘区高官寨人的骄傲，在2019年创下了产值15亿元的记录。春天对于辖区2.3万瓜农来说尤为重要，种苗、管理、采摘，一年的收获关键在此时。

“防疫不误春耕，两手抓、两不误、两推进。”高官寨街道党工委、办事处态度坚定。

当地龙头企业济南市东方骄子生物科技有限公司积极投入甜瓜秧苗的培育生产，为瓜农春耕提供种苗保障。

一大早，货车司机已经等候多时，工人们紧张有序地将包装好的甜瓜苗搬进货厢。“这些瓜苗全是发往周边乡镇的，每天销售30万—40万株甜瓜苗，年前已经预订满了，不再接受订单了。”东方骄子经理韩方元说。

温室大棚内一派人勤春来早的忙碌景象。为防控疫情，该公司并未让多数员工复工，而是采用标准化生产和依靠技术突破来保障产量，育苗以自动化播种代替人工，从而实现产能最大化。同时制定严格的疫情防控举措，每天早中晚3次消毒消杀，单位员工全部戴口罩，建立健康台账，每天进行体温监测跟踪，确保防疫工作落实到位。

东方骄子公司占地300亩，共有31栋日光冬暖棚，2栋智能温室，头批育苗1210万株，日销售40万株左右。据公司负责人介绍，周边群众甜瓜苗栽植率已达70%左右，后期将是哈密瓜苗的高峰期。

莱西：专家农户“屏对屏”交流

2月14日，在莱西市马连庄镇青岛扶贫产业园内，去年4月份新栽植的60亩阳光玫瑰葡萄，如今已经开始发芽结果，出穗率达到了80%以上。

“现在葡萄生长正处于关键时期，受疫情影响，农技专家无法来现场指导，但专家们一直牵挂着葡萄的长势情况。”产业园基地经理王庆波说，正月初五（1月29日），青岛农业大学刘更森教授就通过视频的方式查看了扶贫产业园内葡萄生长情况，他预计，若5月份能上市一批葡萄，这个扶贫项目就能见效益了。

据悉，从2月7日至今，青岛蔬菜生产服务群坚持组织专家集中进行答疑，30多位技术专家和基地农户通过文字、语音和视频的方式进行交流。

青岛市农技人员纪国才告诉记者，这个蔬菜生产服务群2月1日建立，目前成员数达到了339名。通过微信群把大家聚在一起，打通生产、需求、销售、技术等各自为战的信息孤岛，组建“联合舰队”，做好果蔬的生产和供应。

哪里有养殖，哪里有种植，哪里就有农业技术人员的身影与声音。1000多名技术人员活跃在农业产业扶贫战线上。到目前，已在田间地头现场技术指导365人次，指导农户1430多人；通过网络技术指导430多人次，指导农户5230多人。

（《大众日报》2020年2月17日04版 / 记者：张晓帆 段婷婷 吕光社 通讯员：程强 孟凡庚 梅花 张艳）

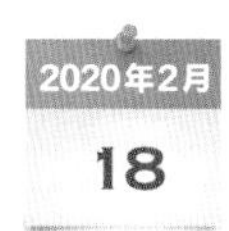

复工面临“招工难”，山东实招频出

2月15日一早，临清市八岔路镇首批赴潍坊歌尔电子集团的近百名员工，乘坐专车分批返回潍坊。“歌尔经批准可以复工复产了，要求老员工返岗，镇上积极协调卫生部门和交通运输部门，帮助员工顺利踏上了返工路。”八岔路镇八方人力资源服务有限公司负责人张明先说。

招人！返岗！疫情之下，对于已经和正在准备复工复产的企业来说，这是目前最为迫切的需求之一，也成了全省各级人社部门全力面对的大事、急事。

阿里巴巴（山东）用工需求1.6万人、山东顺丰速运公司用工需求1900人……连日来，为保障重点企业用工的迫切需求，山东省公共就业和人才服务中心全面了解企业、工程项目的复工时间和用工需求，采用大数据手段，定向向有求职意向的求职者发送招聘信息，提高人力资源服务的针对性、精准性。

同时，人社部门充分利用山东公共招聘网、山东高校毕业生就业信息网及各地招聘平台，广泛开展线上招聘活动，引导供需双方在网上洽谈、网上合作，打造“就业服务不打烊、网上招聘不停歇”的线上春风行动。目前，全省共举办网络招聘会180场，1.36万家用人单位发布岗位需求36.98万个。

在青岛人才网和青岛人才微信公众号的“贺新春”线上招聘服务平台，用人单位登录后可直接点击“网上招聘信息发布”，即时发布岗位招聘计划。求职者可在线浏览岗位信息、投递简历，并根据不同的择业目标，选用个性化简历模板进行编辑和投递。同时，平台依托大数据招聘算法，通过微信向个人精准推送相关岗位信息。

东营市人社局成立7支企业用工服务队，配备600余名服务专员，每人固定服务2—3家企业，实现“四上企业”“一企一专员”。滨州市人社局组织专门工作组，靠上帮助康力医疗等防护服、防护口罩生产企业招工150余人。

充分发挥市场的力量帮助企业招工，是另一个行之有效的做法。各地制定补贴政策，充分调动职业中介机构的积极性。德州对介绍技能型人才和职业院校、技工院校、高校的毕业生就业的各类公共就业服务机构、经营性人力资源服务机构，按每人120元的标准给予职业介绍补贴。职业介绍补贴政策自2020年2月4日起实施，有效期暂定3个月。

职工返岗，交通是当前必须考虑的问题。对此，人社部门除了积极配合交通运输部门，采取点对点运输方式外，还指导企业采取签短合同、调整工时、轮岗轮休、协商薪酬等措施，加大省内就近就地招工力度，有序开展定向跨区域招工。

（《大众日报》2020年2月18日03版／记者：张春晓）

防疫不误农时，田间地头忙春耕

“雨水”将至，万物萌动，新冠肺炎疫情挡不住春天的脚步。作为农业大省，山东一手抓防疫，一手忙春耕，确保不误农时。整地、育苗、追肥……农民在齐鲁大地播种下新希望，勾勒出不同于以往的新图景。

在泗水富华瓜菜种植专业合作社的种植大棚里，农民们这几天戴上口罩，忙着进行西瓜苗定植。“合作社拥有6000多亩种植基地、3500多个大棚，现在正是早春果蔬种植的关键时期，疫情防控不能松懈，农时也不能耽搁。”合作社理事长吕孝东介绍，他们要求社员每天进行体温测量、佩戴口罩，不定时进行消毒，并且严格控制棚内工作人员数量，大家分散干活，相互之间的距离要在2米以上。

据了解，家庭农场、农民专业合作社、农业社会化服务组织等新型农业经营主体，已成为当前疫情防控期保春耕的重要力量。为降低春耕农忙、人多聚集产生的疫情扩散风险，省农业农村厅日前下发通知，要求各级农业农村部门要充分发挥村集体、合作社、服务企业等服务主体作用，有序组织小农户统一接受耕、种、防、收等多环节生产托管服务，提升农业生产规模化水平，在防疫的同时，实现农业增效、农民增收。

在武城县甲马营镇北王庄村，村民王增玉足不出户管农事。“有了托管服务，俺这11亩地就荒不了了。”2月16日，在他家的地里，志远粮棉种植合作社的2台自走式喷雾机正在喷洒药剂。

“防疫期间，我们的托管服务全部采用机械化操作，人工少、效率高，有效解决了生产期间的人员防疫问题。”合作社理事长牛文忠介绍，合作社拥有农业生产全程中所需的各类作业的农机具90余台（套），形成了耕、种、管、收、储一条龙式农机服务体系。目前已接受全托管土地8000亩，半托管土地1.5万亩。

春耕备播，农资先行。“镇上的微信群，不但有人定期在群里发送农情信息，农户还能在里边购买化肥、种子等农资。”武城县郝王庄镇西李古寺村党支部书记马守良说。武城县建了9个镇街农业生产微信群，组织全县220余家农资商户按照属地择群加入。工作人员每日在群内公布种子、化肥、农药等农资产品的生产厂家、价格等信息，农民点单，村委会汇总农户需求后集中购买，商户统一配送到村，村委会再分发到户。

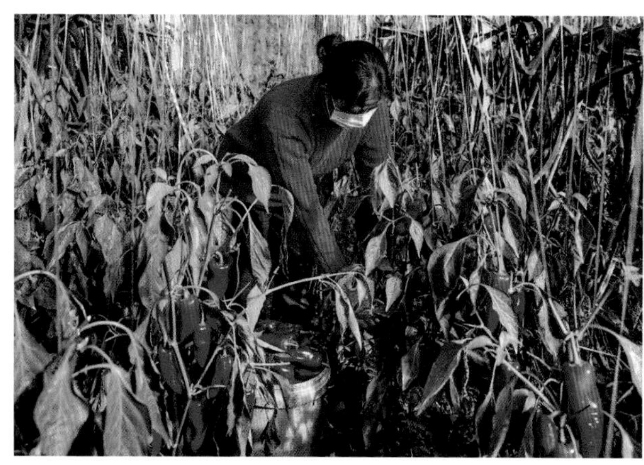

◆淄博市淄川区在做好疫情防控的同时，积极引导农民抢抓农时开展春季生产。图为2月17日，在淄川区西河镇馨园农场日光温室大棚里，菜农正在采摘蔬菜。（翟慎安报道）

“请问这是啥病？如何用药？”2月16日，利津县汀罗镇东王屋村黄瓜大棚种植户胡建涛，在微信群里上传了两张黄瓜秧苗出现白色斑点的照片。“这是白粉病，在黄瓜生长期间需要使用一些药物。”利津县农业农村局农技员付敏宗仔细观察照片后，第一时间做出诊断。

眼下，手机成了种植户的“新农具”。疫情发生后，为减少现场指导人员直接接触带来的防控风险，利津县充分利用微信群等线上渠道搭建与农户的沟通交流平台，组织邀请农业专家、教授以及农技人员建立农业生产技术指导微信群，号召农户加入，农技人员每天会在微信群内推送各种农业生产信息，分享农业大学专家的课件，远程对农户进行科学春耕指导。

人误地一时，地误人一年。为保障特殊时期春耕备播有序推进，山东全力畅通农资供应渠道，确保种、肥、药等物资储备充足，帮助打通交通梗阻，保障农资运得进村、下得了地，农产品出得了村、进得了城。同时，加强行业监管，坚决打击哄抬农资价格、服务价格等扰乱市场行为，确保农业生产稳定。

（《大众日报》2020年2月18日04版 / 记者：毛鑫鑫　通讯员：王玉磊 吴华 李伟伟）

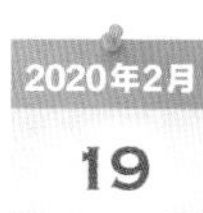

商务部推广外企复工复产“山东样本”

全省外企复工复产有序推进，复工率近60%

本报济南讯　近日，商务部印发《关于推广山东省加快外商投资企业复工复产推进外商投资若干措施的函》，将山东省近期推出的19条加快外资企业复工复产推进外商投资的政策措施，印送全国各省

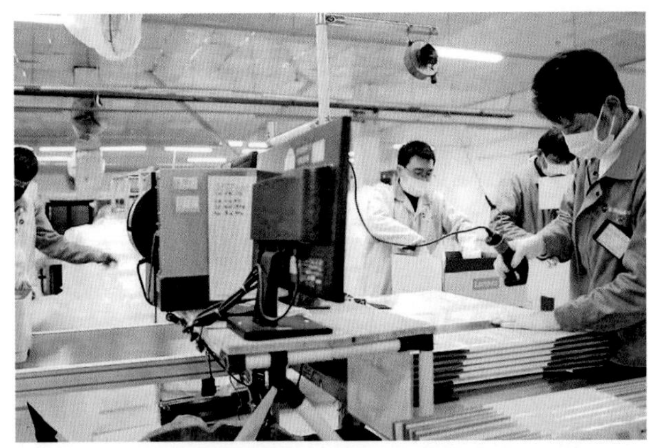
◆位于威海高新区的外资企业新兴迪基塔尔电子有限公司已复工复产，图为工作人员佩戴口罩，有条不紊地工作。（记者彭辉报道）

（区、市）参照借鉴。

这两天，位于青岛市胶州经济技术开发区的阿法拉伐工业园开始忙碌起来。作为全球最大的船用锅炉生产商，这家企业正在加紧生产一批销往韩国和日本的订单。为确保外资企业有序复产，胶州经济技术开发区管委会成立了40个企业防控服务小组，“一对一”进行帮扶。

阿法拉伐（青岛）工业有限公司总经理伯恩·沙勒特告诉记者，公司拥有1200名员工，目前仅有67人没有到岗，“如果没有当地政府的支持，我们不可能有这样的生产能力，最大限度地为我们的客户提供优质服务”。

阿法拉伐顺利复工，得益于2月11日山东省印发的《关于加快外商投资企业复工复产推进外商投资的若干措施的通知》。《通知》提出19条加快外资企业复工复产、推进外商投资的政策措施，包括协助采购防疫物资、协调提供餐饮服务、帮助企业员工返岗、协助企业解决用工难题、加大信贷支持力度等。

这些措施对于外资企业复工复产的帮扶细致周到。其中规定，协助采购防疫物资，各市要“帮助复工复产企业落实防疫安全措施，聚焦企业复工和生产经营所需，积极协助企业采购必要防护物资”。同时，还要协调提供餐饮服务，“联系对接餐饮企业、连锁快餐企业，为不具备餐饮防疫条件的复工复产企业提供餐饮配送服务”。

为帮扶外资企业员工返岗，《通知》提出支持企业采取包车方式，“点对点”接回湖北省以外地区和省内非留观、非密切接触者的健康状况良好的员工，采取有效防护措施，确保其返岗复工。对有接回省外员工需求的企业，企业所在地政府应在通行方面进行必要协调；对执行政府指定运输任务的包车免收公路通行费，并优先予以通行。

商务部高度认可山东省的这一系列举措，认为山东省一手抓疫情防控，一手抓经济发展，突出服务保障外商投资企业及外商投资的主题，出实招、办实事、解难事，行动迅速，决策果断，推出的19条措施针对性和可操作性强，支持力度大，任务分工明确，强化了各级地方政府和相关部门的责任，对当前各地克服疫情影响、加强外资企业服务、做好全国稳外资工作具有重要借鉴意义。

记者从省商务厅获悉，全省外贸外资企业复工复产正有序推进，截至目前，外贸企业复工率达到61.1%，外资企业复工率达到59.3%。

（《大众日报》2020年2月19日01版 / 记者：代玲玲　通讯员：袁春）

我省出台加快企业和项目建设复工复产若干措施

部分返程群体将享“点对点”服务

本报济南2月19日讯 为有效解决当前企业和项目建设单位员工返岗交通受阻、原材料供应短缺等困难，日前，省委新冠肺炎疫情处置工作领导小组（指挥部）印发《关于加快全省企业和项目建设复工复产的若干措施》（以下简称《措施》），进一步加快企业和项目建设复工复产进度。

为保障返岗务工人员通畅出行，《措施》明确，对在山东省境内连续居住14天以上、没有可疑症状且不需要（或已解除）隔离观察的人员，由现住地社区（村）防控小组出具全省统一的健康通行卡，各地各单位对持卡人员一律予以通行，对乘坐“点对点”特定交通工具到达目的地的，不再实施隔离观察。

各县（市、区）面向省内和省外非疫情严重地区开展针对企业员工、农民工等返程群体的客运包车和定制化运输等“点对点”“家到厂”服务。对需集中运送职工返程的用工企业，及时协调具有道路客运经营资质的企业提供运输服务。对去外省市的企业务工人员，只要满足办理健康通行卡条件的，就可到居住地的社区（村）申请，社区（村）防控小组不得拒绝并需快速办理。

《措施》明确，鼓励外国专家和外籍工作人员及时返岗复工，及时了解外籍人员工作、生活中的合理诉求，保障外籍人员防疫物资和生活物资供应。疫情期间，我省外籍人员来华工作许可暂行“不见面审批”制度，简化办事流程，加快办理工作、居留证件。

为全力保障公路网顺畅通行，《措施》提出，在做好疫情防控工作的前提下，落实应急通道和绿色通道制度，对持有通行证的一律免检放行。各地一律不得擅自封闭高速公路出入口、阻断国省干线公路、硬隔离或挖断农村公路，严禁阻碍车辆通行；除在省界和高速公路出口设置省际往来车辆和人员检查站外，省内各市、县（市、区）、乡镇之间设置的检疫点和检测站，对省内车辆和持有省内有效证件的人员，在体温测量无异常后快速放行，不得以任何理由拒绝出入。对于短期内向省外运送物资的企业和司乘人员，可相对固定，采取“单人单间、不与外人接触、不相互接触”的方式，实行封闭式管理，封闭式上岗。建立省际交通运输协调机制，加强与周边省市交通主管部门对接协调，互相承认邻省颁发的企业生产原料运输、产品运输、农民工返岗包车等运输车辆的通行证，快速检查、快速放行。

《措施》明确，鼓励支持企业和项目建设单位就地就近解决原材料问题，利用山东省中小企业公共服务平台（山东省民营企业综合服务平台）发布企业原材料供需信息，提高产销衔接和供需对接效率。对新上原材料生产项目，配备专门人员全程代理审批服务，实行边生产边审批，在施工、检测、认证等方面开辟审批绿色通道，优先保障其用地用水用电需求，推动项目尽早落地达产。

在企业和项目疫情防控体系建设方面，《措施》提出，对酒精、口罩、手套、测温仪等防控用品，企业和项目建设单位要拓宽采购渠道，努力满足自身防控需要。对自身筹备存在困难的企业，企业所在市、县（市、区）领导小组（指挥部）帮助企业解决困难。对防控物资缺口较大的市，由省委领导小组（指挥部）协调解决。企业和项目建设单位建立主要负责人负总责的疫情防控工作机制，建立全环节、全流程疫情防控台账，形成从企业管理层到车间班组再到一线职工的“横到边、纵到底”的疫情防控全员责任体系。

《措施》明确，各市要建立驻厂（项目）联络员制度，专人专班协调解决企业生产和项目建设需要的防护物资、原材料、生产设备、流动资金、员工返岗等方面遇到的困难和问题。

（《大众日报》2020年2月20日02版／记者：李振）

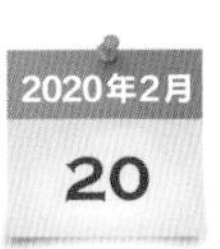

开通“返岗直通车”、自行返回报销车票、给租赁酒店隔离补贴……

保障员工返岗，山东招招贴心

实招一：“返岗直通车”开到家门口

2月19日下午2时55分，在经过9个多小时700多公里的路程后，烟台市当日往返济宁专线的两辆“返岗直通车”，终于到达鱼台县鱼城镇，并接到了44名返岗的员工。“终于能回去上班了！”家住鱼城镇的刘小华说，得知会有大巴车来接一家三口返岗，全家人特别高兴。

针对企业员工返岗难题，烟台市政府迅速成立企业外地员工返岗工作专班，由人社部门牵头统筹，组织运输企业开通“返岗直通车”。专车安排人社部门工作人员、医护人员、企业负责人等跟车服务。为了避免车上人员过于密集，采取间隔就座的方式，参运车辆实载率严格控制在50%以下。员工上车时，需要出示健康通行卡，并进行体温测量和手部消毒。目前，工作专班正在组织重点企业与返岗员工联系对接，到本月底前，企业外地员工“返岗直通车”将分批持续运行。

家门口上车，厂门口下车。近日来，省内各地正在陆续开展“点对点”定制化运输服务，保障返岗员工通畅出行。青岛国际院士港研究院南延项目春节期间留下了133名工人，3倍工资、过节费、节日慰问品、把工人家属接到项目所在地过年……春节期间，所有工人在工地施工，一直到2月16日支护桩施工完成才离场。新进工人则全部由项目部出车接到项目地，覆盖山东多市，最远到河北省邯郸市，春节后项目地共分批进场50人。

实招二：车票补贴引导员工积极返岗

对于自行返岗的员工，许多地方政府给予补贴。宁津县明确提出：对2月22日前通过铁路、客运汽车方式来宁的企业员工，车票费用全额补贴；对2月23日至2月29日来宁的企业员工，减半补贴；对于自驾返宁员工，在2月22日前返回的，按照同地区乘坐铁路列车标准给予补贴，无铁路列车的，参照客运汽车标准；2月23日至2月29日来宁的，减半补贴；对老员工带新员工来宁的，经所在企业确认，可同等享受上述补贴政策。

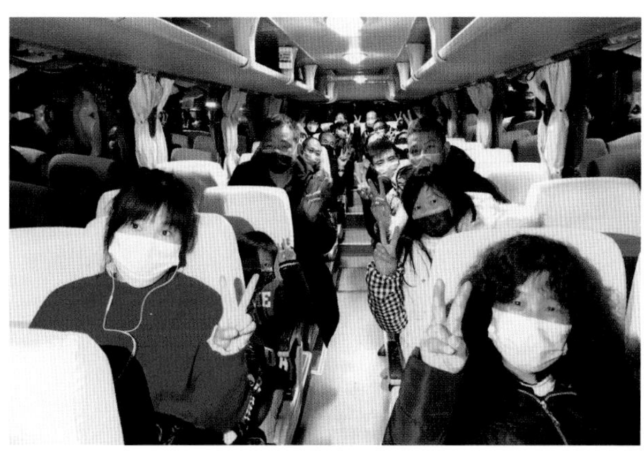

◆2月19日，烟台开通济宁专线“返岗直通车”，接到44名员工返回烟台。（记者陈晓报道）

除了解决交通问题，各地还积极做好“通行”文章，确保返岗及务工人员出得去、进得来。按照“一手托两家、一证保畅通”的思路，德州市人社局研究制定了《复工复产企业职工（劳动者）出入证》，将劳动者出入村、社区、小区的证明和职工上岗证明合二为一，简化一些防疫管理措施，建立职工返岗绿色通道。

据悉，该证是全市认可的“三证保畅通”的有效证件，具有携带方便、使用规范等特点。职工凭此证可畅通出入村居、社区和各类交通检查关卡，顺畅到企业上岗。自2月13日推出以来，得到了用工企业和劳动者的积极反响，庆云县天宇橡塑有限公司第一时间联系县人社部门要证100多个。截至2月18日，全市已发放出入证26747个。

实招三：住宿补贴解决“住”的难题

企业在复工过程中，面临的另一个突出矛盾是部分返岗员工居住难问题。有些外省员工自行驾车或者乘坐公共交通工具抵达工作地后，还需继续隔离观察，“住”的问题如何解决？

位于青岛市城阳区棘洪滩街道的株洲中车时代电气股份有限公司，就遇到这样的苦恼。该企业负责人介绍说，年前接的订单已经排到了5月份，为按约定完成订单，企业计划尽快复工，可部分返青员工按照要求需完成14天隔离，住宿不好解决。

得知企业的困难后，棘洪滩街道办主动帮助协调，就近租赁了一家酒店，用于该企业60余名返青员工隔离居住，并安排专人每天2次对隔离员工进行体温测量，严格落实隔离防控措施，确保企业及时安全复工。

据棘洪滩街道办事处副主任隋大勇介绍，为解决辖区企业返青员工居住难问题，街道协调征用辖区内两家酒店，设置隔离区域和非隔离区域，安排专人指导酒店落实防疫措施。与此同时，街道还专门出台补贴政策，对每个租住房间给予70元的补贴，降低了企业因给员工租住临时居所产生的生产成本。

（《大众日报》2020年2月20日02版 / 记者：张春晓　参与采写：张海峰　肖芳　张晓帆　通讯员：任建平　王天鹏）

我省各地采取有力措施助力复工企业招揽人才

招人才诚心诚意，迎人才用心用情

当前，我省各地正迎来复工复产大潮。但受疫情冲击影响，部分企业仍面临不少困难，解决人手不足问题是复工企业打通堵点、突破难点、克服痛点的当务之急。在我省各地实践中，建立重点企业、重点项目用工保障制度，扩大线上招聘服务范围等一系列诚心诚意、用心用情的举措有力地促进了复工企业招揽人才。

济南：105场招聘活动全部搬上网

2月19日，记者从济南市有关部门获悉：为了满足企业复工用工需求，济南市共举办网络招聘会67场，为4354家用人单位提供招聘服务，提供就业岗位11.5万个，初步达成就业意向近3万人；济南市交通运输局组织全市53家包车客运企业面向复工企业推出一站式定制包车运输服务，20日起，济南215条复工专线开始招募乘客。

新冠肺炎疫情发生以来，济南市人社局将105场招聘活动全部搬到网上举行，春风行动网上招聘主要是通过市—区县—街道（乡镇）三级空岗信息共享体系和“五级农民工服务网络平台”及媒体客户端及时发布企业招工、复工和就业岗位等信息。济南市农民工综合服务中心16个窗口的政策咨询和业务服务全部搬到了网上，全面实行网上办、掌上办和不见面、不间断服务。济南市人才中心发挥资源和平台优势尽全力为企业服务，已经陆续推送84家签订了战略合作协议的“985”“211”高校的人才信息；以济南市人社局名义，以十大千亿产业为重点，向全市企业征集中高端急需紧缺人才信息。

为最大限度降低疫情对职业培训工作的影响，济南市人社局采用“互联网+培训”的方式，免费为济南市各类人员提供线上职业技能培训，目前已有行知学徒网、山东职业培训网络平台等4家线上培训平台被纳入范围。

东营：送市外务工人员“大礼包”

位于东营市高新区的山东永利精工石油装备股份有限公司从2月10日复工生产到现在，已完成53万美元的出口订单，目前又有10多万美元的订单在港口整装待发。“目前公司70%的员工已到岗。但由于今年公司还要再上新项目，这些员工数量满足不了公司需要。”公司总经理王凯说，“新项目工程的进度不能停，员工缺口至少120人。”

连日来，记者在采访中了解到，人的问题，是目前各类企业在复工复产中遇到的最大难题之一。为全力支持和推动企业复工复产，2月19日，东营市从企业招录新员工、多形式开展职业介绍等方面出台了10条具体措施，为来东营企业的市外务工人员送上“大礼包”。

支持企业多途径招录新员工。凡是属于疫情防控重点物资生产企业、“四上企业”、市级重大项目、市级重点工程的，2月10日起1个月内复工新吸纳就业、签订1年以上劳动合同并缴纳社会保险的，每新吸纳1人按每人1000元标准给予一次性吸纳就业补贴。

进一步加大“双招双引”激励政策落实力度。对企业新聘用或自主创业的全日制大学毕业生，符合条件的，博士研究生给予每人每月4000元人才补贴，硕士研究生和“双一流”高校本科毕业生分别给予每人每月2000元、800元补贴。

大力支持市外务工人员多渠道就业。鼓励专车、包车接送，对用工企业通过包车方式接送来源地相对集中的市外员工所产生的包车费用（每车接送市外务工人员须达到5人及以上），给予全额补助。此外，对自行来东营就业人员，也给予交通补贴。

夏津：赠返岗人才“防疫包”

“还是回到镇上、坐在办公桌前工作，心里感觉踏实。”2月16日，从济南返回夏津县并完成隔离，回到工作岗位的夏津县苏留庄镇科技副镇长丁同楼向前来赠送“暖心防疫包”的该县人才服务小队成员说。

这个“暖心防疫包”内含《新型冠状病毒肺炎防控操作手册》、口罩、消毒水、体温计、手套以及其他日常护理用品，是夏津县强化企业复工科技支撑而出台的人才服务政策之一。日前，夏津县制定出台了“应对疫情人才服务六条保障措施”，即开设一条服务热线、送上一份人才“暖心防疫包”、打通一条人才返夏绿色通道、明确一名高层次人才服务专员、设立一条就医便捷渠道、完善一套网上用工帮扶机制。

“消毒、登记……”位于夏津县苏留庄的新希望六和农牧公司已复工复产，各项工序按照操作流程有条不紊地进行。前不久，由于疫情期间对人员流动实行管控措施，新希望六和农牧公司陷入外地技术员复工难的困境。了解到这一情况后，县委组织部作为牵头单位，第一时间启动人才返夏绿色通道机制。目前，夏津县人才服务队已协助各类人才200余名顺利返夏，为32家企业实现复工生产提供了人才服务。

（《大众日报》2020年2月20日04版 / 记者：王健 贾瑞君 张海峰　通讯员：邓美平 冉祥宇）

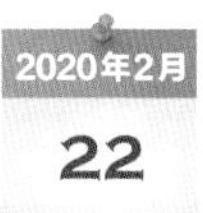

我省各地各部门各企业统筹兼顾战疫情抓生产

疫情防控不放松 复工生产“不掉线”

疫情防控已到了最吃劲的关键阶段，统筹做好疫情防控和经济社会发展工作，既是一次大战，也是一次大考。连日来，我省各地各部门各企业将战疫情和抓生产统一起来，统筹兼顾，全力打赢疫情防控人民战争、总体战、阻击战。

决胜疫情 促进发展
“齐鲁号”欧亚班列
春节后第50列
山东高速“齐鲁号”

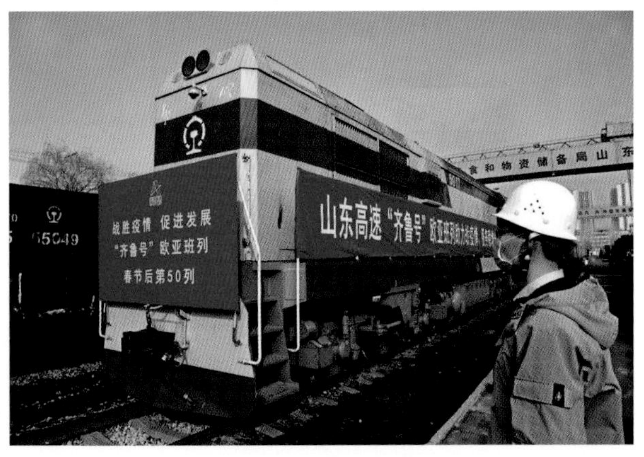

◆2月21日下午，“齐鲁号”欧亚班列开行自春节以来的第50列，也是今年累计开行的第120列，不断畅通进出口企业物流大通道。（记者常青报道）

日前，省委新冠肺炎疫情处置工作领导小组办公室下发紧急通知，要求进一步健全疫情防控体系，严格员工疫情核查监测，科学规范岗位工作秩序，加强厂区整治管理，妥善做好突发疫情应急处置，严防复工复产企业发生聚集性新冠肺炎感染。

2月19日，新泰市首批11个重点项目开工。此前，新泰为复工企业协调采购了32万只口罩、5吨84消毒液等防护物资，并发放了复工复产工作指南。

压实责任、协调一致、同向发力，新泰成立了防控工作验收工作组，从管理制度、防疫物资、工作台账等十个方面，对企业防控措施进行现场审核，抽查企业员工健康审查情况，做到达标一个开工一个，还与企业主要负责人签订了《复工企业疫情防控管理责任书》。

“考试时间到，请落笔交卷。”2月17日，一场“特殊”的考试，在胶州市里岔镇企业复工工作办公室举行，应考者是企业主要负责人，考题是疫情防控应知应会常识。

一线工作有多细，防控网就织得有多密。里岔镇党委书记刘京明说，疫情防控全员责任体系需要“横到边、纵到底”。最近一段时间，镇上的检查督导组每天都过筛式巡查企业疫情防控情况，发现问题当场指出，限期整改。整改的一项重要内容是，企业主要负责人要参加镇上组织的“理论+实操”双考试，只有拿到双百分，企业才能继续生产。

“看一遍不如背一遍，背一遍不如操作一遍。通过理论考试加实地操作，我对疫情防控的重要性和具体做法有了更深入的认识。”考试通过后，青岛富斯特纺织有限公司负责人王子聚，对企业防控的全环节、全流程熟稔在心。

外地返岗职工是疫情防控期间需要高度关注的对象。2月21日，省委新冠肺炎疫情处置工作领导小组办公室下发通知，要求各地妥善解决好这一问题。

东营市河口区达维石油技术有限公司计划复工，但10名关键岗位的生产人员无法返岗。了解到这一情况后，区交通运输局协调客运公司，为企业开展“点对点、家到厂”定制化包车运输服务。“路上一定要做好防护，落实消毒和通风措施，注意行车安全……”河口区集好运业有限公司总经理代海龙叮嘱包车司机。在这辆车开往济南市济阳区曲堤镇接工人前，区交通运输局工作人员不放过每一个防控细节：对驾驶人员开展防疫教育，对车辆进行技术状况检查并全方位消毒，对乘车人员逐一核实身份信息并进行体温测量……

总投资55亿元的齐鲁制药董家制剂园区，计划今年春节收尾调试，下半年投产。但大型专业工程的施工人员多数来自外省，而这部分人回来后，按规定需要先隔离14天，完工之后回去还得隔离14天。

由于隔离成本高，服务商不愿派工程师出差。这种情况下，企业希望通过核酸检测的方式，以更高的效率来确认工人是否安全。针对企业复工面临的这一痛点，济南市协调资源，引入第三方机构开展新型冠状病毒核酸检测，满足了企业疫情防控的实际需求。

随着复工复产脚步加快，各地企业扛牢主体责任，毫不放松抓好疫情防控。位于日照市东港区的比特智能科技股份有限公司，平时在岗员工600余人，至2月17日，已有437人复工。针对从外地返回的复工人员，企业专门拿出一层宿舍楼，严格实施为期14天的隔离措施，每天都对办公区、住宿区、卫生间等区域开展多次消毒，2次为项目人员测量体温，严格做好记录、建立台账。“员工购物都是通过网络购买配送，外出需要审批，实行错峰就餐，尽可能减少人员聚集。”公司办公室主任曾宪忠说。

（《大众日报》2020年2月22日01版 / 记者：赵洪杰　参与采写：姜言明 刘培俊 白晓 赵国陆 王晶）

沉到一线送服务 防控复工两不误

企业复工复产能不能达到疫情防控要求？复工复产面临的人流、物流、资金流的问题如何解决？连日来，随着我省复工复产的号角吹响，全省各地各部门纷纷行动起来，通过选派“网格员”“驻厂员”主动下沉到服务企业最前线的方式，帮助企业有序组织务工人员跨区返岗，解决企业在复工复产中遇到的难题和困难，把企业疫情防控工作做实做细，尽最大努力保障已复工和准备复工企业日常防护物资需求。

肥城：包保人员蹲点办公、跟踪服务

这几天，泰山新兴产业发展中心的工作人员伊燕一直在汇总受疫情影响企业的情况和需求，电话询问企业疫情防控、复工情况安排是否存在困难。

为帮助企业按下生产“重启键”，肥城市委、市政府全力当好企业发展和项目建设的“店小二”，派包保人员，对企业实行“蹲点办公”、跟踪服务。

肥城市仪阳街道，疫情防控期间，企业复工指导验收小组始终活跃在服务一线，他们分组到企业排查指导，建立台账，精准掌握企业疫情防控和复工复产情况，同时指导企业加强员工防疫培训。

为解决企业用工难问题，他们还专门

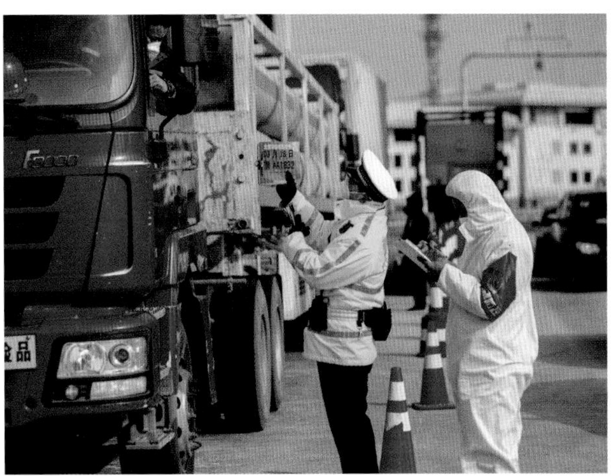

◆2月19日，山东高速济南西收费站出口，槐荫交警大队民警正在对下高速车辆进行检查，对运输生产、生活、防疫应急物资的货运车辆本着安全、高效、及时的原则快速通关，在确保安全的前提下全天通行，最大限度满足复工复产的运输需求。（李勇报道）

发布了鼓励返乡人员就地就业的通告，支持复工企业招聘肥城本地员工。

肥城市王庄镇为绿沃农业示范园及时搭建了线上销售平台，群众线上下单，可享受送货上门服务。

在肥城经济开发区，包保责任人蹲点办公、排查防控，他们深入企业一线，全天候盯靠，协助企业做好员工的健康排查、人员信息登记、喷洒消毒、“泰安通”扫码等工作，帮助企业制定防疫物资用量及储备清单，确保企业复工复产期间各项防疫措施落实落细。

同时，经开区卫计办联合市二院对生产企业员工提供体温测量、疫情防控指导等跟踪服务。对于企业生产经营过程中遇到的各项困难，包保人员闭环跟进，切实当好企业复工复产的参谋员、服务员。

这一系列硬举措，使当地符合条件的工业企业快速复工复产，好项目快速落地施工。2月19日，肥城14个项目集中开工建设，投资总额达40.7亿元。目前，全市已有129家企业有序复工复产。

肥城市委书记常绪扩说：“当前，疫情防控形势依然严峻，我们坚持‘依法依规、精准对接、科学有序和防疫生产两不误’的原则，有序抓好企业和重点项目复工复产，全力实现疫情防控与经济发展‘同推进、两不误、双胜利’。”（记者：姜言明 刘涛　通讯员：宋杰 李胜男）

郓城：网格员为企业送来“及时雨”

本报郓城讯　前几日，天运环卫有限公司负责人周栋还在为企业复工需要准备的防疫物资发愁。网格员唐伟丽了解到这一情况后，立即向张营街道办事处的负责同志反映情况。经过多方协调，口罩、消毒液、餐用消毒柜等逐一配齐。“网格员们一直处在防疫一线，经验丰富。在我们企业复工复产期间，他们协助我们把各项防控和保障措施做实做细，为我们送来‘及时雨’，也让我们对全面恢复生产更有信心。”周栋说。

在新冠肺炎疫情防控工作中，郓城县充分发挥网格化社会治理优势，启动密如蛛网的“及时雨”网格系统，全县1104个网格员和537名网格志愿者全面参与联防联控。“在企业复工复产的关键时期，我们倡导网格员直接融入企业疫情防控一线，指导企业科学有效地开展疫情防控工作，推动企业安全有序复工复产。”郓城县委常委、政法委书记魏宏峰说。

穿上红马甲，戴上口罩和手套，喷雾器内装上消毒水，启动宣传车，2月20日上午8点整，郓城县张营街道小民屯村的网格员宋体维开始了一天的忙碌工作。

“收拾得咋样了？消毒设备能用了吗？防护用品准备得怎么样了？”来到聚润混凝土公司，与企业负责人周广明刚一碰面，宋体维就接连发问。“根据您的建议，各方面都完善了。昨天已经上报了复工申报材料，正好今天您再帮我们指导下……”这几天一直为企业复工做准备的周广明高兴地说。

近期，各行业进入复工复产的高峰期，郓城县制定下发《工业企业节后复工复产疫情防控工作方案》，要求严格落实属地管理责任，切实推动企业复工复产和生产经营稳步推进。和聚润一样，张营街道的多家企业都开始筹备复工复产，复工后人员聚集不可避免，因此防疫工作刻不容缓，张营街道办事处利用网格化管理办法对格网内企业进行帮助指导，选派45名网格员，网格员经过培训后立即到企业上岗，帮助辖区内企业开展疫情防控相关工作。

“这是我的手机号码，你们有任何困难，请及时与我联系。”二十里铺村的网格员姜红丽在走访企业时，给圣元环保负责人留下了联系方式，以便及时收集并上报企业遇到的难题。

在具体工作中，网格员们积极与企业对接。通过张贴、分发疫情防控倡议书和企业复工注意事项等宣传材料，向广大务工人员大力宣传防疫相关知识；协助企业做好人员出入登记、身体状况检查，指导督促企业在大门、食堂、宿舍、生产车间等重点区域严格落实防控措施，从根源上规避生产安全风险。（记者：王兆锋　通讯员：杨静 杨艳华）

冠县：“驻厂员”成为开工企业标配

本报聊城讯　2月20日早上7时，山东万洁环保科技有限公司的工人们陆续赶到公司，在门岗、车间关口接受体温测量并登记后，工人们保持一定间距排队上岗。

伴随着机器的轰鸣声，山东万洁环保科技有限公司各生产车间马力全开，复工满产。公司法人杨国梁告诉记者，几天前他还在为企业的原材料和产品调运发愁，此刻心里的一块石头已然落地。“开工复产这么顺利，主要是‘驻厂员’帮了大忙。”

冠县经济开发区管委会派驻山东万洁环保科技有限公司的“驻厂员”杜俊雷告诉记者，受疫情期间各地交通管制限制，山东万洁环保科技有限公司的产品走不出去，原材料进不来，原本制订的生产计划一拖再拖。“公司的原材料主要来自天津。因为当时外地物流车辆对进冠县政策还不了解，不敢发货。”杜俊雷说。

在我省出台疫情期间重要物资车辆通行证政策后，杜俊雷第一时间联系了杨国梁，指导企业按规定印制了通行证，确保企业产品能顺利走出去。

“结合县疫情处置工作指挥部的政策，俊雷与我们一同制订了外地物流车辆进冠的处置方案。当物流车辆到达高速口，经检疫合格后，公司派人持县疫情处置工作指挥部发放的通行证，将物流车辆接回公司。同时，公司单独划定外地司机休息就餐区域，待原材料卸载完毕，司机直接返回，避免与企业人员接触。”杨国梁介绍，方案有效阻断了病毒传播的潜在途径。

“特殊时期，企业复工有好多顾虑，给我们派驻‘驻厂员’真是‘雪中送炭’。”山东盛隆薄板有限公司负责人徐增勇说，“‘驻厂员’一方面能指导企业补齐防疫工作上的短板和漏洞，保障职工健康安全；另一方面，能及时反馈企业遇到的困难，搭建起开发区与企业有效沟通的桥梁，使复工企业尽快步入正轨。”

冠县县委书记李春田提出，要用活、用实“驻厂员”制度。截至目前，冠县规模以上工业企业复工复产105家，“驻厂员”成为开工企业标配。（记者：孙亚飞　通讯员：许永飞 崔岩）

（《大众日报》2020年2月22日03版）

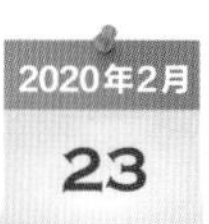

我省启动农民工务工畅通行活动

本报济南2月23日讯 近日，省人力资源和社会保障厅、省公安厅、省交通运输厅、省卫生健康委员会、中国铁路济南局集团有限公司、中国民用航空山东安全监督管理局联合启动农民工务工畅通行活动，全力保障农民工安全畅通返岗复工。

根据省人力资源和社会保障厅、国家统计局山东调查总队的调查显示，目前山东农民工总量为2350万人。我省农民工就业以省内就地就近就业为主，在本地就业农民工有1367万人，离开户籍地所在乡镇外出就业农民工983万人，其中乡外县内408万人、县外省内396万人、省外外出农民工179万人。在当前疫情防控形势下，要想做好农民工返岗复工工作，交通保障到位尤为必要。

据介绍，农民工务工畅通行活动聚焦成规模、成批次的外出农民工，对用工集中的地区和企业组织开展“点对点”专车（专列、专厢、专机）运输服务，形成“出行需求清一行前服务足一返岗交通畅一抵达入企顺”的“一站式”服务机制，确保返岗农民工输出有组织、健康有检测、承运有防护、到达有交接。

活动要求，各市人力资源和社会保障部门要以县（市、区）为单位，多渠道摸排掌握外出务工农民工的信息，汇集农民工出行人数、时间、地点、用人单位等信息，动员时间段相近、务工目的地相近的农民工集中时间出行，按省内就业、跨省出行、集中地区、集中企业等进行分类，形成集中出行农民工基础数据库。

企业要为返岗复工农民工建立个人健康档案，随访健康状况，做到全覆盖，确保达到防疫要求，体温测量正常后方可上岗。对于行前14天内且在途没有相关症状的，要尽快复工。对于出现发热、乏力、咳嗽等不适症状的，应立即进行隔离观察，及时送诊排查。

我省要求，各市、有关部门要多渠道协调资金对农民工“点对点”包专车（列、厢、机）运输服务给予补贴。

（《大众日报》2020年2月24日04版 / 记者：张春晓　通讯员：陈再彬 毕瑨）

2020年2月
24

山东稳就业“24条”政策实目标准出手快
“送来了及时雨，吃下了定心丸”

“‘24条’条条都是解决企业、社会关注关心的问题，切中企业现实困难，确实是雪中送炭。”2月23日，位于青岛市即墨区科技创新园的东洋热交换器公司综合部部长赵永俊说。

就业是最大的民生，也是统筹推进疫情防控和经济社会发展的保障。省委、省政府高度重视稳就业工作，坚持将“稳就业”置于“六稳”之首。2月17日，经省委、省政府同意，省政府印发《关于积极应对新冠肺炎疫情做好稳就业工作的若干措施》(简称“24条”)，出台24条惠及企业、个人、创业者的稳就业措施，受到广泛欢迎。

企业：得到“真金白银”实惠

紧紧围绕复工达产、援企纾困等七个方面，措施含金量高、操作性强，是社会对“24条”的普遍感受。

“看了这‘24条’，既振奋又温暖，心里踏实了。”赵永俊说，中小企业抗风险能力较弱，“24条”让中小企业得到“真金白银”的实惠，自己一直焦虑的心情也轻松了不少。根据他的初步测算，单是其中的延长失业保险、工伤保险降费率有效期限这一项政策，就能为所在企业节省8.5万元。

正如赵永俊所说，设立用工补贴、降低社保成本、加大稳岗返还资金力度等若干举措，瞄准的都是企业受疫情影响出现的突出问题，是有针对性地帮助企业渡过难关。

针对当前企业普遍面临的用工难问题，政策提出设立用工服务专员，各地快速响应、推进落实，全力保障企业用工需求。

位于烟台开发区的喜星电子(烟台)有限公司是一家外商独资企业，公司人事经理隋小燕告诉记者，由于受疫情影响，公司人手紧缺，2月份的订单受到了影响。得知这一情况后，烟台开发区公共就业(人才)服务中心便安排了服务专员与企业进行对接，第一时间发动众腾、三益等人力资源公司上门服务。截至目前，已为企业累计招工562人。

截至2月22日，全省发放失业保险稳岗返还1.43亿元，惠及4222家企业。威海集中组织100多辆“返岗直通车”，接运2287名返岗职工；淄博“用工服务队”全天候回应企业用工需求……随着24条措施落地实施，企业纷纷表示，“送来了及时雨，吃下了定心丸”。

求职者：足不出户免费学技能

“今天的课程是冲泡技巧……”2月23日，关于茶艺的线上直播课程正在进行，苑丽拿起茶具跟着做了起来。家住潍坊市奎文区的苑丽因为生娃，已经在家待业2年，她本想年后出去找工作，岂料疫情突如其来，所有的计划全被打乱。

翻微信朋友圈时，苑丽偶然看到政府提供免费线上职业技能培训的消息，其中正好有自己感兴趣的茶艺培训，苑丽就报了名。“免费技能培训，为我找工作打基础，这下心里不慌了！”苑丽说。

紧盯能力提升，“24条”中一个重要内容就是全力加强职业教育和职业培训。因为疫情影响，当前所有职业技能线下培训全部停止，给劳动者造成较大影响。为此，我省指导各市加大在线培训供给、扩大在线培训规模，帮助劳动者“足不出户免费学技能”。尤其是我省还制定了一项在全国首创的政策，那就是对疫情防控期间参加线上培训并考核合格的农民工、离校2年未就业大学生、建档立卡贫困劳动力及贫困家庭子女，按照5元/学时标准给予生活费补贴。

“各地把消息推送出去后，（政策）很受劳动者欢迎。”省公共就业和人才服务中心职业培训处处长赵鲁伟告诉记者，目前，全省在线职业培训平台已经有63家，4.07万人在疫情期间注册并参加线上培训。“现在还有14家培训平台想参与第二批的遴选。”

实际上，我省出台的稳就业“24条”，既是应对疫情影响的现实之举，更是一直以来山东稳就业政策“工具箱”的升级与深化，其目的就是通过抓住重点领域的重点、难点和痛点问题，精准发力，让劳动者能够把“饭碗”端得更稳。

提高个人创业担保贷款额度，符合条件的个人借款人合伙创业或组织起来共同创业的，可申请最高45万元创业担保贷款；提高就业见习补贴标准，由当地最低工资标准的50%提高至60%；从今年2月起，失业保险金标准由当地最低工资标准的80%提高至90%……这些务实之举，为实现稳定就业总量、改善就业结构、提升就业质量，提供了切实的支撑保障。

专家：“24条”政策实目标准出手快

在中国劳动和社会保障科学研究院原院长、研究员刘燕斌看来，山东稳就业“24条”政策实、目标准、出手快，暖人心、强信心、聚民心，既为抗击新冠肺炎疫情提供了有力支持，又为实现全年经济社会发展目标提供了人力资源支撑。

好政策贵在落实。紧盯形势变化，省级层面进一步加强就业形势监测预警，省人力资源和社会保障厅计划在全省选取3000家各类企业，开展疫情对企业生产经营和就业影响的调查。

统筹做好高校毕业生、农民工等重点群体就业服务工作。2月22日，我省全面开展农民工务工畅通行活动，“点对点”服务保障人员返岗复工。春节后到2月22日，共帮助428家重点企业解决新用工2.66万人，开行定制化包车客运685辆，接送返程务工人员1.59万人。下一步，我省将上线“就选山东”高校毕业生招聘云平台，加强高校毕业生就业服务及线上求职招聘力度。

各地也正在快马加鞭推进政策落实落地。2月22日，滨州市出台积极应对新冠肺炎疫情做好稳就业工作15条具体措施。济宁市以企业需求为导向、以政策落实为保障，实施专项服务行动，推出“战‘疫’惠企大礼包”。威海市推行“以工代训”职业技能培训，全力助推企业招工用工和复工复产。

（《大众日报》2020年2月24日01版 / 记者：张春晓　参与采写：马海燕 张晓帆 从春龙　通讯员：张波）

12小时感受“不见面审批”

从济南火车站向南700米，就到了省和济南市政务服务中心，有25个省直部门进驻其中，负责600多项省直事项的审批。当前，这里为企业复工复产，提供着重要的服务和保障。

2月20日早上8时30分，记者来到这里。刚一进门，就被四个穿防护服的白色身影拦下：刷身份证登记，通过红外线热成像测体温，给双手和携带的材料消毒杀菌。三道关口，每道都严格仔细。过“关”后，记者开始了一天的采访。

网上预审、邮寄材料
企业不用跑大厅

偌大的审批大厅冷冷清清。“现在95%以上的业务办理，是通过网上预审、邮寄材料的形式进行‘不见面审批’，企业不用跑大厅。”省政府办公厅政管办四级调研员韩雷介绍说，这是我省主推的审批模式，这次疫情期间作用非常明显。

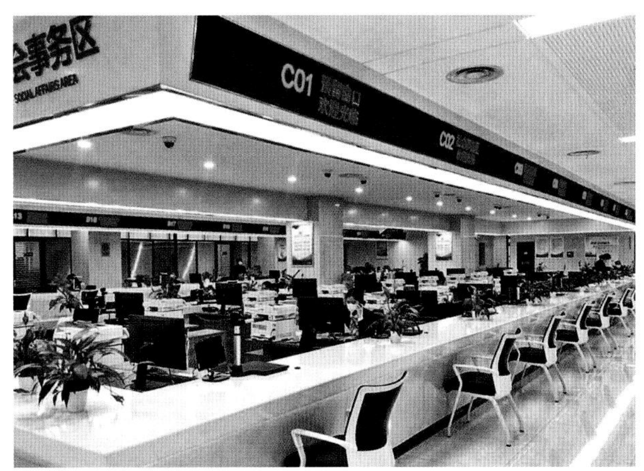

◆我省推进“不见面”审批，作用明显。2月20日上午的行政审批服务大厅冷冷清清。2月3日至20日，省、济南市行政审批服务大厅共办理审批业务18万余件，线上办理占比95.52%。（记者张依盟报道）

一位快递小哥比记者来得更早，他送来了企业要审批的文件。

8时45分，记者来到大厅三楼的经贸商事区，“佳佳帮您办”服务专班就在这个服务区。“领班”姚佳的桌上，一盒牛奶还未开封，这是她的早餐。虽然离上班还有一刻钟，但姚佳已忙了起来——接过一份邮件，掂了掂，2斤多重，拆开分给窗口的同事：“XX连锁药店12份经营范围变更，先录入！”这家药店的业务已通过网

上预审，现在是办理营业执照。

以姚佳名字命名的“佳佳帮您办”，对重大招商项目、外商投资项目、大型连锁企业等实行帮办服务，量身定制“一企一策”，帮助企业解决审批中遇到的问题。

后勤人员来了。拿着额温枪和消毒液，挨个工位测体温、签字、消毒，上下午各一次。大厅的中央空调已关闭，抑菌喷雾全天不间断，室内温度降到10℃以下，大厅58个窗口的工作人员，全都在工装外面套着羽绒服，戴口罩办理业务。

不到1个小时，同事将录入的12份材料打印出来，送到姚佳手上。她负责比对、审核。记者掐算时间，1分50秒，姚佳审完第一份材料，20分钟后，12份全部审核完毕。打证、盖章、寄走，一气呵成。办理这份关于药店经营范围变更的纸质文件，从收到企业快递的文件，到完成审批寄出，不到1.5小时。

据统计，2月3日至20日，全省各级政务大厅日均办理审批业务9万件，其中线上办理占比86.40%。

除了帮办代办服务，“佳佳帮您办”还接受复工咨询，进行政策宣传。记者跟着姚佳来到热线专区，接线员代会英的来电记录表写满了密密麻麻的问题和答复。“如何设立研究院？——告知可办理个人独资企业或民办非营利机构。”“复工是否需要商业登记？——不需要，请做好疫情防护。”……

为给企业“抢时间”
最早凌晨4时赶过来

在社会事务区窗口，省药监局工作人员张杰和陈雨洁正拿着一堆批件逐页盖章，然后将其移交给窗口寄出。陈雨洁告诉记者，疫情期间省药监局办件量冲到了省政务服务中心前三名。

在窗口忙完，陈雨洁往办公室走。中间手机铃声响起，是咨询进口化妆品申报事项的。记者好奇：“他们都直接打你手机吗？”“不是，疫情期间经常在窗口和办公室来回跑，我们都把办公电话转接到手机上。”

省药监局驻政务服务中心办公室10多平方米，占地最多的就是各类材料。门口一个平板推车，堆满了半人高的文件，摞得整整齐齐，记者试了试，想拉动挺费劲。文件上放着一面锦旗，上面写着“疫病无情人有情、特事特办解民难”，落款是临沂一家医院，时间是今年2月。

记者往里走，发现一个空位。省药监局驻政务中心首席代表刘传民说：“他最忙了！从年前二十八（1月22日）到现在，何西坤一天没歇着，一直在干活。一边在局里应急组忙应急事务，一边在政务服务中心加班加点审查材料。”记者拨通何西坤的电话，他告诉记者，有些审批是连夜进行的，为给企业“抢时间”，他最早凌晨4时赶过来。

刘传民打开网站后台，一条条审批进程一目了然。“烟台一家服装厂转产防护服，扩大生产规模，2月16日17时14分提交资料，18时41分现场检查，当晚准予许可，第二天早上9时29分核准证书。这个审批的法定时限是30个工作日。”

统计显示：从大年三十（1月24日）至今，省药监局驻政务服务中心审批平台在网上签收企业的许可、注册申请1045个，已经受理841个；发放防护服、口罩、隔离仓、额温枪注册证29个。

下午快下班时，陈雨洁又去了一趟窗口，移交27个药品注册证和3个医疗器械生产许可证书。21时10分，一个已提交的申请被受理通过，工作人员完成了当天的任务。

会商室架着摄像机
连线各市各部门

一场重点项目落地推进工作专题会，正在政务服务中心四楼会商室进行。根据省委要求，我省依托省政务服务中心，成立了重点项目落地省级调度中心，相关部门的人员集中办公，推动重点项目早落地、早见效、早投产。

记者赶到会商室旁听时，讨论已经开始。各部门驻政务服务中心首席代表正在一一介绍疫情期间项目落地和开工复工情况。

“厂区储备了300只口罩、200副手套等10天以上的防护物资，施工人员20人全部到岗，已达到复工条件，待验收合格后即可复工。”

“这个企业的工期节点和责任人要明确，确保疫情防控与项目推进‘两不误’。好的，下一个。”

“2月8日，惠普打印机产业链企业全线复工，上岗员工超过1万人……”

记者注意到，会议桌旁有一架摄像机。工作人员表示，有些重点项目会商需要各市、各部门参加，这是与他们视频会商用的。

省发改委驻省政务服务中心首席代表、二级巡视员陈有良经常在本单位和政务大厅之间“两头跑”。“今天早上在省发改委，9时许赶到政务服务中心。参加专题会之前，还回答了2个医院新建工程的业务咨询。”他说。

“继续协调重点项目做好防疫、复工复产，加快重点项目筛选推进，是当前要做的三件事。”陈有良认为，在疫情防控的特殊时期，优化项目审批流程尤为关键。春节后复工，威海的迪尚集团做出生产防护服的决定，经过“绿色通道”，迪尚在当天下午就拿到了营业执照，并迅速投产。从决定生产到产品下线，仅仅用了24小时。目前全省省、市、县三级发改系统，对疫情防控急需的医疗、生活保障物资等建设项目，全面开通审批绿色通道，近10天来共审批立项10个项目，办结4个境外投资项目和2个节能审查项目。

晚上9点已过，记者结束采访走出政务服务中心。夜色下回望，一个个窗口的灯光星星点点，恰似互联互通的网络连接着的千企万户。

（《大众日报》2020年2月24日04版 / 记者：张依盟）

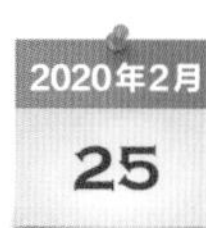

集中开工，项目建设进入“快进”模式

防疫复工两不误，齐心协力不负春。2月24日，潍坊、临沂、滨州等市一批涉及基础设施、科技创新、民生保障等领域的重大项目集中开工，公路、铁路、港口等领域也积极组织人员返岗、项目开工。全省上下科学统筹，细致安排，两手抓、两不误，全力以赴加快项目建设。

潍坊：14个重大重点项目集中开工

2月24日上午，潍坊市14个重大重点项目集中开工，总投资额达152.5亿元。此次活动采取“主会场+现场视频连线”的方式举行。

据了解，此次集中开工的项目是联东U谷（潍坊）科技创新谷、船舶内燃机关键部件智能制造项目、应急装备产业园·鼎梁消防研发中心、潍坊国际文化港、国际种子集聚区·种业科创园、国际人才港、高性能水性高端装备涂层材料科技创新及智能制造项目、药食同源健康产业园项目、年产8万吨针状焦项目、文山森林公园和博物馆项目、高性能特种铝材扩能项目、生物多糖及系列制品联产项目、中科氢能研究院项目、昌乐县人民医院新院区一期项目。

记者了解到，潍坊市将强化领导包靠，帮助解决实际问题，加快项目建设步伐；优化服务保障，为项目建设和企业发展提供最优质、最便捷、最实在的服务；强化要素支撑，努力保障项目需要；突出问题解决，帮助企业及时解决反映的问题，尤其要高度重视疫情带来的困难，精准服务项目。

临沂：重点项目开工即开赛

2月24日上午，临沂市举行2020年重点项目开工开赛动员大会，大会以“现场+视频”的形式举行。主会场设在兰山区义堂镇木业机械转型升级示范区建设现场，在各县区和开发区设立分会场。

今年，临沂市确定实施100个市级重点项目，当天集中开工了39个重点项目，其中兰山区有20个重点项目开工，涉及工业、服务、民生等领域，总投资674亿元，2020年度计划投资84亿元。据了解，兰山区正在筹划总投资1066亿元的第二批集中奠基项目，包括国际陆港、临沂商谷、理工大学等。

记者了解到，临沂将研究出台“横向打擂台、纵向抓攻坚”活动方案，进行大比武、大竞赛、攻山头、闯难关，掀起比学赶超热潮。横向“打擂台”，就是对各区县、各开发区承担的共性任务，在全市开展多场“擂台赛”，明确任务书、晾晒成绩单、设立“龙虎榜”；纵向“抓攻坚”，就是对跨部门跨区域、需要协同推进的工作，对一些引领临沂市发展的重大任务，由市级领导牵头，集中力量、集中资源、集中要素、集中时间，打好攻山头、炸碉堡的硬仗。

滨州：“双招双引”重大项目按下“启动键”

2月24日上午，滨州市集中举行“双招双引”重大项目开工仪式，对2020年一季度投资过亿元“双招双引”重点项目和基础设施、技改、民生等重点建设工程项目举行集中开工仪式。开工仪式以视频连线形式举行，在各县市区设立了分会场。

本次滨州市“双招双引”重大项目集中开工仪式项目共计87个，项目总投资739.2亿元，2020年计划投资324.8亿元。

一手抓抗“疫”，一手抓发展。滨州探索招商新方式，发挥“10+5”招商专班、专业招商队伍的创造性，积极开展网上推介、网上洽谈、网上签约。据统计，疫情期间新建、续建项目20个，实际到位市外资金18.35亿元（不含交通基础设施到位资金），形成“四个一批”的良性循环。同时，研究疫情解除后经济新格局，精准对接优势主导产业，瞄准防疫带来的医药、医疗防护、医养健康产业新商机。

济宁：4条工作线力助复工复产

2月24日下午，记者从济宁市复工复产情况新闻发布会上获悉，济宁市组建“企业复工、经济运行保障、重大项目推进、‘双招双引’”4条工作线，建立“四上”企业联络员制度，清单化解决重点企业资金不足、原材料采购难、用工难等问题。截至2月23日，全市“四上”企业已复工3432个，复工率74.1%。

为推进企业复工复产，2月7日起，济宁在规上工业企业中建立“一对一”联络员联系服务机制，帮助企业解决在复工复产中碰到的实际困难和问题。2月11日，在全市实行统一的企业职工复工返岗通行证制度，方便企业职工返岗出行。济宁市工信局还组成了督导组赴各县市区督导调研，重点调研工业企业复工复产情况、已开工生产企业防疫措施落实情况。截至2月23日，济宁市规上工业企业已复工复产1679家，占规上企业总数的92.5%。

济宁商贸流通外贸外资企业加快复工复产步伐。截至2月23日，进出口额过千万美元的百强外贸企业（出口额占全市的77%）已复工88家，复工率88%；全市外资企业已复工159家。

交通重点工程：54个在建项目全部复工

记者从省交通运输厅获悉，自2月10日我省交通重点工程启动复工以来，全省交通运输系统在全面抓好疫情防控的前提下，全力解决疫情造成的劳动力短缺、材料供应难等问题，持续加大工作力度。截至2月23日，全省54个在建交通重点工程全部复工，共包括23个高速公路项目、8个铁路项目、4个机场项目、9个水运项目、6个城市轨道交通项目、4个场站项目，现场管理和施工人员达到45963人，为完成全年1842亿元建设任务目标奠定了良好基础。

近日，新台高速项目二标预制梁场内，重104.5吨、长30米，K52＋416大桥左幅5－4箱梁最后一斗混凝土顺利浇筑到梁模，成功实现了项目复工后首片箱梁浇筑，这标志着新台项目关键节点陆续复产。

截至目前，山航已恢复和新增山东基地至中南、东北方向，重庆、贵阳至中南、华东方向航班220余班，后期还将根据各地返工客源需求情况，继续恢复航班。在全面恢复航班运行的同时，山航面向全社会承接包机包座业务，提供包括分隔就座（根据航班客座率优先安排）、现场服务引导、返工物资运输、全程严格消毒以及客舱专属广播等优质服务。

山东省港口集团：投资210亿元重点项目集中开工

2月24日上午，在山东港口青岛港董家口港区粮食筒仓二期工程等建设现场，总投资210亿元的山东省港口集团2020年首批重点建设项目在山东港口青岛港、日照港、烟台港、渤海湾港集中开工，向全球港航业传递山东港口通过重大项目建设应对疫情影响、提速发展的信心和决心。

此次开工的重点工程项目涉及散货码头、原油码头、滚装码头等码头建设。其中青岛港董家口港区粮食筒仓二期工程计划建设26座万吨筒仓及相关配套设施，项目建成后，将增加年周转能力260万吨，进一步巩固山东港口青岛港全国散粮接卸大港地位。日照港岚山港区岚南#12、#16泊位工程计划新建两个15万吨级通用泊位及相关配套设施，预计年通过能力1050万吨，项目建成后，将满足临沂临港腹地区域矿石等原材料装卸运输需求，为南向竞争增添新的动力。

山东省港口集团党委书记、董事长霍高原表示，在当前抗击新冠肺炎疫情的特殊背景下，山东港口2020年首批重点项目集中开工，这彰显了山东港口6万名干部职工疫情防控和生产经营“两手抓、两不误、两促进”的坚定决心。在今年剩余的10个月里，我们将争分夺秒加快发展，努力对冲疫情带来的不利影响，把损失降到最低。

（《大众日报》2020年2月25日03版 / 记者：杨国胜 都镇强 杜辉升 李剑桥 王浩奇 吕光社 常青 宋弢 吴荣欣 通讯员：张庆龙 颜超 李新东 解晓龙）

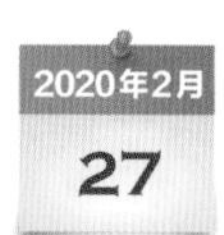

从严从细修内功 防疫生产两不误

“综合起来看，我国经济长期向好的基本面没有改变，疫情的冲击是短期的，总体上是可控的，只要我们变压力为动力、善于化危为机，有序恢复生产生活秩序，强化‘六稳’举措，加大政策调节力度，把我国发展的巨大潜力和强大动能充分释放出来，就能够实现今年经济社会发展目标任务。”习近平总书记在统筹推进新冠肺炎疫情防控和经济社会发展工作部署会议上的讲话，为各地统筹推进新冠肺炎疫情防控和经济社会发展工作指明了方向，坚定了信心。我省各地落实讲话精神，积极采取行动，确保抗击疫情、安全生产“两不误”。

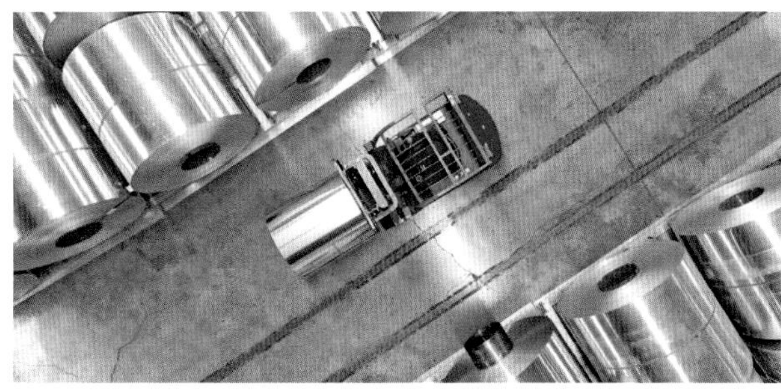

◆近日，在聊城市茌平区信通铝业有限公司，工人驾驶着叉车搬运铝卷产品。（通讯员赵玉国报道）

细节见真功
筑牢安全“防火墙”

在蓬莱诺康药业有限公司厂区入口，戴着口罩和手套全副武装的安检人员严阵以待。“测了体温才能进厂区，谁也不例外。”蓬莱诺康药业有限公司行政人事部经理邢志华说。

疫情防控期间，诺康药业除了在出入口严防死守，厂区内也毫不马虎，会议室、办公室、生产车间，乃至楼梯扶手、门把手、水电开关等高频接触物品，每天都要用清洗、擦拭、喷雾等方式消毒。

保证工人生活、生产安全，是复工企业面对的头号考题。出入测体温，厂区常消毒，这在我省各个厂区已成为常规操作。“及格线”之上，各地在细节上下功夫，填上各自的“加分项”。

位于淄博市周村区的西铁城（中国）精密机械有限公司复工复产后，在厂区大门设置了检测岗，专人负责进厂员工测温、消毒及接触史问询，检测情况形成台账，留底保存。在厂区内，人与人的接触最大程度上减少，办公区原本坐8人的桌椅现在只允许坐2人，之间相隔1.5米，很有“高考”考场的感觉。

东明县是黄河滩区居民迁建的主战场，目前全县24个村台陆续复工。迁建指挥部设立专班做好疫情防控工作。东明县焦园乡党委书记张建国告诉记者：“我们的人员进了工地以后，就吃住在工地，不与外界接触。我们对施工人员的日常生活严格管理，以确保他们身体健康。”

管理求精细
拓展生产新思路

近日，国网山东省电力公司检修公司青岛分部运维一班班长吴立伟，完成了15天封闭值守任务，迎来与家人的团聚。值班周期从平时的3天延长为15天，是国网山东省电力公司检修公司应对疫情的“战时”调整。

“特超高压的站端分布在全省各地，如果按照正常模式运转，不仅会增加人员跨区域流动带来的疫情传播风险，还可能会面临潜在的大电网安全风险。”检修公司总经理王肃告诉记者。1月30日起，国网山东电力检修实行封闭值班模式，并将值班周期从3天延长至15天。同时，在重要500千伏变电站成立后备队伍，在驻地抽调各班组专业力量组成应急机动小组，随时应对突发情况。

疫情期间的发展环境，既对企业运营管理能力提出挑战，又为企业提升精细化管理水平创造机遇。“原来我们井下胶轮车比较密集，现阶段我们减少井下胶轮车的乘坐人员，同时增加胶轮车的频次。”兖矿集团疫情防控工作指挥部办公室副主任郝伟说。由于保障有力，目前兖矿集团进入满负荷生产状态。

在中通快递济南分拨中心，甩挂运输迎来发展风口。分拨中心经理徐然告诉记者：“一个牵引车头可配备多个挂箱，既避免沿途交通限行影响，降低司机暴露风险，又能节约车头购置成本和用工成本。现在我们的快递干线班车甩挂运输模式占到30%左右，装卸时间最少节约1小时，油费也比过去1箱/年节省近20%。”

依靠新技术
生产防控两不误

消毒机器人、热成像测温系统、无人机、大数据行动地图……疫情防控战场上，物联网、大数据、云计算、人工智能等“黑科技”的身影陆续显现，成为企业科学战“疫”、高效复工复产的有力帮手。

2月以来，淄博东华水泥公司熟料线已连续运行20余日。在岗率仅为35%，生产却未受到太大影响，东华是如何做到的？他们借助工业互联网对生产进行智能控制，通过对磅房、堆取料机等采取智能控制、远程操作，有效避免了人员相互接触，做到防疫生产两不误。

为满足企事业单位远程办公、隔离办公的需求，疫情防控期间我省互联网平台产品集中涌现。山东乾云的桌面虚拟化系统不仅可以实现远程办公，还能让员工在家通过老旧电脑连接云端，使用高性能虚拟电脑。海尔集团的海智物联网成套服务平台能够在线上为买方提供物料采购、在线询价、非标需求定制解决方案等服务，并满足卖方的专业店铺搭建、营销推广、交易撮合、大数据分析等需求。服装云MES智能制造系统可以帮助中小服装企业实现企业的数字化管理和透明化生产。

记者从省大数据局了解到，我省共组织汇总460项可用于疫情防控、协同办公、生产服务等领域的互联网平台产品，为企业恢复生产提供大数据支撑。

（《大众日报》2020年2月27日02版 / 记者：陈晓婉）

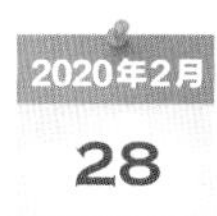

山东省市场监管局多举措助力企业复工复产

企业登记注册不用再“跑腿”

本报济南2月28日讯 记者从今天省政府新闻办召开的新闻发布会上获悉，根据省委、省政府加强疫情科学防控、有序做好企业复工复产的部署要求，省市场监管局先后于2月17日、2月24日推出13条措施和5条措施，从多方面服务和支持企业复工复产。

省市场监管局党组副书记、副局长朱昆峰介绍说，投资创办新企业是支撑经济复苏的新生力量。通过推进登记注册网上办理，一方面能够减少人员的聚集和流动，另一方面也能够提高登记注册服务的效率。为此，省市场监管局在措施中明确：企业设立、变更、注销登记及备案，实行“全程网办”；取消各类行政许可纸质申请材料，实行在线指导、在线受理、在线审批，不见面审批；各类证件文书实行免费寄递。

同时，延长行政许可期限，证书有效期延长至疫情解除后3个月。部分许可事项实行告知承诺，对具备生产条件、暂不能提交相应材料的实行告知承诺，企业只要承诺在相应时限内补交相关材料，就可以当场办理审批，对做出承诺，经形式审查符合要求的，即行发证，不再进行发证前的现场核查。加强包容审慎监管，对因地址失联而被列入经营异常名录的企业，提交住所或经营场所变更后的营业执照等相关资料，即可申请移出经营异常名录，暂不进行实地核查。加强质量技术服务帮扶，进一步降低相关进出口企业的报关、仓储、物流成本。加强知识产权服务，支持企业开展知识产权质押融资。

“截至2月27日，山东省药监局已应急审批通过医用防护服、医用外科口罩、额温枪等防护物资的多个规格型号的产品上市。目前医用口罩日产达195万只，医用防护服日产提升至2.8万套。”省药监局党组成员、副局长任绍彦介绍说。省药监局主动对接省内各医药企业，靠前服务、精准帮扶，着力解决重点企业的燃眉之急和实际困难。

（《大众日报》2020年2月29日03版 / 记者：杨润勤）

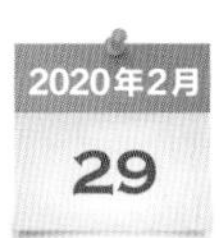

政府送来及时雨 企业复工不喊渴

企业复工复产离不开用工、资金、物流等方面的保障。我省各地纷纷行动起来，及时了解企业需求，精准施策，全力保障企业复工复产顺利推进。

聊城市东昌府区：3小时送来“及时雨”

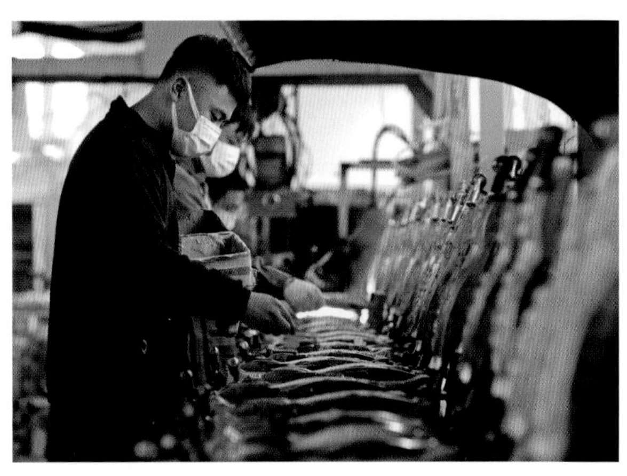

◆近日，沂南县山东百华鞋业公司生产车间，员工在加工出口欧盟的劳保鞋。（记者卢鹏、通讯员杜昱葆报道）

2月1日上午9时，聊城农商银行专项金融服务小组客户经理马肖涛，给聊城亿沣超市连锁有限公司财务总监朱忠林打了个电话，朱忠林告诉马肖涛，为了保障疫情期间聊城的市场供应，亿沣超市需要购进1万吨的面粉，总价3200万元，亿沣超市当时只有现金1000多万元，有2000万元的缺口。马肖涛连忙将这一情况汇报给山东农商行总部，总部经过紧急汇商研判，决定给亿沣超市发放贷款。马肖涛放下电话后，赶紧通知朱忠林找好担保单位，同时准备好工商执照、财务报表，以及公司法人、股东等人的身份证件。

马肖涛说，疫情期间，所有的材料和手续都是通过网络传递和办理，极大地节省了时间，当天中午12时许，2000万元资金就打到了亿沣超市连锁有限公司的账户，整个贷款办理从了解情况到贷款发放只用了3个多小时。（急事急办）既支持了企业及时补充民生必需品，也缓解了民众的恐慌情绪。

聊城市东昌府区地方金融监督管理局副局长石可心告诉记者，为了了解企业复工复产需求，东昌府区地方金融监督管理局安排辖内金融机构对客户进行回访，及时掌握客户需求。回访中发现，聊城一些企业出现了流动资金不足的现象，为解决企业的资金需求，聊城市东昌府区金融风险防控处置工作领导小组协调国企聊城市东安广融资担保有限责任公司为担保方，除了给聊城亿沣超市连锁有限公司解决了2000万元的贷款，还给聊城市立海冷藏有限公司紧急解决了3000万元的贷款。

“东昌府区之所以能快速协调金融机构给予企业资金支持，就是因为坚决贯彻落实中央、省委分区分级精准复工复产的政策精神，一企一策，帮助他们渡过难关。”东昌府区委书记荣红智说。

淄博市临淄区：助力企业无障碍运输

2月26日一早，按规定程序准备妥当后，“全副武装”的山东凯威尔新材料有限公司员工毕方静准时来到位于公司门岗的检测点，给进厂的员工进行体温测量。这是毕方静担任检测员的第17天，也是凯威尔新材料复工的第12天。“我们公司2月15日正式复工，现在在岗员工共250多人，还有9名外地员工正在接受隔离。我们部署了日常疫情防控工作，镇政府也会派人来指导检查，安全生产是第一位的。”毕方静说。

公司位于临淄区，是一家化工原料生产企业，但受疫情影响，订单积压，企业复工复产，迫在眉睫。

“政府对企业复工高标准、严要求，但急企业之所急，简化了很多流程，仅用了1天时间，我们就拿到了复工批准文件。”凯威尔新材料生产总监石卫民介绍。

企业顺利复工复产后，新问题接踵而至。“我们是一家非常依赖物流的企业，如果不能保障正常的物流运输，企业订单依然无法如期完成。”石卫民说。

了解到企业需求后，金山镇政府第一时间派出工作人员前往凯威尔新材料厂区对接协调。“在政府的协调下，我们基本实现了省内运输无障碍，省外运输线路也恢复了不少。目前公司产能恢复了70%，还是比较理想的。”石卫民说。

凯威尔新材料的生产正紧锣密鼓地进行，250多名员工的防疫保障同样是重中之重。“现在消毒水不缺，但口罩特别缺，也很难买，我们自己采购了一批，没想到政府也给我们协调了2000只口罩应急。复工复产以来，只要企业有需求，政府就帮着想办法解决，也让我们没了后顾之忧。”石卫民感激地说。

（《大众日报》2020年2月29日03版 / 记者：李梦 高田 马景阳 刘磊 赵璐 通讯员：王忠友）

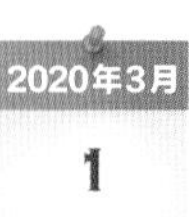

山东规上工业企业复工面达98%，复工人数占职工总数74.1%

复产马力足，鲁企抢春光

这边的生产车间机器轰鸣，那边的施工现场热火朝天……齐鲁大地上，复工复产“热度”渐升。截至2月27日，全省规模以上工业企业累计开工26582家，占规模以上工业企业总数的98%；复工人数394.73万人，占职工总数的74.1%。

抓疫情防控就要抓企业复工复产，抓企业复工复产就是促疫情防控。山东两个担子一肩挑，奋力把疫情造成的损失夺回来，用“山东热度”温暖这个料峭的初春。

政策做保障，下起“及时雨”

2月29日，山东统筹推进疫情防控和经济社会发展工作的“52条意见”发布，其中，意见从十个方面贯彻落实国家宏观政策、加强运行调节，有序推进企业复工复产和重点项目建设。

沧海横流显本色，大事难事看担当。面对突如其来的疫情对经济社会造成的冲击，山东见事早、行动快、措施实、力度大。

2月3日起，省内保障城乡运行、疫情防控、能源供应、生活必需品生产等涉及重要国计民生的企事业单位正常开工开业。2月4日，山东实施20条马上能落地、能见效的应急政策举措，大力支持疫情期间中小企业平稳健康发展。2月12日，省委经济运行应急保障指挥部启动运行。2月18日，省委新冠肺炎疫情处置工作领导小组（指挥部）连夜印发《关于加快全省企业和项目建设复工复产的若干措施》的通知，制定10条新措施。

企业是政策的直接受益者。潍柴集团在商用车行业最先全面复工，带动山东300多家产业链合作企业正常运行，订单如期交付。作为国内最大的粮油供应商之一的益海嘉里（兖州）粮油工业有限公司，在做好疫情防控的前提下，2月3日正式复工生产，开足马力保障粮油供应。

同时，山东多渠道统筹调度、协调解决企业遇到的各种难题。截至2月29日，累计受理网上咨询、热线电话7500多个，前期反映较集中的用工困难、产业链供应受阻等问题得到有效解决。

自2月中旬以来，山东企业开复工率稳步提高。至2月10日，全省累计复工的规模以上工业企业占规上工业企业总数的41%，2月14日达到67.7%，2月19日进一步达到82%。

此外，山东已初步规划重点项目270多个，总投入近9000亿元，目前正加快推动实施。

危机化生机，寻找“新蓝海”

复工后，不少企业家表示，眼下的困难也是提效率、调结构、转型发展的重要机遇。“那些打不倒你的，终将使你更强大！”

在国内此前尚无负压救护车滤毒系统成熟产品的情况下，山东中昊集团配合北京核信锐视安全技术有限公司，紧急承担起相关研制生产任务。产品研发、外来专家和物资通行、省外配套产品生产企业复工复产……难题一一破解，产品研发成功并实现批量生产，疫情防控一线又多了一个先进“武器”。

作为我省近年来新经济发展的重要成果，一批人工智能优势企业整合科研和生产力量在疫情防治、监测预警、物资生产等方面大展身手。

山东省工信厅向社会公布应对疫情人工智能产品和解决方案，以供有关单位和企业自行选用，其中包括智能传感、智能决策、智能机器人等148个方案。“我们正着手研发柔性协作机器人xMate，争取用远程操作代替医护人员的双手，完成病人实验样本采集。”珞石机器人CEO庹华明显感受到，应用自动化解决方案的需求在不断增加。

除防控需求外，其他领域也有大片待发现的“蓝海”。青岛啤酒集团（股份）有限公司在全国各省市积极开发新兴销售终端，与美团外卖、饿了么等外卖平台及美莱网达成合作，线上渠道实现多产品销售；对接区域物业管理平台、社区营销电商平台等，推进居民直购业务。

2月21日，山东省商务厅发布“山东生鲜农产品产销对接平台”，至23日，已有57家线下商超和71家线上平台加入，累计带动农产品成交量179吨。

复产助防控，企业有担当

抗击疫情是场大战，也是场大考。如果说疫情防控是各地都要完成的必答题，那山东作为工业大省还必须在重点物资保障这一考题上答得出色——既要面对省内庞大的防疫需求，更要确保满足湖北急需、医务人员急用。

从组织技术人员打样制样到口罩生产线开足马力生产，青岛纺织服装龙头企业即发集团仅用了2天的时间。实际上，服装企业转产口罩，要面临生产线改造、产品研发、原材料成本高、劳动效率低等一系列问题。而且这也不是企业“一个人的战争”。确定方案，安排专人靠上服务，协助资质申请、执照办理、原料供应、设备搬迁、器械注册等问题，各地各部门搭好平台，做好后援，让“转产”跑出加速度。

连日来，从烟台到青岛，从威海到潍坊……全省各地“跨界”转产队伍持续壮大。1月27日至2月27日，山东重点监测企业累计生产各类口罩1.04亿只、防护服48.85万套、防护面罩147.83万个、隔离眼罩（护目镜）28.1万个、消杀用品7.3万吨。

（《大众日报》2020年3月1日01版 / 记者：付玉婷　参与采写：肖芳）

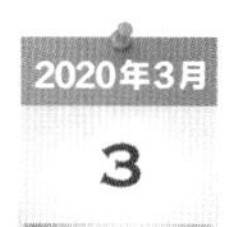

春耕春播春意浓　肉禽蛋菜供应稳

本报济南3月3日讯　今天下午，省政府新闻办召开发布会，介绍山东省农业农村系统应对新冠肺炎疫情有关工作进展情况。

省农业农村厅一级巡视员王登启介绍，春节以来，山东省已累计向湖北调运蔬菜7060吨、猪肉107吨、禽肉2498吨；除蔬菜正常供应北京、上海市场外，向北京调运猪肉669吨、禽肉7471吨，向上海调运猪肉7225吨、禽肉13690吨；今年全省已累计折合生猪净调出112万头，为全国疫情防控大局做出了贡献。

王登启说，我省有序推进春耕春播，全省春播面积3000多万亩，其中早春蔬菜1400万亩，已播春季作物230万亩，进展顺利。各类生产资料储备比较充足，能够满足春季农业生产需要。省农业农村厅组织8个工作指导组、4个行业专家组，分赴各市指导春季生产工作。全省农业科技人员，采取线上线下相结合的方式开展技术服务。2月份以来，各级农业技术人员参加现场指导累计13.9万人次，利用网络媒体开展服务5.7万人次，接受技术服务的农民240多万人次。

据了解，我省“菜篮子”产品除保障外调需求外，省内市场供应充足。全省283家粮油应急加工企业日产能力18万吨，日产面粉4.7万吨，日产食用植物油2万吨，粮油市场供应充足。全省蔬菜在田种植面积340万亩，日产能力5.2万吨，日上市量3.9万吨。全省屠宰企业猪肉库存9.2万吨，禽肉库存41.2万吨，日产鸡蛋9293吨，奶业、肉牛肉羊生产相对稳定，畜产品供应不会出现断档。全省鲜活水产品和冷冻水产品储存充足，2月15日以来，鲜活水产品出塘日上市量增加到2300余吨，销售趋势逐渐向好。

目前，全省8289家市级以上农业产业化龙头企业有7156家复工，复工率86.3%。重点监测的1818家饲料企业中有1568家复工，复工率86%，产能恢复率115%；重点监测的376家家禽屠宰企业已全部开工，产能恢复率99%，春节以来累计屠宰家禽3.65亿只；重点监测的197家生猪屠宰企业中有195家复工，复工率99%，产能恢复率52%，春节以来累计屠宰生猪76.13万头。

发布会上，省畜牧兽医局副局长戴文超介绍了山东省动物疫病防控等方面的情况。2020年以来，全省畜牧兽医系统累计出动16.5万人次，巡视监管养殖场32.44万场次、屠宰场1.2万场次。动物防疫消毒面积5.7亿平方米，免疫畜禽2.6亿头（只），免疫抗体合格率均超过90%。建设智慧畜牧大数据平台，实现全链条监测预警和监管服务。创建无疫小区2个、省级以上净化场63个。优化病死畜禽无害化处理体系，将家禽牛羊等纳入省级补助范围，集中处理率超过90%。高标准建设2802处检疫申报点、87处动物卫生监督检查站。加快村级动物防疫员改革，49个县（市、区）已完成改革，从根本上解决了动物疫病防控“最后一公里”。

据悉，未来我省将认真贯彻落实习近平总书记关于统筹推进新冠肺炎疫情防控和经济社会发展工作重要指示精神，全力做好疫情防控、春季农业生产和脱贫攻坚各项重点工作，为全年农业丰收打下坚实的基础。

（《大众日报》2020年3月4日03版 / 记者：孙源泽）

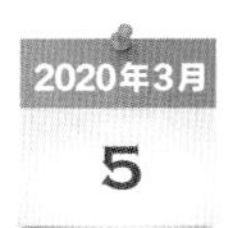

8922亿元！山东274个重点项目“补短板”

针对疫情防控短板弱项，聚焦公共服务、社会治理、产业生态、基础设施四个领域

省政府新闻办3月4日举行新闻发布会，介绍我省统筹抓好疫情防控和重点项目建设工作情况。

1021个省级重点项目
3月全部复工

截至3月2日，我省1021个省级重点项目复工率达91%，其余3月份要全部复工。计划2020年新开工项目353个，其中计划一季度开工项目202个，已开工190个，开工率达到94%。助力复工复产，2月以来，我省在线审批平台共办理审批核准备案项目2102个，数量位居全国前三位。

针对疫情防控过程中发现的短板和弱项，我省将274个项目纳入省级重点项目管理。项目总投资8922亿元，主要围绕公共服务、社会治理、产业生态、基础设施等四个重点谋划领域。

公共服务领域，布局建设山东省传染病防治中心和分中心，实施首批新冠肺炎应急攻关重大创新项目。社会治理领域：建设省社会治理网格管理智能化平台，实施省级公共安全应急管理系统，建设区域应急救援中心；建设省级储备保障体系和省级医疗等应急物资储备项目；集聚发展应急产业，建设一批市级重点应急物资产业园。产业生态领域：依托龙头企业，建设日照、威海等应急保障基地等项目；实施山东省医用口罩扩能保障项目；集中推进一批疫苗预防、创新药物以及高端医疗器械研发生产。基础设施领域：建设山东省城际铁路调度指挥中心；推进鲁信烟台港西港区省级储气库等应急储气设施。

“这批项目全部为在前期项目的基础上新谋划的项目，充分体现了工作项目化、项目具体化的导向。”省发展改革委副主任关兆泉说。

今年已发行专项债券928亿元

今年是我省交通重点工程建设项目最多、规模最大、投资最多的一年，全社会交通建设计划投资1842亿元，高速公路和高速铁路仍然是建设的重中之重。

高速公路方面，计划开工建设临淄至临沂等5条高速公路，年内确保14条高速公路建成通车，全省高速公路通车里程达到7400公里。高速铁路方面：计划开工京沪高铁二通道天津至潍坊段等5个高铁项目；加快推进京雄商高铁等4个项目的前期工作，争取年内开工；加快推进鲁南高铁曲阜至兰考段等高

铁项目建设，建成潍莱高铁。

此外，为做好疫情防控、应对经济下行压力、促进扩大有效投资，我省加快发行使用地方政府专项债券。目前国家分两批提前下达山东2020年专项债券额度928亿元。下一步我省将突出重大规划、重大战略和重大工程，特别是省委、省政府重点推进实施的补短板强弱项项目，形成高质量专项债券项目储备。

“免征”税费政策支持疫情防控

全力以赴做好疫情防控工作，2月2日，我省在全国率先明确17项支持疫情防控税费政策。其中，“免征”成为关键词。

支持防护救治方面：对相关医疗机构提供的医疗服务、自产自用的试剂，免征增值税；对参加疫情防治工作的医务人员和防疫工作者，按规定取得的补助和奖金，免征个人所得税。保障防控物资方面：疫情防控重点物资生产企业可申请全额退还增值税增量留抵税额；同时，新购置设备允许一次性在企业所得税税前扣除。运输方面，运输疫情防控重点物资取得的收入免征增值税。进口方面：捐赠用于疫情防控的进口物资免征进口关税和进口环节增值税、消费税；卫生健康部门组织进口的防控物资免征进口关税。

按照税法规定，社会捐赠需通过公益性机构实施，税前扣除也有比例限制。“针对这次疫情，为鼓励捐赠，山东放宽了条件：一方面，除通过公益性机构捐赠外，直接向医院的捐赠也允许税前扣除；另一方面，取消比例限制，凡用于疫情的捐赠可全额扣除。”省财政厅二级巡视员董苏彭介绍。

加强医疗废物、医疗废水安全处置是防止疫情传播的重要环节。目前，全省16市全部处置能力最大为415吨/日，全省医疗废物日收集处置量在190吨左右，完全满足处置需要。疫情期间，全省已累计处置医疗废物8192.67吨，全省涉疫情的医疗废物全部在当天及时安全处置。

（《大众日报》2020年3月5日03版 / 记者：陈晓婉）

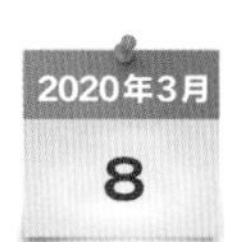

山东推出“打包服务”、在线跨国注册服务、
“零跑腿”“无纸化”服务——

创新服务助力外企更快复工复产

疫情当前，外资企业面临“大考”。按照中央部署和省委、省政府要求，山东各地各部门完善机制，创新方法，加强与外企沟通，共抵“春寒”。

为让在鲁外企安心安全复工复产，当地政府主动作为，为外企提供优质便捷服务。“现发函感谢，山东威海荣成在新冠肺炎疫情防控期间对三星重工业（荣成）有限责任公司的倾力帮助和大力支持……”2月20日，韩国三星重工业株式会社给山东省人民政府发来感谢信。

三星重工业（荣成）有限责任公司位于荣成市俚岛镇，员工4400多人，省外员工占比50%以上。“国情差异较大，且企业缺乏复工管控经验。”俚岛镇副镇长王莉丽告诉记者，当地政府提早谋划，推出“打包负责”“保姆式服务”。例如成立复工筹备领导小组，制订复工方案、隔离措施、员工心理指导等三大类、16项、103条标准流程，三面把关保证外地员工复工，开辟绿色通道加快物资入厂。

截至目前，直营厂区和26家外协公司全面复工生产。感谢信在最后提到，要把山东省荣成市俚岛厂区开工的成功模式全面移植到在其他省的厂区，并郑重表态，“三星重工业有限公司一定在中国政府的领导下，坚决做好疫情期间的防疫和企业生产工作，全力确保完成年内20多万吨生产物量的计划”。

仅用时2天，德州韩国独资企业提艾斯科技有限公司用工荒问题就得到彻底解决。1000多名员工无法及时到岗，让这家劳动密集型企业很是头疼。关键时刻，十里望回族镇派驻企业的“驻厂员”及时将情况向上级部门反映，经协调，决定把企业在该镇与周边较近乡镇的员工召集起来，对其进行专项体检，无异常即可复工。2月6日，900多名员工复工，公司顺利复产。

在潍坊市，一笔2300万元的专项贷款解了俊富非织造材料有限公司的燃眉之急。受疫情影响，公司急需新增流动资金来储备和采购原料，得知这一情况后，潍坊高新区当即协调潍坊银行高新支行予以支持。2月11日，高新区金融监管中心对接潍坊银行总行，调整融资方式，开通绿色通道，2小时走完审批，当天下午第一批900万元专项贷款到账。

为在做好防控工作的同时，统筹抓好改革发展，稳定各项工作，山东各地创新服务方式，吸引优质外资项目，推动优质资源落地，全力打造对外开放新高地。

青岛市在全国率先推出外资企业在线跨国注册服务。北京时间2月26日下午5时，青岛市行政审批服务局、胶州市行政审批服务局与青岛驻外工商中心有关工作人员、德国洛可可公司执行董事张滏发起一场跨国连线。当晚7时30分，全国首张外资企业在线跨国登记的营业执照“出炉”。随后，洛可可（青岛）新型建材科技有限公司总经理、法人滕磊在青岛胶州市行政服务大厅拿到公司营业执照。登记、审批、注册均实现“不见面办理”，用时不到3个小时。

自1月24日开始，济南市外办以网上通知、电话联络等方式，逐一与企业进行沟通，核实被邀外国人来济意向，并给出暂缓建议。疫情结束后，因暂缓行程导致“邀请核实单”或签证有效期过期的，济南市外办将为其提供“零跑腿”“无纸化”等服务，尽快为其出具新的“邀请核实单”，助力企业尽快恢复对外合作。

（《大众日报》2020年3月8日06版／记者：马海燕 刘一颖）

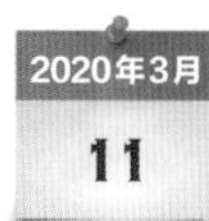

我省出台20条措施助文旅企业脱困发展

景区饭店等分级分区分类别逐步开放

本报济南3月11日讯　记者从今天上午省政府新闻办召开的新闻发布会上了解到，为更好地应对疫情带来的严重影响，纾解文旅企业的经营困难，我省出台《关于应对新冠肺炎疫情影响 促进文化和旅游产业健康发展的若干意见》（以下简称《意见》），提出加大疫情防控力度、缓解企业经营压力、助推市场恢复活力、增强产业发展动力4大项共20条举措。

“既着眼解决企业当前的经营困境，又兼顾全年甚至更长一段时间旅游市场恢复和产业发展，在多措并举、确保全省文旅系统不发生疫情的基础上，帮助文旅企业脱困、发展。”省文化和旅游厅副厅长孙树娥介绍，我省各地将根据疫情形势变化，精准实施复工复产，要求旅游景区、饭店、博物馆、文化馆、美术馆、影剧院、互联网上网服务场所等单位分级分区分类别逐步开放，严格落实防疫措施，并配备临时应急隔离场所。

为缓解企业经营压力，我省加大专项扶持力度，调整省市宣传文化旅游发展资金，用于受疫情影响较大的各类文旅项目贴补。据省财政厅副厅长孙庆国介绍，从省级宣传文化旅游发展资金中安排1.5亿元，采用股权投资、贷款贴息、以奖代补等方式，重点用于受疫情影响较大的项目建设、集群发展、设施升级改造、宣传推介、文化惠民活动等，支持文化和旅游企业渡过难关、健康发展。同时，提前兑付奖励补助资金，对业绩突出的入境旅游企业给予接待游客人天总量奖、包机奖、邮轮（游船）奖等奖励，帮助企业缓解资金压力。

在帮助企业增强动力、持续健康发展方面，《意见》提出，我省将组织创建首批省级文化产业和旅游产业融合发展示范区，重点扶持一批文创产品研发生产和销售企业，开展第六批山东省重点文化产业项目、重点文化企业、重点文化产业园区认定工作。省财政部门将对精品旅游、文化创意、乡村旅游等在建重点项目，给予贷款贴息、股权投资等支持。

鼓励文化科技企业申报省重点研发计划项目，加快4k/8k电视、5G高新视频、网络视听、数字会展、数字娱乐、数字生活建设。实施“一部手机游山东”项目，构建智慧文旅综合服务体系。支持开展公益数字服务，对疫情期间免费向公众提供线上数字文化服务的优秀产品予以奖补。

此外，我省还将加强消费引领，强化金融扶持，加强银行与企业之间的对接，为企业提供及时便捷的金融服务，整合省市县三级资金，联合购买文化惠民演出，提前启动2020年农村电影政府购买服务，支持开展“第四届文化惠民消费季”“山东人游山东”等活动，促进文化旅游市场消费回补和潜力释放。

推动景区夜间开放，优化消费体验，实施消费便民工程，推广移动互联网新兴支付方式，提高文化和旅游消费场所支付便捷度。

刺激市场能够帮助企业快速恢复活力，《意见》提出，我省将适时组织人员到京津冀、长三角、珠三角及日本、韩国、东南亚国家等国内外一类客源地举办各种宣传营销活动，推动市场快速升温。针对旅游市场疫情解除后恢复时间长的实际情况，鼓励机关企事业单位将会议会展、培训等公务活动委托旅行社、星级饭店等企业承办，帮助企业拓宽经营发展空间。

（《大众日报》2020年3月12日04版 / 记者：于新悦）

稳外贸稳外资，山东持续发力

本报济南3月11日讯 今天下午，省政府新闻办召开新闻发布会，在介绍山东有序推进企业复工达产及稳外贸外资有关情况时，省商务厅副厅长王洪平表示，虽然前2个月外贸进出口受到暂时冲击，但没有理由对外贸发展长期向好的趋势产生怀疑。“随着国内疫情形势好转，如果境外疫情得到有效控制，上半年外贸进出口将趋于稳定。”

王洪平介绍，疫情发生以来，山东一手抓疫情防控，一手抓经济社会发展，将外资外贸企业复工复产作为当前重要任务。截至3月10日，全省外资企业复工11181家，复工率93%，其中290家重点外资企业复工率99.66%；外贸复工企业40812家，复工率92.2%。

在疫情防控的关键时期，山东形成鲜明开放导向。项目推进会以“主会场+项目现场视频连线”的方式举行，集中推进16个重点外资项目开工开业，总投资28.6亿美元。在集中签约仪式上，与韩国、日本、新加坡等10余个国家和地区视频连线，签约66个重点外资项目。

面对企业复工防疫物资不足的问题，我省启动紧急物资进口机制，出台鼓励政策，广泛寻找货源。省商务厅为外资外贸企业免费提供口罩10万只。

疫情期间，外贸企业线下开拓国际市场受阻，针对这一问题，山东积极引导企业由“线下”转向“线上”，组织企业上线阿里巴巴等跨境电商平台，举办线上推介活动，扩大跨境电商B2B出口。

自疫情暴发以来，省委、省政府瞄准“稳住外贸外资基本盘”，持续发力，统筹推进疫情防控和促进稳外贸工作，使得山东外贸和经济形势展现出强大的韧性。但是，海外疫情蔓延给全球经济带来的负面影响不容小觑。

疫情虽险，但仍需要坚定信心。“根据目前评估，疫情对一季度的影响客观存在，不容低估，但仍处于可承受范围。”王洪平表示，从长远看，我省外贸具有较强韧性，发展长期向好的趋势没有改变，国际市场需求结构相对稳定，疫情的影响是暂时的、阶段性的，总体上是可控的。

省财政厅副厅长姜龙表示，对于新兴市场、“一带一路”沿线国家，山东实施出口信保财政补贴政策，按照不低于50%，其他市场不低于30%的比例予以支持。积极支持企业参加境外展会，对重点展会的展位费给予全额补助。对今年上半年实际使用外资总量位居全省前三位且增幅为正的市，每市奖励300万元；对实际使用外资总量位居全省第四至七位且增幅不低于全省平均数的市，每市奖励150万元。

（《大众日报》2020年3月12日03版 / 记者：代玲玲）

山东规上工业企业基本实现应开尽开

本报济南3月11日讯 今天下午，记者从省政府新闻办召开的新闻发布会上获悉，截至3月10日，山东全省26175家规模以上工业企业复产26088家，复产率99.7%，复工人数461.9万人，占职工总数的87.7%，分别较2月9日提高81个百分点和64.7个百分点，全省规模以上工业企业基本实现应开尽开、能复尽复，但中小微企业复产比例不到60%。

省工业和信息化厅副厅长王晓介绍，疫情发生以来，为推进复工达产，1月21日起，紧急启动疫情防控应急物资生产供应保障工作机制，成立12个驻企工作组，赴11个市，对22家重点企业24小时蹲点值守，在全国率先实行特殊时期省级统一调度机制。

加大防护物资生产供应，对医用口罩、防护服、护目镜、测温仪、消杀产品、中西药品、救护车等重点防护物资生产企业，实行台账管理，加大服务保障力度。1个多月的时间，我省口罩日产量由120万只扩大到800万只，提升了5倍多；医用防护服日产量由5000件迅速增长到4.7万件，提升了8倍多。

督促企业严格落实防控措施，分行业加强对企业复工复产后疫情防治知识科普宣传，督促企业精准强化复工复产疫情防控措施。

为有序推进企业复工达产，我省实施了一系列财政优惠政策。省财政厅副厅长姜龙表示，疫情发生以来，在落实国家贷款贴息政策的基础上，我省加大省财政支持力度，对省级确定的疫情防控重点保障企业，按人民银行专项再贷款利率50%给予贴息。

在帮助企业缓解资金压力方面，对2020年1月1日至疫情结束期间，金融机构向小微企业发放的流动资金贷款和技术改造类项目贷款，确认为不良部分的，省级风险补偿资金按贷款本金的30%给予补偿。对合作担保机构在疫情期间办理符合备案条件的小微企业担保项目，按50%收取再担保费。对符合条件的不超过15万元的个人贷款、不超过300万元的小微企业贷款，省财政给予贴息支持。

“目前，全省规模以上工业企业生产基本恢复正常，但中小微企业复产比例不到60%。”王晓表示，下一步，山东工信系统将认真抓好中小微企业复工复产指导意见落实，同时，紧盯全年工业经济增长5%目标不变，以超常规力度推进落实各项工作部署，全力实现我省工业经济全年目标任务。

（《大众日报》2020年3月12日03版 / 记者：代玲玲）

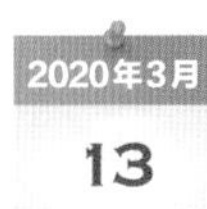

因企施策解急需，精准对接金融服务

我省出实招助推台港澳企业复工

“潍坊市台办及时向我们台商和企业传递疫情信息、讲解优惠政策，我们对战胜疫情和顺利生产充满信心！”3月10日，台商山东崇舜化工有限公司总经理陈南超对记者说。

疫情发生以来，按照国台办和省委省政府的工作部署，我省服务台港澳企业的实招不断。主动宣讲相关政策确保台港澳企业应享尽享；因企施策解企业急需；精准对接金融服务共克时艰。截至3月12日，全省复工复产台资企业774家，其中规模以上台资企业复工率达99%。

1月29日，我省印发通知，指导各市加强对防控工作涉台港澳事务的统筹协调。政策落地，更要落实。线上屏对屏、面对面做好政策宣导，各市将政策服务“送上门”；汇总近期出台的各项惠企政策文件，编制《疫情防控和复工复产政策指南》，并通过微信公众号、微信群、网站等渠道向台港澳企业精准推送。各级台港澳办主动走访台港澳企业，及时传达解释惠企政策，为政策落实加码。

聚焦精准服务，省及各市成立调研组，靠前了解企业情况，做好扎实准备。各市相关部门先后多次到台港澳企业，实地察看生产车间、仓储物流等重点区域，调研疫情防控工作和企业复工复产情况，为企业实地解决困难。

“我都不知道该怎么表达我的谢意了！要不是你们，我们企业的损失将无法估量！”台商王克璋专门从台湾打来电话，向枣庄市台办表示感谢。2月2日，疫情防控工作正处于关键时期，台资企业中峰化学有限公司储备原料告罄。关键时刻，枣庄市台办负责人赶往市疫情防控工作指挥部，汇报企业困境和需求，为原料运输车辆开出“通行证”。原料运输有了保障，企业开始正常运转。

在青岛，一笔43万元的研发费用奖励提前汇到了青岛中新华美塑料有限公司的账户上。据悉，青岛市台港澳办协调青岛农商银行、国泰世华银行青岛分行等合作银行，对台资企业的资金需求进行对接洽谈。截至目前，青岛农商银行已经对接15家台资企业。

“不只协调资金，政府还帮我们做好防疫。”青岛中新华美塑料有限公司总经理王东介绍，2月10日企业复工，城阳区台港澳办及时将政策传递给企业，并主动上门帮助企业有序做好复工准备。

（《大众日报》2020年3月13日03版 / 记者：马海燕）

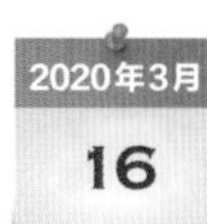

智能化生产减少一半用工，自动化改造助企业“满血”复工

机器换人+企业“上云”，向技术要产能

本报讯 连日来，在位于广饶县的山东宏盛橡胶科技有限公司成型车间里，14台VMI智能化全自动成型机开足马力赶制胎坯。传统成型机需要两个工人反复进行上料、压接头、出胎等操作，VMI成型机仅需一名工人进行简单的扫码及监测工作，即可正常运转。

公司科技生产部副部长秦安洋介绍：“受疫情影响，部分员工没有到岗，我们就充分发挥VMI成型机的优势。虽然工人减少了一半，但是产能一个班次多出200多条。”

2019年以来，山东宏盛橡胶科技有限公司从荷兰引进世界最先进的VMI智能化全自动成型机，原来生产一条轮胎需要65秒，现在只需要37秒，原来成型机需要2个人操作，现在只需要1个人。智能制造不仅使轮胎综合生产效率提升了45%，而且不良品率也从0.28%下降到0.23%，对应产品良品率提高了15%。截至3月9日，宏盛橡胶科技工厂的产能已经恢复到80%以上。

复工复产，人员聚集风险是防控难点，而工业技改项目和依托智能化升级建设的智能工厂则避免了工人扎堆，是疫情期间复工复产的另一大优势。

疫情发生以来，企业复工复产普遍遇到“用工难”问题，广饶县突出抓好工业技改项目，加快转型升级步伐，支持企业开展“脱胎换骨式”技术装备改造。目前，已全面梳理了总投资17亿元的23个技改项目，并将其列入县重点工程项目大力推进，通过实施技术改造项目，全面提升企业技术装备水平和核心竞争力。

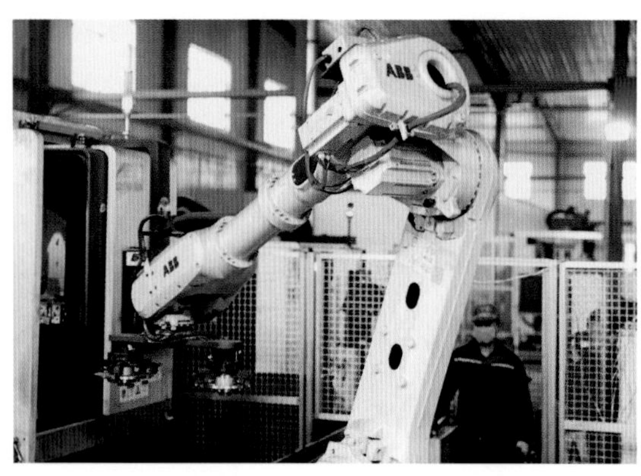

◆近日，滨州市无棣县，山东卢斯德机械公司机器人自动化生产线在生产刹车盘。（记者卢鹏、通讯员高士东报道）

破解“用工难”问题，青岛市即墨区的做法与广饶县可谓异曲同工。

3月15日，在位于即墨区的青岛豪江智能科技股份有限公司的生产车间，机器高速运转，企业已“满血”复工。

与高速运转的机器形成鲜明对比，偌大的车间内，难觅工人的身影。“一台智能化机器人可以顶我们车间5个员工。”总经理于廷华告诉记者，疫情期间，依托智能创新，公司数字化车间一直处于满产状态，全力保障订单交付。

“我们是一家以智能家居和医疗设备研发为

主的企业，经过自动化改造，这个车间已经从传统的自动化制造逐渐向数字化车间过渡。在正常情况下，（数字化车间）单条产线次只需要5名员工，这不仅提升了车间日常生产效率，而且在抗击疫情的非常时期发挥了独特作用。”于廷华说，数字车间将生产过程中的设备、物料、数据流集成整合，实现生产过程中的产品定位、数据追踪、历史追溯。

记者在采访中了解到，在企业已经纷纷“上云”的即墨，数字化让企业得以从容应对“用工难”问题。

“全区已有1200余家企业被纳入区工业互联网拟改造项目库，以后还会增加。我们近期成立了两化融合暨产业赋能工作专班，大力构建公共基础能力和数据资本共享体系，鼓励企业‘上云’，挖掘‘数字金矿’。”即墨区两化融合暨产业赋能工作专班副主任邵琦说，目前，全区已有225家企业完成互联网工业改造，35家成为国家工信部两化融合贯标认定企业，15家成为省级以上两化融合贯标管理体系试点企业，16家成为青岛市两化融合项目。

（《大众日报》2020年3月16日04版 / 记者：贾瑞君 李明 张晓帆）

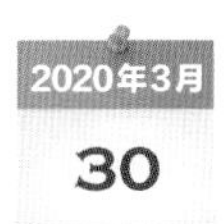

打通产业链 复工快达产

2600多家供应商已有340多家在济落户
产业链集聚助力重汽高效达产

“我们目前的重卡订单量已经超过6万台。”自大年初三（1月27日）复工以来，中国重汽集团产能已经达到100%，快速实现了满负荷生产。1—2月份重卡销量跃居行业第二，出口量达5090台。重汽集团之所以能实现高效复工复产，得益于产业链在济南的聚集发展。据悉，在中国重汽2600多个配套产品供应商中，已有340余家落户济南，并且还在不断集聚。

受疫情影响，制约企业复工达产的关键因素包括物流和上下游配套企业的复工情况。产业链是构成一件产品的完整供应体系，而产业链集聚发展则可以提升链的稳定性，进而实现高效复工复产。

“我们集团有2600多家配套产品供应商，还有很多服务供应商，其中，在济南的有340多家。”中国重汽集团生产制造部副总经理黄栋梁介绍，还会有新的供应商落户济南，“现在已经在谈，集中落户后将会凸显产业集群效应。”而20年前，重汽在济南的供应商仅有几十家。

中国重汽在大年初三（1月27日）复工时，其在济南的供应商也大多同步复工。这就是主机厂的带动作用。

“我们以前是做家电模具的，2004年转产，给重汽供应零部件，一头扎进汽车行业。”山东小鸭精

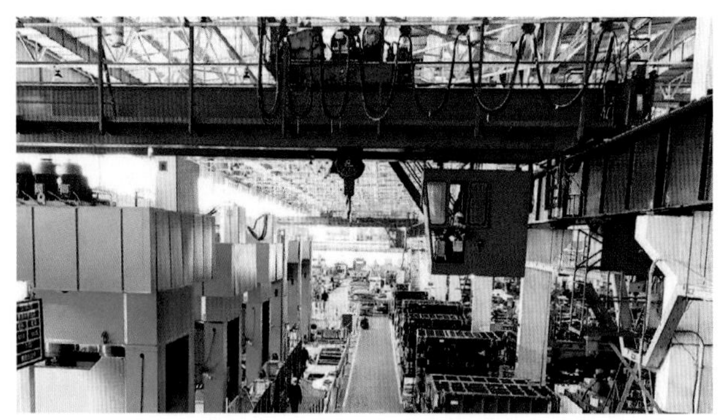

◆作为中国重汽的供应商，山东小鸭精工机械有限公司大年初三（1月27日）与中国重汽同步复工。该公司为中国重汽提供驾驶室车门、顶盖、后围等200多种零部件，还为重汽提供轮辋生产线、车桥生产线自动化改造等。（王健报道）

工机械有限公司副总经理吴凤玲说，他们为重汽提供驾驶室车门、顶盖、后围、发动机罩及焊接部件、2250驾驶室白车身等200多种零部件，还为重汽提供轮辋生产线、车桥生产线自动化改造等，已连续10余年被评为重汽优秀供应商。

位于济南商河的济南豪曼汽车配件有限公司和小鸭精工类似，他们之前做塑窗设备，后来成为重汽支架类产品的核心供应商，产品包括底盘支架、尾灯支架等。该公司每月向重汽供应两三千种产品，对应不同车型，2019年的年产值达到1.1亿元。

据济南高新区管委会副主任张维国介绍，在中德企业合作区，4家德资企业因重汽落地济南。

博世汽车转向系统（济南）有限公司每年向重汽提供10余万台转向机；福士汽车零部件（济南）有限公司主要生产商用车底盘、气制动管路、发动机油管等产品；大陆汽车电子（济南）有限公司每月向重汽提供2.75万个组合仪表；汉格斯特滤清系统（济南）有限公司专门为重汽提供机油过滤模块。其中，博世汽车转向系统和大陆汽车电子的母公司都是世界500强企业。

而重汽的这些上游配套企业还在济南闯出了大名堂。小鸭精工年产值达2亿元，车轮设备和车轮模具的技术水平在国内首屈一指，轮辋设备出口俄罗斯、土耳其、乌兹别克斯坦、韩国、巴基斯坦等国；目前全国排名前十的商用车中，有9家是福士汽车零部件的客户；大陆汽车电子也成为陕汽、北汽、一汽、东风等公司的供应商。

其实，济南早就意识到了产业链集群发展的重要性。去年12月发布的《济南市人民政府办公厅关于促进工业产品消费的实施意见》提出，鼓励市内各行业龙头企业联合产业链上下游企业组建"产业联盟"，促进联盟之间、联盟内产业链上下游企业之间协作配套，抱团开拓市场，优先采购本地工业产品。而在今年济南"1+495"工作体系中，产业能级提升被列入九大提升行动。济南将打造商用汽车绿色智造产业集群，以山东重工、中国重汽为龙头，大力推进山东重工绿色智造产业城建设，构建"汽车零部件+整车+物流"全产业链条。（记者：王健）

海尔COSMOPlat协助企业平台寻源，海信视像推出"共享员工"
工业互联网平台赋能企业转型升级

作为国内三大卫材生产基地之一，河南省长垣市各大卫材生产企业在新冠肺炎疫情暴发不久，就出现了口罩用熔喷布、防护服用覆膜水刺布等原材料紧缺的情况。在多方多次联系上游企业未果后，1月31日，河南省健琪医疗器械有限公司在海尔COSMOPlat医疗物资信息共享、资源汇聚平台上发布了紧

急需求信息。

在确认需求后，COSMOPlat协助企业通过平台寻源，当天就为该公司找到2吨口罩鼻梁夹条资源，解决了口罩瓶颈资材的需求问题。同一天，平台还为河南省蓝天医疗器械有限公司找到5台热风缝口密封机，帮助企业每天提高防护服产能6000件。由于能够及时准确高效地为防护物资生产提供有效赋能，COSMOPlat平台得到了长垣市有关部门和企业的一致好评。

为了进一步响应国家关于疫情防控和有序复工复产的号召，聚集海尔员工、合作伙伴、社会资源、终端用户和全球资源于一体，面向全行业提供用户全流程参与的大规模定制转型服务解决方案的COSMOPlat工业互联网平台迅速升级为战“疫”供需平台。

在这个平台上，全员防疫职能管理、在线快捷办公、在线教育、全场景杀菌、疫情数据智能采集、多场景协作机器人等16大复工全场景解决方案一应俱全，从人、机、料、法、环全要素全流程全产业为复工企业赋能。

山东淄博服装企业海思堡集团就是受益者之一。公司负责人马学强告诉记者，原本对复工后如何转产医疗防疫物资一头雾水，在找到COSMOPlat后，3天内平台就为他们匹配了所需防护服、口罩等物资生产设备和原材料，并为其量身打造了一套包括生产线规划及流程工艺操作等在内的全流程解决方案，使得他们在2月9日就顺利实现了火线复工，并成功转产医疗防疫物资。

“我们在信息化和自动化发展道路上多次碰壁，有了COSMOPlat的助力，我们从大规模生产向大规模定制转型，实现了生产效率提升和库存降低，在此次企业复工转产中，智能制造的转型升级发挥了重要优势。”马学强告诉记者。

目前，COSMOPlat平台已链接2万家企业，发布及承接企业需求8700万件，成功赋能全国2100家企业实现疫情防控和复工增产，成为政府首推、行业首选的企业复工增产服务平台。以山东为例，3月5日，山东省工信厅下发了《关于组织企业登录使用“工业企业疫情防控复工达产服务平台”的通知》，将COSMOPlat推荐给各市各辖区的工业企业使用。

这样的工业互联网平台在青岛不止一家。海信在不断推出新产品、加速自身迭代的同时，也主动出击，拥抱互联网、物联网，勇于探索新模式、新业态，为全产业链条复工复产助力。

为了解决实现复工复产第一步所面临的人力问题，海信视像于2月11日正式推出“共享员工”计划，邀请临时歇业的企业员工以短期工的方式加盟公司，共克时艰。计划一推出，海信视像人力资源部总经理李枫的电话就一直处于爆机状态。“有很多都是以个人身份打电话咨询用工需求，此外还有很多酒店、工厂等单位想要参与我们的计划。”李枫说，此次计划招聘二三百人，目前已经完成了1个月的临时合同，下一步会根据企业经营的改善情况，决定是否延长合作时限。

“新模式既能有效分担公司人力成本，减轻运营负担，同时也保障了合作企业的员工的基本收入。而且这种模式不受行业限制，酒店、餐饮、制造企业都可以参与进来。”合作企业代表宋开民说，这在一定程度上缓解了企业用工紧缺状况，并为待业人群、歇业企业、社会整体就业形势带来了积极影响。（记者：李媛）

（《大众日报》2020年3月30日04版）

附录

庚子战“疫”记

穿越凛冬风雪，走过三春冷暖，迎来初夏蓬勃。

从来没有哪个春天，像刚刚过去的庚子之春那样，让人如此震撼、如此难忘。岁末年初，新冠肺炎疫情突袭大江南北，成为新中国成立以来传播速度最快、感染范围最广、防控难度最大的一次重大突发公共卫生事件。在决胜全面小康、决战脱贫攻坚的关键时刻，中华民族又一次面临严峻考验。

“疫情就是命令，防控就是责任。”“人民至上，生命至上。”习近平总书记亲自部署、亲自指挥，发表一系列重要讲话，作出一系列重要指示批示。在以习近平同志为核心的党中央坚强领导下，举国上下同时间赛跑、与毒魔较量。

乔木亭亭倚盖苍，栉风沐雨自担当。面对这场“大考”，山东省委、省政府闻令而动，坚定扛起政治责任，始终把人民群众生命安全和身体健康放在第一位，深入贯彻落实习近平总书记重要指示要求和党中央决策部署。1亿齐鲁儿女手相牵心相连，医无私，兵无畏，民齐心，党员干部冲锋在前，社区工作者奋战一线，将坚决打赢“人民战争”的宏伟气魄汇聚成磅礴的山东力量，在疫情防控、援助湖北、复工复产三道大题面前交出了山东答卷。

庚子战“疫”，必将被历史铭记。铭记历史，是为了启迪未来。在疫情防控阻击战取得重大战略成果之际，回首来路，我们经历风雨、步履稳健，展望未来，我们乘势而上、砥砺前行，奋力夺取统筹推进疫情防控和经济社会发展的双胜利。

（一）

“非常之举”应对“非常之疫”。宁可十防九空、不可失防万一，万众一心、众志成城，以最坚决的态度、最严格的举措、最果敢的行动，坚决打赢疫情防控阻击战

“我发烧了。我从武汉来。”1月17日23时许，胡斌（化名），这名每周往来日照和武汉两地工作的高级技术人员，戴着双层口罩来到青岛大学附属医院市南院区分诊台，用两句话道出了他认为最关键的信息。

这一刻，在全国新冠肺炎疫情地图上，除了湖北，多数省份还未上报确诊病例，山东更是连疑似病例也未发现的空白区。人们像往常一样迎接鼠年春节。

很快，国家卫健委专家评估结果传来，胡斌成为山东首例新冠肺炎确诊病例——山东同新冠肺炎疫

情的正面较量就此开始。

疫情就是命令，防控就是责任。省委、省政府快速反应、周密部署。1月5日看到武汉不明肺炎报道，省委主要领导同志当即责成省卫健委密切关注，及时上报有关情况。1月8日在省卫健委报告上，省委要求“预案周密，严防严控，不可丝毫疏略”。省里随即成立工作专班，进行研判和应对。

“仪器设备不够的赶快列出单子，抓紧招标采购！”1月15日，山东省胸科医院召开医院第一次疫情应对专题会议；1月17日，参加完全市培训的青岛大学附属医院专家，马上组织院内医护人员集中学习。备战，成为全省医疗机构工作的重中之重。

1月17日当晚，胡斌出现了。胡斌确诊一天后，山东新增确诊病例4例，累计报告6例，均为输入性病例；又一天后，全省累计报告9例……疫情发展出人意料，防控形势骤然紧张。

1月19日，省委疫情处置工作领导小组成立。1月23日，省委果断决策，一律取消全省所有群众性活动。1月24日，迅即启动重大突发公共卫生事件Ⅰ级响应，全省进入“战时”状态。这是《突发公共卫生事件应急条例》颁布实施17年来，山东第一次启动Ⅰ级响应。省委疫情处置工作领导小组随之做出调整，由省委书记、省长担任领导小组组长。领导小组下设综合协调、疫情防控、专家组、宣传舆情、交通联防、市场交易管理、社会随访、应急保障等8个工作组，明确职责，落实责任。各市参照省里模式建立相应指挥体系。

Ⅰ级响应启动次日，大年初一（1月25日），多数人正沉浸在团聚的欢乐之中，路上车辆和行人稀少。在省委疫情处置工作领导小组办公室却是另一番场景：停车场塞得满满当当，人员进进出出，远甚于平日忙碌。全省疫情处置工作视频会议在此召开，5楼会议室里大屏亮起，全省16市指挥部同时“在线”。与会人员的发言，让人感受到了“战斗”打响的紧张气氛。

“宁可十防九空、不可失防万一！”“宁可严十分，不可松一毫！”这次会议上，省委向全省发出疫情防控最严格的要求。

作为青岛市委组织部遴选的村党支部书记，沈家馨是胶州市胶西街道马家村疫情防控的第一责任人。8年未回安徽老家过年的他，正月初一（1月25日）下午刚到家，战“疫”冲锋的集结号就传来了。初二（1月26日）一早，他就与年迈的父母告别，驱车20个小时返回工作岗位。一进村，他立即召开村“两委”会议，组建党员突击队，挨家挨户摸排情况，24小时值守。

“非常之疫”待有“非常之举”。省委办公厅、省政府办公厅印发通知，提出了加强组织领导、健全防控工作体系、严防疫情输入等十七个方面的具体举措，形成覆盖省、市、县、乡、村五级和城市社区街道的疫情防控网络。

全面启动环鲁防控圈；省内市际客运班车全部停运，11处环京公安检查站全部启动查控勤务；对外来人员进行“地毯式”摸排，做到县不漏乡、乡不漏村、村不漏户、户不漏人；暂停举办所有聚集性活动……这些具体要求，意味着山东防控措施逐步加严、力度逐步升级。

105国道泰安界是济南的“南大门”，严把输入关对阻断疫情输入举足轻重。大年初二（1月26日）凌晨，平阴县孝直镇成立交通联防组临时党支部，几十名党员面对鲜红的党旗重温入党誓词。副镇长申忠民是临时党支部书记。凌晨4时，他敲开亲戚家门，借来了简易板房，将其作为临时办公地点。在此后近1个月时间里，除了拿过两次换洗衣服，其余时间他全天候“钉”在了防控一线。

此时，泰安市公安局泰山分局网安大队民警李弦刚出差回来，便不顾一身的疲惫，立即投入到网络防控工作中。随着疫情防控形势越发严峻，他已明显感到身体不适，领导、同事劝他休息几天，可他说：“没事儿，可能要感冒，多喝点儿水就挺过去了。”1月21日，年仅37岁的他却猝然倒在了工作岗位上。这天，正是李弦母亲的生日。

不管压力有多大，山东人是压不垮的“挑山工”；不管困难有多大，山东人是迎难上的“石敢当”。在这场看不见硝烟的战斗中，山东涌现出无数像李弦一样义无反顾的抗“疫”英雄。他们用实际行动，让党旗在防控疫情斗争第一线高高飘扬。

疫情越是突如其来，越要科学防治、精准施策。2月3日，针对春节上班后疫情防控工作，省委疫情处置工作领导小组及时印发工作细则，制定了压实防控责任、健全防控体系、做好集中收治、严防疫情输入、全面摸排核查等30条措施。

以上率下，冲锋在前。省委、省政府主要领导同志多次深入企业、农村、社区，指挥督导疫情防控和复工复产等工作。省领导同志先后两次带队分赴各市开展督导检查。

2月23日，党中央召开统筹推进新冠肺炎疫情防控和经济社会发展工作部署会议，这是在重要时刻召开的一次十分重要的会议。大家表示，坚决贯彻落实党中央决策部署，坚定必胜信念，咬紧牙关，坚决夺取疫情防控和实现今年经济社会发展目标的双胜利。

围绕贯彻总书记重要讲话精神，省委、省政府在前期出台系列政策举措的基础上，研究提出了《关于贯彻落实习近平总书记重要讲话精神统筹推进新冠肺炎疫情防控和经济社会发展工作的若干意见》，共52条。2月27日，全省统筹推进新冠肺炎疫情防控和经济社会发展工作部署会议召开，深入学习贯彻习近平总书记重要讲话精神，对全省统筹推进疫情防控和经济社会发展工作进行再动员、再部署。此后，每到疫情防控和经济社会发展的关键节点，省委都迅速召开专题会议，总结工作，研究形势，针对存在的问题，提出具体解决办法，安排部署下一步工作。

经济社会是一个动态循环系统，在确保疫情防控到位的前提下，推动非疫情防控重点地区企事业单位复工复产，恢复生产生活秩序至关重要。省委成立经济运行应急保障指挥部，和省委疫情处置工作领导小组一起，共同发挥作用，推动分区分级，精准疫情防控和复工复产。

2月19日，山东举行重点外商投资项目推进会，济南、青岛、淄博等7市总投资达28.6亿美元的16个重点外资项目一道敲响了“开工锣”。“疫情防控特殊时期，山东这样关心支持项目建设，我特别感动，深表感谢。”在淄博高新区EG多纤混喷法医卫用非织造材料项目开工现场，美国EG公司代表吉斯感慨。

稳经济，关键是稳投资、抓项目。2月12日，山东重工（济南莱芜）百万辆整机整车绿色智造产城园、潍柴（潍坊）新百万台数字化动力产业基地项目开工；2月25日，重点外商投资项目视频集中签约仪式上，16市共签约66个重点外商投资项目；2月27日，中国中信集团与山东省举行合作协议在线签署仪式；3月19日，裕龙岛炼化一体化项目融资战略合作协议视频签约；5月11日，在重点外商投资项目视频集中签约仪式上，92个重点外商投资项目集中签约；5月16日上午，全省16市796个重大项目集中开工建设……省委、省政府以时不我待的紧迫感，加快推进一批大项目好项目签约开工建设，千方百计把疫情带来的损失夺回来。

抗“疫”，是对国家治理体系和治理能力的一次大考，也是对全党全社会的一次大考。疫情好比一面放大镜，让优势和长处更加凸显。同时，这次疫情也暴露出公共卫生设施、应急能力建设、物资储备体系等方面的短板弱项，不过这也意味着这些领域蕴藏着巨大潜力和发展空间。围绕补短板、堵漏洞、强弱项，山东谋划储备了两批769个重大项目，各市各部门按照“前期介入、统筹研究、深入推进”的要求，优先支持，靠前落实。

阴霾终将散去，神州大地已然春暖花开。

3月7日，除武汉外，湖北新增确诊病例连续3天为零，湖北以外省份首次无本土新增确诊病例。经综合研判，这天24时起，山东省新冠肺炎疫情防控应急响应级别调整为Ⅱ级响应。

随着境外疫情输入压力持续加大，特别是济南、青岛境外流入人员较多，防输入任务很重。随着复工复产复学，流动人口增多，无症状感染者可能带来的疫情风险不可忽视。根据疫情防控和经济社会形势的阶段性变化，省委根据党中央决策部署，因时因势调整防控重点，推动外防输入、内防反弹措施落实落地。

全省迅速形成了从远端防控、航空运输、口岸检疫到集中隔离、医疗救治、目的地送达、社区防控的管理闭环，对所有境外入鲁人员做到了集中隔离、核酸检测、跟踪管理三个“百分之百”。

为巩固拓展疫情持续向好发展态势，加快推进生产生活秩序全面恢复，指导各地落实好常态化防控工作要求，4月30日，山东发布《全面做好新冠肺炎疫情常态化防控工作方案》，提出了17项常态化疫情防控措施。

截至5月5日24时，全省已连续55天无本土病例报告，连续19天无境外输入关联病例报告。自5月6日0时起，山东省新冠肺炎疫情防控响应级别由重大突发公共卫生事件省级Ⅱ级响应调整为Ⅲ级响应。疫情防控的又一个标志性成效，进一步增强了全省上下统筹推进疫情防控和经济社会发展的信心和决心。

令人振奋的时间节点，辉映我们一起走过的艰辛历程。

（二）

生命安全大于天。聚集最优质医疗救治力量，组成患者救治的“最强大脑”，“一人一案”提高收治率和治愈率，降低感染率和病亡率

胡斌出现后，身着全套防护服的值班护士先是愣了一下，继而噌的一声站起来。“请跟我过来！”按照事先制定的流程，护士没有让胡斌进入门诊大厅，而且直接把他带到感染科发热门诊，并立即收入隔离病房。

疫情发生后，省委、省政府全面落实“早发现、早报告、早隔离、早治疗”的防控要求和“集中患者、集中专家、集中资源、集中救治”的救治要求。1月15日，全省确定包括青大附院在内的41家定点医疗机构来收治确诊患者，而后又增加到169家定点医院、20家备用医院。

5天后，胡斌病情急转直下，出现呼吸功能衰竭者典型的又快又短的喘息症状。各项体征指标表明，重症症状已经出现，治疗方案必须马上调整。

“眼前是两条路，如何选择事关生死。”青大附院新冠肺炎医疗救治组组长孙运波小心权衡斟酌。常规选择是气管插管，建立人工呼吸道，纠正缺氧状态，这样做会给患者带来一定风险。如果选择第二条路，孙运波则要冒更大的风险。

望着正在最高档运转的空气循环机和痛苦的胡斌，孙运波已然做出了决定。“小伙子，你年轻，身体底子好，我教你做肺功能锻炼操，靠你自己的力量恢复自主呼吸功能，这样可以避免插管，你愿意吗？”

持续高烧已迷迷糊糊的胡斌虚弱地点了点头。只见孙运波退到门口处，面对着胡斌，摘下了自己的口罩。“我先给你示范一下鼓腮呼吸，我做什么，你跟着我做。深吸一口气，吸满气，然后嘴巴像吹气球一样，用力向外呼……”

胡斌眼里噙着泪，他努力深吸气，肺部撕裂的疼痛让他捂住胸口，剧烈地咳嗽起来。“气流进入远端的肺部，把塌陷的部分重新撑开，刚开始会很疼，但你要坚持住，你能行！”孙运波不断鼓励着胡斌，面对面教学持续了大约1个小时。

“锻炼起效果了！你真棒！”1月21日早8时，孙运波来到隔离病房查房，发现胡斌的呼吸频率奇迹般降为每分钟20次，他兴奋得像孩子似的握紧胡斌的手。历经12天的治疗后，胡斌出院了。

2月12日，山东治愈出院患者18例，新增确诊病例9例，治愈数首次超过新增数。当日，省委疫情处置工作领导小组办公室下发通知，确定10家医院作为全省新冠肺炎患者集中收治医院，符合转运条件的患者，全部转运至这10家定点医院。

从被动防守转为全面反击，山东聚集起最优质的医疗救治力量，组成救治重症患者的“最强大脑”。省内三甲医院22位顶尖专家组成省级专家组，24小时在省委疫情处置工作领导小组轮班值守，及时发现识别重型、危重型患者，指导各地开展危重症病例救治。各市纷纷成立由呼吸、重症、感染、院感、影像、检验等专业专家组成的专家组，接手当地重症病例的会诊、指导工作。

2月13日晚11时，突然接到任城监狱疫情信息后，省委立即责成对该监狱全部人员实行医学隔离，从全省调集专家和救护人员，全力救治感染患者，坚决防止疫情扩散蔓延。经过周密部署安排、科学防控救治，任城监狱疫情得到有效控制，未出现疫情扩散和死亡病例。

2个多月来，省级专家组成员一直在奔波。2月21日上午，前往山东省胸科医院东院区进行病例会诊，下午2时奔赴烟台奇山医院，为1例进行有创机械通气和ECMO（体外膜肺氧合）救治的危重型病例制订治疗方案。22日上午赶往潍坊，下午又赴临沂继续会诊。这是省委疫情处置工作领导小组医疗救治专家组组长、齐鲁医院呼吸与危重症科副主任董亮的一个工作片段。36小时，辗转1300多公里，董亮只休息了五六个小时。

患者的个体情况千差万别，对重症病例，山东提出“一人一案”，给予个性化方案进行救治。1位患有肥胖、糖尿病等基础病的患者，确诊后不久即出现了严重的肺水肿，转为危重型。转入省胸科医院后，两级专家组迅速为其制订专属方案：大剂量蛋白、利尿、调节血糖、补充免疫增强剂。两周左右，患者病情明显好转。

3月23日15时许，省内居民的手机上收到了这样一条非同寻常的疫情信息：当天0—12时，山东本地无新增确诊病例、疑似病例，累计报告确诊病例759例，其中累计死亡病例7例、累计治愈出院752例。

在青大附院，孙运波与同事们击掌欢呼，泪水夺眶而出：“清零了！”

（三）

联防联控，群防群治。织密防控网络，严防严控各类“关口”，不漏一车、不漏一人；牢牢守住村庄、社区这道防线；网格员、志愿者穿梭奔走在街头巷尾、入户摸排，打响一场疫情防控的“人民战争”

1月25日，大年初一。当家家户户尚在春节假期里团圆的时候，齐鲁交通发展集团有限公司淄博分公司收费管理部部长于正洲告别妻女，冲到了防疫一线。

1月30日一早，于正洲给淄博西收费站站长卞福伟打电话，说他要来商讨疫情防控和高速保畅措施。“商量了三四分钟，他觉得有点儿胸闷。”卞福伟发现于正洲脸上冒出汗珠，隆隆冬日，这显然不是正常现象，于是赶紧把他送往最近医院救治，但效果并不明显，转院的路上，于正洲失去意识，再也没有醒来。

联防联控，群防群治。千千万万个“于正洲”冲锋在防疫一线。山东打响了一场防输入、防扩散的“人民战争”。

1月22日起，山东在交通关口一律设置监测点和临时留观点，对来鲁车辆、人员逐一登记，对体温异常者一律留观；1月26日起，各类公共场所全部停止开放，商业培训机构全部停止营运，活禽市场全部暂时关闭；1月27日，全面启动环鲁防控圈查控。

从此，广大党员干部、村镇（社区）居民、民警、网格员、小组长、楼栋长全天候查管，守牢农村和城市社区第一道防线，广大志愿者主动请缨，如同一个个恪尽职守的“免疫细胞”，在各个关口彻底“排雷”。

济南市市中区七里山街道七东社区和七西社区是典型的老旧开放式社区，共有109栋住宅楼，5500户1.8万余人，流动人口比例达30%，还有不少车辆从社区借道穿行。

为了全力抗击疫情，七东社区和七西社区合并办公，社区及时组建防疫工作组，成立临时党支部，制订开放式小区疫情防控方案，严格车辆、人员出入。

“王主任，我家的菜快吃完了，麻烦帮我买点儿吧？”有居民去泰国旅游回来后在家隔离，缺啥少啥，七东社区综合党委书记、居委会主任王美华都会解决。每天工作十五六个小时，她完全顾不上家，不会炒菜的女儿，那段时间把冰箱里能煮的都煮着吃了。2个社区1.8万余人无一人“确诊、疑似”，树立了一个老旧开放式社区防控的样本。

守一道门，护一个省。外防输入，机场是一道重要关口。青岛市卫生医疗、海关、边检、机场等多部门、单位相互配合，全力开展入境人员的现场流行病学调查、机场内转运、发热病人送医及重点人群集中隔离等工作。“疫情不退，我们不退！”这是全体队员做出的郑重承诺。

在这场全社会参与的疫情防控“人民战争”中，还有一条抗击病毒的“隐蔽战线”。他们是战“疫”前线的“侦察兵”——山东省疾控中心流调组。

1月19日，接到青岛出现一例新型冠状病毒感染的肺炎疑似病例的通知后，山东省疾控中心细菌性传染病防制所副所长吴光健所在的省疾控中心流调组，迅速整理装备，火速赶往青岛。

他们和患者近距离接触，工作量大、危险性高。当晚10时30分，吴光健和其他流调人员赶到了青岛市疾控中心，没有休息片刻，他们立即开始讨论流行病学调查工作开展情况和实验室检测策略。由于第一例病例曾经在日照就诊，为了尽早对密切接触者进行排查，从而为防控争取时间，20日一早，流调人员出发前往日照。

病例在当地的就诊情况和生活轨迹比较复杂。在流调中，吴光健和队员们像侦探一样反复询问，了解病例的行动路线、接触人群，对每一个信息都多方确认，任何细节都不放过。最终，他们查清了病人的具体行程和所有密切接触者，并指导当地对密切接触者采取医学观察措施。

“现场工作无巨细，抽丝剥茧寻真理。科学防控重落实，保护民众无小事！”吴光健作的这首小诗，是所有流调人员投入“人民战争”的真实写照。

面对疫情，听党号令、为国尽责成为全社会的共识和行动。在齐鲁大地上，每一条街道，每一座村庄，每一户家庭，每一个公民，都坚守着各自的责任。人民解放军、公安民警、基层干部、社区工作者、志愿者，方方面面的力量汇集起来，共同铸就联防联控的钢铁长城。

（四）

岂曰无衣，与子同袍。疫情像一条引线，再次激活了山东人血液中的“支前”基因。作为工业大省、农业大省，山东坚持全国一盘棋，援助湖北不讲条件、不计代价、不打折扣

1月24日，除夕。和家人吃午饭时，山东中医药大学附属医院第一临床学院副院长贾新华接到医院通知，紧急召集医护人员赴湖北支援。虽然早已习惯了儿子随时会被医院电话叫走的生活，但这一次，贾新华的父母忍不住落了泪。

出征的脚步没有迟疑，只是听到儿子脱口而出的那句话时，贾新华的眼泪掉了下来。11岁的小朋友问：“爸爸，你会不会死？你不要死，不然我就没有爸爸了。”

武汉胜则湖北胜，湖北胜则全国胜。疫情发生后，省委、省政府坚持全国一盘棋，支持湖北、支援黄冈，不讲条件、不计代价、不打折扣。确定山东对口支援黄冈后，山东迅速成立前方指挥部，由省委

副书记任指挥长、副省长任副指挥长，制订具体的对口援助方案，支持黄冈市疫情防治工作，其间又调配多批医疗队、援助物资支持黄冈。

“我请战！”“我报名！”“我是党员，我先上！”……除夕夜（1月24日），伴随着一句句铿锵有力的宣言、一封封印满红手印的请战书，山东省第一批援助湖北医疗队快速完成集结。

1月25日，大年初一。

湖北省启动重大突发公共卫生事件I级响应的第二天，按照国家统一部署，山东首批援助湖北医疗队出征湖北，省委主要领导同志亲自到机场送行。随后1个月内，山东共派出12批医疗队1775名医疗队队员支援湖北抗“疫”一线。每批医疗队出征，省领导必到机场送行，给队员加油打气，期盼大家平安凯旋。

1月26日凌晨2时许，贾新华和队友们乘坐大巴赶到他们的“战场”——湖北省黄冈市，一座当时确诊人数仅次于武汉的城市。1月27日晚7时30分，医疗队进驻被紧急征用的大别山区域医疗中心，在30个小时内完成了病区改造。1月28日晚11时，大别山区域医疗中心迎来首位新冠肺炎患者。

在黄冈武穴抗“疫”一线救治患者时，医疗队队员、潍坊医学院附属医院呼吸内科主治医师季宏志接到了母亲去世的消息。他朝着山东的方向，给母亲磕了头，擦干眼泪后，又继续去病房值班。母亲的突然去世，让季宏志难以接受。头几天，他伤心得难以入睡，但他强忍悲痛，继续投入到战“疫”中去。

巍巍黄鹤楼，滔滔长江水。作为疫情最严重的地区，武汉牵动着全国人民的心。自2月2日起，山东坚决响应习近平总书记和党中央的号召，陆续派出7批8支队伍1186名医疗队队员驰援武汉。

2月7日下午5时许，山东省第五批援助湖北医疗队暨山东大学齐鲁医院第四批援助湖北医疗队队长李玉第一个走下飞机。

偌大的机场里，没有其他乘客，唯有对面一群穿暗红色外套的队员站成一排。

“嗨，你们是哪个医院的？”“我们是山东大学齐鲁医院的！”

“华西医院的！”

热血的声音回荡在机场上空，视频记录下“王炸”组合机场相遇、互打招呼的画面。

武汉疫情最为严重，困难也最多。据山东第三批援助湖北医疗队队长曲仪庆回忆，2月初，防护物资经常出现临时性短缺，但队员们克服困难，自我升级防护装备，始终坚持在抗“疫”一线。“有一天面屏突然断货了，我们就用牛皮纸贴上塑料膜来代替。系带式口罩也经常断货，就用胶带把挂耳式的口罩粘起来用。”

临床救治过程中，山东医疗队率先采用俯卧位通气、肺部重症超声监测、有创动脉血压监测、人工肝等先进诊疗技术，早于国家方案10余天关注重症患者肺功能康复，这些治疗方案显著改善了患者预后，提高了患者治愈率。经过一段时间的精心救治、护理，越来越多的患者治愈出院。

3月18日，黄冈市“四类”人员实现清零。日夜奋战50多天，山东援助黄冈医疗队交出了一份学霸级“黄冈答卷”。在黄冈，山东医疗队共救治患者726人，包括重症、危重症患者189人；其中，在大别山区域医疗中心共救治患者411人，包括重症、危重症患者92人。

去时冬萧疏，归来春繁盛。3月21日，是山东援助黄冈医疗队返回济南的日子。这一天的黄冈，春风十里，万人空巷。送别时，黄冈人民用红色条幅写道：“衷心感谢山东‘搬家式’硬核援助。”黄冈一位老年患者感动地说：“医疗队队员对我非常照顾，我们不是父子，胜似父子。我真是从内心感谢山东医疗队对我的照顾。”

4月6日下午，载有山东省第五批援助湖北医疗队队员的两架飞机，先后降落济南遥墙国际机场。至此，山东省援助湖北医疗队队员圆满完成救治任务，全部回到山东。

没有生而英勇，只因选择无畏。73天时间里，山东省援助湖北医疗队累计收治新冠肺炎病例（含疑似）2659人，其中重症、危重症798人，收治患者病亡率为1.17%，整体处于较低水平。援助工作实现了“三减三零三确保”（减少重症率、病亡率、群众恐慌；医务人员零感染、零事故、零投诉；确保防护措施完备、医疗救治规范、队员身心健康）目标，打造了山东“硬核式”援助品牌。

疫情像一条引线，再次激活了山东人血液中的“支前”基因。

1月27日上午，国务院总理李克强赴武汉考察指导疫情防控工作，听到武汉医务人员反映护目镜短缺，当即提出2万副医用护目镜当天运到。

关键时刻看担当。11时40分，青岛市政府收到工信部下达的调拨任务后，迅速锁定了位于平度经济开发区的青岛百胜医疗卫生用品有限公司。从接到通知到赶往青岛百胜厂区的半个小时，平度市工信局局长杨海波的电话被打到发烫。几小时内，证件审批、用工需求、原料供应、交通保障等方面难题全部迎刃而解。20时06分，运载这批物资的飞机即飞抵武汉。

因此事耽搁了数十万美元的海外订单，青岛百胜总经理邵泽川一点儿都不后悔：“只要国家需要，必定义不容辞！”

本着“黄冈所需、山东所能”原则，山东累计向黄冈市捐赠资金9.57亿元（另向武汉市捐赠1.13亿元），用于疫情防控、医疗救治、基础设施建设等，捐赠的大量医疗设备和防控物资，极大地改善了当地医疗卫生条件。对山东的政治担当和大爱仁心，今年2月、4月，湖北省委省政府先后两次向山东省委省政府发来感谢信。

在国内疫情防控阶段性成效得到进一步巩固的同时，国际疫情持续蔓延，海外留学生、华侨华人和中资机构人员的健康牵动着祖国的心。

3月28日，根据中央安排，山东派出赴英国联合工作组，携带460万只一次性医用口罩、12万盒连花清瘟胶囊、10万只N95口罩、6万个健康包等防疫物资飞赴英国，开展关心关爱工作。联合工作组通过视频连线的形式，向海外留学生、华侨华人和中资机构人员，讲解疫情防控、疾病治疗、心理应对等知识，4300多人参加视频连线交流，近10万人通过各种平台观看视频交流会。“联合工作组给大家吃了定心丸”“娘家人来了，我们都非常激动”“国家没有忘记我们，山东没有忘记我们”……他们用一条条话语和留言表达着对工作组的感谢。

一方有难，八方支援。山东人演绎的这一幕幕感人场景，彰显了优秀传统文化的厚重底色，诠释了社会主义核心价值观，展现了新时代齐鲁儿女的精神品格。

（五）

兵马未动，粮草先行。“不能等的，是战袍”“请放心，菜篮子满满的”“每一个出现困难的人，都不能被遗忘”……山东分秒必争，全力保障战“疫”物资供应，保障群众生活所需

疫情之下，每一只口罩、每一件防护服，都是弥足珍贵的“弹药”。战“疫”初期，医疗物资成为前线乃至全国最为急需的资源。

早在1月24日，省委、省政府即安排对全省医用口罩、防护服、消杀用品等重点物资生产企业全面摸底，对企业生产进行部署，对保障居民日常生活物资供应做出安排。省委要求，各级把疫情防控和企业复工统一起来，抓好生产保防控，抓好防控促生产。山东开通审批“绿色通道”，支持企业开足马力、扩大生产。

除夕夜（1月24日），日照三奇医疗卫生用品有限公司工厂里灯火通明，继11万件防护口罩通过顺丰发往武汉后，又一批防护服连夜发出驰援武汉。疫情暴发之初，三奇被工信部确定为重点生产供应单位，承担医用口罩、防护服生产的重任。心脏搭了6个支架的公司董事长王常申一直紧绷着神经，拼命地拨动着三奇医疗的生产之弦。

迅速提升日产需要大量员工，加之企业资金不足，随时可能出现产品断供。得知这一情况后，省工信厅与日照市立即成立工作专班，发动党员干部、返乡大学生、纺织工人等200余人帮助三奇组织临时应急生产。一时间，车间里新添了不少陌生面孔，离职的老员工也回来加班加点赶制，仅生产一车间，重新归队的老员工就有40多人。

物资保障战线上演了三奇速度：1个月时间，三奇公司650多名员工生产了4000万只医用外科口罩、100万只医用防护口罩、30万件医用防护服，以日供150万只医用外科口罩、5000件医用防护服的标准直供湖北。三奇成为湖北生产企业以外全国供应医用口罩数量最多的企业之一。

三奇速度也是山东速度。从疫情发生到3月份，全省口罩产量提升了6倍多，医用防护服产量提升了8倍多。截至3月18日，山东累计发往湖北及被国家调拨各类口罩3954.05万只、防护服69.38万件、N95医用口罩149.16万只。

现有医疗物资生产企业难以满足社会需要，省委、省政府果断决策，推动一批相关优质企业“跨界”转产，保障战“疫”物资供应。

“不能等的，是战袍！”1月31日，坐在办公室里的舒朗集团老总吴健民一拍大腿：转产！随即，舒朗立即暂停时装生产线，全线转产防护服。2月1日，舒朗向烟台开发区行政审批服务局申请成立舒朗医疗公司。次日一早，手续办妥，新公司成立。400多名车间员工提前复工，但人手还是不够，吴健民在朋友圈发了招工启事。2月4日，在公司成立的第三天，舒朗首批民用防护服缝合下线。

时间就是生命。困难面前，难不住有担当的山东企业。在各级党委、政府引导支持下，各地企业火速转产、全力复工复产，加快防疫物资生产供应。济宁如意集团改造3条隔离衣生产线，首批500套隔

离衣一下线就捐赠给了当地红十字会；潍坊诸城淏宝服饰用3天时间，改造了6条生产线，日产防护服达到2万件；烟台牟平海德服装暂停生产原来的时装订单，转产防护服，日产达到1000多件……一场大规模企业转产行动在全省迅速展开。

由工信部牵头的国务院联防联控机制医疗物资保障组向省政府发来感谢信，对山东第一时间迅速采取果断措施，从原材料供应、用工、技术改造等多方面，全力支持帮助企业尽快复工生产、扩大产能表示高度赞许。

山东是农业大省，山东蔬菜素有“北寿光，南兰陵”“山东‘菜园子’，京沪‘菜篮子’”之称。疫情发生后，山东农业部门紧急成立省级专家组分赴蔬菜主产区，指导蔬菜生产，确保蔬菜稳产保供。

“请放心，‘菜篮子’满满的。”2月1日，潍坊寿光洛城街道黄家村的大棚茄子正在茁壮生长，村民毕会英一句简单的话，温暖人心、稳定人心。疫情期间，各地居民每天都能收到生活消费品价格相关的短信。1月20日，山东启动价格应急监测，委托省内通信企业日均发送价格提醒短信1亿条，确保价格信息公开透明，引导市场预期，有效抑制价格恐慌。

1月27日至3月19日，山东累计通过市场机制供应湖北蔬菜12390吨。仅3月19日1天，就供应湖北、北京、上海蔬菜3450吨。

“凡是囤积居奇、哄抬物价，扰乱市场的人，要罚得他倾家荡产。”省领导在新闻发布会上向全社会承诺。山东在全国率先明确提出，防疫用品和生活必需品价格购销价超过35%，即构成哄抬物价行为，由市场监管部门依法严厉查处。

疫情之初，各地高速封闭，运输企业停业，如何保障防护物资和生活物资运往湖北？

860公里，12个小时车程，是济南到湖北黄冈的距离。山东支援湖北物资应急车队担负着运输防疫物资和生活物资的重任。2月15日凌晨3时，天上下着大雪，第一辆满载医疗物资的车辆驶往黄冈。

身后快速后退的高速路，比往常冷清得多。应急车队队员孔庆臣身穿闷热的防护服，抓紧一切时间赶路。饿了就简单吃点儿饼干、喝点儿牛奶，孔庆臣硬是把时间缩短了2个小时。到3月底，他所在的车队，共完成8个批次200多吨的运输任务，零差错、零延迟、零感染。

为全力保障防控疫情及生活急需物资运输安全、高效、顺畅，山东对运输农副产品、生活物资和医疗用品原料和成品等货物的车辆发放专用通行证，持证车辆在落实检测、消杀等措施的基础上一律放行。

山东港口承担着全省90%以上的外贸进出口量。由于高速不畅，进出口货物一度压仓，而一些复工复产企业又急需这些生产资料。“我们向省里反映了情况，当天省交通厅做出答复：将进出口货物纳入重点保障物资范围。”山东港口集团副总经理马德亮说，今年一季度山东港口实现货物吞吐量和集装箱吞吐量逆势“双增长”，交通保障在其中起到了重要作用。

特殊时期，生活困难群众的生活势必更加困难。2月24日，在肥城市王庄镇党委书记王军的组织下，全镇包村干部一一走访427户贫困户中的130名鳏寡孤独者，准确掌握他们的生活状况和真实需求，及时帮助他们解决实际困难，不遗忘每一个有困难的人。

截至4月底，山东有4.97万名困难群众新纳入了低保和特困供养范围；全省共开展临时救助28685

人次，发放救助资金4377万元；为465.68万人次困难群众发放一次性价格补贴共计1.9亿元。

抗“疫”一线，最辛苦、最危险的当属逆行的白衣天使。他们也有家人，也有牵挂，也有现实的困难。山东建立对一线人员的关心关爱小组，安排专人开展“一帮一”服务；工会组织人员定期为一线人员家庭发放蔬菜等生活必需品，直至防控任务结束；对一线人员直系亲属看病就医，各医疗机构开通绿色通道……

艰难困苦，风雨同舟。齐鲁儿女心手相牵，亿万颗心同频共振。山东力量如钢似铁、坚不可摧。

（六）

“夺回”时间，“抢出”春光。山东建战时保障机制，提供“一对一”精准服务，推动产业链协同复工。3月初，2.6万余家规上工业企业即实现复产率99.7%

春节前夕，潍柴集团董事长谭旭光敏锐地意识到这次疫情的不同寻常：他第一时间宣布集团员工停止所有聚集性活动，并要求从武汉回来的办事处人员进行隔离。

如果节后不及时开工，潍柴整个产业链3个月也恢复不了。大年初一（1月25日），谭旭光就带领领导班子研究是否正常上班。经过深思熟虑、缜密谋划，他做出“大胆”决策：疫情防控和生产运营两条线，一个也不能松。

正月初三（1月27日），潍柴发动机板块按原计划正式开工，很快就带动了国内产业链上下游300多家合作伙伴复工。在疫情开始全球蔓延之际，3月，潍柴连续召开两次全球视频会议，安排部署全集团的疫情防控和生产经营工作。

遭遇疫情寒冬，政企同心，方能拨云见日。对企业复工复产，省委、省政府高度重视，按照“省级协调、搭建平台、畅通机制、高效服务”的工作定位，建立完善疫情防控期间抓好经济工作的组织架构、运行机制。2月12日，经济运行应急保障指挥部成立，作为疫情期间统筹协调解决企业复工复产突出问题的战时指挥机构。依托指挥部，设立综合协调、投资运行、工业运行、农业稳产保供、消费与市场运行、外经外贸运行、金融运行、交通运输保障、就业保障9个具体工作组，由分管副省长牵头，负责相关领域工作，分兵把守抓落实。

唯有强化政策集成落实，才能为复工复产“保驾护航”。统筹推进疫情防控和经济社会发展52条，制定了清晰的时间表、路线图，一经公布，即提振了市场信心，起到了稳市场、稳人心、稳预期的综合效果。各市和省直有关部门、单位结合各自实际，全力推动各项任务落地。针对不同领域行业的特点，山东陆续推出有关支持中小企业、支持服务业、稳就业、稳外资外贸等方面的政策措施，汇聚政策合力，推动各方面共渡难关。

在现代工业体系里，产业链环环相扣。一个环节受阻滞，上下游企业都无法运转。潍柴复工复产后，有关部门主动上门提供服务，推动产业链协同复工。济南富士公司是潍柴快捷插头供应商，当时企业复工遇到了用工难题。当地政府立即同意300人率先复工复产，以此来保障其对潍柴的生产供应。

各地帮扶举措也陆续推出：济南24小时受理复工申请，24小时给予答复；青岛出台18条复工复产政策，着力减轻企业负担；淄博重磅出台12条措施，用“真金白银”支持企业复工复产……

春节前，位于济宁市任城区的小松（山东）工程机械有限公司收到国外客户预订铸钢件产品的订单。产品原计划通过中欧班列发货，但受疫情影响，铸钢件唯一合作企业济宁鑫昌机械制造有限公司未能复工复产，无法按时交货。

济宁市商务局第一时间协助鑫昌公司复工。“任城区工信局同意我们复工的第二天，8名员工就上班了。”鑫昌公司总经理孔令强说，“大家24小时连轴转，3天时间加工了200多吨铸钢件，帮助小松赶上了中欧班列。”事后，株式会社小松制作所社长兼CEO小川启之专门发来感谢信，对山东的支持和帮助表示感谢。

山东做好保障外商投资企业及外商投资工作，推出的19条措施针对性和可操作性强，支持力度大，任务分工明确。商务部高度认可山东省的这一系列举措，向全国推广助力外企复工复产的“山东样本”。

复工复产，堵点不同、难点各异，精准施策、跟踪督导、高效服务是关键。1月28日开始，省委先后安排省级领导同志带队，到全省16市开展两轮督导。在全省“万名干部下基层”、第一书记工作基础上，从省市县再选派1万名干部组成2000个工作组，进企业、进项目、进乡村、进社区，抓防控、抓发展、抓民生。建立企业帮扶联络员制度，“一对一”帮扶重点联系企业，保证员工回得来、原料供得上、产品出得去，努力将疫情对经济发展的影响降到最低。

3月份，潍柴发动机板块创下历史同期最好水平，中国内燃机工业协会发布的一季度数据显示，潍柴销量稳居行业榜首，占23.55%的市场份额。进入4月，“潍柴系”企业全部进入超产状态，生产车间24小时连轴转，工人倒班、机器不停。

同潍柴一样，省内各企业陆续复工复产。截至3月12日，全省2.6万家规上工业企业复产率达到99.7%。全省工业用电量已达到去年正常水平，续建省级重点项目3月底全部复工，一季度计划开工项目全部开工。

疫情终会过去，春天必将到来。这场由疫情带来的“意外”之战会在不少山东企业的转型发展史上写下特殊的一笔：那些打不倒你的，终将使你更强大。

3月以来，同全国一样，山东呈现疫情防控形势积极向好、生产生活秩序加快恢复的态势。3月17日，省委、省政府召开全省“重点工作攻坚年”动员大会，部署九大改革攻坚行动，动员全省锐意改革开放、奋力攻坚克难，确保新旧动能转换初见成效，确保全面建成小康社会和“十三五”规划圆满收官。

正如省委书记刘家义在大会上所指出的：再大的风雪，也阻挡不了春天的脚步；再大的困难，也改变不了山东高质量发展的征程；再大的压力，也动摇不了我们深化改革开放的坚定决心。

莫道春光难揽取，浮云过后艳阳天。

主要经济指标回升态势喜人。3月，工业、投资、进出口实现了由负转正，社会消费品零售总额降幅大幅收窄，钢铁、农副食品加工、化工等传统优势行业强势复苏。4月，主要经济指标持续好转，规上工业增加值增长3.9%，固定资产投资增长5.7%。1—4月“四新”经济投资力度加大，增速达到13.6%，同比大幅提升25.9个百分点。4月份新登记市场主体24.4万户，增长9.8%，其中新登记企业增长24.1%，经济活跃程度明显提升……这些数据充分证明，山东经济“暖意”渐浓，逆势而上的势头已经形成。

脚下的街道逐渐变得喧闹，嘈杂市井升腾起熟悉的烟火气，工厂机器再度轰鸣，校园里又响起书声琅琅……庚子战“疫”“硝烟”渐去，难忘瞬间奔来眼底。这些瞬间，记录着齐鲁大地穿越风雪、砥砺前行的密码，孕育着中华民族久经磨难、自强不息的精神。

（《大众日报》2020年5月24日03-04版 / 记者：赵洪杰 赵丰 孙先凯 李振 李子路）

山东支援黄冈大事记

1月25日 大年初一晚，山东首批援助湖北医疗队出征湖北疫情防控一线，来自全省16市38家医疗机构的138名队员连夜飞赴黄冈，展开新冠肺炎救治工作。

1月27日 19时30分，山东医疗队第一个进驻大别山区域医疗中心。1月28日23时，大别山区域医疗中心开始收治患者。

1月28日 山东第二批援助湖北医疗队增援黄冈，医疗队共138人，来自11家省属医疗机构和16市的53家三级医疗机构。

2月4日 首例新冠肺炎患者治愈出院。21岁的患者王女士说：“山东医疗队的医生护士给了我第二次生命。”

2月10日 省委常委会第172次会议专题研究对口支援黄冈市工作，决定成立对口支援黄冈市疫情防控前方指挥部。前方指挥部在省委常委会领导下工作，纳入省委新冠肺炎疫情处置工作领导小组统一指挥，下设10个工作小组。

2月11日 前方指挥部先遣队和第九批医疗队119人奔赴黄冈。

2月12日 省委印发《关于成立省对口支援黄冈市疫情防控前方指挥部临时党委的通知》。前方指挥部先遣队与黄冈市委、市政府召开工作对接会，确定我省在继续与湖南共同做好大别山区域医疗中心救治工作的基础上，重点支援团风县、浠水县、蕲春县、黄梅县、武穴市5个县市。

2月13日 前方指挥部和第十批援助湖北医疗队飞赴黄冈。

2月15日 山东省第十一批援助湖北医疗队74人出征黄冈。

2月20日 山东分两批捐赠黄冈的1.32亿元资金到位，主要用于建设100张ICU（重症监护病房）床位，购买5辆顶配负压救护车及相关医疗设备，满足疫情防控急需。

2月23日 山东医疗队首个呼吸康复治疗团队在大别山区域医疗中心成立，这标志着山东医疗队的救治工作进入既治疗疾病又关注恢复的综合治疗阶段。

2月24日 山东首批医疗队队员和相关疾控专家、工作人员共151人，抵达罗田县隔离轮休。

2月25日 我省再向黄冈捐赠4亿元，用于保障对口支援5县市疫情防控急需支出，建设黄冈市传染病医院，建设黄冈市疾控中心生物安全防护二级实验室。

2月27日 利用我省捐赠的远程视频会诊系统，大别山区域医疗中心专家组开始对5县市医院的重症和危重症患者进行远程会诊。

3月2日 山东省再向黄冈捐赠1.858亿元资金，用于支持黄冈市中医医院重点专科临床科研楼项目。

3月3日 山东首批援助湖北医疗队重症组60名医护人员结束休整，重回大别山区域医疗中心投入救治工作。

3 月 6 日　山东省疾控中心与黄冈市疾控中心以视频连线的形式签署结对交流合作意向协议书。

3 月 7 日　山东省对口支援黄冈市疫情防控一线的14名医务人员“火线入党”。

3月13日　山东省对口支援的5县市确诊患者清零。

3月15日　山东省中医药大学附属医院和黄冈市中医医院以两地三点视频连线的形式签订结对交流合作意向协议书。

3月18日　大别山区域医疗中心确诊患者清零，实现黄冈市新冠肺炎“四类人员”清零。

3月19日　山东省对口支援黄冈市疫情防控工作座谈会在黄冈召开。黄冈市人民政府为山东610名援黄人员授予“荣誉市民”称号。

3月21日　576名山东医疗队成员乘5架包机返回济南。前方指挥部成立5人组成的前方工作组，与27名疾控队员继续在当地做好社会面防控工作。

（《大众日报》2020年3月22日02版 / 资料：于新悦　王凯）

后记

新冠肺炎疫情暴发以来，山东全省人民在以习近平同志为核心的党中央坚强领导下，按照省委省政府部署，坚决贯彻“坚定信心、同舟共济、科学防治、精准施策”的总要求，万众一心、众志成城，谱写了一曲曲齐心鲁力、共克时艰的动人篇章。

为进一步做好山东抗击疫情宣传工作，我们编辑推出了《齐心鲁力——山东战“疫”全景录》，包括图书和数字出版两部分。图书主要包括《齐心鲁力——新华社山东分社战“疫”报道集》《这就是山东——山东战“疫”纪实》《群星闪耀——山东战“疫”群英谱》《战“疫”情——山东文艺工作者在行动》《刻骨铭心——山东战“疫”的永恒瞬间》《山东战“疫”实录——“学习强国”山东学习平台在行动》六个主题。数字出版紧紧围绕《这就是山东——山东战“疫”纪实》《群星闪耀——山东战“疫”群英谱》《战“疫”情——山东文艺工作者在行动》三个主题，充分发挥互联网和新媒体的传播优势，创新体裁，丰富形式，深度开发了 1 个微博主话题、1 幅 7.2 米手绘长卷（含静态版、视频版）、25 个视频、8 集动画、8 组 86 张主题海报、4 幅手绘插画等内容。

图书和数字作品从不同角度、不同侧面，全景式地展现了勇往直前、永不服输、敢于胜利的山东力量，体现了守望相助、同舟共济、无私奉献的山东精神。许多作品先后在新华社、人民日报、微博、微信、抖音、快手、爱奇艺、新浪、腾讯、网易等 30 余家媒体及网络平台传播，引起了强烈反响。

项目由省委宣传部牵头，山东出版集团组织实施，省委网信办、大众报业集团、省文联、省文旅厅、省卫健委、山东广播电视台、山东工艺美术学院等部门单位均给以大力支持和帮助，在此一并表示感谢。局限于时间、条件、能力等原因，书中不妥之处，敬请读者见谅。

编者